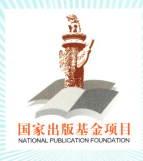

"十三五"国家重点出版物出版规划项目

线粒体生物医学：
靶向线粒体防治人体重大疾病的研究

丛书总主编　刘健康
丛书副总主编　龙建纲

"十三五"国家重点出版物出版规划项目

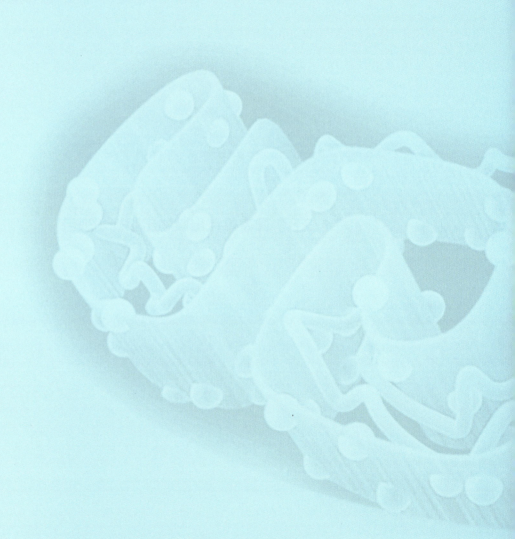

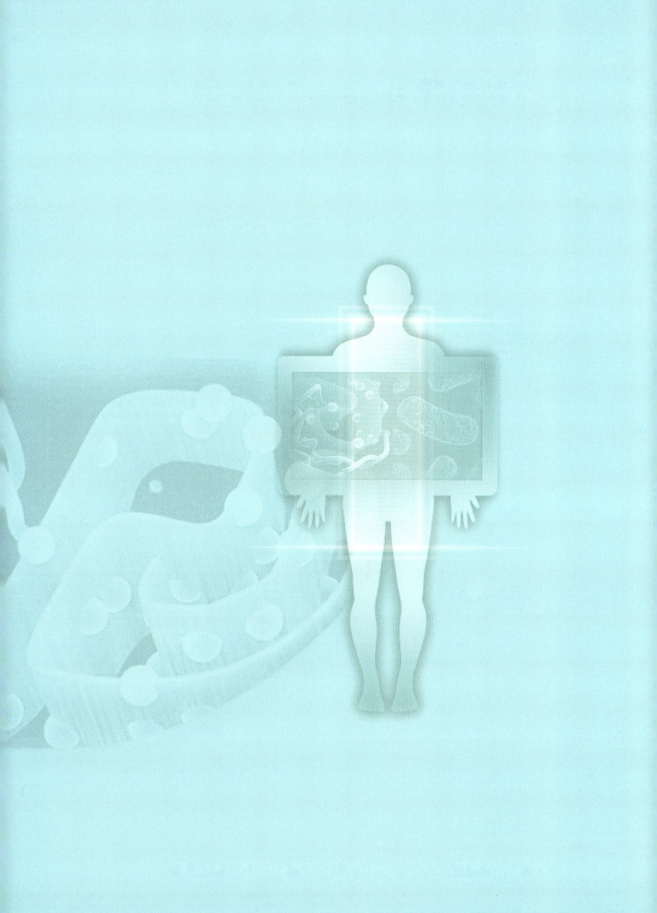

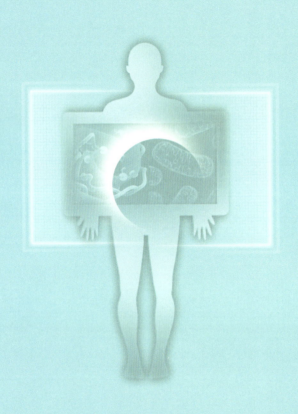

线粒体生物医学：
靶向线粒体防治人体重大疾病的研究

丛书总主编 刘健康
丛书副总主编 龙建纲

线粒体与心血管疾病

主　编　高　峰　郑　铭
副主编　张　星　谢文俊

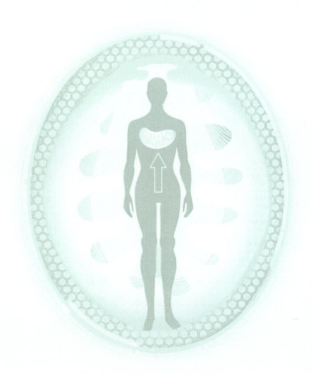

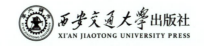

图书在版编目(CIP)数据

线粒体与心血管疾病/高峰,郑铭主编. —西安:西安交通大学出版社,2024.5

(线粒体生物医学:靶向线粒体防治人体重大疾病的研究/刘健康总主编)

ISBN 978-7-5693-3358-9

Ⅰ.①线… Ⅱ.①高… ②郑… Ⅲ.①心脏血管疾病-诊疗 Ⅳ.①R54

中国国家版本馆 CIP 数据核字(2023)第 137058 号

XIANLITI YU XINXUEGUAN JIBING

书　　名	线粒体与心血管疾病
主　　编	高　峰　郑　铭
责任编辑	张永利
责任校对	秦金霞
责任印制	张春荣　刘　攀
装帧设计	程文卫　伍　胜　任加盟
出版发行	西安交通大学出版社
	(西安市兴庆南路1号　邮政编码 710048)
网　　址	http://www.xjtupress.com
电　　话	(029)82668357　82667874(市场营销中心)
	(029)82668315(总编办)
传　　真	(029)82668280
印　　刷	西安五星印刷有限公司
开　　本	787 mm×1092 mm　1/16　印张　26　字数　553 千字
版次印次	2024 年 5 月第 1 版　2024 年 5 月第 1 次印刷
书　　号	ISBN 978-7-5693-3358-9
定　　价	368.00 元

如发现印装质量问题,请与本社市场营销中心联系。

订购热线:(029)82665248　(029)82667874

投稿热线:(029)82668803

版权所有　侵权必究

线粒体生物医学：靶向线粒体防治人体重大疾病的研究

编撰委员会

顾　问
林其谁　程和平　宁　光　郭爱克　陈志南　郭子建　王学敏
赵保路　陈　佺　管敏鑫　Douglas C. Wallace　Bruce N. Ames

主任委员
刘健康

副主任委员
刘树森　杨铁林　冯智辉　龙建纲　王昌河　高　峰　郑　铭
沈伟利　邢金良　药立波　张　勇　赵　琳　刘华东　施冬云

丛书总主编
刘健康

丛书副总主编
龙建纲

丛书总审
林其谁　程和平　宁　光　郭子建
王学敏　赵保路　陈　佺　管敏鑫
Douglas C. Wallace　Bruce N. Ames

丛书秘书
崔　莉

编委会成员

（按姓氏拼音排序）

鲍登克	薄　海	曹　可	曹雯丽	常珂玮	车佳行	陈　洋
陈厚早	程　序	程丹雨	崔玉婷	丁　虎	董珊珊	杜冬玥
段媛媛	樊　璠	范　强	封　琳	冯　红	冯梦雅	冯智辉
付　炎	高　丹	高　峰	高　晶	高　静	高佩佩	谷习文
顾禹豪	郭　旭	郭　燕	韩　笑	韩戍君	侯　晨	侯占武
胡绍琴	胡亚冲	黄高建	黄启超	霍靖骁	贾　石	姜　宁
焦凯琳	鞠振宇	康家豪	康新江	李　华	李　嘉	李国华
李积彬	李子阳	林文娟	刘　甲	刘　坚	刘　静	刘　洋
刘　泳	刘华东	刘健康	刘树森	刘中博	柳絮云	龙建纲
楼　静	鲁卓阳	吕　斌	吕伟强	庞文陶	裴育芳	彭韵桦
戚　瑛	秦兴华	曲　璇	权　磊	任婷婷	申　童	申亮亮
沈　岚	沈伟利	施冬云	时　乐	宋　茜	宋默识	苏　田
孙　琼	唐小强	同　婕	王　莉	王　谦	王　严	王　钊
王　珍	王　震	王变变	王昌河	王乃宁	王显花	王雪强
韦安琪	吴　晋	吴美玲	吴轩昂	武丽涛	谢文俊	邢金良
邢文娟	徐　杰	徐春玲	徐华栋	许　洁	薛意冰	闫文俊
闫星辰	杨　飞	杨铁林	药立波	曾孟琦	张　蕾	张　星
张　伊	张　勇	张富洋	张观飞	张海锋	张爽曦	张田田
张子怡	赵　斐	赵　琳	赵保路	赵黛娜	赵云罡	郑　铭
周嘉恒	周幸春	朱剑军	朱栩栋			

《线粒体与心血管疾病》

编委会

主　编　高　峰　郑　铭
副主编　张　星　谢文俊
编　委　（按姓氏笔画排序）
　　　　王　莉（空军军医大学）
　　　　王显花（北京大学）
　　　　邢文娟（空军军医大学）
　　　　同　婕（西安交通大学）
　　　　朱栩栋（杭州师范大学）
　　　　闫文俊（空军军医大学）
　　　　李　嘉（空军军医大学）
　　　　李国华（浙江大学）
　　　　张　伊（西安交通大学）
　　　　张　星（空军军医大学）
　　　　张海锋（空军军医大学）
　　　　张富洋（空军军医大学）
　　　　陈厚早（中国医学科学院）
　　　　周嘉恒（空军军医大学）
　　　　郑　铭（北京大学）
　　　　秦兴华（西北工业大学）
　　　　贾　石（北京大学）
　　　　徐　杰（空军军医大学）
　　　　徐春玲（北京大学）
　　　　高　峰（空军军医大学）
　　　　唐小强（四川大学）
　　　　戚　瑛（西安交通大学）
　　　　谢文俊（西安交通大学）
　　　　鞠振宇（暨南大学）

线粒体生物医学：靶向线粒体防治人体重大疾病的研究

编辑委员会

丛书总编辑

李 晶　张永利　赵文娟

丛书编辑

李 晶　张永利　赵文娟　张沛烨
秦金霞　郭泉泉　肖 眉　张家源

序 一

在生命科学界，线粒体研究是一个历久弥新的前沿方向和热点领域。线粒体作为真核细胞特有的细胞器，不仅为人体生命活动提供能量，而且作为细胞死亡调控中心和活性氧生成中心的地位也得到了证实。从微观尺度看，单细胞内线粒体数以千计，它们运动和迁移、分裂和融合、增殖和降解，形成动态网络；又有线粒体基因组，它与核基因组相互调控，构成人类的双遗传系统。在宏观尺度上，生命活动的最基础、最核心问题——生长、发育、生殖、遗传、代谢、衰老、死亡，无一不与线粒体生物学密切相关。人类已知的与线粒体损伤和功能紊乱相关的疾病已涵盖了诸如神经-肌肉疾病、记忆-视力-听力丧失、出生缺陷、心血管疾病、肥胖、糖尿病、胃肠病、酒精中毒、神经退行性疾病、肿瘤等各大门类。也正因如此，线粒体研究具有引人入胜的魅力，为基础突破提供深刻而丰富的命题，为医学发展指引新的方向，靶向线粒体的药物研发也方兴未艾。

自线粒体研究兴起以来，我国科学家在线粒体领域的贡献不可忽视。近年来，随着青年科学家队伍的壮大，研究成果日益丰硕，但尚未见到系统的相关研究著作。由刘健康作为总主编、龙建纲作为副总主编，联合国内外近20所著名大学和研究所编撰的"线粒体生物医学：靶向线粒体防治人体重大疾病的研究"丛书正是为了系统展示我国在线粒体研究领域的成果和贡献而编写的。该丛书共分为10卷，内容涵盖了线粒体生物医学导论、线粒体遗传病、线粒体与衰老、线粒体与心血管疾病、线粒体与神经退行性疾病、线粒体与代谢、线粒体与肿瘤、线粒体与运动、线粒体与营养、线粒体研究方法学等方面的研究成果。

该丛书力求瞄准线粒体生物学与医学研究的前沿热点，系统地汇总和梳理了线粒体功能障碍与重大疾病关系的研究，反映了国内外线粒体医学研究领域的重大原创成果与未来动向。同时，丛书的作者阵容汇集了我国在线粒体领域一流的专家和学者，他们在该领域具有深厚的学术造诣和丰富的实践经验，既涉及线粒体生物学的基础理论，又可纵览线粒体相关疾病的诊断和治疗。

我相信，该丛书的出版可填补国内在该领域系统性研究的空白，为我国线粒体领域的发展注入新的动力。恭逢科教兴国大时代，衷心祝愿该丛书能助力我国科学家在线粒体研究领域不断取得重大原创突破，并产出切实的应用成果，为人类生命健康事业做出应有的贡献。

中国科学院院士
北京大学国家生物医学成像科学中心主任
北京大学分子医学南京转化研究院院长
2023 年 12 月

序 二

线粒体是真核生物中极为重要的细胞器，被称为"细胞能量代谢的工厂"。线粒体中有复杂的能量代谢网络，可产生细胞活动所需的高能磷酸化合物 ATP。线粒体还涉及氨基酸、脂肪酸、血红素等重要化合物的合成，以及活性氧自由基的生成。它在真核生物多种细胞活动中起着核心作用，对细胞的生存与死亡起到了重要的调控作用，可调控细胞凋亡、坏死、焦亡、铁坏死，还起到了信号转导中心的作用。线粒体有自身的转录机器，即线粒体 RNA 聚合酶体系；线粒体有自身的翻译机器，即线粒体核糖体。线粒体基因组(mtDNA)可转录、切割生成 22 个线粒体 tRNA，2 个线粒体 rRNA，以及 13 个 mRNA。线粒体内膜上行使氧化磷酸化功能的 5 个大复合物中大部分蛋白质组分是核编码的，转录后出核翻译成蛋白质进入线粒体，有 13 个蛋白质组分是线粒体基因组编码的。线粒体是高度动态的，当线粒体遭受代谢或环境应激时，为保持其良好的功能，线粒体可以融合、分裂或通过线粒体特殊的自噬——线粒体自噬清除损坏的线粒体。线粒体功能障碍将引起天然免疫系统的激活，以及非细菌性的慢性炎症，从而导致各种疾病，如神经退行性疾病、2 型糖尿病、心脑血管病、肿瘤等。这些疾病的发生、发展都受到遗传与表观遗传的调控。

高等真核生物有两套染色体 DNA 基因组，即核基因组及线粒体基因组。尽管这两个基因组中的 DNA 都会发生突变，但与年龄相关的退行性疾病与生活方式、运动、营养、睡眠、环境有密切关系，所以表观遗传调控起了关键作用。核基因组的表观遗传调控包括染色体 DNA 甲基化、组蛋白修饰、染色体重塑、非编码 RNA 调控，人类虽对其已研究多年，但线粒体基因组的表观遗传调控(包括线粒体 DNA 甲基化、线粒体中各类 RNA 的修饰，以及线粒体中的非编码 RNA 调控)机制还远不清楚，这一点非常值得关注。核基因组及线粒体基因组通过代谢物可以互作。

"线粒体生物医学：靶向线粒体防治人体重大疾病的研究"丛书内容涵盖了线粒体发生、发展与生命起源，线粒体结构、形态学、网络与动态，线粒体质量控制，线粒体遗传学，线粒体的生理学功能，线粒体与能量代谢，线粒体与衰老，以及线粒体功能缺失与各类型疾病，包括神经退行性疾病、心血管疾病、代谢性疾病、肿瘤等的病理学机制。丛书内容丰富、数据详实，既包含基础理论，又介绍了该领域的国际前沿。

该套丛书的作者大多为我国在线粒体研究领域长期辛勤耕耘且取得重要成就的科学家，其中一些人甚至是我国在该领域的开创者和引领者。

我相信，这套丛书的出版可为科技工作者，特别是年轻的大学生、研究生提供难得的优秀的教科书及参考书，也必将推动我国在线粒体生物学与医学领域的研究走向国际前沿，助力健康中国的国家重大战略需求。

中国科学院院士 施蕴渝

2024 年 3 月

总 序

线粒体是包括人类在内所有真核生物细胞质中特别重要的细胞器，对它的研究已经经历了两个多世纪。从 1774 年发现氧及其与生命呼吸功能开始，到 1858 年在显微镜下观察到肌肉细胞内的线粒体，并一直持续到 21 世纪的两百多年间，全球近百家著名实验室和数以万计的研究人员对线粒体学的基础研究做出了大量历史性的重要贡献。1978 年，诺贝尔化学奖获得者 Peter D. Mitchell 的"化学渗透偶联学说"；1997 年，Paul D. Boyer 与 John E. Walker 共同分享诺贝尔化学奖 F_1 - ATP 酶的"亚基结合旋转变化机制"及其酶晶体结构的成功验证。线粒体研究一直以呼吸链氧化磷酸化 ATP 合成为中心并以生物能力学为主旋律在不断深入和持续发展。但到了 20 世纪 90 年代，越来越多的研究发现，线粒体除为人体生命活动提供能量外，其作为细胞死亡调控中心和活性氧生成中心的地位被证实，在细胞代谢网络和细胞信号网络中的主导和调控作用也被广泛认同。线粒体结构的动态性，使它在细胞中不断分裂和融合、增殖和降解，在生物发生的双遗传系统控制时，密切联系着细胞多种功能以适应机体的不同需要，构成了线粒体学与生物的生长、发育、生殖、遗传、代谢、衰老、死亡及人体线粒体疾病的相互关系。线粒体疾病过去主要指病变发生在人体各种器官和组织的细胞线粒体内，是线粒体 DNA 和/或核 DNA 编码的线粒体蛋白基因变异引起的线粒体结构和呼吸链氧化磷酸化功能损伤的遗传性疾病。然而，目前所说的线粒体疾病包括与线粒体损伤相关的各种疾病，如神经-肌肉疾病、记忆、视力、听力丧失和体力下降，以及出生缺陷、心血管疾病、肥胖、糖尿病、胃肠病、酒精中毒、神经退行性疾病、肿瘤等几乎所有疾病。因而，线粒体已成为 21 世纪细胞生物学的研究中心，是生命科学和基础分子医学中的新前沿，涉及生命科学的所有基本问题。目前，线粒体相关研究已成为全球生命科学研究领域的一个热点，特别是近 10 年来，发表的相关论文数量每年超过 1 万篇，并以约 10% 的速率持续增长，重大科学发现在该领域不断涌现。

线粒体生物医学在国内外研究的快速发展，国外线粒体医学的相关研究著作虽不少，但尚未见到系统的相关研究著作，也不适合国内线粒体医学研究领域的传播。国内出版带有"线粒体"关键词的书罕见，且经典的生物化学、细胞生物学和基础医学等教科书中的有关内容早已远远不能反映当前线粒体研究进展的全貌，满足不了国内线粒体医学研究领域快速发展和专业领域读者的需求。我们 2012 年出版了《线粒体医学与健康》一书，受到了众多从事线粒体生物医学研究的专家和学者的广泛欢迎。近年来，我们紧追国内外线粒体领域的研究动向，与众多团队和专家学者交流、沟通，于 2013 年提出"线粒体生物医学：靶向线粒体防治人体重大疾病的研究"丛书（以下简称"丛书"）出版计划，并于 2016 年被列入"十三五"国家重点出版物出版规划项目。

在编写过程中，我们本着符合"牢牢把握高质量发展要求，着力打造代表国家水平的优秀出版项目"的指导思想，符合自然科学与工程领域"反映自然科学各领域具有国际领先水平或国内一流水平的研究成果，对强化基础理论研究、前瞻性基础研究、引领性原创研究具有重要意义的出版项目"的基本要求，符合"坚持正确导向，代表国家水平，体现创新创造"的相关要求，我们又将丛书分别申报了"陕西出版资金资助项目"和"国家出版基金项目"，并先后于2019年和2020年成功获得两项基金的资助。

丛书力求瞄准线粒体生物学与医学研究的前沿热点，于是我们组织了国内外线粒体医学研究领域内优秀的专家学者，同时聘请了多位该领域的国际权威专家担任顾问、主审或分卷主编。丛书分别从线粒体生物医学导论、线粒体遗传病、线粒体与衰老、线粒体与心血管疾病、线粒体与神经退行性疾病、线粒体与代谢、线粒体与肿瘤、线粒体与运动、线粒体与营养、线粒体研究方法学等方面展示了国内外多个知名团队的研究成果，围绕线粒体生物学与医学的基础和临床研究，系统地汇总和梳理了线粒体功能障碍与重大疾病关系的研究，追踪了国际上最新的线粒体医学研究热点和方向，揭示了线粒体在生成、代谢、退变、降解等方面的最新科学发现以及线粒体与人体衰老和重大疾病等发生、发展的相关机制。

丛书可作为我国生命科学及医学方面的本科生、研究生，以及有志于与人类疾病和健康相关领域的基础和临床科技工作者认识、了解线粒体基本知识及其与人类健康关系的参考资料，并可促进线粒体生物医学研究队伍在我国的发展和壮大，也将有利于在国内对线粒体疾病相关知识的普及，对推进我国卫生健康领域某些重大疾病的预防、诊断和早期治疗具有重要的理论意义和实践意义。希望丛书的出版，能为打造我国线粒体研究的学科高地、提升我国在线粒体生物学与医学领域的学术研究水平提供重要支撑。

值此丛书即将出版之际，我们非常激动和感慨，但更多的是发自心底的感谢：衷心地感谢各卷的主编、副主编和所有的编委；衷心感谢丛书参编单位的大力支持，包括西安交通大学、空军军医大学、海军军医大学、浙江大学、中国科学院昆明动物研究所、中国科学院动物研究所、中国科学院生物物理研究所、中国科学院上海生物化学与细胞生物学研究所、华东师范大学、北京大学、清华大学、复旦大学、天津体育学院、上海交通大学、康复大学、加利福尼亚大学伯克利分校、南加利福尼亚大学、宾夕法尼亚大学等。我们更要把最特殊的感谢给予西安交通大学出版社医学分社的各位编辑老师，是他们十多年的精心策划，使丛书先后入选"十三五"国家重点出版物出版规划项目、"陕西出版资金资助项目"和"国家出版基金项目"并获得资助，也是他们经过五年多的辛勤耕耘，使得丛书能够顺利编审完成并出版。

最后，但也是最深切地感谢五年来关心和支持丛书编写的线粒体领域的同仁和朋友们，没有你们的支持和鼓励，就不会有丛书的出版和问世！再次说声："谢谢您！"

刘健康　龙建纲
2023 年 12 月

前　言

　　1890年，德国生物学家Richard Altmann首次在光镜下观察到动物细胞内存在一种颗粒状的结构，并将之称为生命小体（bioblast）。1897年，德国细胞学家Carle Benda将其命名为线粒体（mitochondrion），该名称后来被广泛接受并沿用至今。线粒体最主要的功能是为细胞提供生命活动所需的能量，被称为细胞的"能量站"。其在起源、遗传、结构、形态和功能等方面极具特殊性。20世纪中叶，线粒体生物化学研究突飞猛进，尤其是在电子传递链和氧化磷酸化方面的研究取得了重要进展。20世纪90年代，随着线粒体在细胞凋亡中的作用被揭示，线粒体又被赋予了决定细胞生死"命运"全新的角色。线粒体从被发现至今，不断带给人们新的灵感和认识，生命医学工作者对它的研究热情也从未减退。

　　心脏是人体最耗能的器官之一，需要不停地收缩、舒张，从而为机体提供充足的血液供应。一个成年人的心脏每天大约跳动10万次，泵出血量约为10 t，为此，心脏每天需要产生约6 kg ATP，是心脏自身重量的20倍左右，约占整个机体产生ATP总量的10%。不仅如此，心肌的能量代谢还具有非常高的灵活性。心肌可以利用葡萄糖、脂肪酸、氨基酸、乳酸等几乎所有的代谢底物，并且在生理、病理代谢底物和能量需求改变等条件下维持能量产生与消耗之间的平衡。如此强大的能量代谢系统就得益于心肌具有特殊且极丰富的线粒体（线粒体占心肌细胞体积的30%~40%）。相对于心肌细胞，血管内皮细胞和平滑肌细胞的线粒体含量都较低，占细胞体积的比例均小于5%。

　　近年研究发现，线粒体在心血管系统中具有诸多重要功能，如参与细胞内钙稳态和钙信号调控，调节细胞氧化-还原稳态，参与脂肪酸合成代谢，参与碱基、氮元素和血红素的生物合成，调节免疫及炎症，参与细胞生存-死亡调控以及血管衰老的发生、发展等。大量的基础和临床研究表明，线粒体稳态及功能异常可导致心血管系统能量代谢障碍、氧化应激、胰岛素抵抗、细胞Ca^{2+}失稳态和线粒体途径的细胞死亡等，是高血压、缺血性心脏病、心力衰竭等心血管疾病和心血管衰老发生、发展的共有机制。此外，线粒体的内、外膜上具有多种离子通道和受体，如线粒体ATP敏感性钾离子通道、线粒体通透性转换孔等，是心肌保护及心脏病药物作用的重要靶点。因此，线粒体与心血管健康、衰老和心血管疾病之间的关系是目前分子医学领域研究的一个热点，改善线粒体稳态和功能已成为防治心血管疾病和促进心血管健康的重要策略。

本书主要面向生命科学、医学和药学等学科的研究生、教师及相关领域的研究人员，从线粒体功能和线粒体稳态的不同层面介绍线粒体在心血管生理、病理中的作用机制及其在心血管疾病防治中的应用和意义；着重探讨了线粒体在心血管功能、代谢、生理和疾病中的作用、最新研究进展和发展趋势，其中的部分内容在前期研究生教学实践中深受学生欢迎。鉴于线粒体结构与功能极其复杂，为便于读者理解，本书精心编绘了多幅彩色插图，力求更直观、简明地表达心血管系统中线粒体相关的一些重要概念和生物学意义。此外，书中内容还涉及了一部分线粒体相关基础理论与线粒体相关研究方法。

我们近年在多项科技部"973"课题及国家自然科学基金重点和面上项目资助下，多学科协作开展了线粒体与心血管疾病的研究，其间深感需要一本线粒体与心血管生理、病理相关知识和技术的参考书，于是组织了近年在此领域活跃的一批专家和青年学者共同撰写此书，希望能为相关领域的教师和研究者提供参考和帮助。本书在编写过程中，除了各位编委的努力外，还得到了国内外多位专家的热情指导和帮助，在此恕不一一列出，谨一并致谢。

近年来，线粒体研究发展迅速，我们虽力求使本书能够准确、深入地反映本领域的基本知识、最新研究进展和前沿方向，但因时间和水平有限，疏谬之处在所难免，诚望各位读者及学界同仁不吝赐教，以便再版时修正提高。

高 峰

2023 年 10 月

目　录

第 1 章　线粒体与心血管功能 ………………………………………………………… 1
　1.1　线粒体与心血管的生理功能 ………………………………………………………… 1
　　1.1.1　心肌细胞中的线粒体 ……………………………………………………………… 2
　　1.1.2　心血管内皮细胞中的线粒体 ……………………………………………………… 7
　　1.1.3　血管平滑肌细胞中的线粒体 ……………………………………………………… 8
　1.2　线粒体与心血管功能衰退 …………………………………………………………… 10
　　1.2.1　线粒体动力学与心血管功能衰退 ………………………………………………… 12
　　1.2.2　线粒体质量控制与心血管功能衰退 ……………………………………………… 13
　　1.2.3　线粒体 DNA 与心血管功能衰退 ………………………………………………… 15
　　1.2.4　线粒体氧化应激与心血管功能衰退 ……………………………………………… 15
　1.3　线粒体与常见心血管疾病 …………………………………………………………… 19
　　1.3.1　线粒体与高血压 …………………………………………………………………… 19
　　1.3.2　线粒体与冠心病 …………………………………………………………………… 23
　　1.3.3　线粒体与心律失常 ………………………………………………………………… 25
　　1.3.4　线粒体与心力衰竭 ………………………………………………………………… 33

第 2 章　线粒体 DNA 与心血管疾病 ……………………………………………… 42
　2.1　线粒体 DNA 遗传学特征 …………………………………………………………… 42
　　2.1.1　线粒体 DNA 的结构特征 ………………………………………………………… 42
　　2.1.2　线粒体 DNA 的遗传学特性 ……………………………………………………… 44
　　2.1.3　线粒体 DNA 的复制和转录 ……………………………………………………… 45
　2.2　线粒体 DNA 突变 …………………………………………………………………… 46
　　2.2.1　线粒体 DNA 的突变率 …………………………………………………………… 46
　　2.2.2　线粒体 DNA 的突变分类 ………………………………………………………… 46
　　2.2.3　线粒体 DNA 系统性突变和体细胞突变 ………………………………………… 49
　　2.2.4　线粒体 DNA 突变和单倍群 ……………………………………………………… 49
　　2.2.5　线粒体 DNA 的修复 ……………………………………………………………… 49
　2.3　线粒体 DNA 突变与心血管疾病 …………………………………………………… 50
　　2.3.1　线粒体 DNA 突变与高血压 ……………………………………………………… 50
　　2.3.2　线粒体 DNA 突变与动脉粥样硬化 ……………………………………………… 52
　　2.3.3　线粒体 DNA 突变与冠心病 ……………………………………………………… 53
　　2.3.4　线粒体 DNA 突变与心力衰竭 …………………………………………………… 53
　　2.3.5　线粒体 DNA 突变与衰老 ………………………………………………………… 54
　2.4　线粒体 DNA 突变致病的分子机制 ………………………………………………… 56

      2.4.1　线粒体 DNA 突变和能量代谢 ……………………………………… 56
      2.4.2　线粒体 DNA 突变和氧化应激 ……………………………………… 57
      2.4.3　线粒体 DNA 突变和钙信号紊乱 …………………………………… 58
      2.4.4　线粒体 DNA 突变和细胞凋亡 ……………………………………… 59
      2.4.5　线粒体 DNA 突变和炎症 …………………………………………… 59
      2.4.6　线粒体疾病新理论：线粒体 DNA 突变水平 ……………………… 60

第 3 章　氧化应激与心血管疾病 ……………………………………………………… 66
  ## 3.1　线粒体活性氧 …………………………………………………………………… 66
      3.1.1　线粒体电子传递链 …………………………………………………… 66
      3.1.2　线粒体活性氧的产生 ………………………………………………… 68
  ## 3.2　活性氧及抗氧化系统的检测 …………………………………………………… 71
      3.2.1　活性氧的检测 ………………………………………………………… 71
      3.2.2　线粒体活性氧的检测 ………………………………………………… 72
      3.2.3　抗氧化酶的检测 ……………………………………………………… 74
  ## 3.3　氧化应激损伤及其机制 ………………………………………………………… 76
  ## 3.4　线粒体氧化应激与心血管疾病 ………………………………………………… 78
      3.4.1　心肌缺血再灌注损伤 ………………………………………………… 78
      3.4.2　线粒体氧化应激与动脉粥样硬化 …………………………………… 82
      3.4.3　线粒体氧化应激与高血压 …………………………………………… 84
      3.4.4　线粒体氧化应激与心力衰竭 ………………………………………… 85
      3.4.5　线粒体氧化应激与心律失常 ………………………………………… 85

第 4 章　线粒体能量代谢与心血管疾病 ……………………………………………… 93
  ## 4.1　心肌代谢与心肌代谢转化 ……………………………………………………… 94
      4.1.1　心肌能量代谢 ………………………………………………………… 94
      4.1.2　心肌 ATP 稳态及其调控 …………………………………………… 100
      4.1.3　心肌代谢转换 ………………………………………………………… 102
  ## 4.2　心肌能量代谢与疾病 …………………………………………………………… 103
      4.2.1　心肌缺血 ……………………………………………………………… 103
      4.2.2　心力衰竭 ……………………………………………………………… 106
      4.2.3　高血压 ………………………………………………………………… 112
      4.2.4　糖尿病 ………………………………………………………………… 113
      4.2.5　衰老 …………………………………………………………………… 115
      4.2.6　酮体代谢与心脏疾病 ………………………………………………… 116
      4.2.7　氨基酸代谢与心脏疾病 ……………………………………………… 117
  ## 4.3　血管代谢与疾病 ………………………………………………………………… 118
      4.3.1　内皮细胞能量代谢 …………………………………………………… 118
      4.3.2　平滑肌细胞能量代谢 ………………………………………………… 120
  ## 4.4　脂肪酸摄入与心血管疾病风险 ………………………………………………… 120
      4.4.1　脂毒性 ………………………………………………………………… 121
      4.4.2　肥胖悖论 ……………………………………………………………… 121

| 4.4.3   脂肪酸摄入与心血管疾病发病率无显著相关性 ………………………… 123
| 4.4.4   脂保护 ……………………………………………………………………… 123
| 4.5   线粒体炫调控细胞能量代谢 …………………………………………………… 124
| 4.5.1   线粒体炫 …………………………………………………………………… 124
| 4.5.2   线粒体炫调控心肌细胞 ATP 稳态 ……………………………………… 126

第 5 章 线粒体相关的细胞死亡与心血管疾病 ……………………………………… 134
   5.1   细胞死亡的研究回顾 …………………………………………………………… 134
       5.1.1   细胞死亡途径概述 ………………………………………………………… 134
       5.1.2   半胱氨酸蛋白水解酶家族 ………………………………………………… 135
       5.1.3   死亡受体介导的细胞死亡 ………………………………………………… 136
   5.2   线粒体途径细胞死亡概述 ……………………………………………………… 139
   5.3   线粒体途径的凋亡和坏死 ……………………………………………………… 140
       5.3.1   线粒体凋亡途径 …………………………………………………………… 140
       5.3.2   线粒体坏死途径 …………………………………………………………… 145
   5.4   线粒体途径的心肌细胞死亡与心血管疾病 …………………………………… 150
       5.4.1   急性心肌梗死 ……………………………………………………………… 150
       5.4.2   心力衰竭 …………………………………………………………………… 153
       5.4.3   线粒体调控的内皮细胞死亡与疾病 ……………………………………… 155

第 6 章 线粒体动力学与心血管疾病 ………………………………………………… 164
   6.1   线粒体动力学及相关分子基础 ………………………………………………… 164
       6.1.1   线粒体融合 ………………………………………………………………… 164
       6.1.2   线粒体分裂 ………………………………………………………………… 166
       6.1.3   线粒体自噬 ………………………………………………………………… 167
       6.1.4   线粒体的移动及线粒体之间的通信 ……………………………………… 168
       6.1.5   线粒体与其他细胞器之间的通信 ………………………………………… 169
   6.2   线粒体动力学与心血管生理和病理变化 ……………………………………… 171
       6.2.1   生理条件下的线粒体动力学 ……………………………………………… 171
       6.2.2   线粒体动力学对心血管病理生理的影响 ………………………………… 174
   6.3   线粒体动力学与心血管疾病的发生 …………………………………………… 177
       6.3.1   线粒体动力学改变与心肌细胞缺血再灌注损伤 ………………………… 177
       6.3.2   线粒体动力学改变与心肌肥大 …………………………………………… 178
       6.3.3   线粒体动力学改变与心力衰竭 …………………………………………… 179
       6.3.4   线粒体动力学与代谢相关的心血管疾病 ………………………………… 180
       6.3.5   线粒体动力学改变与动脉粥样硬化 ……………………………………… 182
       6.3.6   线粒体动力学改变与肺动脉高压 ………………………………………… 184
       6.3.7   线粒体动力学与心血管老化 ……………………………………………… 185

第 7 章 线粒体钙信号与心血管疾病 ………………………………………………… 192
   7.1   心肌细胞线粒体的钙转运系统概述 …………………………………………… 192
   7.2   心肌细胞线粒体的 Ca^{2+} 摄取 ……………………………………………… 195
       7.2.1 Ca^{2+} 穿过线粒体外膜 ……………………………………………… 195

		7.2.2 线粒体钙离子单向转运体(MCU)	196
		7.2.3 线粒体的快速钙吸收模式	202
		7.2.4 线粒体雷诺丁受体(mRyR)	203
		7.2.5 线粒体 Ca^{2+} 缓冲系统	204
	7.3	心肌细胞线粒体的 Ca^{2+} 释放途径	205
		7.3.1 线粒体 Na^+/Ca^{2+} 交换体	205
		7.3.2 不依赖 Na^+ 的 Ca^{2+} 释放途径(NICE)	206
		7.3.3 线粒体通透性转换孔	208
		7.3.4 二酰甘油激活的阳离子通道	210
	7.4	线粒体钙信号相关的其他蛋白和通道	210
		7.4.1 线粒体 ATP 敏感的 K^+ 通道	210
		7.4.2 Ca^{2+}-钙调蛋白依赖性蛋白激酶Ⅱ(CaMKⅡ)	213
		7.4.3 聚羟基丁酸酯	215
	7.5	线粒体 Ca^{2+} 对心肌细胞功能的调控	216
		7.5.1 线粒体 Ca^{2+} 对线粒体代谢的调节	216
		7.5.2 线粒体 Ca^{2+} 对细胞死亡途径的调节	218

第8章 线粒体自噬与心血管疾病 226

8.1	自噬	226
8.2	线粒体自噬	228
	8.2.1 酵母线粒体自噬	229
	8.2.2 哺乳动物细胞线粒体自噬	230
8.3	线粒体自噬的分子机制	231
	8.3.1 PINK1-Parkin 系统	232
	8.3.2 线粒体外膜蛋白作为线粒体自噬受体	233
	8.3.3 脂质受体	235
	8.3.4 参与线粒体自噬的其他分子	236
	8.3.5 非典型线粒体自噬	236
8.4	线粒体自噬的调控	237
	8.4.1 线粒体通透性转换孔	237
	8.4.2 线粒体融合与分裂	237
	8.4.3 线粒体自噬受体的调节	239
8.5	线粒体自噬的检测	240
	8.5.1 电子显微镜技术	240
	8.5.2 荧光标记技术	240
	8.5.3 线粒体含量分析	241
	8.5.4 柠檬酸合酶活性分析	242
	8.5.5 流式细胞术	242
	8.5.6 其他	242
8.6	线粒体自噬与心血管疾病的发生和发展	243
	8.6.1 心脏基础状态的线粒体自噬	244

8.6.2　心血管疾病过程中的线粒体自噬 ………………………………………… 244

第9章　线粒体 Sirtuin 与心血管疾病 …………………………………………… 257
9.1　线粒体 Sirtuin 与心血管疾病概述 ……………………………………… 257
9.2　线粒体 Sirtuin 在氧化应激、代谢稳态和线粒体动态平衡中的作用 …… 261
9.2.1　线粒体 Sirtuin 调节氧化应激 ……………………………………… 261
9.2.2　线粒体 Sirtuin 调节物质与能量代谢 ……………………………… 262
9.2.3　Sirtuin 调节线粒体形态的动态平衡 ……………………………… 265
9.3　线粒体 Sirtuin 异常参与心血管疾病 …………………………………… 266
9.3.1　线粒体 Sirtuin 与心肌肥厚 ………………………………………… 267
9.3.2　线粒体 Sirtuin 与心肌缺血损伤 …………………………………… 269
9.3.3　线粒体 Sirtuin 与心肌药物损伤 …………………………………… 269
9.3.4　线粒体 Sirtuin 与心脏脂肪毒性和糖尿病心肌病 ………………… 270
9.3.5　线粒体 Sirtuin 与肺重塑和高血压 ………………………………… 270
9.3.6　线粒体 Sirtuin 与血管内皮功能障碍 ……………………………… 271
9.4　靶向线粒体 Sirtuin 防治心血管疾病 …………………………………… 272
9.5　结论与展望 ………………………………………………………………… 273

第10章　线粒体与心血管胰岛素抵抗 …………………………………………… 277
10.1　心血管胰岛素抵抗概述 ………………………………………………… 277
10.1.1　胰岛素信号通路和生物学作用 …………………………………… 277
10.1.2　胰岛素抵抗 ………………………………………………………… 279
10.1.3　心血管胰岛素抵抗 ………………………………………………… 280
10.1.4　胰岛素抵抗的相关分子机制 ……………………………………… 282
10.2　线粒体功能障碍导致的胰岛素抵抗 …………………………………… 286
10.2.1　线粒体功能障碍导致胰岛素抵抗的分子机制 …………………… 286
10.2.2　线粒体功能障碍导致胰岛素抵抗目前仍存在一定的争议 ……… 293
10.3　胰岛素抵抗致线粒体功能障碍 ………………………………………… 294
10.4　胰岛素发挥心血管保护作用 …………………………………………… 295
10.4.1　高血糖对心血管系统的影响 ……………………………………… 295
10.4.2　胰岛素激活细胞"生存信号"发挥心血管保护作用 …………… 296
10.4.3　有氧运动改善胰岛素抵抗及其机制 ……………………………… 298
10.4.4　胰岛素抵抗可能是机体的一种适应性调节机制 ………………… 299
10.4.5　早期筛查糖尿病心血管事件高风险的生物标志物 ……………… 300
10.4.6　问题与展望 ………………………………………………………… 300
10.5　线粒体、胰岛素抵抗与疾病 …………………………………………… 301
10.5.1　2型糖尿病 ………………………………………………………… 301
10.5.2　心力衰竭 …………………………………………………………… 301
10.5.3　阿尔茨海默病 ……………………………………………………… 302
10.5.4　肿瘤 ………………………………………………………………… 303

第11章　线粒体与心血管保护 …………………………………………………… 308
11.1　靶向重要线粒体生物学过程促进心血管保护 ………………………… 308

11.1.1　线粒体质量控制系统 ·· 309
　　　11.1.2　Ca^{2+} 稳态 ··· 310
　　　11.1.3　炎症 ·· 311
　　　11.1.4　microRNA ·· 312
　　　11.1.5　线粒体依赖性细胞死亡 ·· 313
　11.2　心脏保护策略：缺血预处理及其心脏保护作用机制 ·· 314
　　　11.2.1　缺血预处理与心脏保护 ·· 315
　　　11.2.2　缺血预处理心脏保护作用的线粒体机制 ·· 315
　11.3　生活方式干预裨益心血管健康的线粒体机制 ··· 319
　　　11.3.1　运动 ·· 319
　　　11.3.2　热量限制 ··· 325
　11.4　线粒体移植与心脏保护 ··· 327
　11.5　问题与展望 ··· 327

第 12 章　线粒体与心脏衰老　333
　12.1　线粒体活性氧在心脏衰老中的作用 ·· 333
　12.2　线粒体 DNA 突变 ·· 338
　12.3　线粒体质量控制机制失常 ·· 339
　　　12.3.1　线粒体蛋白质稳态 ·· 339
　　　12.3.2　线粒体生物产能与生物发生 ·· 340
　　　12.3.3　线粒体融合与分裂动力学 ·· 341
　　　12.3.4　线粒体自噬 ·· 342

第 13 章　以线粒体为靶点防治心血管疾病　354
　13.1　心血管疾病中的主要线粒体信号通路 ··· 354
　　　13.1.1　线粒体生物合成及其调控 ·· 354
　　　13.1.2　线粒体分裂、融合、自噬及其调控 ·· 356
　　　13.1.3　线粒体能量代谢及其调控 ·· 357
　13.2　以线粒体为靶点的心血管疾病防治药物 ··· 358
　13.3　高血压与线粒体 ··· 359
　　　13.3.1　线粒体功能障碍参与高血压的发生及发展 ·· 359
　　　13.3.2　线粒体功能障碍参与高血压性心脏重构和心力衰竭 ······································ 360
　13.4　缺血性心脏病和线粒体 ··· 361
　　　13.4.1　线粒体功能障碍参与心肌缺血再灌注损伤 ·· 361
　　　13.4.2　线粒体功能障碍参与心肌梗死后心脏重构 ·· 363
　13.5　心力衰竭和线粒体 ··· 364
　　　13.5.1　线粒体功能障碍与心力衰竭 ·· 365
　　　13.5.2　以线粒体为靶点预防和治疗心力衰竭 ·· 366

展　望 ·· 386
索　引 ·· 389

第 1 章
线粒体与心血管功能

随着世界老龄化问题的日益加剧,心血管疾病(cardiovascular disease,CVD)成为危害人类健康的主要疾病之一。西方发达国家针对70岁以上的老年疾病患者的统计结果显示,超过80%的患者有冠状动脉疾病,而其中超过75%的患者并发了充血性心力衰竭(congestive heart failure,CHF)[1]。根据2009年美国统计数字显示,包括冠心病、充血性心力衰竭和中风在内,心血管疾病的发病率在45~54岁的中年人群中以每年0.4%~1.0%的速度递增,而在超过85岁的老年人当中,这一数字高达6.5%~7.5%[2]。随着我国人民生活质量的提高,心血管疾病的发病率和致死率也已接近甚至超过许多西方发达国家。《中国心血管病报告2018》显示,心血管病致死率占城乡居民死亡原因的首位,农村为45.5%,城市为43.2%,因此已成为重大的公共卫生问题。心血管疾病的发病机制至今尚不完全清楚,但随着人们对其研究的深入,发现这些相关疾病都具有线粒体呼吸链复合物活性下降、腺苷三磷酸(ATP)合成障碍、组织能量来源不足等生化特征。我们知道,人类心脏每日必须合成约6 kg的ATP来维持其泵血的功能,而ATP主要来源于线粒体的氧化磷酸化(OXPHOS),所以心脏对线粒体的依赖程度远高于人体其他组织和器官。同时,血管的正常生理功能也需要ATP的维持,血管内皮细胞的增殖、平滑肌细胞的迁移和收缩都依赖于线粒体供能。因此,线粒体功能障碍被认为是心血管疾病发生、发展的主要原因[3]。本章重点就线粒体与心血管功能的生理及病理调控做一概述。

1.1 线粒体与心血管的生理功能

自从研究者们发现线粒体网络的形成和维持对于线粒体功能的重要性,对于线粒体的认知就已经发生了思考模式的转变。现代研究认为,线粒体已不再是一种静态的、孤立的细胞器,而是高度动态变化的细胞器,它通过不断地分裂和融合,维持其网状形态。此外,线粒体能够沿着细胞骨架移动,从而与多种胞内的细胞器进行交互并且保障细胞内区域的特异性需求。学术上把这些细微的调节过程,称作线粒体的动力学,其调节着线粒体的形态与功能,从而使得活细胞可以恰当地应对频繁变化的外部环境条件。线粒体在细胞内的作用已不仅仅是产生ATP的"能量工厂",而是重要的信号传感细胞器,有着"细胞生死开关"(gatekeepers of life and death)

的称号。线粒体网络在不同细胞类型中可能有很大的差异。例如，在内皮细胞中，线粒体占细胞质的5%～6%，而在心肌细胞中这一比例可达到30%～50%[4-6]。本节将针对生理状况下线粒体对心血管系统中主要细胞类型的功能调控进行描述。

1.1.1 心肌细胞中的线粒体

心脏的主要和基本功能是"收缩"，通过不断收缩向身体输送氧气和营养丰富的血液以维持生命。心脏的收缩功能是依靠占据整个心脏75%体积的心肌细胞来行使的。心肌细胞中的线粒体紧密堆积，形成了一个全细胞通信的细胞器网络，占心肌细胞体积的30%～50%，从而使心肌成为线粒体含量高的组织之一[6]。心肌细胞中的线粒体呈栅栏状排列，大多数呈平行于心肌肌丝的长而密集的行状分布，具有高度有序的网状结构特征。在心肌细胞中，线粒体可以位于核周、肌纤维间和肌膜下层，并具有不同的形态、蛋白质组学和生理状态（图1.1）[7]。与实验室中常规研究用的细胞相比，成年心肌细胞似乎具有有限的线粒体动力学范围，可能是由于在收缩细丝之间存在紧密堆积和高度聚集的线粒体，从而形成了格状的细胞骨架结构，以阻碍线粒体的运动，进而能够阻止线粒体发生融合/裂变。这种特定的线粒体网络体系结构可确保满足大量心肌细胞的ATP需求，并对ATP进行适当分配。

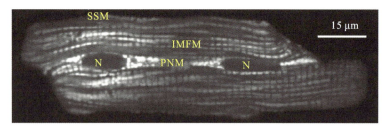

IMFM—肌纤维间的线粒体；N—细胞核；PNM—细胞核周围的线粒体；SSM—肌膜下的线粒体。

图1.1 线粒体在心肌细胞中的分布[7]

图示为大鼠心室肌细胞，VDAC免疫荧光标记线粒体。

1. 线粒体作为心肌细胞收缩的能量站

心肌细胞作为心脏行使收缩功能的主要细胞，其收缩力受严格的控制。肌节肌球蛋白、肌钙蛋白和原肌球蛋白是肌细胞中收缩装置的主要成分。这些收缩蛋白与肌动蛋白细胞骨架一起发挥作用，并形成直接驱动心脏收缩的分子马达（图1.2）。

分子马达驱动心脏收缩需要能量。心脏必须不断收缩（每天约100000次搏动）才能连续输送足够的血液（人体每天约循环10 t血液）以满足人体的灌注和代谢需求。此过程能量需求巨大，而心肌细胞内的ATP（主要能量分子）存储量却很小，不足以维持持续的心脏收缩。因此，紧密结合以及连续有效的ATP产生对于有效的心肌收缩至关重要。为了满足此要求，正常人的心脏每天约合成6 kg的ATP，这是其自身重量的20倍[6]。

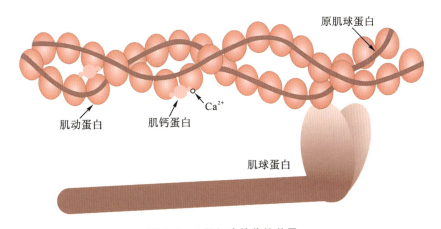

图 1.2 心肌细胞的收缩装置

肌细胞的收缩是由滑动丝机制产生的。肌球蛋白丝和肌动蛋白丝相对滑动,可将化学能(ATP)转化为机械力。

心脏线粒体可产生心脏消耗能量(ATP)的 95% 以上,并且是心脏收缩的主要动力来源[6]。线粒体中的 ATP 产生环节如图 1.3 所示。通常,进入线粒体产生 ATP 的主要反应物是脂肪酰基辅酶 A(CoA)和丙酮酸(脂肪酸和碳水化合物的主要代谢产物)。乳酸、酮体和氨基酸也可以刺激线粒体,而在正常的生理条件下,这些代谢产物对 ATP 产生的贡献很小。乙酰辅酶 A 是 ATP 产生途径的重要代谢中间产物:它将来自上游底物的乙酰基传递到柠檬酸循环(Krebs 循环或 TCA 循环),通过该循环,烟酰胺腺嘌呤二核苷酸(NAD)将从 NAD$^+$ 被还原为 NADH。由 TCA 循环产生的 NADH 被送入氧化磷酸化途径。通过氧化磷酸化,ATP 由呼吸链机制产生,即四种大蛋白复合物(复合物Ⅰ、Ⅱ、Ⅲ和Ⅳ)将电子从 NADH(烟酰胺腺嘌呤二核苷酸的还原形式)或 FADH(黄素腺嘌呤二核苷酸的还原形式)转移到氧中。

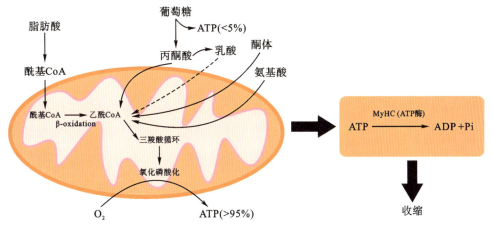

图 1.3 线粒体 ATP 的产生与肌细胞收缩

线粒体由脂肪酰辅酶 A(CoA)、丙酮酸、乳酸、酮体和氨基酸提供能量。乙酰辅酶 A(Acetyl-CoA)是 ATP 产生途径中必不可少的代谢中间体,进入三羧酸循环(TCA cycle),NAD$^+$ 通过这个循环被还原为 NADH。TCA 循环产生的 NADH 进入氧化磷酸化途径。在正常生理条件下,成人心肌细胞 95% 以上的 ATP 是通过氧化磷酸化产生的。线粒体是心脏收缩的主要动力来源。

这个过程在整个线粒体膜上建立了一个质子梯度，该质子梯度又驱动复合物Ⅴ（ATP合酶机制）在分子氧存在下产生 ATP。这些代谢途径的最终结果是营养物质的氧化，产生化学能（ATP）。该化学能随后从线粒体基质转移到细胞质，以维持心脏收缩。

2. 线粒体调控心肌细胞钙离子平衡

心脏是一个节律器官。伴随着心脏的节律性收缩与舒张，心肌细胞也进行着有规律的 Ca^{2+} 释放和清空的循环。线粒体与心肌细胞内的主要钙库——肌质网距离仅有 5~30 nm，这两个细胞器中间的狭小空间的钙离子水平比细胞质的其他部分要高，高达 9~50 μmol/L，从而可使线粒体摄取大量的 Ca^{2+}。已经有研究发现，线粒体可以缓冲细胞质中的 Ca^{2+}，并参与调节细胞内 Ca^{2+} 稳态[6-8]。

细胞质中的 Ca^{2+} 穿过线粒体外膜进入膜间隙中，主要依靠的是一个高通透性的大孔道——线粒体外膜电压依赖型阴离子选择性通道（VDAC），该通道允许钙离子内流进入膜间隙（intermembrane space）中；而膜间隙中的 Ca^{2+} 穿过内膜进入线粒体基质中则主要依赖一个高选择性、低电导率的钙通道，称为"线粒体 Ca^{2+} 单向转运体"，由高负电势所驱动（约 -180 mV 至 -150 mV）；而线粒体雷诺丁受体（mitochondrial ryanodine receptor，mRyR）在大鼠心肌细胞中同样介导钙摄取等其他钙离子进入线粒体（图1.4）。

线粒体对钙离子的摄取和内部钙稳态的维持具有重要生理意义。线粒体钙离子是细胞内生物能量的重要调节因子，能够活化 ATP 合酶和三羧酸循环中的一些脱氢酶，通过控制线粒体 ATP 的产生满足细胞质中动态变化的能量需求；线粒体对钙的摄取能够调节其与肌质网毗邻的微区域中的钙离子浓度，从而调节一系列钙信号，而两细胞器间的狭小空间距离也决定了钙离子从线粒体进入肌质网也是肌质网的钙重新填充的重要途径。除此之外，在心肌细胞中，线粒体能够调节细胞膜上 L 型钙离子通道的失活速率。因此，线粒体的钙转运在调节许多重要的细胞生理功能方面发挥很大作用。

3. 线粒体与心肌细胞的活性氧（ROS）

细胞活性氧物质是氧的能量代谢产物，在心脏收缩中具有重要的调节作用。尽管线粒体是否是内源性活性氧的主要来源似乎是有争议的，但有力的证据表明线粒体可以显著促进 ROS 的产生。

线粒体中 ROS 的产生是由电子传输链、质子动力（PMF）和 Krebs 循环的乌头酸酶介导的。线粒体产生的主要 ROS 是超氧化物（$O_2^{\cdot -}$），它是由电子传输链中的电子泄漏产生的。通过自发歧化或由超氧化物歧化酶催化，超氧化物可以转化为 H_2O_2，然后可以进一步转化为羟自由基（·OH）（图1.5）。线粒体缺陷通常会导致氧化应激，并导致多种疾病，包括心肌病。ROS 的药理抑制作用可防止小鼠的心脏功能障碍，这表明过度产生的 ROS 使细胞抗氧化剂防御系统不堪重负是心脏出现病理性变化的潜在原因之一。

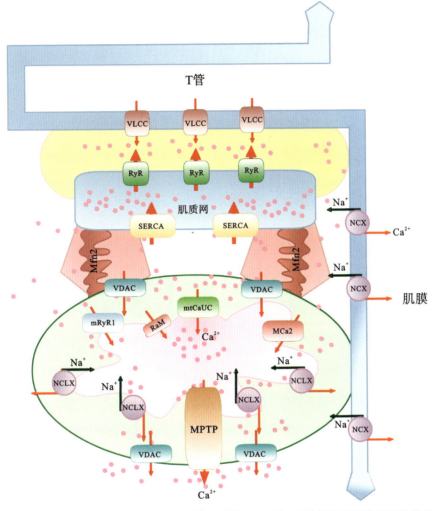

VLCC—电压门控 L 型 Ca^{2+} 通道；RyR—雷诺丁受体；VDAC—电压依赖型阴离子选择性通道；MPTP—线粒体通透性转换孔；mtCaUC—线粒体 Ca^{2+} 单向转运体复合物。

图 1.4　心室肌细胞线粒体 Ca^{2+} 转运

心室肌细胞中线粒体内 Ca^{2+} 内流和外流机制的示意图。分子未知的通道/转运体显示为黑色。红色箭头表示 Ca^{2+} 移动，蓝色箭头表示 Na^+ 移动。生理条件下，每次心跳，发生在细胞质的钙瞬变都会引起线粒体的响应。

4. 心肌细胞线粒体内膜振荡

已有研究表明，在特定时间范围内信号高度相关的线粒体（具有相似频率的线粒体），可以分组为不同的簇。当心肌细胞受到一定程度的氧化应激或底物剥夺时，会出现大量线粒体内膜电位（$\Delta\Psi_m$）去极化和线粒体内膜振荡[9]。20 世纪 80 年代初，便有文献记载了完整的单个线粒体的振荡。当使用聚焦激光束激发静止的心肌细胞时，能够引起瞬变周期，使 $\Delta\Psi_m$ 去极化和复极化交替发生。有学者证实了代谢振荡与心脏功能之间的联系。研究表明，底物剥夺状态下豚鼠心肌细胞中 ATP 敏感性钾电流的周期性激活与肌细胞发生动作电位期间的低频振荡和兴奋收缩偶联有

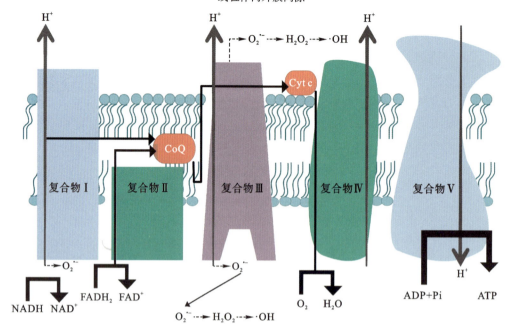

图 1.5　线粒体可以显著促进心肌细胞 ROS 的产生

线粒体产生的初级活性氧是超氧化物($O_2^{\cdot -}$),由电子传递链(主要来自复合物Ⅰ和复合物Ⅲ)的电子泄漏产生,超氧化物($O_2^{\cdot -}$)可转化为 H_2O_2,进而转化为·OH。

关。这些振荡伴随着细胞内还原型烟酰胺腺嘌呤二核苷酸(NADH)浓度的同步氧化和减少。

尽管最初该机制被认为是由葡萄糖代谢的变化引起的,但随后的研究发现,振荡与线粒体黄素蛋白的氧化还原瞬变和线粒体 $\Delta\Psi_m$ 去极化波相关,因此表明该现象起源于线粒体[9]。局部激光束可以可靠地引发全网范围的线粒体膜电位振荡,但该激光束仅在少数线粒体中引起 $\Delta\Psi_m$ 的去极化。有学者发现了 $\Delta\Psi_m$ 振荡与活性氧(ROS)的关系,还发现局部激光束会以自动催化方式使心脏线粒体产生大量自由基的同时伴随着去极化,这种现象被称为 ROS 诱导的 ROS 释放[9]。

在没有代谢应激或氧化应激的情况下,心脏线粒体网络也可以出现振荡模式。线粒体振荡器的计算模型预测线粒体行为以低振幅、高频振荡为特征,随后通过实验证明了此预测[9]。线粒体的"生理性"集体行为表现如下:①在没有代谢/氧化应激的情况下发生;②没有涉及膜电位的塌陷或大量偏移(几微伏到几毫伏);③可以清楚地与 ROS 水平升高引起的高振幅、低频振荡的强耦合线粒体区分开。

同步的线粒体振荡可以通过一定数量的自发同步振荡器来实现,这一概念称为"线粒体临界性"[9]。许多同步振荡的线粒体会募集更多的线粒体,最终导致大部分线粒体网络进入同步的全细胞 $\Delta\Psi_m$ 振荡。该临界阈值转变为集体同步线粒体行为的过程,等同于热力学中物质状态之间的相变。然而在线粒体网络中,这种转变被描述为生理状态转变到病理生理状态。

1.1.2 心血管内皮细胞中的线粒体

内皮细胞构筑了心血管系统，包括心脏毛细血管的内壁。在心脏中，内皮细胞数量高达心肌细胞的3倍以上[10]。除了在促进氧的输送和为心肌细胞的高代谢需求提供能量基质方面的"管道"作用比较明显以外，内皮细胞的其他重要功能在许多心血管疾病的发展过程中得以体现。这些疾病是在血管内皮受损时发生的。例如，糖尿病和冠状动脉疾病有许多共同的危险因素，其中大多数（如吸烟、高脂血症、高胰岛素血症和衰老）直接或间接地导致血管内皮损伤[10]。

内皮的主要功能可分为营养、张弛和输运。营养作用是通过控制葡萄糖、脂肪酸和其他代谢物的进入，同时对平滑肌的增殖产生负面影响。作为一氧化氮（NO）、血管源性超极化因子以及其他控制血管平滑肌收缩的分泌激素和分子的主要来源，内皮细胞能控制血管舒张或收缩的程度（"张弛"作用）。它还控制巨噬细胞和白细胞的输运，这些巨噬细胞需要通过内皮层在间质中发挥其功能，并在血管腔侧发挥抗血小板、抗凝血和纤溶作用。

据估计，线粒体仅约占内皮细胞体积的5%。而且，线粒体并非内皮细胞主要的ATP来源，因而一度认为线粒体在内皮细胞中没有重要作用[10]。然而，后来的一系列观察表明，线粒体不仅有助于ATP的生成，而且还在调节NO、ROS和Ca^{2+}的平衡三角中发挥作用（图1.6）[5]。

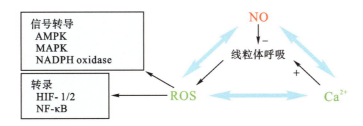

图1.6 线粒体呼吸通过介导ROS、Ca^{2+}和NO之间的动态过程可能影响内皮细胞的营养、张弛或输运功能的方式概念图

先前的代谢实验表明，线粒体在原代内皮细胞中不是ATP的主要来源，在葡萄糖存在时线粒体呼吸被抑制（Crabtree效应）。然而，近年来对原代牛主动脉内皮细胞中线粒体呼吸通量的高灵敏度测量表明，线粒体呼吸与ATP的产生高度耦合。可以推测，在一定条件下，内皮细胞对氧化磷酸化的依赖程度可能会增加，这意味着其具有显著的线粒体储备能力或备用电子传递链能力。这一最近发展起来的概念被定义为提高代谢率的基线以适应快速增长的代谢需求能力，有望解释一些矛盾的线粒体代谢现象。例如，在大脑中，新陈代谢率最低的组织往往对线粒体毒素最敏感，这可能是因为它的线粒体储备能力较低。这一新的线粒体功能概念有望成为未来研究的一个丰富领域。

内皮细胞NO因其主要作用是通过上覆平滑肌细胞的收缩或舒张来调节血管收缩和舒张而被广泛认识。NO介导了内皮的许多功能，并能在心肌细胞和血液中广泛传播。心肌细胞自身也能产生 NO，有充足的证据表明，心肌细胞线粒体存在一种 NO 合酶（NOS）的亚型[10]。然而，正常心脏中 NO 最大的来源无疑是内皮型 NOS（eNOS），其主要存在于内皮细胞质膜[10]。NO 的半衰期为数秒，这使得它能够扩散 $1\sim2~\mu m$，进入邻近的心肌细胞的肌膜下线粒体。NO 是电子传递链中复合物Ⅳ的一种可逆的竞争性抑制剂，从而调节心肌细胞和内皮细胞自身的氧化代谢速率，尽管其在完整组织中的重要性还没有得到无可辩驳的证明。然而，现在已经认识到 NO 对心脏有广泛的影响，如调节心脏收缩、耗氧量、底物利用、凋亡和肥大。虽然内皮细胞线粒体在正常心功能的这一方面可能不发挥重要作用，但在各种病理过程中对内皮细胞线粒体的损伤可能会破坏 ROS 和 NO 水平之间的微妙平衡。在大多数细胞中，很大比例的 ROS 由线粒体呼吸产生——其中高达 1% 的电子通过电子传递链转移到分子氧。与大多数细胞一样，ROS 在内皮细胞中作为线粒体呼吸的副产物产生。来自不同来源的 ROS 在调节内皮功能（包括增殖、凋亡、屏障功能、炎症反应、血管舒张和血管重构等）方面具有重要作用。这虽可能部分是通过 ROS 与 NO 的破坏性相互作用，但也表明了线粒体 ROS 在内皮细胞信号转导中的作用。虽然线粒体本身可能不是内皮细胞中 ROS 的主要来源，但它可以刺激细胞内 ROS 的产生。例如，血管紧张素Ⅱ、高血糖或缺氧可增加内皮细胞线粒体 ROS 的生成，然后通过激活 MAPK 信号通路刺激还原型烟酰胺腺嘌呤二核苷酸磷酸（NADPH）氧化酶[10]。此外，内皮细胞中 NADPH 氧化酶产生 ROS 也能刺激线粒体 ROS 的产生，表明存在 ROS 的反馈扩增系统[10]。虽然内皮细胞内的主要 Ca^{2+} 库是内质网，但仍有约 25% 的 Ca^{2+} 在线粒体中。线粒体 Ca^{2+} 摄取的驱动力是 Ca^{2+} 浓度梯度和线粒体膜电位（$\Delta\Psi_m$），而 NO 能降低内皮细胞 $\Delta\Psi_m$，从而降低线粒体 Ca^{2+} 浓度。有趣的是，Ca^{2+} 能激活一种定位于线粒体的 NOS 亚型，因而能形成一个 NO、$\Delta\Psi_m$ 和 Ca^{2+} 的负反馈调节[10]。总而言之，内皮细胞线粒体是 NO、ROS 和 Ca^{2+} 调节的"十字路口"。

1.1.3 血管平滑肌细胞中的线粒体

血管平滑肌是血管中膜的主要组成部分，平滑肌细胞的收缩在血管张力的控制中起着重要的作用。平滑肌细胞的收缩是由细胞内游离 Ca^{2+} 浓度的增加——细胞内肌质网存储的 Ca^{2+} 释放以及通过质膜 Ca^{2+} 通道从胞外空间流入触发的。Ca^{2+} 依赖的肌球蛋白轻链磷酸化和肌动蛋白与肌球蛋白之间随后形成的横桥被认为是平滑肌细胞收缩的主要机制。

血管平滑肌细胞线粒体也仅约占细胞体积的 5%[11]。线粒体的精确结构和位置在培养的平滑肌细胞中得到了最广泛的研究，因为细胞器在这些细胞中相对容易被观察到。在培养的血管平滑肌中，线粒体以长丝状实体、环状和网状的形式存在，并呈现好几种不同的结构类型，包括小球体、肿胀的球体、直的杆状体、扭曲的杆状体、分支的杆状体和环状体（图 1.7）。但近年来的观测表明，原生的血管平滑肌细胞线粒体没有同样的多样性，仅表现为单个的球体和不同大小的杆状体（图 1.7）。与培养的平滑肌细胞中高度动态的线粒体网不同，在原生平滑肌细胞中，线粒体是相对静态的，并且分布于肌质网附近。例如，在电子显微镜下对猪气管平滑肌细胞的研究发现，99%的线粒体以及48%的线粒体外膜位于肌质网的30 nm范围内，部分线粒体完全被肌质网包裹[12]。

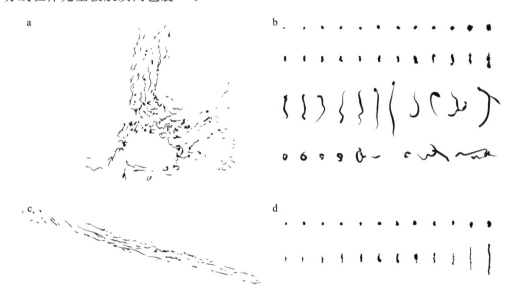

图 1.7　原生和培养的血管平滑肌细胞的线粒体表型

a 图为培养的单个血管平滑肌细胞，显示线粒体的排列。细胞器散布于细胞质中，并向不同方向排列。
b 图为培养的血管平滑肌细胞线粒体表现出不同的表型，包括小球体、肿胀的球体、直的杆状体、扭曲的杆状体、分支的杆状体和环状体。
c 图为一个原生的平滑肌细胞，显示线粒体的排列。细胞器分布在整个细胞质中，并与细胞的长轴平行。
d 图为原生的平滑肌细胞线粒体表现出相对一致的线粒体表型。

与在大多数细胞中一样，在血管平滑肌细胞中，线粒体通过提供ATP、调节Ca^{2+}和ROS信号控制着细胞功能的各个方面。与其他细胞相比，线粒体在血管平滑肌细胞的Ca^{2+}调节中发挥的作用尤其重要[12-13]（图1.8）。平滑肌内Ca^{2+}信号主要来自于质膜上Ca^{2+}通道（如电压依赖性Ca^{2+}通道）的开放引起的外钙内流或肌质网上Ca^{2+}通道（主要是RyR或三磷酸肌醇受体）激活导致的内钙释放，此后细胞内Ca^{2+}被质膜上的Ca^{2+}泵（PMCA）和钠钙交换系统（NCX）外排以及肌质网钙泵（SERCA）回收而又恢复到静息水平。线粒体有非常强大的Ca^{2+}缓冲能力，在此过程中，线粒体可以从细胞质中吸收大量Ca^{2+}，调节Ca^{2+}信号的时间进程和幅度，从而形成所产生的信息。

研究表明，在许多组织的平滑肌细胞中，线粒体对RyR激活导致的肌质网Ca^{2+}释放并不是很敏感，但对三磷酸肌醇受体（IP_3R）的Ca^{2+}释放有很重要的调节作用[12-13]。可能是由于其定位更靠近IP_3R。有趣的是，与预想的线粒体Ca^{2+}吸收会缩减IP_3R的Ca^{2+}释放幅度不同，反而抑制线粒体Ca^{2+}吸收会使得IP_3R介导的Ca^{2+}瞬变幅度减小，这表明线粒体Ca^{2+}吸收会促进IP_3R介导的Ca^{2+}释放。对于这一现象，目前还没有确定的解释。一个可能的原因是，每个肌质网释放位点包含很

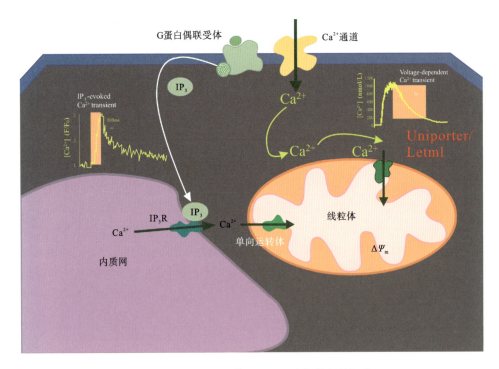

图 1.8 线粒体对血管平滑肌细胞钙信号的调节

有趣的是，尽管报道称线粒体对 Ca^{2+} 的亲和力较低，但线粒体并不调节电压依赖性 Ca^{2+} 进入引起的 Ca^{2+} 瞬变的上升相，而是调节 $[Ca^{2+}]_c$ 下降的速度。另一方面，线粒体促进由 IP_3 诱发的肌质网 Ca^{2+} 释放引起的 Ca^{2+} 瞬态上升。

多 IP_3R 通道，彼此距离很近，当一个 IP_3R 被激活释放 Ca^{2+}，使局部 $[Ca^{2+}]$ 升高，能进一步激活其他 IP_3R，但是过高的 $[Ca^{2+}]$ 会使得 IP_3R 失活，因而，线粒体通过吸收 Ca^{2+}，限制了局部 $[Ca^{2+}]$，使得更多 IP_3R 通道被激活，从而导致肌质网 Ca^{2+} 释放更多，细胞内整体 $[Ca^{2+}]$ 更高。

线粒体对 Ca^{2+} 的吸收是通过单向转运体复合物（MCU）来完成的，其 Ca^{2+} 亲和力非常低（>10 μmol）。而线粒体位于肌质网微区域内，与 IP_3R 足够近，能保证局部 $[Ca^{2+}]$ 达到这个范围。尽管线粒体与质膜距离比较远，但是其对质膜上电压依赖性 Ca^{2+} 进入引起的 Ca^{2+} 瞬变也有调节作用。令人惊奇的是，线粒体并不调节这种 Ca^{2+} 瞬变的幅度或上升时程，而调节其下降速度[12-13]。这表明该过程可能是通过位于线粒体膜上另一个对 Ca^{2+} 具有较高亲和力（0.1～1.0 μmol）的转运蛋白 Letm1 完成的[13]。

总之，线粒体在一个非常广的范围内（0.2～10 μmol 及以上）调节血管平滑肌细胞的 Ca^{2+} 信号。

1.2 线粒体与心血管功能衰退

线粒体是一种动态的细胞器，随着生理条件的改变，线粒体通过融合、分裂等过程，使其数量、形态以及功能维持在相对稳定的状态，这个过程称为线粒体稳态（mitochondrial homeostasis）。当稳态发生紊乱时，细胞的能量供给、功能调控必然会受到影响。为此，细胞进化出一套可以清除受损线粒体的机制以维持稳态，称为线粒体质量控制（mitochondrial quality control，MQC）。线粒体生物发生（包括核DNA表达、线粒体DNA表达与线粒体蛋白运输机制PIM）、线粒体修复机制（抗氧化系统、泛素-蛋白酶体途径、线粒体DNA修复等）、线粒体动态变化（融合与分裂、细胞自噬与线粒体自噬都参与其中）都被线粒体质量控制所调控。功能受损的线粒体可以通过融合邻近的线粒体而达到补充和修复。而严重受损的线粒体会被线粒体网络经过分裂作用隔离开来，最终通过线粒体的自噬作用清除[14]（图1.9）。因此，线粒体动力学和自噬作用组成了线粒体质量控制的主要轴线，这条轴线的功能紊乱被认为是衰老心血管疾病的主要诱因[3]。其中，心血管功能的衰退主要包括与年龄相关的功能性退化以及病理性退化，本节主要阐述前者，后者将在后面的小节展开论述。

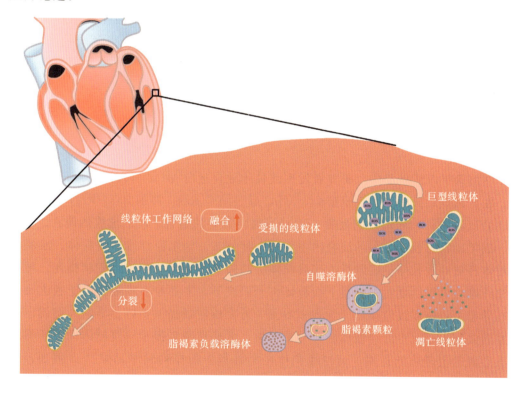

图1.9 线粒体质量控制及心肌细胞凋亡的示意图

心肌细胞中受损线粒体可通过线粒体网络融合来修复功能。一旦线粒体损伤不可逆，则会发生线粒体肿胀、体积膨大，形成巨型线粒体。巨型线粒体是心功能衰退的心肌层的主要特点。巨大线粒体伴随着生物能效降低、ROS产量增加、膜电位降低。MQC通过自噬体识别并包裹损伤线粒体，然后与溶酶体融合，从而降解受损线粒体，维持正常的线粒体功能。一旦细胞内受损的线粒体过多，则会释放大量的ROS，即触发线粒体释放促凋亡因子，促进心肌细胞凋亡。

1.2.1 线粒体动力学与心血管功能衰退

线粒体能够对不断变化的生理或病理环境做出相应的形态改变，可以相互融合形成长链状或网络状结构，也能分裂成更小的杆状结构或碎片化的点状结构。线粒体融合和分裂之间的平衡关系主要依赖于线粒体动力学机制。其中，线粒体融合蛋白包括线粒体融合蛋白1(Mfn1)、线粒体融合蛋白2(Mfn2)以及视神经萎缩蛋白1(OPA1)；与线粒体分裂相关的蛋白有动力相关蛋白1(Drp1)、线粒体分裂蛋白1(Fis1)、线粒体分裂因子(MFF)、线粒体动力学蛋白(Mid49/51)等。

近些年来，线粒体网络动力学在心血管系统中的功能研究主要是通过血管内皮细胞(EC)、血管平滑肌细胞(VSMC)和新生的心肌细胞展开的。因为在这些细胞中，线粒体的排列呈现出纤维状的网络结构，并且进行着高度动态的融合和分裂过程，便于研究者观察线粒体动力学变化。实验发现，在用人类脐静脉内皮细胞(HUVEC)建立的衰老模型中，处于衰老和有丝分裂活动期静止的HUVEC中，线粒体的融合和分裂的活动均有显著的降低。同时，电镜观察到衰老细胞中存在线粒体内脊的消失和线粒体肿胀。这些现象伴随着线粒体膜电位消失以及线粒体DNA的缺失突变，标志着线粒体活性和功能的改变[15]，也说明线粒体动力功能会随着细胞衰老过程而减弱，在一定程度上造成了损伤线粒体的堆积和细胞老化。体外培养的人胚胎内皮细胞中，发现VEGF-A可以上调内皮细胞表达线粒体融合蛋白Mfn1和Mfn2，这两种蛋白上调可以提升线粒体功能，减少H_2O_2对线粒体的去极化伤害[16]。

在血管平滑肌细胞中，研究者发现线粒体融合蛋白Mfn2可以抑制VSMC的增殖。在大鼠颈动脉球囊拉伤模型中，Mfn2通过结合Ras，抑制Ras-Raf-MAPK-ERK1/2(细胞外信号调控的激酶1/2)信号通路介导的血管平滑肌细胞的凋亡。

成年动物心肌细胞中的线粒体主要有3种分布，即肌原纤维间线粒体、肌膜下线粒体及核周线粒体。肌原纤维间线粒体更趋向于长方形的晶体格子状排列，可为肌原纤维收缩提供能量；肌膜下线粒体位于肌膜下，主要与心肌细胞离子通道及信号转导相关；核周线粒体位于细胞核周围，可为核转录提供支持。早期人们就已经观察到成年人心肌中的线粒体融合分裂现象，近期有研究提示，线粒体动力学与成年人心脏的生理功能有关，而与线粒体在心脏当中的排列顺序无关[18]。例如，线粒体过度分裂和/或融合减少会加重心肌缺血再灌注造成的损伤，而抑制线粒体的分裂对心脏系统有保护作用[19]。近期研究表明，融合蛋白OPA1、Mfn1和Mfn2对于维持线粒体的正常功能、抑制心肌肥大和心力衰竭有着重要的作用。值得注意的是，一些控制线粒体形态的蛋白具有多种细胞功能，有些功能与线粒体形态调控无关。其中，典型的范例就是Mfn2不仅介导线粒体融合，而且还参与了凋亡(通过与BAK和BAX相互作用)、线粒体自噬(作为线粒体相关蛋白Parkin的底物)以及线粒体和内质网之间的约束等生理过程。

在心脏缺血再灌注损伤(ischemia reperfusion)中，大量的研究发现线粒体会出现过度的分裂或碎片化。随后，碎片化的线粒体会打开 MPTP，释放细胞色素 c，导致心肌细胞凋亡和心肌损伤[21]。进一步研究发现，提前阻断 Drp1 的功能或在缺氧期间表达功能丢失的 Drp1，可以阻止线粒体碎片化的发生，起到保护心脏的作用[22]。

1.2.2 线粒体质量控制与心血管功能衰退

在压力环境下，选择性降解细胞中损伤的线粒体、维持正常的线粒体数量和功能对细胞的生长、正常功能行使有着重要的作用。损伤线粒体主要表现为线粒体膜电位降低、ROS 水平升高和 ATP 产能降低，这与衰老表现出来的一些特征相似。而随着人体的衰老，自噬基因的表达水平随着年龄增加而明显降低，线粒体自噬的效率也显著降低，特别是在神经系统和心脏组织中[23]。

细胞选择性清除受损线粒体是一个非常复杂的过程，根据蛋白受体类型不同，分为 Parkin 依赖和非 Parkin 依赖两大类。Parkin 和 PINK1（PTEN 诱导的假定激酶）在损伤线粒体的选择性降解中起重要作用[24]。Parkin 是一种胞质 E3 泛素连接酶，可以选择性地募集到功能失调的线粒体，并通过线粒体的自噬作用将其去除[25]。在稳态条件下，PINK1 通过线粒体膜电位依赖性的变化进入健康的线粒体，并迅速降解早老素相关的菱形样蛋白酶（PARL）[26]。当线粒体膜电位降低时，PINK1 聚集在线粒体表面，导致 Parkin 的募集，进而使外膜蛋白 Mfn1、Mfn2 和电压依赖性阴离子通道（VDAC）[27]等泛素化。泛素标记后的线粒体蛋白反过来又可以作为泛素结合的支架蛋白 p62/sequestosome 1（p62/SQSTM1）的结合配体，有助于将自噬体膜募集到线粒体上[27]。同时，线粒体运动蛋白（Miro）和 Ambra1（激活分子 Beclin1-调节自噬）等也参与了 PINK1/Parkin 介导的线粒体自噬[28]。

线粒体的自噬也可以由 PINK1/Parkin 非依赖性机制诱发。例如，受损的线粒体可以增加含有 FUN14 结构域的 FUNDC1 的表达，其通过与微管相关蛋白轻链 3（LC3）/Atg8 的直接相互作用将自噬体引入线粒体[29]。此外，线粒体去极化后，SMAD 特异性 E3 泛素蛋白连接酶 1（SMURF1）通过线粒体蛋白的泛素化靶向线粒体的自噬启动[30]。最后，凋亡蛋白 BNIP3（Bcl-2 和腺病毒 E1B 19 kD 相互作用蛋白 3）和 NIX（Nip3 样蛋白 X）通过包括线粒体去极化、B 细胞淋巴瘤-2（Bcl-2）和 Beclin1 之间抑制相互作用的竞争性破坏，以及与 LC3/Atg8 的直接相互作用在内的一些机制，激活选择性线粒体自噬程序[31]。

线粒体质量调控体系能有效清除受损的线粒体，对维持线粒体的正常功能至关重要。近年来研究发现，线粒体质量控制异常在衰老的发生过程中起关键作用，增强线粒体自噬可以有效延缓衰老；通过药理学（3-甲基腺嘌呤、渥曼青霉素）或基因工具抑制自噬〔抑制 Atg5 过表达或 RNA 干扰（RNAi）介导 Beclin1 沉默〕增加心肌细胞凋亡[32]；通过对 Atg5 的基因沉默发现，其抑制了心脏的特异性线粒体自噬活动，导致正常肌节结构破坏和损伤线粒体堆积[33]。整体动物实验中，Atg5 心脏特异性缺失加重了小鼠在压力超负荷和 β 肾上腺素刺激两种疾病模型中的心功能障碍，表现为左心室肥大、心室扩张和收缩功能障碍、心功能降低等表型[34]。另一方面，在小鼠体内过表达 Atg5 可以促进自噬反应，并且在一定程度上延长了小鼠的寿命[35]。

在心脏压力超负荷下，心脏特异性缺失溶酶体 DNA 酶Ⅱ的小鼠中，从自噬体中溢出的线粒体 DNA 可以通过 Toll 样受体 9 介导的信号途径激活细胞的炎症反应[36]。我们知道，在炎症过程中，细胞自主激活是心血管衰老的标志。这个研究表明，年龄相关的线粒体自噬变化与晚期心脏炎症加重之间存在着一定的因果关系。

在缺血再灌注期间，线粒体自噬通路被激活。缺氧后，ATP 生产停止，AMP 活化的蛋白质激酶（AMPK）信号通路由此激活自噬过程。AMPK 磷酸化 ULK1，后者转移到线粒体，激活 FUNDC1 受体，启动线粒体自噬程序。在再灌注阶段，ROS 起到信号分子的作用，激活哺乳动物雷帕霉素靶蛋白（mTOR）/AMPK 信号通路，聚集自噬体。

在缺氧期间，自噬作用的增强被认为是心肌保护的一种方式。研究证明，Parkin 敲除小鼠由于缺失自噬作用，在心肌梗死后，心肌中大量堆积着肿胀和功能障碍的线粒体，导致心肌梗死面积扩大、心功能降低[37]。

研究发现，热量限制（caloric restriction，CR）可以诱导线粒体自噬的发生。在过表达人肾上腺素和血管紧张素的转基因大鼠中，观察到大量膨大线粒体聚集，当采用四周 40%CR 治疗后，线粒体自噬增加，心功能和心肌纤维化有所改善，且死亡率降低[38]。另外，实验也证实糖尿病小鼠中 AMPK 活性降低引起心肌细胞自噬下调，当使用二甲双胍持续性激活 AMPK 后，显著地增强了心肌细胞的自噬，改善了心肌细胞肌原纤维间混乱聚集的线粒体结构，同时改善了心脏功能。在过表达功能失活的 AMPK 蛋白小鼠中，二甲双胍治疗没有效果，表明二甲双胍的心脏保护作用是通过 AMPK 介导的自噬上调实现的[39]，且 AMPK 除了通过增强自噬外，还增强了 SIRT1 及其下游靶点 PGC1β 的活性，促使线粒体发挥其生物学功能[40]。这些发现揭示了线粒体在糖尿病性心肌病中的关键作用。

自噬在影响血管系统的疾病状况中的作用尚不清楚，目前已有的研究表明缺氧可以激活自噬，促进内皮祖细胞的生存，自噬机制可以调节肿瘤发生过程中的血管发生过程。在其他衰老的器官系统中也发现由于线粒体功能受损而造成的 NO 生物利用率不足的现象，由此可以推测，由于功能衰退导致的自噬能力下降也可能造成血管系统中线粒体的损伤累积，造成血管病变。近期已有报道证明，在老化的小鼠血管中，其自噬标记物明显减少，加入自噬增强剂海藻糖之后，其血管内皮功能可得到相对改善[41]，表明自噬的调节在功能相关的血管病理生理学中起重要作用。

线粒体自噬是一把双刃剑。一方面，维持线粒体自噬的基础水平是维持细胞内稳态和保护细胞免受功能障碍线粒体堆积的损害；另一方面，自噬的上调可导致线粒体的过度去除、心肌细胞损失和 CVD 的发生。此外，大多数自噬调控蛋白具有多种功能，这意味着它们的基因调控或药理学实验可能会产生一些无关的副作用。心脏和血管衰老都涉及神经激素信号转导（如肾素-血管紧张素和 IGF-1 信号转导的改变）。另外，细胞的自主机制可能影响与年龄相关的线粒体的变化，从而增加了需要完全解释这一机制相关研究的复杂性。

1.2.3 线粒体 DNA 与心血管功能衰退

线粒体是一种半自主性细胞器(semiautonomous organelle)，具有自己的遗传系统(线粒体 DNA)和蛋白表达系统。由于线粒体 DNA 所贮存的遗传信息很少，构建正常线粒体功能所需的信息大部分来源于细胞核的 DNA，因此线粒体蛋白的生物合成涉及两个彼此分开的遗传系统，即半自主性细胞器。

1963 年，研究人员第一次发现了线粒体 DNA(mitochondrial DNA，mtDNA)的存在。1981 年，研究人员完成了人类 mtDNA 的测序工作，并提出了线粒体母系遗传的概念。1988 年，有学者发现 mtDNA 缺失可导致线粒体疾病，同年 Wallace 在 Leber 遗传性视神经病(LHON)患者中发现有 mtDNA 突变。从此之后，mtDNA 突变及线粒体的相关疾病受到广泛关注。线粒体病是一种多系统疾病，患病率较低，约为 1/10000，多因编码线粒体氧化磷酸化代谢酶的核 DNA(nDNA)或 mtDNA 突变所致。mtDNA 是由 16569 个碱基组成的闭合环状双链 DNA，外环为重链(H 链)，内环为轻链(L 链)。mtDNA 无内含子，除一段约 1000 bp 的非编码区(D-loop 区)外，其余均为编码区；共含 37 个编码基因，其中 13 个基因编码呼吸链复合物 Ⅰ、Ⅲ、Ⅳ 的亚单位，22 个基因编码转移 RNA(tRNA)，另外 2 个基因编码核蛋白 RNA(rRNA)。D-loop 区为调控区，可调节 mtDNA 的复制和转录。

在线粒体氧化磷酸化产生 ATP 的过程中，有 1%～4% 摄入的氧转化为氧自由基，故线粒体是 ROS 产生的主要场所。由于 mtDNA 所在位置与 ROS 产生位点很接近，mtDNA 无组蛋白保护并且还缺乏有效的 DNA 修复系统，因此 mtDNA 的突变概率大于核 DNA 的 10～100 倍。此外，线粒体基因组中无内含子，这使得每个突变位点直接影响基因的完整性。在心脏中，ROS 损伤可造成 mtDNA 中 4977 bp 缺失[42]；40 岁以上的成年人比年轻人心脏中 4977 bp 缺失频率高出 5～15 倍[43]。mtDNA 4977 bp 编码线粒体电子传递链上的 7 个多肽组件和 5 个线粒体蛋白合成所需的 tRNA。从生物能量学的角度来看，当缺失的 mtDNA 超过 50%～55% 时，4977 bp 位点的缺失会使能量改变，同时线粒体膜电位和 ATP 的合成都降低，而 ROS 的生成增加。心血管功能的改变与 mtDNA 的突变有直接的关系。对心力衰竭早期大鼠的心血管系统研究结果表明，大量 mtDNA 的缺失和突变长期累积在大鼠的心肌细胞中，可造成心肌肥大、心脏收缩和舒张功能受损等。

1.2.4 线粒体氧化应激与心血管功能衰退

随着年龄的增长，ROS 的产生和氧化损伤产物的累积会随着器官的衰老而增多[3]。线粒体 ROS 的产生在血管系统中(内皮细胞和血管平滑肌细胞)中都显著增加[44]。实验证明，如果抑制线粒体的自噬过程，就会导致功能障碍和产能低下的线粒体逐渐积累，产生更多的 ROS。

造成老化血管系统线粒体氧化应激增加的分子机制是多方面的，并且与衰退心脏中线粒体 ROS 产生的途径有关，这些机制包括线粒体内的大分子氧化损伤导致功能失活（如蛋白、mtDNA 等）、电子传递链（ETC）功能障碍、NOX4（NADPH 氧化酶4）的活化、谷胱甘肽含量的下降以及抗氧化防御中的损伤。此外，与年龄相关的 NF-E2 相关因子 2（Nrf2）介导的抗氧化反应的调节也可能导致血管系统中的线粒体氧化应激。研究表明，氧化应激导致线粒体生物发生途径失调，导致线粒体数量减少。衰老的 EC 和 VMSC 线粒体数量明显减少。

在健康的血管系统中，为了应对过多线粒体 ROS 生成，自适应的 Nrf2 驱动的抗氧化防御机制就会启动，将会上调抗氧化应答元件（ARE）介导的抗氧化酶的表达以及谷胱甘肽的生物合成。这种稳态反应减弱了对线粒体内和胞质成分的氧化损伤，并限制了氧化应激引起的细胞功能障碍。最近的研究已经证明，通过线粒体和其他组织增加的 ROS 并不能在老化的动脉中激活 Nrf2，导致对氧化应激有害作用的细胞的敏感性增加。最近的调查也显示，线粒体酶 p66^{Shc} 参与了调节线粒体氧化还原稳态[25]。小鼠中 p66^{Shc} 的损耗对降低线粒体 ROS 产生至关重要，这与寿命的增加和内皮功能改善有关。

除上述细胞自主作用外，衰老也改变了血管内分泌/旁分泌调节机制，而这一机制对血管线粒体完整性有重要影响。越来越多的研究表明，在年老的动物和人类体内的胰岛素样生长因子 1（IGF-1）水平与心血管相关疾病发病时间之间存在因果关系。以前有研究表明，IGF-1 对心血管的保护作用与线粒体保护之间存在一定的关系。使用重组的 IGF-1 的内皮细胞和心肌细胞的体外治疗都可以减少线粒体过氧化氢的产生。用 IGF-1 处理培养的内皮细胞保持了原有的线粒体膜电位，在用过氧化氢处理时也保留了线粒体中原有的细胞色素 c，并且减少了半胱天冬酶-3 活化。此外，IGF-1 过表达也可以保护小鼠免受高脂肪饮食喂养带来的 ROS 增加问题，从而防止线粒体的损伤。相比之下，Ames 矮小鼠血液中 IGF-1 的低水平与心血管中线粒体 ROS 的增加相关[45]。用 IGF-1 治疗衰老的啮齿动物对线粒体起到了一定程度的保护作用，包括减少肝脏中的 ROS 产生。还有证据表明，增加 IGF-1 循环水平对功能衰退的心血管也起到了保护作用。未来的研究方向需要阐明衰老心血管系统中 IGF-1 调节线粒体功能的机制（包括线粒体自噬和抑制线粒体凋亡途径）。

肾素-血管紧张素系统（RAS）的上调与衰老动物与人类中大动脉结构和功能障碍之间存在一定的关系。最新研究表明，线粒体 ROS 在介导血管紧张素Ⅱ（angiotensinⅡ，AngⅡ）介导的信号通路中发挥了关键的作用。AngⅡ可以通过结合血管紧张素受体 1（ATR1）激活 NADPH 氧化酶（NOX2 和 NOX4），然后导致 EC、VSMC 以及心肌细胞中线粒体 ROS 产生增加。线粒体产生的 ROS 会增加血管系统中的各种大分子氧化修饰，是血管疾病发生的原因之一。减少血管细胞线粒体氧化应激可以减少老年大鼠主动脉的氧化损伤，减少氧化脂类在动脉血管的沉积[46]。

在衰老动物的血管内皮细胞中，由于超氧离子的产生和内皮型一氧化氮合酶（eNOS）的下调，ROS 的细胞质水平增加和 NO 生物利用度显著降低，导致 ROS 引起内皮依赖性血管舒张障碍。在人和动物中已经观察到ROS的增加可以导致老化的内皮功能障碍,但在这个过程中,线粒体ROS如何发挥作用尚不完全清楚。有研究报道,ROS可能对血管内皮的再生造成损害,且诱导内皮细胞凋亡[47]。已经观察到老年啮齿动物和老年非人灵长类动物中内皮细胞凋亡率的增加。老年大鼠冠状动脉微血管内皮细胞凋亡与caspase 9活化增加具有相关性,这一发现表明,线粒体细胞死亡途径可能在该过程中起关键作用。由此,我们可以推测,与老化相关的内皮细胞凋亡率的增加会使得毛细血管密度减少,从而损害心脏和大脑的血液供应[48]。

VSMC中的氧化应激也与年龄呈正相关,ROS可诱导VSMC增殖、迁移、基底膜破坏和促转化为胶原分泌型平滑肌。$SOD2^{+/-}$小鼠在主动脉壁中产生的超氧离子与衰老呈正相关,这一相关性与主动脉粥样硬化的增加有关[49]。

线粒体产生的ROS对组织产生的氧化损伤在CVD(一般与年龄有关)的发生过程中起到了关键的作用,这提示我们也许使用抗氧化剂可以减轻氧化损伤对CVD造成的影响。然而,很多非靶向性的抗氧化剂都未能减缓CVD的发展,甚至出现了相反的作用。如β胡萝卜素、维生素A和维生素E的慢性给药都诱导了促氧化反应,并增加了心血管疾病的死亡率[50]。最新研究表明,将具有抗氧化性质的分子靶向线粒体,可能是减缓心血管衰老和控制CVD的有效方法,当线粒体中抗氧化分子的浓度高于胞质浓度的100~1000倍时,对降低高血压有一定的作用,如Szeto-Schiller(SS)合成抗氧化肽、10-($6'$-泛醌基)-癸基三苯基鏻(MitoQ)和Euk-8(SOD/过氧化氢酶模拟物和抗氧化剂)。最新研究表明,用MitoQ治疗自发性高血压大鼠,8周可以显著降低收缩压,改善内皮功能和减轻心脏肥大[51]。实验证明,SS-31可以减轻缺血再灌注损伤,减少心肌梗死面积和再灌注引起的心律失常[52]。Euk-8可以对氧化应激易发的Harlequin小鼠在压力超负荷诱导的左心室重塑和心脏代偿失调中起到保护作用,从而延长小鼠的寿命[53]。目前正在进行的一些临床试验将检测线粒体靶向的抗氧化剂在各种CVD中的疗效,希望运用这些药物来延缓人类衰老、改善心血管功能。

线粒体在高速产生ATP的同时也大量释放ROS。因此,热量限制(CR)也逐渐被意识到或许可以改善氧化应激所带来的CVD损伤。许多研究表明,在保证营养全面的情况下,CR可以通过改善内皮功能障碍、减少动脉粥样硬化的形成、减少心肌纤维化和心肌细胞凋亡、预防肌球蛋白同种型转换等对心血管起到保护作用;CR还可通过减少线粒体ROS产生、抑制ROS下游NF-κB的信号转导途径以及增强线粒体自噬这三个方面来对心血管系统产生保护作用[54]。由CR诱导的线粒体保护的细胞途径共同作用于二聚体AMPK/SIRT1的表达/活性。SIRT1通过减少内皮ROS产生、抑制NF-κB信号转导以及减弱血管炎症发挥对血管的保护作用。此外,研究人员还发现,SIRT1似乎对心肌细胞产生了类似激素的作用。转基因小鼠心脏中的SIRT1过表达(较正常组高出2.5倍至7.5倍)可以减轻衰老性心肌肥大,从而降低心肌细胞凋亡和心脏纤维化程度。AMPK可以上调SIRT1的活性,还有助于 CR 引起的心血管保护。CR 还可以激活转录因子 Nrf2，因此可以调节去 ROS 和抗氧化基因的表达，从而维持线粒体的氧化还原稳态。

尽管 CR 对人们的健康有很大的好处，但要长期维持一定程度的饮食限制却很少有人能做到。因此，科学家们致力于发现一种可以模拟 CR 的作用而不需要进行饮食限制的药物，现今研究较广泛的主要有白藜芦醇、二甲双胍等。众所周知，红葡萄对心血管具有一定的保护作用，而其中起保护作用的主要成分就是多酚白藜芦醇。对啮齿类动物的研究表明，白藜芦醇可抑制心肌细胞凋亡，保护心肌免受缺血再灌注损伤，预防左心室肥厚（LVH），改善内皮功能，抑制血小板聚集，减少炎症的发生。白藜芦醇也被证明可以用来模拟 CR 对心血管的保护性，其中包括线粒体生物发生的诱导、血管内皮细胞和心肌细胞线粒体氧化应激的减弱。研究表明，白藜芦醇对 CVD 的改善作用主要通过激活 SIRT1，增强内皮 NO 产生和激活内皮细胞中的 Nrf2 来发挥作用[55]。实验发现，在 H9c2 心脏成肌细胞中，低剂量的白藜芦醇可以通过诱导自噬引起保护性预处理效应来促进细胞存活。相反，较高剂量的该化合物可抑制保护性自噬，并略微降低细胞存活[56]。白藜芦醇和其他多酚一样，可以激活 AMPK，这表示其他的一些化合物也可以通过这种 CR 模拟作用来防止 CVD 的发生、发展。例如，AMPK 活化剂二甲双胍已被证明可以显著改善心脏缺血、心肌梗死、糖尿病性心肌病和心力衰竭。此外，二甲双胍在改善老年相关的心肌细胞功能障碍、促进老龄血管内皮舒张的过程中都发挥了重要的作用。

总之，随着年龄的增长，CVD 会逐渐高发。来自动物实验模型和对人类受试者的研究表明，线粒体在心血管衰老过程中起到了关键的作用。与线粒体代谢过程相关的能量供给、氧化还原平衡、形态及质量的控制、细胞死亡/生存途径及其分层网络组织的调节等生物过程与 CVD 的发病机制还不甚清楚，这些复杂性使得研究年龄相关 CVD 的潜在治疗途径变得更加困难。例如，虽然有科研人员推测线粒体功能障碍在 CVD 中起到了重要的作用，但其具体途径并没有得到充分的证实，心血管损伤究竟是由氧化应激介导的还是由线粒体衍生的 ROS 作为信号分子的一些其他机制引发的（如线粒体动力学、凋亡细胞死亡等）目前都尚不清楚。

在心血管组织中，寻找改善线粒体功能、减弱氧化应激和维持线粒体质量的有效治疗手段一直是心血管病学和老年病学领域一个尚未解决的问题。尽管如此，近年来还是出现了许多关于治疗年龄相关 CVD 的卓有成效的治疗方法，特别是线粒体靶向抗氧化剂在各种动物模型中的实验都证实了其有效性，并且初步的临床数据在人体中也显示出阳性结果。总之，为了了解衰老与心血管的关系，还需要大量的工作来探究线粒体稳态调节的机制。这些研究对临床医学采用新颖且高效的治疗方法来延缓心血管衰老并控制 CVD 和神经退行性疾病提供了潜在的可能性。

尽管造成心血管功能衰退的确切机制尚不清楚，但导致线粒体氧化损伤的具体通路、功能障碍线粒体的积累和线粒体 QC 损伤的途径在这一过程中发挥着关键作用，成为年龄相关 CVD 的候选治疗靶点。

1.3 线粒体与常见心血管疾病

对于哺乳类动物来说，不停跳动的心脏是聚集线粒体最多的器官之一。为满足心肌持续不断收缩运动的需求，线粒体的氧化磷酸化作用(OX-PHOS)生成了高达90%的ATP，而细胞器占据了其中30%左右。最近二十多年来，线粒体不仅被视为细胞动力的供应室，而且被看作一系列基本的细胞过程的汇聚中心，如活性氧(ROS)的生成、信号转导、体内Ca^{2+}平衡的维持、应激反应以及细胞衰亡等。在一些关于心脏线粒体的研究中发现了充分的证据证明线粒体的功能紊乱与常见的心血管疾病(CVD)发病机制之间有一定的关系[57]。

1.3.1 线粒体与高血压

高血压(hypertensive disease)是一种慢性疾病，其主要特征是动脉血压的持续升高(收缩压≥140 mmHg 和/或舒张压≥90 mmHg)，可伴有心、脑、肾等器官的功能或器质性损害的临床综合症状。据世界卫生组织(WHO)/国际高血压联盟(ISH)统计结果显示，在2003年一年当中，高血压在全球造成了710万人的非正常死亡，严重危害着人类的健康。临床上，高血压可分为原发性高血压和继发性高血压两大类。原发性高血压是指一种以血压升高为主要临床表现而病因尚未明确的独立疾病，占所有高血压患者的90%以上。继发性高血压又称症状性高血压，病因明确，高血压仅是该种疾病的临床表现之一，血压可暂时性或持久性升高。

1. mtDNA 与高血压的遗传性

原发性高血压发病的遗传多基因模式是许多突变基因的长期累积及共同作用导致的结果。高血压是由遗传和环境等多因素相互作用引起的，虽然目前发病机制仍不清楚，但现有的研究结果显示，高血压具有母系遗传的规律，因此认为高血压是mtDNA与核DNA相互作用导致的疾病。这种说法很快得到了证实，2000年，研究人员发现母亲的高血压病史与子代高血压的发病具有明显的相关性；同时，还在之前发现的mtDNA突变引起的其他疾病当中也发现了高血压的症状[58]。例如，1998年，有研究人员在破碎红纤维肌阵挛癫痫的家系当中发现患者除了有肌阵挛和强直性阵挛性癫痫等表现之外，其血压也明显高于正常人，研究人员预测这一结果主要跟mtDNA的突变有直接的关系[59]。到了2001年，关于高血压与mtDNA关系的研究得到了进一步的证实，Watson等人在有高血压病史的肾病晚期患者中观察到mtDNA某些位点变异频率高于正常血压人群。后续的研究也表明，原发性高血压患者体内的mtDNA变异频率及变异密度都明显高于正常血压者，但目前这些变异对高血压的发病机制尚不清楚，可能是一些处于对线粒体正常功能维持非常重要的进化保留区域的位点变异，如细胞色素c氧化酶基因Ⅲ区域的错义突变np9555C—A引起了117位点的氨基酸由脯氨酸转变为苏氨酸。而且，基因变异引起的编码氨基酸改变势必会影响蛋白质的结构和功能、线粒体的OX-PHOS过程，造成氧自由基的产生异常，引起一系列的病理生理过程，需要更多的生物化学及分子生物学等研究明确它们在细胞能量代谢中的作用。同时，根据目前研究所检测到的变异在 mtDNA 中的位置来看，它们主要分布在 D 环区和 tRNA 区。虽然 D 环区为非编码基因，但含有调节 mtDNA 复制及表达的功能区，对于 mtDNA 的正常表达非常重要。该区域的基因突变可以影响整个线粒体基因的复制与功能，而且 D 环控制区又是 mtDNA 基因中进化速度最快、最具有多态性的区域，常常是许多疾病的突变热点区域。日本有学者曾对日本高血压患者 D 环区的基因多态性进行了分析，也发现高血压组单核苷多态性的数目明显高于正常血压组。

随着所有线粒体 tRNA(mt-tRNA) 中新的致病突变被发现，越来越多的人意识到 mt-tRNA 点突变对于疾病的重要作用。如今，大约 200 种致病突变已经找到了关联的 mt-tRNA 基因，其突显了 mt-tRNA 对于线粒体功能的重要性。值得注意的是，每个细胞包含了成千上万 mtDNA 的副本。即便是健康的个体，其 mtDNA 中也能找到少量的多态突变。事实上，基因数据库存储了数量可观的多态突变数据。如果 mt-tRNA 基因中的一个突变不影响 mtDNA 的复制与转录，无论在翻译过程中它是否正在加工、反转录、氨酰化或是正与线粒体核糖体交互，都会对 mt-tRNA 反转录起到负面作用。区分多态性和突变对于 mt-tRNA 十分重要，而且能提高诊断和遗传咨询效率。

目前的一部分研究工作致力于研究四种已知的 mt-tRNA 突变与高血压之间的可能联系。G15927A 突变已被证明是一种致病突变，这是由于其导致了 80% 左右的稳态 mt-tRNA^{Thr} 衰减。此外，活跃线粒体蛋白标记分析发现，突变细胞中线粒体翻译率减少了 53% 左右。同质的 A4386G 和 C14686T 突变发生在非进化保守区，不会导致 mt-tRNA 二次构建的改变。此外，C14686T 突变发生在 tRNA^{Glu} 的 T 环 61 号位且还未收录到基因数据库或 mtDB 数据库，这表明等位基因频率少于 0.5% 的变化十分稀少。相反地，研究发现，C7492T 突变与 12S rRNA A1555G 共同作用，增加了听力障碍的外显率和表达性。对于 C7492T 突变，系统发育保守分析显示该基因在许多物种中是保守的，RNA 折叠结果显示该基因导致了 tRNA^{Ser}(UCN) 中 MFE 的改变。这一发现表明，其通过扰乱反密码子杆的形成而导致疾病，从而降低密码子与反密码子识别和氨酰化的效率。

总之，这是最先评估 C7492T 突变与高血压关系的研究，目前的数据显示，该突变对于高血压是"可能致病的"。然而，由于该研究的局限性，今后的研究需要引进一些更好的方法来研究 C7492T 突变对于高血压的作用，如包含该突变的胞质杂种和 mt-tRNA 稳态消除。

研究人员对高血压患者和正常血压者的 mtDNA 进行了仔细的研究分析，结果显示，与高血压相关的线粒体突变有线粒体 tRNA^{Met} A4435G 突变 35、tRNA^{Met}/tRNA^{Gln} A4401G 突变 36、tRNA^{Ile} T4291C 和 A4295G 突变、tRNA^{Met} T4454C 突变、tRNA^{Ile} A4363 突变和 ND1 T3308C 突变，这些结果都表明了线粒体 tRNA 基因可能是高血压发病相关的突变热点区域[60]。

2. 线粒体的氧化应激与高血压

线粒体的氧化应激反应也与高血压的发生和发展密切相关。高血压患者的线粒体中抗氧化酶的活性降低，ROS 的含量升高，这些都会导致氧化应激的发生。几乎所有的高血压实验模型都显示 ROS 在多个器官中含量都升高了，其中包括大脑、脉管系统和肾脏。在大脑当中，ROS 可以促进神经元放电和交感神经传出。在肾脏中，ROS 存在于多个位点，可以促进钠的重吸收及潴留[59]。在脉管系统当中，ROS 促进了血管的收缩和重塑，使血管阻力增加。表面上看，减少 ROS 的产生就可以有效地治疗高血压，但抗氧化治疗现阶段还不能应用于临床，主要是因为抗氧化物（如抗坏血酸和维生素 E）并不能直达线粒体中产生 ROS 的位点，所以利用这些药物来治疗心血管疾病和高血压并不是行之有效的办法。

众所周知，线粒体的主要功能是产生机体生理反应所需的 ATP，这个过程主要是基于线粒体呼吸链的电子传递将 H^+ 从线粒体基质传递到膜间隙，使 ADP 还原为 ATP。电子传递链中的一些位点会将电子传递给 O_2，生成 $O_2^{·-}$。这个过程并不是自然发生的，而是被线粒体的产物之一的 ROS 调控的，主要依赖于线粒体内膜的 pH 梯度、线粒体中 ATP 敏感的钾通道的激活，以及开放的线粒体的渗透转换孔。线粒体中的 $O_2^{·-}$ 通过超氧化物歧化酶 2（SOD2）的作用迅速转化为 H_2O_2。H_2O_2 是一个中立的分子，可以很容易地离开线粒体。激活的 NADPH 氧化酶可以增加线粒体中 ROS 的含量，反之亦然。因为线粒体中的 ROS 含量增高之后也可以激活 NAPDH 氧化酶，所以线粒体中 ROS 的含量是依赖于氧化还原反应而循环产生的。之前人们就意识到线粒体中的 ROS 在机体的正常生理功能方面起着重要的作用，然而线粒体刺激过剩就会使 ROS 产生过量和抗氧化物过度消耗，引起抗氧化防御系统和氧化产物之间的不平衡，导致氧化应激过程的产生。

线粒体当中的超氧化物歧化酶是一个关键的抗氧化酶，其活性主要靠蛋白乙酰化来调控。体内的 SOD2 被去乙酰化酶 3（SIRT3）激活，依赖于烟酰胺腺嘌呤二核苷酸（NAD^+）的去乙酰化酶 3 作为代谢的感受器通过胞内的代谢产物（如 NAD^+ 和乙酰辅酶 A 等），调节线粒体的功能为机体提供必需的能量。乙酰辅酶 A 会使 SOD2 高度乙酰化，从而使 SOD2 失活。随着年龄增长而发生、发展的高血压与线粒体代谢反应能力下降和依赖于 NAD^+ 的去乙酰化活性减小有关。去乙酰化酶 3 是一个核编码蛋白，大多数被转运至线粒体。临床研究表明，在 65 岁左右的人群中，去乙酰化酶 3 的表达能力下降了 40%，伴随着高血压的风险增加。血管紧张素Ⅱ和炎症反应也可以调节去乙酰化酶 3 的活性。有趣的是，SOD2 的表达并没有随着年龄的增长而改变，而是随着去乙酰化酶 3 的活性降低而降低，这表明 SOD2 的乙酰化作用与高血压有关。研究表明，SOD2 的过表达可以有效减轻高血压的症状，但 SOD2 的减少也会增强氧化应激和高血压。

之前有研究表明，在对大鼠模型的研究中发现，限制热量的摄入可以降低大鼠的血压，然而其治疗机制和临床应用的前景还是不太明了，研究人员围绕这一现象展开了研究：有实验结果表明，限制热量的摄入可以激活腺苷一磷酸活化蛋白激酶通路，从而促进一氧化氮合酶的磷酸化，增强内皮细胞功能；限制热量摄入还可以增加内皮细胞和神经元当中一氧化氮调节的线粒体生成[61]。其他研究表明，限制热量摄入还可以增强去乙酰化酶3的表达和活性，从而达到降低血压的目的。最近的临床研究也表明，通过一年的限制热量摄入后，患者的收缩压明显降低了20 mmHg，有研究人员猜想去乙酰化酶3通路可能是造成这一效应的主要原因之一。限制热量的摄入可以上调去乙酰化酶3的表达，去乙酰化酶3又可以促进线粒体抗氧化防御系统的建立。线粒体中依赖NAD^+的去乙酰化酶3的表达在限制热量摄入后迅速上调，而在高脂饮食对照组当中明显下降，还引起线粒体蛋白的高度乙酰化和氧化应激的发生。

热量限制疗法可以激活去乙酰化酶1和去乙酰化酶3，因此一种新的去乙酰化催化剂可以模拟限制热量的疗效，这个发现对一些跟年龄相关的生理紊乱疾病有效。一些临床前研究和已经用于临床的研究都支持去乙酰化酶催化剂白藜芦醇在治疗心血管疾病方面的作用[62]。此外，异柠檬酸脱氢酶2、谷胱甘肽过氧化物酶和SOD2都具有去乙酰化作用，在白藜芦醇治疗的内皮细胞中，它们的活性都增强了，这一结论也在另一方面支持了白藜芦醇可以影响去乙酰化酶3的观点。

吸烟作为高血压重要的致病风险因素之一，也受到人们的广泛关注。在对正常人群和高血压人群的研究中发现，吸烟可以使血压升高。然而，当患者戒烟之后，其心血管疾病的症状并没有在短时间内有所下降[63]。吸烟可以增加线粒体的氧化应激，导致线粒体功能紊乱，还可以增加$O_2^{·-}$的含量，减少去乙酰化酶3的表达，这些都可以使线粒体的氧化应激加剧，但吸烟具体是怎样导致氧化应激的，现在的研究还不能完全解释这一问题。临床研究表明，吸烟者血浆中脂质氧化产物丙二醛的积累含量是非吸烟者的2.5倍，而主要的抗氧化酶——过氧化氢酶、超氧化物歧化酶和谷胱甘肽过氧化物酶却显著减少，这些结果都可以使半胱甘酸和谷胱甘肽氧化，通过研究暴露在吸烟环境下4天的大鼠发现，其肾脏当中因氧化而减少的谷胱甘肽比正常组的多0.5倍[64]。而在硫醇氧化还原状态下，吸烟还会损害细胞的氧化还原信号通路，导致线粒体和细胞的功能紊乱。实验证明，吸一支烟就可以迅速减少内皮细胞的一氧化氮产物和血浆中的抗氧化物。有研究人员提出，吸烟可以诱导内皮细胞当中的$O_2^{·-}$产物生成，使一氧化氮失活而不能与一氧化氮合酶耦合。最终，吸烟因改变了线粒体中正常的代谢程序而使癌症发生。此外，代谢反应的改变还与NADH的积累导致线粒体中$O_2^{·-}$的增加和SOD2的活性降低有关。在另一项具有重要意义的研究中发现，吸烟的高血压患者和不吸烟的高血压患者相比，其对降压药的响应降低，这可能是因为线粒体代谢反应的改变使得吸烟对药物的效力产生了影响，因此在研制新的降压药时应该考虑加上对应这一点影响的因素，例如目前一些新研制的线粒体靶向药物的治疗对有吸烟史的高血压患者会更加有效。

目前，研究人员已经研制出一种线粒体靶向的SOD2模拟药物——mitoTEMPO，这是一种通过亲脂性的三苯基膦阳离子结合在抗氧化的半SOD模拟物TEMPO上的药物。现有数据表明，mitoTEMPO在线粒体中可以进行数百倍的积累，可能是因为它所带的正电荷与线粒体膜电位之间的作用导致的。它可以有效清除线粒体当中的 $O_2^{\cdot-}$，从而对线粒体和细胞功能的正常运行提供必要的保护。除此之外，对于高血压患者来说，mitoTEMPO 还可以抑制线粒体的氧化应激反应，降低血管内皮的氧化应激，储存 NO 产物，提高内皮依赖的血管舒张，通过分泌血管紧张素 Ⅱ 和去氧皮质酮醋酸盐起到降低血压的目的。

有研究证实，线粒体中的 H_2O_2 可以生成线粒体中的 $O_2^{\cdot-}$，形成有害的氧化应激循环，而这个循环可以被线粒体的靶向 H_2O_2 清除剂 mitoEbselen 阻断。在血管内皮细胞中补充 mitoEbselen 可以消除在线粒体中由血管紧张素 Ⅱ 诱导生成的 $O_2^{\cdot-}$，还可以通过 NADPH 氧化酶消除在氧化应激的开始阶段细胞质和线粒体中生成的 $O_2^{\cdot-}$。另外，mitoEbselen 可用于治疗由血管紧张素 Ⅱ 诱导的初级阶段的高血压，可以消除血管当中的氧化应激反应，从而显著降低血压。尽管线粒体的靶向药物 H_2O_2 和 $O_2^{\cdot-}$ 的清除剂对降低血压有显著作用，但对于这些抗氧化的线粒体靶向药物来说，从实验室到临床应用还有很长的路要走。

1.3.2　线粒体与冠心病

冠状动脉粥样硬化性心脏病，又称冠心病（coronary heart disease），是一种由冠状动脉血管发生动脉粥样硬化病变引起血管腔狭窄或阻塞，造成心肌缺血、缺氧或者坏死而引发的心脏病。心脏相关疾病在西方许多发达国家中占死亡原因的第一位，而冠心病占了其中的 64%。随着人们对冠心病致病机制的不断深入研究，发现线粒体与冠心病的发生和发展有着重要的关系。体内 mtDNA 的损伤累积是造成动脉粥样硬化性病变的分子基础，mtDNA 的损伤与冠状动脉粥样硬化的形成和发展呈正相关，是引起冠心病的致病基础。

线粒体中不断进行着氧化磷酸化过程，在正常过程中，如果出现了过度的氧化应激或是不充分的抗氧化防御，都会产生一定量的 ROS 和其他一些产物，在正常生理条件下，这些 ROS 都会被含锰离子的超氧化物歧化酶清除。但在细胞出现异常的情况下，如细胞缺氧或是灌注异常，氧化磷酸化的过程就会被抑制，产生的 ROS 就会增多，超氧化物歧化酶的活性下降，使得 ROS 未被完全清除而在细胞中累积起来，会引起 mtDNA 的损伤，从而导致心血管功能受损及冠心病的发生。其具体机制主要包括以下过程：ROS 通过一些严重代谢失常对细胞产生损害，比如说不饱和脂肪酸在细胞膜或血浆脂蛋白中过氧化反应之后，可直接抑制线粒体呼吸链酶的活性，使膜钠通道失活，造成其他蛋白异常修饰；细胞色素 c 氧化酶是线粒体呼吸链的关键酶，细胞色素氧化酶亚基 Ⅱ 是细胞色素 c 氧化酶的活性中心，其活性的改变可以导致线粒体呼吸链的电子传递受阻，同时直接将电子泄漏在线粒体内，从而使超氧阴离子产生增多，线粒体内的氧化应激水平提高，导致 mtDNA 损伤；而 mtDNA 的损伤又会对线粒体氧化磷酸化的过程造成一定阻碍，这样就形成了一个有害的循环。

在冠心病患者当中，冠脉狭窄和心肌细胞缺血会导致低氧血症反复出现，会让

mtDNA 的损伤不可逆，产生永久性的心肌细胞氧化功能障碍，因此心肌缺血与 mtDNA 突变互为因果关系。mtDNA 的氧化损伤是引起动脉粥样硬化的主要影响因素之一，在线粒体内存在着 ATP 和钙离子之间的动态平衡，mtDNA 的氧化损伤可以改变这种平衡关系。在动脉粥样硬化的细胞中，线粒体的氧化磷酸化反应会产生的大量 ROS，引起 mtDNA 的氧化损伤，而 mtDNA 与编码线粒体氧化磷酸化系统的核基因的表达受损密切相关，损伤后会导致线粒体呼吸功能受损，使得 ATP 的合成和钙离子之间的动态平衡受到严重破坏，这个失衡关系又会反馈给线粒体，使得线粒体的功能紊乱进一步加剧。另外，在这个过程中，线粒体的电子传递链也会受到抑制，导致腺苷酸池减少、线粒体去极化、低密度脂蛋白氧化和清除剂缺失，之后线粒体受到损害，组织被破坏，发生坏死。细胞的死亡是动脉粥样硬化的重要组成部分，而且活性细胞衰竭被高浓度细胞因子通过细胞凋亡激活，这些研究都表明线粒体及 mtDNA 的损伤在冠心病的发生和发展中起着重要的作用。

早在 1991 年，Corral-Debrinaki 等人对 10 名正常人、7 名缺血性心脏病患者和 10 名非缺血性心脏病患者的心肌细胞进行了 mtDNA 定量分析。结果发现，在缺血性心脏病患者当中，其 mtDNA 的缺失量远远超过正常对照组中的缺失量，其余 10 例非缺血性心脏病患者中仅有 2 例有这种扩张型心肌病患者，而且其 mtDNA 的缺失量也明显低于缺血性心脏病组。缺血性心脏病患者当中，5.0 kb 缺失的 mtDNA 仅占总 mtDNA 的 0.0035% 以下。在心肌细胞缺血时，还常常伴随着核 DNA 和 mtDNA 非缺失区编码的氧化磷酸化基因转录水平的代偿性升高，为正常人的 1.5～4.6 倍，而核 DNA 编码的腺苷酸转位子 ANT1、ANT3，mtDNA 编码的 cytb、12S rRNA 和 16S rRNA 都不同程度地升高了。同时，心脏缺血与心肌细胞 mtDNA 5.0 kb 的缺失率呈正相关，这些情况的发生都会使线粒体氧化磷酸化基因转录水平升高。后续研究证明，冠心病的心肌细胞中除了 mtDNA 4977 bp 片段的缺失以外，还有 7346 bp、10472 bp 的缺失。除此之外，一些其他的报道也表明了体细胞 mtDNA 损伤的积累是人类疾病的潜在致病因素。例如，心肌病和其他心血管疾病以氧化应激的增加为基础，与缺血性心肌病的发生和发展密切相关。到了 1999 年，研究人员在主动脉粥样硬化病变的平滑肌细胞中检测出了 mtDNA 氧化损伤的典型分子标记物 8-羟基-2-脱氧鸟苷，并证明其水平与血管粥样硬化的因素显著相关。还有研究表明，微核频率是周围血淋巴细胞染色体损害的遗传生物标记，冠心病患者的微核频率显著高于正常人，而且实验还表明微核频率越高，疾病越严重。

同时，与高血压一样，肥胖和吸烟都是冠心病的重要致病因素。吸烟可以吸入许多具有致癌性和遗传毒性的物质，其中包括多环芳香烃、亚硝胺和活性氧产物。研究表明，吸烟可以降低线粒体的总抗氧化能力、增加 mtDNA 氧化损伤和抑制 DNA 的修复过程，其具体致病机制与高血压类似。另外，对肥胖人群来说，其患高血压、高血糖和高胆固醇血症的风险都会增加，这些都与冠心病的致病原因有关。因为肥胖总是会伴随着胰岛素抵抗，所以肥胖人群游离脂肪酸水平和脂肪形成能力就会增加。游离脂肪酸会诱导氧化亚氮的合成和过度氧化亚氮的产生。氧化亚氮在生理条件下可作为调节剂，在病理条件下是一种对人体有害的细胞毒素。研究发现，肥胖患者 mtDNA 损伤明显高于正常体重者，因此肥胖也是导致 mtDNA 损伤的危险因素。从机制角度来说，糖尿病和血脂异常都与动脉粥样硬化的发病机制有关。糖基化的终产物和氧化应激关系密切。糖基化终产物的激活能够产生对线粒体有害的 ROS 产物，在促进氧化低密度脂蛋白形成的氧化反应启动过程中，糖基化终产物起着极其重要且可能是主要的作用。脂质过氧化能诱导 mtDNA 氧化损伤，它是一个产生许多产物（如环氧化物、醛等）的链式反应，能自身活化并与 DNA 相互作用。测量 ROS 产物的含量实验证明，高胆固醇血症和糖尿病会对冠心病患者 mtDNA 造成损伤，而且高脂血症患者氧化应激会使淋巴细胞 mtDNA 损伤增加、抗氧化能力下降。

此外，冠状动脉粥样硬化的另一个危险因素就是高半胱氨酸血症。高半胱氨酸水平升高会导致 mtDNA 损伤，大多数学者认为造成这一损伤的主要原因是 ROS 产物增加。一些研究结果证明，高半胱氨酸遗传毒性作用可能是生物学机制的结果，直接与尿嘧啶在 DNA 和/或甲基化过程中过多深入相关。长期高半胱氨酸水平升高和遗传多态性可与营养缺乏共同作用，产生与动脉粥样硬化遗传不稳定性机制相关的 DNA 分子改变。

上述研究结果都表明，动脉粥样硬化斑块的形成与发展是导致冠心病的原因，而其形成原因与 mtDNA 的损伤积累有直接的关系，损伤程度越高，患冠心病的严重程度越高。

1.3.3 线粒体与心律失常

心律失常是指心脏冲动的起源部位、心搏频率和节律以及冲动传导的任一异常。在心血管疾病当中，造成死亡的罪魁祸首是心室性心律失常引起的突发性心脏病。世界各地的人们虽然生活习惯不同，但是由心律失常导致的死亡率都是相似的，因此找到导致心律失常的原因对全世界人们的健康来说都是非常有意义的。早在 150 年前，研究人员就证明了心脏的功能主要依赖于其肌肉收缩引发的点活动。20 世纪 60 年代，胺碘酮和利多卡因的混合物因为可以抑制纤维及网膜上的离子流动，第一次被用于治疗心律失常。心脏在氧化磷酸化减少的环境中更易受损，因为心脏能量来源相对更依赖于脂肪酸的氧化。细胞色素 c 氧化酶缺乏的 NADH 的堆积将抑制脂肪酸的氧化，造成心脏供能不足，从而损害心脏，引起心脏问题。线粒体病对心脏的损害主要包括器质性损害和电生理损害，目前已有的病例报道主要集中表现为对心脏传导系统的损害，其发生的心律失常包括房室传导阻滞、束支传导阻滞、室性心律失常和房性心律失常。

1.3.3.1 线粒体对质膜 sarcK$_{ATP}$ 通道的调节与心律失常

从细胞水平来说，每个独立的肌细胞都要经历特定的去极化和复极化的过程，心脏动作电位病理上的异质性与心室的心律失常有关，许多亚细胞结构因子会造成动作电位持续时间的改变。一般认为，造成心律失常的原因主要是肌膜和线粒体内膜的离子通道变化，因为这些通道可以影响动作电位，因而引起了研究人员的极大关注。肌膜离子通道的突变会导致动作电位持续时间的延长（如长 QT 间期综合征），钙通道激发的去极化的提早或延迟、跨肌膜离子梯度的改变，这些都是导致心律失常的主要原因。现有的研究表明，线粒体可以诱发心肌动作电位在非生理条件下时间和空间上的双重异质性并对心脏进行干预，使其出现折返性心律失常。线粒体能量状态对肌膜动作电位有一定的影响作用，这种作用主要是被肌膜上可以感应能量的对 ATP 敏感的钾通道（$sarcK_{ATP}$ 通道）所调控。大量的研究都是着眼于 $sarcK_{ATP}$ 通道在引发动作电位的异质性最终导致心律失常过程中所起的作用而展开的。最初是在 20 世纪 80 年代，研究人员发现，心肌的 $sarcK_{ATP}$ 通道是由 4 个组成孔道的亚基和 4 个连接在 ATP 上的磺酰脲类受体的辅助亚基附件组成的异源多聚体。$sarcK_{ATP}$ 通道在氧化应激的环境下打开，产生出向内整流的背景电流，特别是在心肌局部缺血的最初 10 分钟里，这个现象更加明显。除此之外，$sarcK_{ATP}$ 通道可以被细胞内的 ATP 抑制，而 ADP、磷酸基团、镁和/或 pH 等因素都可以激活 $sarcK_{ATP}$ 通道。$sarcK_{ATP}$ 通道是心脏的心肌层最稠密的离子通道之一，只要有占总数 1‰ 的通道开放，就会对心脏的动作电位产生显著的短时影响。

$sarcK_{ATP}$ 通道的开放可能是心肌组织自身的一种内源性保护机制，当ATP 供给不足时，$sarcK_{ATP}$ 通道打开，减少钙离子调控的心脏能量需要量。当 $sarcK_{ATP}$ 通道打开时，心肌的动作电位可以减少和降低钙瞬态，因为钙超载可以导致细胞凋亡，$sarcK_{ATP}$ 通道的开放可以通过肌丝和弱化线粒体内的钙超载来减少痉挛的程度来保护细胞自身。现有的研究表明，$sarcK_{ATP}$ 通道的功能性表达对于氧化应激条件下的细胞存活至关重要。首先，$sarcK_{ATP}$ 通道蛋白在女性体内（与男性相比）或在运动之后的表达与保护心脏免受心肌缺血再灌注损伤有关。其次，当 $sarcK_{ATP}$ 通道在药物的抑制下遇到心肌缺血和心脏再灌注情况时，细胞的死亡率显著增加[65]。第三，实验表明，$sarcK_{ATP}$ 通道相关亚基基因敲除的动物不能承受任何运动，而且都表现出对钙超载的异常敏感性[65]。总体来说，$sarcK_{ATP}$ 通道的开放会减少细胞因为心肌缺血而导致的死亡，一些临床研究数据进一步证明了这一点，如糖尿病患者口服磺酰脲类药物控制 2 型糖尿病时，会表现出比不服药患者更重的心肌损伤。

虽然 $sarcK_{ATP}$ 通道开放时就会表现出对心肌缺血的心肌细胞的保护行为，但上升之后的钾通道会引起整个心脏的电紊乱，甚至可能导致致命的心律失常。由于 $sarcK_{ATP}$ 通道在肌膜上的密度很高，其开放可以显著缩短动作电位，而且如果开放通道的数目达到一定的量时，通过保持接近于钾离子的能斯特平衡电势的膜电位，可以使细胞失去兴奋性，同时因为传递去极化波而生成一个极大的电流槽，此时就极有可能发生心律失常，这个电流槽被命名为"代谢槽"。代谢槽通过影响有效不应期增强了心律失常出现的可能性，导致兴奋波长的缩短。动作电位持续的病理上的异质性会在组织当中增加"离散不应期"。$sarcK_{ATP}$ 通道的开放缩短了动作电位持续时间和有效不应期。$sarcK_{ATP}$ 通道的促进剂和抑制剂可以分别减少和增加有效不应期，敲除 $sarcK_{ATP}$ 通道的孔道亚基也可以起到延长不应期的作用。然而，还有其他一些因素也可以在心肌缺血时改变动作电位持续时间和有效不应期之间的关系。例如，心肌缺血虽然可以激活 sarcK$_{ATP}$ 通道而缩短动作电位，但可能由于钠通道的改变，后复极化的不应性会促使延长的有效动作电位出现。

sarcK$_{ATP}$ 通道可以导致心律失常，研究人员利用 K$_{ATP}$ 线粒体和肌膜亚型的双重阻断剂格列本脲或是肌膜的复合物 HMR1833（或 HMR1833 的钠盐 HMR1098）都可以证明这一关系。HMR1883 作为 sarcK$_{ATP}$ 通道的阻断剂，可以减少心室性心律失常的发病率，这一实验在大鼠、兔等动物体内得到了证实。另外，将在动物上的结果应用于临床时也证实了 sarcK$_{ATP}$ 通道抑制剂减少了人体内心律失常的发生[66]。

用 sarcK$_{ATP}$ 通道抑制剂来控制心律失常的主要原理是直接抑制了 sarcK$_{ATP}$ 通道的电流，所以理论上 sarcK$_{ATP}$ 通道抑制剂可以间接地抑制心律失常也是合理的。通过抑制 sarcK$_{ATP}$ 通道的电流、组织动作电位的缩短，后续发生的钙超载可以通过细胞解离促进细胞缝隙连接的终止，抑制折返性波的产生。为了更好地理解代谢应激中 sarcK$_{ATP}$ 通道开放的工作原理，以下我们从生物能的角度来研究这个问题。

心脏的线粒体网络结构可以生产出超过 95% 的胞内 ATP。依据 Mitchell 的经典的化学渗透理论，线粒体可以通过将质子泵出线粒体基质给质子一个动力，利用这个质子的化学电梯度对 ADP 通过 F$_1$F$_0$-ATP 合酶磷酸化为 ATP 时供给能量。大多数质子的动力由线粒体膜电位引起，在激发后的线粒体中，这一电位幅值大约为 150 mV。减少膜电位会降低生成 ATP 自由能的总量，当线粒体膜电位大幅度降低时，会造成 ATP 在病理条件下的水解。1994 年，O'Rourke 及其团队发现，K$_{ATP}$ 电流和心脏细胞的代谢状态之间有一种动态的关系[67]。在代谢应激伴随着机制损失时，或是当 ADP 的含量增加时，心肌细胞的格列本脲敏感电流就会发生振荡。随着 NADH 的波动，sarcK$_{ATP}$ 电流会发生振荡，但并不受细胞质的钙离子浓度改变的影响。重要的是，sarcK$_{ATP}$ 电流的改变直接影响了心脏的复极化，并且使得动作电位波形长度的易变性增加。后续的研究也在之前的基础上证实了这一点，心肌细胞在代谢应激的条件下，可以观察到 sarcK$_{ATP}$ 电流的振荡和动作电位的持续。sarcK$_{ATP}$ 电流的波动和之后的动作电位持续在线粒体行为当中显得比较杂乱。研究表明，在氧化应激的心肌细胞当中观察到了线粒体动作电位的破坏，并伴随着在膜电位降低期间 sarcK$_{ATP}$ 电流的增加。通过阳离子亲脂性罗丹明荧光探针可以发现，在单个受到氧化应激的细胞当中都出现了以下现象：线粒体膜电位发生可逆性破坏、ATP 损耗、ROS 产生、呼吸受到抑制。近些年来，随着双光子显微镜的使用，研究人员发现，当心脏受到心肌缺血再灌注时，线粒体膜电位会发生可逆性破坏。

除了线粒体膜电位降低之后 sarcK$_{ATP}$ 电流的核苷依赖型激活外，生物能的破坏也可能通过机械牵张激活 sarcK$_{ATP}$ 电流。在这种情况之下，线粒体功能的损失会快速排除张力的变化，从而导致缺血性的心肌组织中矛盾片段的延长。在心肌缺血和牵拉激活的影响下，心肌层的突出会造成 sarcK$_{ATP}$ 通道的激活。预防运动障碍减少细胞外钾积累的研究支持了以上这种心律失常发生的机制。为了更好地理解线粒体膜电位破坏对心律失常的作用，下面我们从线粒体离子通道的角度来阐述这一问题。

1.3.3.2 线粒体内膜离子通道与心律失常

线粒体内膜上一些不同的能量消耗离子通道与线粒体膜电位的破坏有关,参与心律失常的发生。

1. 线粒体内膜阴离子通道(IMAC)

近50年前,研究人员首次观察到了线粒体内膜上的阴离子通道,最初的研究主要集中在阴离子运动与线粒体容量之间的关系[68]。最初的观察发现,在许多组织中内膜阴离子通道在激发态的线粒体释放阴离子过程中起到重要的作用。虽然(与其他内膜离子通道一样)IMAC的确切结构目前还不知道,但阴离子通道通过对苯二氮䓬(benzodiazepine)杂化合物调节的敏感性表明它是由与外膜中外周的苯二氮䓬受体结合的阴离子通道亚基组成。对调控线粒体膜电位破坏因素的研究主要集中在线粒体产生ROS的层面上。Sollott及其团队首先注意到了在线粒体膜电位产生过程中ROS依赖性的振荡[69],研究发现,由激光闪光生成的ROS可以激发同步性的线粒体膜电位的破坏,这一现象可以被ROS清除剂阻断。越来越多的证据表明,线粒体膜电位的破坏可以被超氧阴离子调控,通过制造ROS诱导的ROS释放过程促使肌细胞内的去极化。根据这个理论,单个线粒体产生的ROS可以刺激超氧化物介导的相邻线粒体的去极化。线粒体网络中的这种时间和空间的行为可以得出一个结论,即线粒体排列在渗透基质中[69]。根据一些经验数据推断(并通过计算机模拟证实),在细胞范围内的线粒体网络结构中,在氧化应激条件下,ROS的增加可以达到临界水平,之后在细胞范围内的线粒体网络中观察到线粒体膜电位上的振荡(被认为是"线粒体临界性")[70]。在分离出的心肌细胞中发现内膜阴离子通道上许多不同的配体可以抑制线粒体膜电位的减少,由此就发现了在影响线粒体膜电位方面内膜阴离子通道的重要性。有学者利用激光闪光诱导线粒体ROS的局部爆发引起了细胞中的ROS产物的增加和线粒体膜电位的振荡。在PK11195、4-chlorodiazepam或是DIDS三种不同的内膜阴离子通道活性阻断剂的参与下,线粒体膜电位可逆性破坏(和细胞范围内ROS的积累)可以被抑制。重要的是,通过靶向内膜阴离子通道,可以阻断线粒体膜电位中的可逆性破坏,使其在动作电位持续时停止振荡,这一结果在细胞层面提供了进一步的证据——靶向内膜阴离子通道可通过停止ROS诱导的ROS释放来有效预防心律失常(图1.10)。

许多研究都已经证实了内膜阴离子通道与心律失常之间的关系,可以通过抑制内膜阴离子通道来抑制哺乳动物完整的心脏中发生的心律失常[71]。豚鼠心脏的心外膜表面的光学绘图显示,阻断内膜阴离子通道可以减少局部缺血诱导的动作电位缩短,并伴有在再灌注开始时室性心动过速/纤维性颤动的缺乏。在离体的家兔心脏中也观察到:通过阻断内膜阴离子通道可诱发心脏保护机制,还可以显著改善左心室的压力。值得注意的是,在两项研究中,当内膜阴离子通道仅在再灌注开始时被阻断(与预治疗相反),阻止了再灌注心律失常[72]。

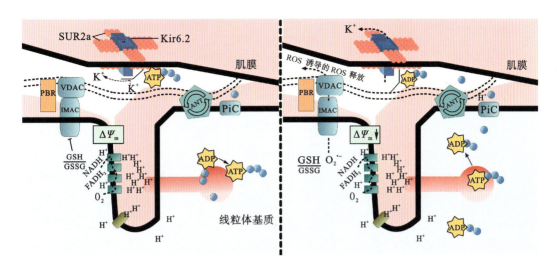

SUR2a—磺酰脲受体调节亚基 2a；Kir6.2—ATP 敏感钾通道亚基 6.2；PBR—外周型苯二氮䓬类受体；VDAC—电压依赖型阴离子选择性通道；IMAC—内膜阴离子通道；GSH—谷胱甘肽；GSSG—氧化型谷胱甘肽；NADH—还原型烟酰胺腺嘌呤二核苷酸；FADH—还原型黄素腺嘌呤二核苷酸；ANT—腺嘌呤核苷酸转位酶；PiC—线粒体磷酸转载体。

图 1.10 靶向内膜阴离子通道可通过停止 ROS 诱导的 ROS 释放来有效预防心律失常

当线粒体内膜（IMM）中的能量损耗阴离子通道开放时，会发生一系列下游的级联反应，也会诱导线粒体网络的去极化及 sarcK_{ATP} 通道的开放，最终导致正常器官心律失常的发生。图示为在常氧条件、窦性心律情况下的 IMM（左）和代谢应激期间（右）IMM 的示意图。基质氧化的特征是谷胱甘肽的氧化和 IMAC 的开放，这些都会导致线粒体膜电位的破坏，使得在线粒体网络中 ROS 诱导的 ROS 释放。

2. 线粒体通透性转换孔（MPTP）

与其他任何线粒体内的膜蛋白复合物相比，现阶段研究的重点已经放在了 MPTP 在缺血再灌注损伤中的活性上面，并且已经推测出了 MPTP 的组成和其在缺血再灌注损伤中的重要性。很明显，MPTP 的开放在细胞坏死和凋亡中起到了重要的作用，这两者都参与了心肌梗死的致病机制。施用环孢素 A（cyclosporin A，CsA）或萨菲菌素 A（sanglifehrin A）都可以阻断 MPTP，减少心脏缺血再灌注损伤的几个指标，其中包括心肌梗死、左心室功能障碍、心肌细胞死亡和线粒体功能障碍。这些研究最近在人类数据中得到了支持，临床试验证实，在经皮冠状动脉介入之前给予环孢素 A 可减少短期损伤的程度。

虽然已有结果证实了 MPTP 开放在组织死亡中的作用，但是只有少部分实验表明了 MPTP 的活性可以影响心律失常的发生，特别是在再灌注发生时产生的心律失常。在以离体细胞为对象的几个实验中，于底物剥夺或激光闪光后观察到的线粒体膜电位的破坏在加入了环孢素 A 后并没有得到有效的改善。使用双光子成像技术可以发现，在全心缺血的心脏中阻断 MPTP 并没有抑制持续的线粒体膜电位破坏。这一研究在心律失常的大鼠、豚鼠和家兔中也得到了证实。另外，在支架植入之前注射环孢素 A，也没有改善人类受试者心室纤维颤动的发生率[73]。

3. 线粒体 ATP 敏感性钾通道(mitoK$_{ATP}$通道)

mitoK$_{ATP}$通道最先在大鼠肝脏线粒体中被观察到，随后在心脏中被证实。研究推测，mitoK$_{ATP}$通道的开放可能对调控缺血发作之前的保护性干预过程非常重要，通过部分消除线粒体的膜电位可以减少钙进入线粒体的驱动力，并改善细胞呼吸引起的基质轻度肿胀。

大量 mitoK$_{ATP}$通道开放对心脏保护作用的研究发现了 mitoK$_{ATP}$通道在调节由单一预处理刺激引起的梗死面积减小中的作用。在大多数(但不是全部)研究中，用5-羟基癸酸(5-HD)阻断 mitoK$_{ATP}$通道可以消除刺激引起的梗死面积的减小。虽然单一预处理在一定程度上解释了 mitoK$_{ATP}$通道的机制，但值得注意的是，当施加重复刺激时，mitoK$_{ATP}$通道阻断并没有减少其诱发的保护，例如 5-HD 对消除重复缺血预处理或是慢性运动引起的梗死保留效应无效。

有较少的研究已经探究了 mitoK$_{ATP}$通道在心律失常中的活性。与梗死相关研究一样，mitoK$_{ATP}$通道在防止心律失常中的作用也是显而易见的，mitoK$_{ATP}$通道阻断剂消除了由一些预处理刺激提供的抗心律失常表型，如缺血预处理、腺苷、δ阿片样物质激动剂、雌激素、3-硝基丙酸、硝酸甘油、去甲肾上腺素或内皮素受体激动剂[74]。尽管 mitoK$_{ATP}$通道似乎在调节一些预处理模型的抗心律失常效应方面非常重要，但其活性并不是因预处理模型而产生的。例如，在血管舒张缓激肽、低流量缺血、过氧亚硝酸盐或雌二醇的预处理期间阻断 mitoK$_{ATP}$通道，并不能减弱抗心律失常的保护作用[75]。

如果在心脏指数性缺血之前直接激活 mitoK$_{ATP}$通道来防止心律失常，往往适得其反，与此同时，激活 mitoK$_{ATP}$通道对心律失常的保护也具有很大争议。对于这种争议，可能是由于在这些研究实验当中用来打开 mitoK$_{ATP}$通道的药理学上的一些试剂不同(如米诺地尔、二氮嗪和/或 BMS-191095)，并且其中一些试剂由于其自身的非特异性，也会对实验结果造成一定的干扰。虽然在对预处理研究的过程中解释了关于抗心律失常的干预应在心脏指数性缺血之前，了解这个机制对心律失常的治疗具有一定的意义，但是这些方法的临床相关性是值得商榷的。对于临床医生来说，在缺血发作后通常需要尝试着减少心律失常。在细胞实验中，可以通过发生代谢应激后靶向干预 mitoK$_{ATP}$通道，利用 mitoK$_{ATP}$通道阻断剂停止细胞的呼吸作用来中断线粒体膜电位中的振荡，并且 mitoK$_{ATP}$通道的开放(与二氮嗪)在细胞再氧化的过程中可以改善细胞存活和线粒体完整性。尽管这些细胞数据结果令人欣喜，但在心脏缺血后给予 mitoK$_{ATP}$通道开放剂并不会降低心律失常，并且后调节干预已经显示与 mitoK$_{ATP}$通道的活性无关。事实上，研究人员发现二氮嗪对离体细胞有效，同时还注意到药物的细胞保护性质不依赖于线粒体钾通量。常用的 mitoK$_{ATP}$通道开放剂(如二氮嗪)和阻断剂(如 5-HD)在许多研究中都受到了极大的关注，对二者的一些研究结果也有非常详细的阐述。

1.3.3.3 线粒体钙转运与心律失常

细胞内钙离子浓度对心律失常的影响已被广泛证实。近年来的研究表明，减少细胞质内的钙通量可以降低心律失常的发生率，通过降低细胞内的钙离子的浓度为降低心律失常的Ⅳ类抗心律不齐药物铺平了道路[76]。

线粒体钙通量在心律失常发生中的作用机制至今还不太清楚。线粒体钙稳态是通过钙离子的进入和排出基质来调节的，离子通过线粒体钙离子单向转运蛋白(MCU)进入基质，主要外排途径是通过线粒体钠-钙交换体完成的。研究人员尝试通过用钌化合物阻断MCU来减少心律失常已经初见成效，但是阻断过程必须是在缺血发生之前完成。缺血前利用钌红和Ru360可以显著降低麻醉大鼠的心室纤维性颤动的发生率，并且钌红和Ru360能有效地将心室纤维性颤动转化为室性心动过速（尽管两种化合物都不能使心电图窦性心律逆转）[77]。

对MCU保护心脏避免心律失常发生机制的研究主要包括使基质内的钙离子维持在较低的浓度，将PTP的开放率降低。然而这种保护机制可能会对组织的存活性产生影响，似乎并不是在心律失常发生中起到主要作用的因素，因为PTP的阻断剂在预防心律失常中的作用有限。这些发现在肌细胞的相关实验中得到了支持，在由ROS诱导的ROS释放期间，其影响的线粒体膜电位发生可逆破坏的现象并没有通过钌红或Ru360的加入而得到有效的改善。

目前，由于钌化合物对细胞内钙通量的作用相当复杂，因此很难得出钙离子单向转运蛋白在心律失常发生中的作用的定论。现有研究已经证明，钌红可以阻断肌质网和L型钙通道的钙离子释放，表明该化合物在预防心律失常中的作用可能主要是通过降低细胞内的钙离子浓度而不是通过直接作用于线粒体来实现的。Ru360似乎对于MCU更具特异性，一些研究人员发现Ru360可以有效地进入心脏细胞和其他没有渗透性的组织，但在全心脏的实验中，因为其渗透性问题变得更加复杂。与其降低细胞质内钙瞬变的能力一样，当这些化合物被用于改善心脏功能时，这两种钌化合物在保护心脏抵抗心律失常过程中产生的不良反应是让心脏产生负收缩。在未来研究中，可以利用一些非多效性/通透性的新型化合物，这样将会为研究MCU在再灌注心律失常中的作用提供佐证。

目前，研究检测线粒体钙通量主要集中在研究通过MCU进入基质的钙流入。最近的一项研究表明，线粒体的钙离子流出通道可以对通过压力灌流造成的细胞内钙离子释放进行调节，而线粒体钠-钙交换体可能是心脏电功能障碍的一大隐患。

1.3.3.4 线粒体的氧化还原平衡与心律失常

如上所述，心脏细胞的氧化还原状态直接影响细胞兴奋性。细胞氧化还原电位中的氧化反应可以通过调节几种不同的离子通道来促进动作电位的异质性。已有的研究表明，增加的氧化反应可以直接激活$sarcK_{ATP}$通道，通过增加来自兰诺定受体的钙泄漏能够改变L型钙通道的失活动力学过程，并且影响线粒体内膜上通道的状态。

当心律失常的前期表现极为显著时，在灌注的最初几分钟内可以观察到ROS产物迅速且大量的产生。在常氧条件下并伴随着ROS爆发出现时，通过实验可诱导室性心律失常的发生，接着用超氧化物歧化酶模拟物或线粒体靶向抗氧化肽清除

ROS可有效地降低心律失常的发生率。通过对现有实验数据和下一步实验前景的分析发现，优化ROS清除剂到线粒体的有效传递过程在消除电功能障碍方面具有很大的潜力。

在细胞抗氧化防御体系中，现有研究已经发现心肌谷胱甘肽（reduced glutathione，GSH）池在心律失常发生中有着重要的作用。心肌GSH是心脏中最大的抗氧化剂池，其中大多数GSH在健康组织中为还原型（GSH）对氧化型（GSSG）的形式。在哺乳动物心脏中常见的GSH/GSSG值为（200～300）∶1，而在氧化应激条件下，此值通常会降低50%～70%。利用GSH或N-乙酰半胱氨酸（NAC）（谷胱甘肽前体）可显著降低再灌注心律失常的发生率。

越来越多的研究结果支持心肌GSH是线粒体ROS诱导的ROS释放的关键调节剂。在分离出的心肌细胞中进行的实验表明，线粒体膜电位中的振荡可以用硫醇-氧化剂二酰胺或乙酸二乙酯诱发，两者都将耗尽GSH池。利用具有通透性的肌细胞，有课题组研究了改变的GSH/GSSG值和线粒体膜电位诱导的振荡（开始于150∶1的GSH/GSSG值）之间的关系，研究发现GSSG的绝对浓度在诱导线粒体膜电位破坏过程中是最重要的因素。在GSH/GSSG值低于50∶1之前，在控制PTP打开的线粒体膜电位中没有出现不可逆破坏，这与内膜阴离子通道打开PTP的"上游"并且是关键的治疗靶标的观点一致。另外，在以分离出的肌细胞为对象且使用皮卡腔模拟细胞缺血再灌注的研究中发现，线粒体膜电位在再氧化期间去极化，且其中氧分压逐步增加，去极化由增加后的ROS调控，并且外源性GSH的加入防止了线粒体膜电位随着氧张力的增加而破坏。

后续的一些相关实验证实，GSH氧化引起整个心脏的线粒体膜电位破坏，并伴随有室性心动过速和/或纤维性颤动。有趣的是，在加入二酰胺后，全心脏组织匀浆中的GSH/GSSG值与分离细胞中的GSH/GSSG值非常相似，这就说明了线粒体在整个过程中的关键地位。最后，在加入二酰胺期间阻断IMAC，完全防止线粒体膜电位的损失，保护了心脏，并防止了心律失常的发生。

动物实验结果也表明减少GSH对稳定线粒体功能是有好处的，这一结果在人类数据中也得到了证实，其中在来自心力衰竭患者和2型糖尿病患者的心脏样品中观察到GSH/GSSG值较低，这两种群体都是心律失常的高风险人群。与这个概念一致，利用NAC可显著降低心脏手术后人类心律失常的发生率。虽然这项研究具有很好的前景，但由于NAC在一些患者体内的利用度很低，而且会与过敏样反应混淆，因此需要将研究的重点放在一些替代化合物的研制当中，这些化合物应当既可以补充心脏GSH，又没有像高剂量NAC那样的副作用。

心脏线粒体网络已经成为探索降低心律失常的治疗办法的关键。作为细胞的代谢"中枢"，维持线粒体在代谢应激反应当中的完整性将显著改善细胞各个方面的功能，同时可以增加我们对内膜离子通道分子组成的理解，以及对减少线粒体中ROS超载药剂的开发具有巨大的潜力。这些药物可作为保护线粒体膜电位和预防致死性室性心律失常的治疗用药。

1.3.4 线粒体与心力衰竭

心力衰竭，简称心衰，是一种复杂的慢性临床过程。心力衰竭的进展与能量代谢、钙失调、活性氧(ROS)以及细胞死亡有关。许多与心力衰竭有关的细胞异常与线粒体有关。以下将重点描述心力衰竭的线粒体功能障碍的各个方面。

1. 能量代谢

充足的 ATP 供应对于维持心脏功能至关重要。大量的研究已经证实，低能量的磷酸盐水平和通量是心衰的一致特征。心力衰竭改变了心脏能量的所有成分：基质利用、ATP 的产生、ATP 向心脏收缩装置的转移。基于磷磁共振光谱的活体测量表明，有扩张型心肌病(DCM)的患者的 ATP 水平降低了 35%[78]，在冠状动脉结扎的心衰大鼠模型中也发现了 ATP 水平的降低[79]。同样，在犬类心衰模型中，ATP 水平随心衰的进程而逐渐降低，其线粒体结构异常和柠檬酸合酶活性的降低也进一步证明心衰过程中线粒体的功能受损[80]。具有遗传性扩张型心肌病的犬类，其 ATP 合酶活性也降低了 50%[81]。因此，在多个心衰模型中，ATP 的合成能力明显下降并且总 ATP 水平也降低了。

由于线粒体是心脏 ATP 的主要来源，因此在心力衰竭中 ATP 的减少表明线粒体功能发生了变化。电子传递链(electron transport chain，ETC)是 ATP 产生的一个重要组成部分，它定位于线粒体内膜的嵴上。在心力衰竭时，ETC 复合物也表现出功能缺陷[82]。V. G. Sharov 等人的研究表明，慢性心力衰竭的狗或人类心衰患者的线粒体呼吸功能是不正常的[82]。在患有心力衰竭的狗的心肌中，3 态呼吸率比正常情况下减少了 50%～60%；在人类心衰心脏中，呼吸控制比和呼吸速率与正常心脏相比都减少了。M. G. Rosca 等人发现心力衰竭时 ETC 氧化磷酸化出现了功能缺陷[83]。他们发现，由复合物Ⅰ、复合物Ⅲ二聚体、复合物Ⅳ组成的超复合物数量减少了，而该超复合物被认为是呼吸体的主要形式，并且是氧化磷酸化的必要条件。辅酶 Q10(CoQ10)对于线粒体的电子传递非常重要，因此对于 ATP 的产生和细胞的能量产生是必不可少的，而在慢性心力衰竭患者的心肌中辅酶 Q10 被耗竭[84]。G. J. Grover 等人证明了在缺血性心肌中由线粒体 F_1F_0 - ATP 酶水解的 ATP 增加选择性地抑制 ATP 水解酶活性可保护心肌避免发生衰竭[85]。线粒体膜上的腺嘌呤核苷酸转位器(ANT)调节线粒体 ADP/ATP 交换和 ADP 磷酸化，是高能磷酸代谢的关键组成部分。在数种心衰模型中，心肌 ANT 转录水平、蛋白质含量或载体活性的缺失都被报道过[86]。转录调控器 PGC1α 调控着线粒体的生物生成和 ATP 合成代谢途径的合成，在心肌肥大或心衰时，其表达量都被下调了[87]。因此，这些发现都表明了在心衰时线粒体 ATP 合成途径的普遍衰退。

2. 线粒体 ROS

氧化应激被认为是应对压力的心脏重塑的重要候选者，可能是许多途径中信号转导的中间产物。ROS 诱导信号通过控制心肌细胞体积、线粒体生物发生和毛细血管密度的增加而参与到心脏重建中。例如，由肥厚性刺激引起的氧化应激导致第二类组蛋白脱乙酰酶——心肌肥厚的主要负调控因子中保守的半胱氨酸残基的氧化，导致心脏肥大[88]。

线粒体被认为是ROS的主要来源，同时也是ROS损伤的主要目标。大量实验和临床研究表明，心衰时活性氧的生成大大增加了[89]。H. Tsutsui等人证明了心衰时SOD的活性、过氧化氢酶以及GSHPx并没有减少，这表明在心衰时氧化应激的增强主要是由于助氧化剂增加而不是抗氧化能力下降[90]。线粒体ETC是重要的ROS来源，ROS主要在复合物Ⅰ和Ⅲ中生成，线粒体膜电位与ROS的产生之间存在着正相关关系。在正常心肌的线粒体中，抑制复合物Ⅰ和Ⅲ的电子传递能导致大量的ROS产生[91]。此外，虽然活性氧生成的增加而不是抗氧化剂的减少被认为是心力衰竭的一个重要因素，但抗氧化剂的减少可以提供原理的证明。在一种MnSOD缺失的小鼠模型中，锰超氧化物歧化酶的缺失导致了渐进性的充血性心力衰竭[92]。在分离的心肌细胞中，由于部分抑制SOD而导致的ROS的少量增加，引起了心肌肥大和细胞凋亡的表现型。最近对分离的心肌细胞的研究表明，在线粒体ROS的生成过程中，包括TNF-α在内的促炎细胞因子的影响促成了心力衰竭的过程[91]。

3. 线粒体动力学

线粒体动力学很少在有关心肌细胞的研究中被提及。近年来，有关Mfn1和Mfn2的心脏消融术提供的强有力的证据表明，线粒体融合过程能发生在成年哺乳类动物的心脏细胞内（虽然其发生的概率极小）。此外，有关这两种线粒体融合蛋白围产期的心脏特异性缺失会导致一些线粒体畸形相关的心肌病，从而带来早期致命性的不可逆损伤。成年小鼠心脏内有条件的Mfn1/Mfn2双基因敲除会使线粒体分裂相关的心肌细胞呼吸缺陷，在6～8周内发展为心力衰竭（HF）[94]。这一系列发现再次强调了线粒体融合蛋白对于心脏发育与内稳态的关键性作用。

另一种融合蛋白OPA1同样对心肌生理学起到至关重要的作用。OPA1缺失会导致线粒体破碎以及异常嵴重构[95]。杂合的$OPA1^{+/-}$小鼠表现出线粒体功能紊乱、mtDNA不稳定以及ROS产量提升，进而发展成心肌病。同时，动物生成的心肌细胞具有不规则的Ca^{2+}的处理、收缩性以及对再灌注损伤的强敏感性（IRI）等特点。重要的是，关于人类心脏衰竭的研究发现了与线粒体碎片累积有关的OPA1水平的衰减[96]。

分裂后的线粒体内的线粒体融合蛋白会迅速地被PINK1/Parkin杂合体（临界中介线粒体自噬）泛素化，并被蛋白酶体降解，从而避免功能紊乱的线粒体与健康的线粒体网络融合。分裂线粒体内的线粒体激酶PINK1的稳定化与聚积是发生细胞溶质的Parkin E3泛素连接酶的破损细胞器信号。虽然PINK1与Parkin的具体交互尚未被完全研究清楚，但PINK1调节的Mfn2磷酸化作用对于补充Parkin到破损线粒体十分重要。Parkin能够促进多种功能紊乱的线粒体内OMM蛋白（包括Mfn1和Mfn2)的泛素化以及吸引自噬体，从而发起线粒体自噬。已有研究证实，PINK1和Parkin基因功能缺失性突变会导致早发型常染色体的隐性帕金森综合征[97]。近来有研究发现，PINK1/Parkin 促进的线粒体自噬损坏能够引起心功能障碍。事实上，Pink1$^{-/-}$ 的小鼠会表现出反常的心脏线粒体功能以及大大提升的氧化应激，而 Parkin 的缺失会导致年龄影响的心肌受损相关的反常线粒体累积。重要的是，Mfn2$^{-/-}$ 小鼠表现出 PINK1/Parkin 调节的线粒体自噬衰减，其伴随着严重心脏功能紊乱并在 30 周龄的时候发生心力衰竭[98]。

线粒体自噬的一个先决条件是线粒体分裂并导致细胞器破碎。补充 Drp1 以及 Fist1 到线粒体是许多细胞（包括心肌细胞）的早期过程。心脏特定的 Drp1$^{-/-}$ 小鼠表现出功能紊乱线粒体的大量累积，进一步发展会导致心室功能紊乱并在 13 周内死亡。此外，心脏特定的杂合 Drp1$^{+/-}$ 小鼠在局部贫血/大脑中动脉闭塞之后会表现出比其他对照动物明显更大的梗死面积。

（谢文俊　张　伊　戚　瑛）

参考文献

[1] LOPEZ-LLUCH G, HUNT N, JONES B, et al. Calorie restriction induces mitochondrial biogenesis and bioenergetic efficiency[J]. Proc Natl Acad Sci USA, 2006, 103(6): 1768-1773.

[2] LLOYD-JONES D, ADAMS R, CARNETHON M, et al. Heart disease and stroke statistics—2009 update: a report from the american heart association statistics committee and stroke statistics subcommittee [J]. Circulation, 2009, 119(3): 480-486.

[3] DUTTA D, CALVANI R, BERNABEI R, et al. Contribution of impaired mitochondrial autophagy to cardiac aging: mechanisms and therapeutic opportunities [J]. Circ Res, 2012, 110(8): 1125-1138.

[4] MOHAMMED S A, AMBROSINI S, LUSCHER T, et al. Epigenetic control of mitochondrial function in the vasculature [J]. Front Cardiovasc Med, 2020(7): 28.

[5] DAVIDSON S M. Endothelial mitochondria and heart disease [J]. Cardiovasc Res, 2010, 88(1): 58-66.

[6] WANG K X, XU Y, SUN Q, et al. Mitochondria regulate cardiac contraction through atp-dependent and independent mechanisms [J]. Free Radic Res, 2018, 52(11-12): 1256-1265.

[7] LUKYANENKO V, CHIKANDO A, LEDERER W J. Mitochondria in cardiomyocyte Ca^{2+} signaling[J]. Int J Biochem Cell Biol, 2009, 41(10): 1957-1971.

[8] CAO J L, ADANIYA S M, CYPRESS M W, et al. Role of mitochondrial Ca^{2+} homeostasis in cardiac muscles[J]. Arch Biochem Biophys, 2019(663): 276-287.

[9] KURZ F T, AON M A, O'ROURKE B, et al. Functional implications of cardiac mitochondria clustering [J]. Adv Exp Med Biol, 2017(982): 1-24.

[10] DAVIDSON S M, DUCHEN M R. Endothelial mitochondria: contributing to vascular function and disease [J]. Circ Res, 2007, 100(8): 1128-1141.

[11] MCCARRON J G, WILSON C, SANDISON M E, et al. From structure to function: mitochondrial morphology, motion and shaping in vascular smooth muscle [J]. J Vasc Res, 2013, 50(5): 357-371.

[12] MCCARRON J G, OLSON M L, CHALMERS S. Mitochondrial regulation of cytosolic Ca^{2+} signals in smooth muscle[J]. Pflugers Arch, 2012, 464(1): 51-62.

[13] MCCARRON J G, OLSON M L, WILSON C, et al. Examining the role of mitochondria in Ca^{2+} signaling in native vascular smooth muscle [J]. Microcirculation, 2013, 20(4): 317-329.

[14] TWIG G, HYDE B, SHIRIHAI O S. Mitochondrial fusion, fission and autophagy as a quality control axis: the bioenergetic view [J]. Biochim Biophys Acta, 2008, 1777(9): 1092-1097.

[15] JENDRACH M, POHL S, VOTH M, et al. Morpho-dynamic changes of mitochondria during ageing of human endothelial cells [J]. Mech Ageing Dev, 2005, 126(6-7): 813-821.

[16] LUGUS J J, NGOH G A, BACHSCHMID M M, et al. Mitofusins are required for angiogenic function and modulate different signaling pathways in cultured endothelial cells [J]. J Mol Cell Cardiol, 2011, 51(6): 885-893.

[17] CHEN K H, GUO X, MA D, et al. Dysregulation of hsg triggers vascular proliferative disorders [J]. Nat Cell Biol, 2004, 6(9): 872-883.

[18] HALL A R, HAUSENLOY D J. The shape of things to come: mitochondrial fusion and fission in the adult heart[J]. Cardiovasc Res, 2012, 94(3): 391-392.

[19] ONG S B, SUBRAYAN S, LIM S Y, et al. Inhibiting mitochondrial fission protects the heart against ischemia/reperfusion injury[J]. Circulation, 2010, 121(18): 2012-2022.

[20] PAPANICOLAOU K N, NGOH G A, DABKOWSKI E R, et al. Cardiomyocyte deletion of mitofusin-1 leads to mitochondrial fragmentation and improves tolerance to ros-induced mitochondrial dysfunction and cell death [J]. Am J Physiol Heart Circ Physiol, 2012, 302(1): 167-179.

[21] ANZELL A R, MAIZY R, PRZYKLENK K, et al. Mitochondrial quality control and disease: insights into ischemia-reperfusion injury [J]. Mol Neurobiol, 2018, 55(3): 2547-2564.

[22] DONG Y, UNDYALA V V R, PRZYKLENK K. Inhibition of mitochondrial fission as a molecular target for cardioprotection: critical importance of the timing of treatment [J]. Basic Res Cardiol, 2016, 111(5): 59.

[23] LIPINSKI M M, ZHENG B, LU T, et al. Genome-wide analysis reveals mechanisms modulating autophagy in normal brain aging and in alzheimer's disease[J]. Proc Natl Acad Sci USA, 2010, 107(32): 14164-14169.

[24] DING W X, YIN X M. Mitophagy: mechanisms, pathophysiological roles, and analysis[J]. Biol Chem, 2012, 393(7): 547-564.

[25] NARENDRA D, TANAKA A, SUEN D F, et al. Parkin is recruited selectively to impaired mitochondria and promotes their autophagy[J]. J Cell Biol, 2008, 183(5): 795-803.

[26] MATSUDA N, SATO S, SHIBA K, et al. Pink1 stabilized by mitochondrial depolarization recruits parkin to damaged mitochondria and activates latent parkin for mitophagy [J]. J Cell Biol, 2010, 189(2): 211-221.

[27] GEISLER S, HOLMSTROM K M, SKUJAT D, et al. Pink1/parkin-mediated mitophagy is dependent on vdac1 and p62/sqstm1 [J]. Nat Cell Biol, 2010, 12(2): 119-131.

[28] VAN HUMBEECK C, CORNELISSEN T, HOFKENS H, et al. Parkin interacts with ambra1 to induce mitophagy[J]. J Neurosci, 2011, 31(28): 10249-10261.

[29] LIU L, FENG D, CHEN G, et al. Mitochondrial outer-membrane protein fundc1 mediates hypoxia-induced mitophagy in mammalian cells [J]. Nat Cell Biol, 2012, 14(2): 177-185.

[30] ORVEDAHL A, SUMPTER R, XIAO G H, et al. Image-based genome-wide siRNA screen

identifies selective autophagy factors [J]. Nature, 2011, 480(7375): 113-117.
[31] ZHANG J, NEY P A. Role of bnip3 and nix in cell death, autophagy, and mitophagy [J]. Cell Death Differ, 2009, 16(7): 939-946.
[32] HAMACHER-BRADY A, BRADY N R, GOTTLIEB R A. Enhancing macroautophagy protects against ischemia/reperfusion injury in cardiac myocytes [J]. J Biol Chem, 2006, 281(40): 29776-29787.
[33] TANEIKE M, YAMAGUCHI O, NAKAI A, et al. Inhibition of autophagy in the heart induces age-related cardiomyopathy [J]. Autophagy, 2010, 6(5): 600-606.
[34] NAKAI A, YAMAGUCHI O, TAKEDA T, et al. The role of autophagy in cardiomyocytes in the basal state and in response to hemodynamic stress [J]. Nat Med, 2007, 13(5): 619-624.
[35] PYO J O, YOO S M, AHN H H, et al. Overexpression of atg5 in mice activates autophagy and extends lifespan [J]. Nat Commun, 2013(4): 2300.
[36] OKA T, HIKOSO S, YAMAGUCHI O, et al. Mitochondrial DNA that escapes from autophagy causes inflammation and heart failure [J]. Nature, 2012, 485(7397): 251-255.
[37] KUBLI D A, ZHANG X, LEE Y, et al. Parkin protein deficiency exacerbates cardiac injury and reduces survival following myocardial infarction [J]. J Biol Chem, 2013, 288(2): 915-926.
[38] FINCKENBERG P, ERIKSSON O, BAUMANN M, et al. Caloric restriction ameliorates angiotensin ii-induced mitochondrial remodeling and cardiac hypertrophy [J]. Hypertension, 2012, 59(1): 76-84.
[39] XIE Z, LAU K, EBY B, et al. Improvement of cardiac functions by chronic metformin treatment is associated with enhanced cardiac autophagy in diabetic ove26 mice [J]. Diabetes, 2011, 60(6): 1770-1778.
[40] CANTO C, GERHART-HINES Z, FEIGE J N, et al. Ampk regulates energy expenditure by modulating NAD^+ metabolism and sirt1 activity[J]. Nature, 2009, 458(7241): 1056-1060.
[41] LAROCCA T J, HENSON G D, THORBURN A, et al. Translational evidence that impaired autophagy contributes to arterial ageing [J]. J Physiol, 2012, 590(14): 3305-3316.
[42] PUCHE J E, GARCIA-FERNANDEZ M, MUNTANE J, et al. Low doses of insulin-like growth factor-1 induce mitochondrial protection in aging rats[J]. Endocrinology, 2008, 149(5): 2620-2627.
[43] MOHAMED S A, HANKE T, ERASMI A W, et al. Mitochondrial DNA deletions and the aging heart[J]. Exp Gerontol, 2006, 41(5): 508-517.
[44] UNGVARI Z, SONNTAG W E, CSISZAR A. Mitochondria and aging in the vascular system [J]. J Mol Med (Berl), 2010, 88(10): 1021-1027.
[45] HAO C N, GENG Y J, LI F, et al. Insulin-like growth factor-1 receptor activation prevents hydrogen peroxide-induced oxidative stress, mitochondrial dysfunction and apoptosis [J]. Apoptosis, 2011, 16(11): 1118-1127.
[46] GUO Z M, YANG H, HAMILTON M L, et al. Effects of age and food restriction on oxidative DNA damage and antioxidant enzyme activities in the mouse aorta [J]. Mech Ageing Dev, 2001, 122(15): 1771-1786.
[47] PHANEUF S, LEEUWENBURGH C. Cytochrome c release from mitochondria in the aging heart: a possible mechanism for apoptosis with age [J]. Am J Physiol Regul Integr Comp Physiol, 2002, 282(2): 423-430.

[48] UNGVARI Z, LABINSKYY N, GUPTE S, et al. Dysregulation of mitochondrial biogenesis in vascular endothelial and smooth muscle cells of aged rats[J]. Am J Physiol Heart Circ Physiol, 2008, 294(5): 2121-2128.

[49] ERUSALIMSKY J D. Vascular endothelial senescence: from mechanisms to pathophysiology[J]. J Appl Physiol (1985), 2009, 106(1): 326-332.

[50] BJELAKOVIC G, NIKOLOVA D, GLUUD L L, et al. Mortality in randomized trials of antioxidant supplements for primary and secondary prevention: systematic review and meta-analysis[J]. JAMA, 2007, 297(8): 842-857.

[51] GRAHAM D, HUYNH N N, HAMILTON C A, et al. Mitochondria-targeted antioxidant mitoq10 improves endothelial function and attenuates cardiac hypertrophy[J]. Hypertension, 2009, 54(2): 322-328.

[52] KLONER R A, HALE S L, DAI W, et al. Reduction of ischemia/reperfusion injury with bendavia, a mitochondria-targeting cytoprotective peptide[J]. J Am Heart Assoc, 2012, 1(3): e001644.

[53] VAN EMPEL V P, BERTRAND A T, VAN OORT R J, et al. Euk-8, a superoxide dismutase and catalase mimetic, reduces cardiac oxidative stress and ameliorates pressure overload-induced heart failure in the harlequin mouse mutant[J]. J Am Coll Cardiol, 2006, 48(4): 824-832.

[54] CSISZAR A, LABINSKYY N, JIMENEZ R, et al. Anti-oxidative and anti-inflammatory vasoprotective effects of caloric restriction in aging: role of circulating factors and sirt1[J]. Mech Ageing Dev, 2009, 130(8): 518-527.

[55] UNGVARI Z, BAGI Z, FEHER A, et al. Resveratrol confers endothelial protection via activation of the antioxidant transcription factor nrf 2[J]. Am J Physiol Heart Circ Physiol, 2010, 299(1): 18-24.

[56] GURUSAMY N, LEKLI I, MUKHERJEE S, et al. Cardioprotection by resveratrol: a novel mechanism via autophagy involving the mtorc2 pathway[J]. Cardiovasc Res, 2010, 86(1): 103-112.

[57] BROWN D A, O'ROURKE B. Cardiac mitochondria and arrhythmias[J]. Cardiovasc Res, 2010, 88(2): 241-249.

[58] ZIMMERMAN M C, LAZARTIGUES E, LANG J A, et al. Superoxide mediates the actions of angiotensin II in the central nervous system[J]. Circ Res, 2002, 91(11): 1038-1045.

[59] TROTT D W, THABET S R, KIRABO A, et al. Oligoclonal CD8$^+$ T cells play a critical role in the development of hypertension[J]. Hypertension, 2014, 64(5): 1108-1115.

[60] CAPETTINI L S, MONTECUCCO F, MACH F, et al. Role of renin-angiotensin system in inflammation, immunity and aging[J]. Curr Pharm Des, 2012, 18(7): 963-970.

[61] CERQUEIRA F M, CUNHA F M, LAURINDO F R, et al. Calorie restriction increases cerebral mitochondrial respiratory capacity in a no-mediated mechanism: impact on neuronal survival[J]. Free Radic Biol Med, 2012, 52(7): 1236-1241.

[62] ZORDOKY B N, ROBERTSON I M, DYCK J R. Preclinical and clinical evidence for the role of resveratrol in the treatment of cardiovascular diseases[J]. Biochim Biophys Acta, 2015, 1852(6): 1155-1177.

[63] KAWACHI I, COLDITZ G A, STAMPFER M J, et al. Smoking cessation and time course of decreased risks of coronary heart disease in middle-aged women[J]. Arch Intern Med, 1994, 154(2): 169-175.

[64] RAZA H, JOHN A, NEMMAR A. Short-term effects of nose-only cigarette smoke exposure on glutathione redox homeostasis, cytochrome p450 1a1/2 and respiratory enzyme activities in mice tissues[J]. Cell Physiol Biochem, 2013, 31(4-5): 683-692.

[65] JOHNSON M S, MOORE R L, BROWN D A. Sex differences in myocardial infarct size are abolished by sarcolemmal K_{ATP} channel blockade in rat [J]. Am J Physiol Heart Circ Physiol, 2006, 290(6): 2644-2647.

[66] LOMUSCIO A, VERGANI D, MARANO L, et al. Effects of glibenclamide on ventricular fibrillation in non-insulin-dependent diabetics with acute myocardial infarction[J]. Coron Artery Dis, 1994, 5(9): 767-771.

[67] O'ROURKE B, RAMZA B M, MARBAN E. Oscillations of membrane current and excitability driven by metabolic oscillations in heart cells [J]. Science, 1994, 265(5174): 962-966.

[68] AZZI A, AZZONE G F. Metabolism-dependent mitochondrial shrinkage coupled to ion movement [J]. Biochim Biophys Acta, 1966, 120(3): 466-468.

[69] ZOROV D B, FILBURN C R, KLOTZ L O, et al. Reactive oxygen species (ros)-induced ros release: a new phenomenon accompanying induction of the mitochondrial permeability transition in cardiac myocytes[J]. J Exp Med, 2000, 192(7): 1001-1014.

[70] AON M A, CORTASSA S, O'ROURKE B. The fundamental organization of cardiac mitochondria as a network of coupled oscillators[J]. Biophys J, 2006, 91(11): 4317-4327.

[71] AKAR F G, AON M A, TOMASELLI G F, et al. The mitochondrial origin of postischemic arrhythmias[J]. J Clin Invest, 2005, 115(12): 3527-3535.

[72] BROWN D A, AON M A, AKAR F G, et al. Effects of 4'-chlorodiazepam on cellular excitation-contraction coupling and ischaemia-reperfusion injury in rabbit heart[J]. Cardiovasc Res, 2008, 79(1): 141-149.

[73] PIOT C, CROISILLE P, STAAT P, et al. Effect of cyclosporine on reperfusion injury in acute myocardial infarction [J]. N Engl J Med, 2008, 359(5): 473-481.

[74] DAS B, SARKAR C, SHANKAR P R. Pretreatment with sarafotoxin 6c prior to coronary occlusion protects against infarction and arrhythmias via cardiomyocyte mitochondrial k(atp) channel activation in the intact rabbit heart during ischemia/reperfusion[J]. Cardiovasc Drugs Ther, 2007, 21(4): 243-251.

[75] KISS A, JUHASZ L, HULIAK I, et al. Peroxynitrite decreases arrhythmias induced by ischaemia reperfusion in anaesthetized dogs, without involving mitochondrial K_{ATP} channels[J]. Br J Pharmacol, 2008, 155(7): 1015-1024.

[76] MELVILLE K I, SHISTER H E, HUQ S. Iproveratril: experimental data on coronary dilatation and antiarrhythmic action [J]. Can Med Assoc J, 1964(90): 761-770.

[77] KAWAHARA K, TAKASE M, YAMAUCHI Y. Ruthenium red-induced transition from ventricular fibrillation to tachycardia in isolated rat hearts: possible involvement of changes in mitochondrial calcium uptake[J]. Cardiovasc Pathol, 2003, 12(6): 311-321.

[78] BEER M, SEYFARTH T, SANDSTEDE J, et al. Absolute concentrations of high-energy phosphate metabolites in normal, hypertrophied, and failing human myocardium measured noninvasively with (31)p-sloop magnetic resonance spectroscopy [J]. J Am Coll Cardiol, 2002, 40(7): 1267-1274.

[79] SANBE A, TANONAKA K, KOBAYASI R, et al. Effects of long-term therapy with ace inhibitors, captopril, enalapril and trandolapril, on myocardial energy metabolism in rats with heart failure following myocardial infarction[J]. J Mol Cell Cardiol, 1995, 27(10): 2209-2222.

[80] SABBAH H N, SHAROV V, RIDDLE J M, et al. Mitochondrial abnormalities in myocardium of dogs with chronic heart failure[J]. J Mol Cell Cardiol, 1992, 24(11): 1333-1347.

[81] MCCUTCHEON L J, CORY C R, NOWACK L, et al. Respiratory chain defect of myocardial mitochondria in idiopathic dilated cardiomyopathy of doberman pinscher dogs[J]. Can J Physiol Pharmacol, 1992, 70(11): 1529-1533.

[82] SHAROV V G, TODOR A V, SILVERMAN N, et al. Abnormal mitochondrial respiration in failed human myocardium[J]. J Mol Cell Cardiol, 2000, 32(12): 2361-2367.

[83] ROSCA M G, VAZQUEZ E J, KERNER J, et al. Cardiac mitochondria in heart failure: decrease in respirasomes and oxidative phosphorylation[J]. Cardiovasc Res, 2008, 80(1): 30-39.

[84] MOLYNEUX S L, FLORKOWSKI C M, RICHARDS A M, et al. Coenzyme q10, an adjunctive therapy for congestive heart failure?[J]. N Z Med J, 2009, 122(1305): 74-79.

[85] GROVER G J, ATWAL K S, SLEPH P G, et al. Excessive ATP hydrolysis in ischemic myocardium by mitochondrial f1f0-atpase: effect of selective pharmacological inhibition of mitochondrial atpase hydrolase activity[J]. Am J Physiol Heart Circ Physiol, 2004, 287(4): 1747-1755.

[86] DORNER A, SCHULZE K, RAUCH U, et al. Adenine nucleotide translocator in dilated cardiomyopathy: pathophysiological alterations in expression and function[J]. Mol Cell Biochem, 1997, 174(1-2): 261-269.

[87] VENTURA-CLAPIER R, GARNIER A, VEKSLER V. Transcriptional control of mitochondrial biogenesis: the central role of pgc-1alpha[J]. Cardiovasc Res, 2008, 79(2): 208-217.

[88] AGO T, LIU T, ZHAI P Y, et al. A redox-dependent pathway for regulating class ii hdacs and cardiac hypertrophy[J]. Cell, 2008, 133(6): 978-993.

[89] IDE T, TSUTSUI H, KINUGAWA S, et al. Direct evidence for increased hydroxyl radicals originating from superoxide in the failing myocardium[J]. Circ Res, 2000, 86(2): 152-157.

[90] TSUTSUI H, IDE T, HAYASHIDANI S, et al. Greater susceptibility of failing cardiac myocytes to oxygen free radical-mediated injury[J]. Cardiovasc Res, 2001, 49(1): 103-109.

[91] CHEN L, KNOWLTON A A. Mitochondria and heart failure: new insights into an energetic problem[J]. Minerva Cardioangiol, 2010, 58(2): 213-229.

[92] NOJIRI H, SHIMIZU T, FUNAKOSHI M, et al. Oxidative stress causes heart failure with impaired mitochondrial respiration[J]. J Biol Chem, 2006, 281(44): 33789-33801.

[93] SIWIK D A, TZORTZIS J D, PIMENTAL D R, et al. Inhibition of copper-zinc superoxide dismutase induces cell growth, hypertrophic phenotype, and apoptosis in neonatal rat cardiac myocytes in vitro[J]. Circ Res, 1999, 85(2): 147-153.

[94] CHEN Y, LIU Y, DORN G W. Mitochondrial fusion is essential for organelle function and cardiac homeostasis[J]. Circ Res, 2011, 109(12): 1327-1331.

[95] FREZZA C, CIPOLAT S, MARTINS DE BRITO O, et al. Opa1 controls apoptotic cristae remodeling independently from mitochondrial fusion[J]. Cell, 2006, 126(1): 177-189.

[96] CHEN L, GONG Q, STICE J P, et al. Mitochondrial opa1, apoptosis, and heart failure[J]. Cardiovasc Res, 2009, 84(1): 91-99.

[97] CORTI O, LESAGE S, BRICE A. What genetics tells us about the causes and mechanisms of parkinson's disease [J]. Physiol Rev, 2011, 91(4): 1161-1218.

[98] SONG M S, CHEN Y, GONG G H, et al. Super-suppression of mitochondrial reactive oxygen species signaling impairs compensatory autophagy in primary mitophagic cardiomyopathy[J]. Circ Res, 2014, 115(3): 348-353.

第 2 章
线粒体 DNA 与心血管疾病

线粒体作为真核生物的能量代谢中心早已被认定，但直到 1949 年，才有学者在啤酒酵母中首次发现线粒体具有自己的基因组，即线粒体 DNA(mitochondrial DNA，mtDNA)。随后，人们又在线粒体中陆续发现 RNA、DNA 聚合酶、RNA 聚合酶、tRNA、核糖体等参与 mtDNA 复制、转录和翻译的全套装备。此时，线粒体作为独立的遗传体系才逐渐被人们认识并加以重视。

2.1 线粒体 DNA 遗传学特征

2.1.1 线粒体 DNA 的结构特征

mtDNA 是高等生物细胞内除细胞核外唯一含有 DNA 的细胞器，并具有独立的自我复制、转录和编码功能。mtDNA 为环状双链闭合 DNA 分子，其外环由于含有较多的鸟苷酸(G)，分子量较大，因而被称为重链(H 链)；其内环则含有较多胞嘧啶(C)，分子量较小，因而被称为轻链(L 链)。1981 年，剑桥大学 Anderson 小组利用 10 余种限制性内切酶确定了人类线粒体基因组的全部核苷酸序列("剑桥序列")，人 mtDNA 由 16569 bp 组成，排列紧密，基因间不含有内含子序列，基因间隔区总共只有 87 bp，只占 mtDNA 总长度的 0.5%。

mtDNA 共包含 37 个基因(2 个 rRNA、22 个 tRNA 和 13 个蛋白)，其中 H 链编码 2 个 rRNA、14 个 tRNA 和 12 个蛋白，而 L 链则编码 8 个 tRNA 和 1 个蛋白(图 2.1)。这 13 个蛋白质包括 7 个 NADH 脱氢酶亚基〔复合物Ⅰ(ND1～ND6 和 ND4L)〕、细胞色素 b〔复合物Ⅲ(Cyt-b)〕、3 个细胞色素 c 氧化酶亚单位〔复合物Ⅳ(COXⅠ～COXⅢ)〕和 2 个 ATP 合酶亚基〔复合物Ⅴ(ATPase6 和 ATPase8)〕。除编码区外，mtDNA 还含有一段非编码区，即 D 环(D-loop)，占 mtDNA 的 6%左右，主要作用是调控 mtDNA 的转录和复制[1]。

人的每个体细胞中都含有 1000～10000 个线粒体，而每个线粒体含有 2～10 组 mtDNA。与核基因组相比，线粒体基因组具有完全不同的结构和遗传学特征(表 2.1)。

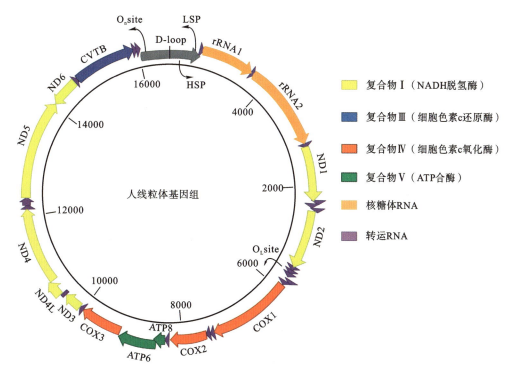

图 2.1 人 mtDNA 结构示意图

表 2.1 人类线粒体基因组与核基因组的比较

特性	线粒体基因组(mtDNA)	核基因组(nDNA)
大小	16569 bp	$\leqslant 3.3 \times 10^9$ bp
每个细胞所含 DNA 分子数	1000~10000 拷贝(多倍体)	23 个(生殖细胞);46 个(体细胞)
编码基因个数	37	$\leqslant$ 20000~30000
基因密度	450 bp	$\leqslant$ 40000 bp
内含子	没有	大多数基因存在
编码基因占基因组的比重	$\leqslant$ 93%	$\leqslant$ 3%
遗传密码	AUN 编码 Met;UGA 编码 Try;AGA 和 AGG 为终止密码子	通用密码子
相关蛋白	无组蛋白,但与几种蛋白(如 TFAM)形成类核	组蛋白与非组蛋白
遗传学模式	严格按照母系遗传	常染色体和 X 染色体遵循孟德尔遗传法则;Y 染色体为父系遗传
复制	链结合和链置换模型(复制仅使用 DNA 聚合酶 γ)	链结合模型(复制使用 DNA 聚合酶 α 和 δ)
转录	所有基因以多顺反子方式进行	大多数基因独立转录

2.1.2 线粒体 DNA 的遗传学特性

1. 遗传密码的特性

与核基因的通用密码不同，线粒体的遗传密码具有自己独特的特性。例如，哺乳动物线粒体中起始密码子（或甲硫氨酸）由 AUA 编码，而通用的起始密码子是 AUG；哺乳动物线粒体终止密码子由 AGA 或 AGG 编码，而通用的终止密码子是 UGA、UAA 和 UAG。

2. 半自主性

线粒体含有遗传表达系统。mtDNA 能够编码自己的 mRNA、rRNA 和 tRNA，合成一部分自己所需的蛋白质；而其编码的遗传信息十分有限，线粒体中绝大多数的蛋白质是核基因组编码，线粒体的这一功能被称为线粒体的半自主性。因此，线粒体 RNA 转录、翻译、自身构建和功能发挥等依赖于细胞核-线粒体两套遗传系统共同控制。

3. 母系遗传和瓶颈效应

R. E. Giles 等人通过对欧洲家系和亚洲家系 mtDNA 疾病进行单核苷酸多态性分析，发现 mtDNA 严格按照母系遗传方式进行传递[2]。由于成熟的卵细胞拥有 100000 个线粒体，而精子细胞只有数百个线粒体，并且受精时任何父系的 mtDNA 穿透卵母细胞时活动性都会减弱，精卵结合时精子的 mtDNA 被选择性降解，因此受精卵细胞中来源于精子的 mtDNA 几乎对表型不起作用。受精过程中精子仅细胞核与卵子融合，受精卵的细胞质完全遗传自卵子，即母亲将她的 mtDNA 传递给下一代。所以，mtDNA 是通过母系遗传的，发生在生殖细胞中的 mtDNA 突变能够引起母系家族性疾病。

此外，一个卵母细胞虽含有上百万拷贝的 mtDNA，但只有 2~200 个可以传给子代，该部分 mtDNA 复制、扩增，构成子代的 mtDNA，称为母系 mtDNA 的遗传瓶颈效应。研究发现，瓶颈效应是由卵细胞经历了多次分裂使得最终分配到每个卵子的 mtDNA 的有效数量减少所致的。

4. 高突变率

线粒体是细胞内自由基产生的主要场所，而 mtDNA 由于缺乏修复系统和组蛋白的保护，因此极易受活性氧（ROS）等自由基的侵害。mtDNA 突变率比细胞核 DNA 高 10~20 倍。另外，较之核基因，线粒体基因的修复能力也较弱。

5. 异质性

mtDNA 具有高突变率的特征，导致一个细胞内同时存在野生型和突变型两类 mtDNA，称为异质性。分裂旺盛的细胞（如血细胞）由于具有排斥突变 mtDNA 的趋势，经过无数次分裂后，细胞逐渐成为只有野生型 mtDNA 的同质型细胞，而分裂不旺盛的细胞（如心肌细胞）则会逐渐积累突变型 mtDNA。

6. 随机分离和阈值效应

mtDNA 突变时，异质性细胞在有丝分裂和减数分裂过程中野生型和突变体的

mtDNA 随机分配到子代细胞中,这样经过多次分裂后,可以产生野生型、突变同质型和突变异质型细胞,这种现象称为随机分离。

mtDNA 突变对表型的影响取决于细胞内突变型 mtDNA 与野生型 mtDNA 的比例以及该种组织对能量供应的依赖程度。在异质性细胞中,只有当突变型 mtDNA 与野生型 mtDNA 达到一定比例后,才能引起组织细胞能量供应不足以及组织器官的功能异常,称为阈值效应。脑、骨骼肌、心脏和肝等对能量需求较高且代谢旺盛的器官,mtDNA 的突变表型(即线粒体病)趋于在较低的突变负荷下即表现出功能异常的相关症状。

2.1.3 线粒体 DNA 的复制和转录

与细胞核 DNA(nuclear DNA,nDNA)复制类似,mtDNA 复制也是以半保留方式进行的。此外,mtDNA 的复制同时具有自己的特点:①mtDNA 复制多数以 D 环复制为主,少数也有 θ 型复制以及滚环复制;②mtDNA 复制受到自身和核基因组的双重调控,参与复制过程的相关酶和调控因子大部分由核基因编码;③每个细胞分裂周期细胞核 DNA 只复制一次,而 mtDNA 可以发生多次复制,甚至不发生复制,且两条链的复制通常不是同步的。

mtDNA 复制通常采用两条链非同步复制的链置换模型,复制速度快,且可以连续进行,这也是目前公认的大多数脊椎动物 mtDNA 复制的经典模式。哺乳动物 mtDNA 的 D 环复制过程大致可以分为以下 4 个阶段。①H 链的首先合成:在 H 链复制起始点以 L 链为模板,先合成一从轻链启动子(LsP)转录而来的 RNA 引物,然后由 DNA 聚合酶 γ 催化合成一个 500～600 bp 长的 H 链片段;该片段与 L 链以氢键结合,将亲代的 H 链置换出来,产生一种 D 环复制中间物。②H 链片段的延伸:在各种酶复制相关酶和因子的作用下,复制又沿着 H 链合成的方向移动,新生成的短的 H 链片段继续合成。③L 链合成的开始:随着原来的 H 链被取代,D 环越来越大;当 D 环膨胀到环形 mtDNA 约 2/3 位置时,即暴露出 L 链复制的起始位点,单股 DNA 吸引 mtDNA 引物酶合成第 2 个引物,并以原来的 H 链为模板开始 L 链 DNA 的复制。④复制的完成:H 链合成先完成,L 链的合成随后结束,RNA 引物被去除,完整的 DNA 环完成连接,最后以环状双螺旋方式释放。

维持 mtDNA 正常功能需要大量的因子参与 mtDNA 的复制、修复和表达等过程。与核基因复制相类似,参与 mtDNA 复制体系的相关酶和因子主要包括 DNA 聚合酶 γ、SSB、引物酶、解旋酶、连接酶、拓扑异构酶等。DNA 聚合酶 γ 是 mtDNA 复制的关键因子,其催化亚基(mitochondrial DNA polymerase γ1,POLG1)突变可导致错误核苷酸掺入 mtDNA,引起呼吸链功能障碍,是人类线粒体疾病的一个重要原因。线粒体内的脱氧核糖核苷三磷酸池(deoxyribonucleotide triphosphate pool,dNTP 池)对于复制的保真度有重要作用。其中,线粒体 dNTP 池调节因子(如线粒体脱氧核糖核苷酶)可能在调节 mtDNA 复制中发挥重要作用。

mtDNA 复制的起始需要由轻链启动子起始转录一小段 RNA 作为引物,因此正常的转录机制是 mtDNA 正常复制的先决条件。线粒体转录因子 A 和线粒体转录因子 B 是重要的 mtDNA 转录因子，若无转录因子存在，线粒体 RNA 聚合酶则不能识别线粒体转录启动子，而仅有极弱的非特异性转录活性。研究显示，这两种因子是哺乳动物线粒体类核的主要组成部分，可以调节线粒体转录和复制，且在维持 mtDNA 拷贝数和线粒体形态中起重要作用。线粒体转录因子 A 基因敲除的纯合子小鼠在胚胎期即可死亡，杂合子小鼠则表现为 mtDNA 拷贝数减少和心脏线粒体呼吸功能障碍。若抑制多巴胺能神经元中线粒体转录因子 A 的表达，还可引起 mtDNA 含量降低和线粒体呼吸功能严重障碍，导致多巴胺细胞死亡，从而引起神经退行性病变。

2.2　线粒体 DNA 突变

2.2.1　线粒体 DNA 的突变率

由于特殊的生物学环境和遗传学地位，相比于细胞核 DNA，mtDNA 极易发生突变。其原因主要有：①mtDNA 呈裸露状态，缺乏组蛋白和 DNA 结合蛋白的保护，易受到外来因素的攻击而发生损伤；②mtDNA 在整个细胞周期中合成均十分活跃，然而相应的 DNA 聚合酶 γ 不具有校读功能，缺乏有效的修复系统，导致复制错配频率高；③复制时有不对称状态，出现的单链 DNA 有自发的脱氨基效应；④复制频率和次数较细胞核 DNA 高；⑤线粒体呼吸链电子漏是细胞内 ROS 生成的主要部位，生成的 ROS 首先会攻击缺乏组蛋白和 DNA 结合蛋白保护的 mtDNA；⑥线粒体本身不能合成谷胱甘肽将过量 ROS 有效清除，而细胞内则存在多种有效的抗氧化防御体系，如超氧化物歧化酶、过氧化氢酶和过氧化物酶等。

2.2.2　线粒体 DNA 的突变分类

常见的 mtDNA 突变包括点突变、缺失突变、插入突变、重复和 mtDNA 拷贝数目突变等。

1. 点突变

点突变指 mtDNA 的碱基发生改变引起的突变，依碱基替换发生的位置不同又分为错义突变、无义突变和生物合成突变。错义突变是指发生在编码蛋白质基因上的突变，可使蛋白质的氨基酸发生变化而影响蛋白质的功能。与此类似，无义突变是指发生在编码蛋白质基因上的突变，引起 mRNA 中的密码子，改变为一种终止密码子进而影响蛋白质的功能。而生物合成突变是指编码 rRNA、tRNA 基因的碱基发生变化，进而可影响 rRNA、tRNA 的结构和蛋白质的生物合成。此外，mtDNA 点突变还包括非编码区突变，如 D 环突变等。目前已报道的 mtDNA 的突变有 300 余种。

mtDNA 的突变可造成线粒体的结构和功能异常，导致脑或骨骼肌细胞呼吸链及能量代谢障碍的一组多系统疾病，称为线粒体脑肌病（mitochondrial encephalomyopathy)。莱伯遗传性视神经病(Leber hereditary optic neuropathy，LHON)是典型的错义突变引起的，1871 年由德国眼科医生 Theodor Leber 首次报道，主要表现为视神经退行性病变。1988 年，Wallace 在研究其发病机制时，发现该病是由于 mtDNA 点突变所致，LHON 是被证实的第一种母系遗传疾病。目前已报道约 30 种的 mtDNA 点突变与 LHON 相关，其中 G11778A、G3460A 和 T14484C 点突变占所有 LHON 患者的 95% 以上，其中最常见的是 G11778A 点突变，突变后导致编码 NADH 脱氢酶亚单位 4(ND4)中的 Arg340 突变为 His，导致 NADH 脱氢酶活性降低和线粒体能量生成的减少。

此外，tRNA 基因突变也可导致一系列线粒体脑肌病，如肌阵挛癫痫伴破碎红纤维病(myoclonic epilepsy and ragged red fibre，MERRF)和线粒体脑肌病伴乳酸酸中毒及卒中样发作(mitochondrial encephalomyopathy with lactic acidosis and stroke-like episode，MELAS)等。其中，MERRF 主要是由于 $tRNA^{lys}$ 基因 A8344G 置换引起的，而 MELAS 则主要与 $tRNA^{Leu}$ 基因的 A3243G 点突变有关。

D 环区也存在点突变。有学者对来源于 91 个不同年龄、不同个体的骨骼肌中 D 环区突变的存在度和异质水平进行了评价，发现 A189G 和 T408A 点突变随着年龄增加而显著积累[3]。

2. 缺失突变

缺失突变是指 mtDNA 在复制分离过程中发生了碱基序列的丢失。缺失突变主要发生在 D 环区，往往造成线粒体功能下降，如 mtDNA 7.4 kb 的缺失可造成氧化磷酸化障碍、ATP 生成减少。缺失片段的长度及占总 mtDNA 的量决定了其产生影响的大小，大片段的缺失往往涉及多个基因，最终导致线粒体氧化磷酸化功能下降，产生的 ATP 减少，从而影响器官的功能。近年来发现的 mtDNA 缺失类型已有十几种，不同的缺失类型有不同的组织特异性，其中骨骼肌、脑、心肌等是发生缺失较多的组织。有资料表明，mtDNA 缺失突变引起的疾病常常是散发的、无家族史的，发病率随年龄增长而升高。

缺失突变主要引起绝大多数眼肌病，常发生于神经性疾病及一些退化性疾病中，如卡恩斯-塞尔综合征(Kearns-Sayre syndrome，KSS)。KSS 常由 mtDNA 8468~13446 位 4979 bp 片段的缺失导致。

3. 插入突变

插入突变是指一个基因的 DNA 中如果插入一段外源 DNA 片段，那么其结构便被破坏而导致突变。

4. 重复

重复是指碱基序列的重复。其意义目前仍不十分清楚，可能是重复突变后表达了种类过多的蛋白质，造成了线粒体呼吸链组装障碍，从而导致疾病发生。

5. mtDNA 拷贝数目突变

mtDNA 拷贝数目突变是指 mtDNA 拷贝数大大低于正常。这种突变较少，仅见于一些致死性婴儿呼吸障碍、乳酸中毒或肝、肾衰竭的病例。mtDNA 拷贝数在人类不同类型的细胞中差异显著,如红细胞完全没有 mtDNA,而肝细胞拥有数千拷贝的 mtDNA。同一类型细胞的 mtDNA 拷贝数虽都是一样的,但细胞能够根据自己的需要分解或生产细胞器,如快速摧毁和复制线粒体。mtDNA 会在这一过程中发生突变,而高水平的突变 mtDNA 可能会引发疾病。

此外,mtDNA 突变导致的病变还具有一定的组织特异性,而不同组织对氧化磷酸化水平的依赖性差异是线粒体脑肌病组织特异性的基础。有人认为,这种依赖性的差异是由细胞核 DNA 编码的氧化磷酸化基因的组织特异性调控造成的。

参与氧化磷酸化的 5 个复合物是由 mtDNA 和细胞核 DNA 共同编码的,编码这些酶的核基因突变也可能产生类似于线粒体脑肌病的症状。因此,有些线粒体遗传病是细胞核 DNA 与 mtDNA 共同作用的结果。mtDNA 是动物细胞中核外唯一遗传物质,其拷贝数是衡量细胞中线粒体数目的重要标志。根据组织细胞的能量需求及耗氧量不同,mtDNA 在哺乳动物体细胞中的数目为 1000~10000 不等。在生长发育过程中,组织中 mtDNA 拷贝数逐渐变得不同,以满足不同组织的能量代谢需求。

常见的 mtDNA 突变导致的线粒体脑肌病见表 2.2。

表 2.2 常见的 mtDNA 突变导致的线粒体疾病

线粒体疾病	突变位点	突变部位	异质性
MELAS	A3243G	tRNA^{Leu}	异质
	G3946A	ND1	异质或同质
LHON	T3949C	ND1	异质
	G11778A	ND4	异质或同质
MERRF	A8344G	tRNA^{Lys}	异质
	T8356C	tRNA^{Lys}	异质
	A8296G	tRNA^{Lys}	异质或同质
Leigh 综合征	G15967A	tRNA^{Pro}	异质
	G8363A	tRNA^{Lys}	异质
	G611A	tRNA^{Phe}	异质
	G3255A	tRNA^{Leu}	异质
	G12147A	tRNA^{His}	异质
	G8363A	tRNA^{Lys}	异质
	T8993G	ATP6	异质
	T9176C	ATP6	异质或同质
NARP	T14487C	ND6	异质
	G4296A	tRNA^{Ile}	异质
	T8993G	ATP6	异质

MELAS—线粒体脑肌病伴乳酸酸中毒及卒中样发作;LHON—莱伯遗传性视神经病变;MERRF—肌阵挛癫痫伴破碎红纤维病;NARP—周围神经病-共济失调-视网膜色素变性综合征。

2.2.3 线粒体 DNA 系统性突变和体细胞突变

按照突变发生的细胞不同,可以将 mtDNA 突变大致分为生殖细胞突变和体细胞突变两类。生殖细胞突变是指突变发生在母系生殖细胞 mtDNA 上,经过减数分裂和有丝分裂,突变的 mtDNA 随机分布到子代细胞。携带一定比例突变 mtDNA 的个体在生长发育中其突变 mtDNA 经历缓慢的积累过程,而且体内组织器官都携带损伤的 mtDNA,往往在一定年龄时由于达到了该组织器官的阈值而表现出疾病症状。体细胞突变是指突变发生在出生后,如与年龄相关的 mtDNA 突变多发生在中年到老年这一时期,从而形成异质体(heteroplasmy)。突变 mtDNA 的比例与能量缺损程度大致相当,当突变积累过多时,能量输出会降到正常细胞、组织和器官的功能需要量以下。不同器官和组织的能量阈值有所不同,以中枢神经系统最高,向下依次是心脏、骨骼肌、内分泌系统、肾、肝。即使是同一突变,随着线粒体缺陷程度不同,其影响也有差异,从而导致不同的临床症状。而发生在不同器官和组织的 mtDNA 突变造成的后果和临床表现亦会有所不同。由于细胞所需能量的 90% 以上为线粒体提供,因此如果神经、肌肉、血小板这类耗氧能较高的组织发生 mtDNA 突变,其后果会较严重。

另一方面,在发生 mtDNA 突变的细胞,由于突变积累需要一定的时间,加上野生型 mtDNA 的补偿作用,需要有相当比例的突变存在才能造成疾病的表现,这就形成了线粒体疾病在中老年人中较多的特征。线粒体疾病的这种年龄相关性在两类 mtDNA 突变中都有表现。

2.2.4 线粒体 DNA 突变和单倍群

由于 mtDNA 是严格母系遗传,同时具有高拷贝数、无重组和高突变率等特性,因此在进化过程中一群人拥有共同的单核苷酸多态性祖先(即相同的单碱基突变),被称为单倍群(haplogroup)。遗传学上,依据 mtDNA 差异可追溯母系遗传的人类起源。单倍群以字母来标记,并且以数字和一些字母来补充,如 mtDNA 单倍群用字母 A、B、C、CZ、D、E、F、G、H、pre-HV、HV、I、J、pre-JT、JT、K、L0、L1、L2、L3、L4、L5、L6、L7、M、N、O、P、Q、R、S、T、U、UK、V、W、X、Y 和 Z 来标记。

mtDNA 突变是导致心血管疾病的致病基础之一。大量研究表明,不同单倍群的人罹患各种心血管疾病的风险是不同的,mtDNA 的差异与很多常见的人类疾病密切相关,如帕金森病[4]、阿尔茨海默病[5]、乳腺癌[6]、糖尿病[7]等。

2.2.5 线粒体 DNA 的修复

长期以来,人们一直认为线粒体中不存在 DNA 的修复机制,并认为这是 mtDNA 损伤积累的原因。但近年来研究发现,虽然线粒体本身不编码 DNA 修复蛋白,但在线粒体提取物中却检测到一定数量的修复因子,其中绝大多数是参与负责清除 DNA 中单个突变碱基的碱基切除修复途径(base excision repair，BER)的酶，表明线粒体中存在 DNA 修复体系。BER 由一系列酶参与完成，包括 DNA 糖基化酶、AP 内切核酸酶、DNA 聚合酶和 DNA 连接酶。BER 是线粒体内研究最早也是最普遍的一种修复机制，但其主要修复尚不足以引起 DNA 螺旋变形的小量碱基损伤，如尿嘧啶和无碱基位点修复。

除了 BER 外，研究发现线粒体中还存在重组修复途径，其主要是修复 DNA 双链的断裂，如顺铂诱导产生的链间十字交叉，在核中可以通过同源重组的途径修复，在哺乳动物的线粒体中也可以通过重组修复途径来修复[8]；利用电泳技术可以在人组织中检测到 mtDNA 重组的中间体[9]。由此可见，哺乳动物线粒体中重组修复是极为普遍的。需要注意的是，尽管线粒体内有 10～20 个 mtDNA，但 mtDNA 分子之间的重组修复却常常不是很明显，其原因为人、酵母的 mtDNA 可能具有类核样结构。mtDNA 的类核样结构限制了 mtDNA 分子之间的重组修复，而且如果重组修复只在 mtDNA 分子内发挥作用，则其可能是伴随复制而进行的。

由于线粒体是 ROS 产生的主要场所，因此游离的核苷酸极易受到氧化损伤。dGMP 被氧化后产生的 8-O-dGMP 在 DNA 复制时可以与腺嘌呤和胞嘧啶配对掺入，进而导致 A/T—C/G 的颠倒突变。大肠杆菌 *mutT* 编码 8-O-dGTP 酶能够将 8-O-dGTP 水解为 8-O-dGMP，防止错配的发生。人类线粒体中也存在与大肠杆菌 *mutT* 基因同源的基因。

此外，线粒体中 dUTP 可以作为 DNA 合成的底物，与腺嘌呤配对。dUTP 的掺入虽然并不会导致突变，但尿嘧啶 DNA 糖基化酶切割 A/U 碱基对后会产生 AP 位点或单链缺刻，进而导致突变的发生。通常，dUTP/dTTP 比率的升高会导致 mtDNA 的断裂和细胞死亡。而线粒体中存在 dUTP 酶，可将 dUTP 水解为 dUMP，从而将错配的发生率降到最低。

2.3 线粒体 DNA 突变与心血管疾病

线粒体作为真核细胞中最重要的细胞器之一，参与了多种重要的生理活动，包括为细胞生命活动提供能量、细胞分化、细胞信息传递和细胞凋亡。线粒体在调控机体生长、发育、代谢、衰老、死亡等各个方面都发挥着重要作用。线粒体异常可能会影响细胞的基本功能，导致多种疾病。至今，人类已经发现 250 种疾病与 mtDNA 密切相关。研究表明，mtDNA 突变是各种心血管疾病的致病基础，许多心血管疾病(如高血压、动脉粥样硬化、冠心病、心衰、心律失常等)都与 mtDNA 突变密切相关[10](图 2.2)。

2.3.1 线粒体 DNA 突变与高血压

《2010 年中国高血压防治指南》显示，我国现有高血压患者至少 2 亿。高血压已成为最常见的心血管疾病之一，是冠心病、脑卒中、心衰等心血管疾病的独立危险

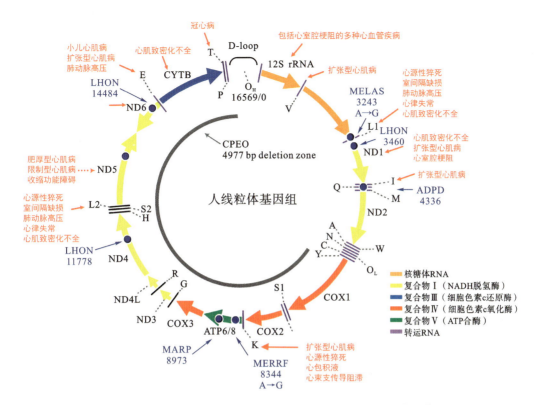

图 2.2 mtDNA 突变是各种心血管疾病的病理学基础

ADPD—迟发性阿尔茨海默病；CPEO—慢性进行性外眼肌瘫痪；LHON—莱伯遗传性视神经病变；MELAS—线粒体脑肌病伴乳酸酸中毒及卒中样发作；MERRF—肌阵挛性癫痫伴碎红纤维病；NARP—周围神经病-共济失调-视网膜色素变性综合征。

因素。目前认为，高血压是由环境和遗传等多种因素引起的复杂疾病，而原发性高血压的病因仍不十分明确。最近有研究发现，mtDNA 突变与高血压的发生和发展密切相关，mtDNA 突变可能是高血压发病机制研究的新方向[11]。

根据突变位点，mtDNA 突变分为编码区突变和非编码区突变，其中编码区突变包括错义突变〔ND1 T3308C、ND5 T12338C、ND6 T14484C、CyB G15059A 和 50 bp 删除（m.298_347del50）〕、生物合成突变（12S rRNA A1555G、$tRNA^{Ile}$ A4295G、$tRNA^{Ile}$ A4263G、$tRNA^{Ile}$ T4291C、$tRNA^{Met}$ A4435G 和 $tRNA^{Gln}$ T4353C)等；而非编码区突变主要包括 D 环突变和 $tRNA^{Met}/tRNA^{Gln}$ A4401G 突变。

错义突变主要是引起呼吸链相关蛋白的突变，进而引起氧化磷酸化水平的降低和能量代谢紊乱，最终导致高血压的发生和发展。汉族高血压患者普遍存在 T3308C 突变，该突变导致复合物Ⅰ中 ND1 亚基缩短两个氨基酸[12]。而生物合成突变主要引起蛋白质翻译水平的下降，进而引起线粒体功能障碍并最终导致高血压。S. Wang 等人于 2011 年证实汉族人中线粒体 $tRNA^{Ile}$ A4263G 突变与原发性高血压直接相关[13]。线粒体 $tRNA^{Ile}$ A4263G 突变导致 $tRNA^{Ile}$ 下降约 46%，蛋白质翻译水平下降约 32%，这可能也是导致氧呼吸速率下降的主要原因。我国汉族人

mtDNA 单倍群 G2a1 中 tRNA^{Met} A4435G 突变也被证实与原发性高血压密切相关，该突变导致线粒体 tRNA^{Met} 下降 40%～50%，线粒体蛋白质翻译水平下降约 30%，进而引起线粒体功能障碍。

mtDNA 非编码区主要是控制区（D 环区，负责复制和转录的调控）和 L 链复制起始区。其中，D 环区是 mtDNA 基因组中多态性最高的区域，常常是许多疾病的突变热点区域。研究发现，高血压组 D 环区 T16223C 突变频率明显高于正常血压组。此外，研究表明，位于线粒体 tRNA^{Met} 基因 5′ 末端和线粒体 tRNA^{Gln} 基因之间的 tRNA^{Met}/tRNA^{Gln} A4401G 突变能够引发线粒体功能缺陷和原发性高血压，该突变导致 tRNA^{Met} 和 tRNA^{Gln} 均下降约 30%，蛋白质翻译水平下降约 26%。

以上证据表明，mtDNA 突变与高血压的发生和发展密切相关，对于理解母系遗传在高血压发病中的作用以及为高血压的控制和靶向治疗提供了新的理论依据。同时，mtDNA 序列分析为临床早期基因诊断及治疗高血压提供了新思路。然而，目前 mtDNA 突变在高血压发病中的作用机制尚不清楚，推测可能与 mtDNA 突变导致的蛋白质合成受损、氧化磷酸化障碍、ATP 合成下降、ROS 产生增加有关。

2.3.2 线粒体 DNA 突变与动脉粥样硬化

动脉粥样硬化是西方国家的主要死亡原因，随着我国人民生活水平的提高和饮食结构的改变，动脉粥样硬化在我国的发病率急剧攀升。动脉粥样硬化的主要特征是动脉中脂肪斑块的形成，动脉中斑块的破裂可导致明显的并发症，如心脏病和卒中。随着人们对动脉粥样硬化病理过程认识的深入，针对性的药物干预以及介入治疗已经取得了一些进展。然而，动脉粥样硬化的发病过程仍然有许多方面尚待研究。最近有研究发现，mtDNA 突变及其引发的线粒体功能受损在动脉粥样硬化的发生和发展过程中发挥着至关重要的作用。

动脉粥样硬化的形成一般都伴随相应的危险因素，如年龄、血脂升高、血压升高、糖代谢紊乱等，然而一些没有任何危险因素的年轻人仍有动脉粥样硬化的风险。有研究人员报道了一例年轻线粒体突变患者反复发生脑卒中，而且症状不能通过服用阿司匹林和他汀类药物改善，却通过补充辅酶 Q、维生素 C 等获益。在一些没有任何动脉粥样硬化危险因素的患者中，大脑后动脉狭窄常伴随着线粒体脑病出现，并且可以通过使用改善线粒体功能的药物得到缓解。研究人员通过对 225 例心肌梗死患者的观察研究指出，心肌梗死与线粒体基因突变具有一定的相关性，并且不同的突变类型可能带来不同的损伤或保护作用。除此之外，研究还发现，和健康对照者相比，慢性心脏病伴有动脉粥样硬化斑块的患者中发生 mtDNA 缺失者所占的比例更大。上述研究表明 mtDNA 突变和动脉粥样硬化具有一定的相关性，但是 mtDNA 突变导致动脉粥样硬化的机制尚不清楚，可能是 mtDNA 突变导致能量代谢障碍直接影响了血管内皮的功能，也有可能是通过影响动脉粥样硬化的危险因素，如干扰糖代谢、脂肪代谢间接造成内皮功能的损伤。其具体机制有待于进一步研究。

2.3.3 线粒体 DNA 突变与冠心病

随着人们生活水平的提高以及饮食结构和生活习惯的改变，冠心病已经成为威胁人类健康的头号杀手。目前，我国冠心病患者超过 1000 万人，并且仍以每年 20% 的速度增加，这不仅严重影响患者的生活质量，也给患者家庭和社会造成了巨大的经济负担，已经成为亟待解决的重要临床问题。

线粒体不仅是细胞内供应能量的"动力工厂"，而且参与调控细胞增殖、凋亡、氧化应激、基因表达等重要的病理生理过程，在冠心病发生和发展中的作用逐渐受到人们的关注。大量临床调研均表明，mtDNA 突变被认为是冠心病最重要的独立危险因素[14]。B. Kofler 等人的研究表明，在奥地利高加索人群中，线粒体单倍群 T 与冠心病和糖尿病视网膜病变密切相关[15]。M. Haber 等人的研究表明，在黎巴嫩人群中，线粒体单倍群 W 被认为与冠心病相关[16]。同样，在沙特阿拉伯和奥地利人群中，线粒体突变 T16189C 能够增加冠心病风险[17-18]。然而，在日本人群中，以 C5178A（ND2：Leu237Met）为主要特征的线粒体单倍群 D 人群中具有更长的寿命和更低的心梗发生率，同样，在单倍群 N9b 人群也具有较低的心梗发生率。但并不是所有的研究都表明 mtDNA 单倍群与冠心病的发病率相关。例如，针对丹麦人群的一项大型调研表明，mtDNA 单倍群和缺血性心血管疾病的发病率没有直接关系[20]。这表明，虽然部分研究对 mtDNA 突变与冠心病的发生的相关性有争议，但绝大多数研究支持两者之间存在密切关系。

此外，在冠心病患者中常发现 mtDNA 的碱基缺失，其中 mtDNA 4977 bp 片段的缺失是正常人的 7~220 倍，同时，冠心病患者 mtDNA 中 7436 bp 缺失片段和 10422 bp 缺失片段的缺失率也明显升高。此外，冠心病患者 tRNA^{Thr} G15927A 突变也明显升高。

心肌缺血和 mtDNA 突变互为因果是冠心病发生和发展的重要因素。正常生理状态下，线粒体作为细胞内供应能量的"动力工厂"，在为生命供热、供能的同时，氧化磷酸化过程会产生少量的 ROS，用以调控细胞内各种生理过程。但 mtDNA 的突变会影响氧化磷酸化过程，从而生成更多的 ROS[21]，进而导致 mtDNA 的氧化损伤，引起线粒体内代谢相关蛋白表达改变，损害线粒体功能并且导致细胞死亡。另外，ROS 会氧化线粒体内膜上的心磷脂，进而损害复合物 I 的激活，并引起细胞色素 c 从线粒体内膜上解离，导致凋亡的增加[22]；ROS 还参与对线粒体内重要蛋白的氧化修饰。大量的 ROS 导致线粒体能量代谢紊乱、离子稳态失衡和凋亡增加，并最终引起心脏舒缩功能障碍和心脏功能下降。此外，产生的大量 ROS 攻击 mtDNA 引起的 mtDNA 突变会进一步导致线粒体功能受损（氧化磷酸化功能障碍、电子传递链受损），致使 ROS 进一步释放，从而形成恶性循环。因此，mtDNA 出现不可逆性损害会导致心肌细胞永久性氧化功能障碍，最终引起冠心病的发生和发展。

2.3.4 线粒体 DNA 突变与心力衰竭

心力衰竭是各种心血管疾病的终末阶段，是心血管疾病致死的最重要的原因。

据统计，心衰患者 5 年死亡率高达 50%，与不少恶性肿瘤相仿。大量研究表明，mtDNA 突变与心衰的发生和发展密切相关[23-24]。

尿嘧啶 DNA-糖基化酶（uracil DNA-glycosylase，UNG）是存在于多种生物体内的一种非常重要的 DNA 修复酶，对 DNA 复制中错配的尿嘧啶以及因胞嘧啶脱氨基形成的尿嘧啶有移除作用，在保持核和线粒体基因组的完整性中发挥着至关重要的作用。人 UNG 基因可由两个不同的转录起点启动转录，产生两个 UNG 异构体，即 UNG1 和 UNG2。其中，UNG2 位于细胞核中，而 UNG1 位于线粒体中，并且被认为是线粒体中唯一的碱基切除修复酶。Bergersen 实验室构建心肌特异性表达的 UNG1 基因突变小鼠，将 UNG1 中位于催化结构域的酪氨酸 147 突变为甘氨酸，使 UNG1 不仅能够移除 DNA 中的尿嘧啶，也能够移除胸腺嘧啶，从而在 mtDNA 中形成大量的没有嘧啶的位点，进而阻断心肌细胞中 DNA 的复制[25]。成年小鼠中诱导 UNG1 发生突变导致小鼠体重急剧下降和突然死亡，并且所有突变小鼠在 2 个月内全部死亡；突变小鼠心脏与体重比值大约增加了 2 倍，其左室游离壁厚度也明显增加[26]，表明 mtDNA 突变能够导致心脏结构与功能的改变。

mtDNA 突变导致心衰的主要分子机制包括能量代谢紊乱、氧化应激、凋亡增加、线粒体动力学改变和炎症等[27]。

2.3.5 线粒体 DNA 突变与衰老

1956 年，Denham Harman 提出了自由基或氧化应激衰老学说（the free radical theory of aging），该学说指出氧化损伤导致与衰老相关的进行性生理功能的丧失，并最终决定生物体的寿命[28]。随着 mtDNA 的发现，Denham Harman 于 1972 年发展了相关理论，并提出线粒体衰老学说。1980 年，有学者提出氧化应激导致的体细胞 mtDNA 突变是衰老和与衰老相关疾病的主要原因，随后大量的实验研究也证实了这一观点。人体衰老后，细胞内 ROS 的产生增多，过多的 ROS 会导致 mtDNA 突变；突变 mtDNA 会引起相关蛋白合成或功能障碍，使线粒体呼吸链受损，影响细胞正常生理功能，从而出现器官的衰老。因此，mtDNA 与衰老之间也是互为因果的关系，两者相辅相成，对细胞造成不可逆损伤。

大量研究表明，mtDNA 突变率随年龄增长而升高，并在人中枢神经系统、骨骼肌、肝细胞和结肠隐窝中得以证实。衰老时，mtDNA 突变以 4977 bp 缺失发生频率最高，同时伴随有线粒体酶活性的显著下降[29]。L. P. Lai 等人针对 88 例心房组织样本（22 例为儿童或青少年，66 例为成年人）进行分析，发现儿童和青少年组织样本中未发现 mtDNA 4977 bp 缺失，但成年人组织样本中 mtDNA 4977 bp 缺失出现的频率与年龄正相关[30]。T. Arai 等人对 163 例患有心血管疾病的患者组织样本进行分析，发现 mtDNA 4977 bp 的缺失率为 95.7%，而且其缺失率随年龄的增大而升高[31]。M. C. Chang 等人研究发现，mtDNA 4977 bp 缺失与膝关节原发性关节炎的发展密切相关，而且其缺失率随年龄的增大而升高[32]。J. G. Dai 等人针对肺癌组织、癌旁正常组织和正常肺组织样本进行分析，发现 mtDNA 4977 bp 缺失率均有随年龄增大而升高的趋势[33]。S. A. Mohamed 等人对心脏组织的研究表明，老年人与中年人相比，心脏组织 mtDNA 4977 bp 缺失率明显升高[34]。

mtDNA 突变可能是由于 DNA 损伤未修复造成的，譬如 ROS 引起的氧化损伤或 mtDNA 正常合成过程中的复制错误。有证据表明，与积累的未修复的损伤相比，复制错误可能是衰老中 mtDNA 突变出现更重要的罪魁祸首。人类体细胞通常包含数千份 mtDNA 副本，而卵母细胞则包含大约 105 份拷贝。mtDNA 的复制是独立于细胞周期而发生的，因此在一个细胞周期中某个 mtDNA 分子可以被多次复制，也可能完全不被复制。此外，一个细胞可以包含多个基因型的 mtDNA，被称为异质性。如果是异质性致病性突变，mtDNA 突变率决定了呼吸链功能是否失常，也被称为阈值效应。当出现呼吸链功能异常时，突变率通常是非常高的，并且取决于突变的类型。在 mtDNA 中出现大片段的单删除突变如果要导致呼吸链功能异常，线粒体中突变的 mtDNA 通常需要达到 60% 以上，但如果是线粒体 tRNA，则突变率需要达到 95% 以上。mtDNA 的这种松弛型复制导致野生型和突变体 mtDNA 的不均匀分布将会导致整体突变 mtDNA 的总量很低但部分线粒体呼吸链功能异常。尽管 mtDNA 突变与疾病和衰老的关系已经被报道，而且已经有研究表明体细胞 mtDNA 突变率会随着年龄增长而升高，但支持 mtDNA 突变在衰老过程中作用的实验结果（mtDNA 突变小鼠）直到最近才被报道。

mtDNA 突变的积累可以导致衰老最先是通过 mtDNA 突变小鼠的建立来证明的。mtDNA 突变小鼠由 mtDNA 聚合酶催化亚基突变导致校正缺失而构建（PolgAmut）。PolgAmut 的构建导致 mtDNA 出现大量的不同类型的突变，如随机点突变、大片缺失以及非编码 mtDNA 的突变。此外，有报道称发现四种类型的 mtDNA 突变，包括环状 mtDNA 分子大片缺失，普遍存在并呈现早衰表型。然而，随后的一些研究又反驳了这一说法，认为 mtDNA 突变小鼠中少量环状 mtDNA 大片缺失并不足以导致任何表型的变化。

随着个体衰老，体细胞 mtDNA 突变会逐渐积累。与 40 岁以下人群相比，50 岁以上人群的骨骼肌中可以发现更多 mtDNA 重组突变，提示这些突变可能与衰老有关。通过比较老年帕金森病患者与正常老年人黑质神经元中 mtDNA 缺失突变的差异，研究者发现老年帕金森病患者中的 mtDNA 突变水平高于正常对照者，并推测这些突变水平的增高可能与脑组织的衰老有关。ROS 对正常 mtDNA 的氧化损伤可能导致体细胞 mtDNA 突变，而突变的积累会反过来损害线粒体呼吸链功能，并进一步产生更多的 ROS 和 mtDNA 突变，加速衰老进程。

关于体细胞 mtDNA 突变能否直接导致衰老这一问题，有研究人员通过构建 mtDNA 突变体小鼠模型的方法为研究提供了新依据，通过基因工程技术改变小鼠体细胞中 mtDNA 的表达，可以使小鼠体细胞中大量 mtDNA 发生点突变和缺失突变，研究发现，这些富含 mtDNA 突变的小鼠不仅表现为寿命缩短、体重减轻，而且有骨质疏松、心脏肥大和生育能力衰退等衰老的表现。对 mtDNA 突变体小鼠的进一步研究发现，mtDNA 突变的积累与凋亡标志物紧密相关。研究人员发现，正常老龄化小鼠与mtDNA突变体小鼠凋亡标志物水平相似,因而推测体细胞中mtDNA突变的积累会引起细胞凋亡并且在哺乳动物衰老的机制中发挥重要作用。mtDNA突变体小鼠模型的构建为我们关于mtDNA突变与衰老的猜想提供了实验依据,证明了mtDNA突变的大量积累可以导致早衰,但由于在正常衰老小鼠体内的mtDNA突变率并没有模型动物这么高,而且在不含mtDNA突变体的小鼠身上也可以表现出早衰表型,因此尚不能证实哺乳动物的自然老化过程是由mtDNA突变导致的。由于小鼠与人类的生理特征存在巨大差异,而且模型小鼠体内的mtDNA突变水平远远高于自然老化的人类,因此mtDNA突变在人类衰老中的作用和机制仍需进一步研究。

2.4 线粒体DNA突变致病的分子机制

2.4.1 线粒体DNA突变和能量代谢

线粒体是细胞内的"能量工厂",是糖类、脂肪和氨基酸最终氧化释放能量的场所。三大营养物质均可代谢产生乙酰辅酶A,并通过三羧酸循环与氧化磷酸化被彻底氧化成二氧化碳和水,并释放出大量能量满足机体代谢需求。虽然线粒体内大部分蛋白由核基因编码,但mtDNA共编码37个基因(13个复合物亚基、22个tRNA和2个rRNA),大部分是线粒体呼吸链上的重要蛋白,均与ATP生成密切相关。大量研究表明,mtDNA点突变或缺失突变与线粒体氧化磷酸化能力下降密切相关。

在氧化磷酸化过程中,质子电化学梯度是由质子的浓度梯度和跨膜电位差形成的,进而驱动ATP的生成。因此,某些mtDNA突变如果能够影响到线粒体呼吸链和线粒体复合物V的活力,可能进而影响到线粒体ATP合成。许多研究证实了这一点,在线粒体疾病患者的原发性细胞中都有mtDNA突变[35-36]。当编码呼吸链基因[36-37]、tRNA[38-39]或ATP合酶基因[35,40]突变时,均能够导致线粒体ATP合成障碍。MERRF患者中两种tRNA^{lys}突变均能够引起ATP合成能力障碍(下降90%以上)。MELAS患者中两种tRNA^{leu}突变也能够导致ATP合成能力分别下降83%和63%[39]。然而,有些突变位点虽然存在于同一个基因,但其对ATP合成能力的影响差异显著,如NARP患者的两个突变(T8993C和T8993G)虽然均位于ATP合酶亚基6,但T8993G突变能够降低ATP合成速率达95%,而T8993C突变却仅能够抑制22%;同样,在患者的淋巴细胞中,T8993G突变导致ATP合成速率下降60%~70%,而T8993C突变对ATP合成速率的影响甚微[40]。

线粒体膜电位除了是线粒体ATP合成的驱动力外,其对于蛋白质进入线粒体、呼吸底物的摄取和线粒体内膜上的离子转运也是至关重要的。因此,线粒体膜电位稳态对于维持线粒体正常的生理活动是非常重要的。但并非所有mtDNA的突变都导致线粒体膜电位的降低:研究表明,线粒体呼吸链复合物各亚基的基因突变与膜电位的降低密切相关,但ATP合酶基因突变通常能够导致线粒体膜电位的升高[40-41]。此外，G. Sgarbi 等人还发现在 NARP 患者 mtDNA 不同异质性的淋巴细胞中膜电位虽增加，但 ATP 合酶活性反而降低[41]。作用于 tRNA 的生物合成突变不仅能够影响 ATP 合酶的活性，而且可能影响线粒体呼吸链各复合物的活性。通常情况下，tRNA 基因突变会导致线粒体膜电位的降低，主要依赖于其抑制线粒体呼吸链各复合物的活性。然而，并不是所有的研究都表明 mtDNA 突变能够引起线粒体膜电位的改变，而且一些研究甚至表明线粒体呼吸链功能障碍可以导致膜电位的升高[42-43]。以上这些研究表明，尽管线粒体存在呼吸链缺陷，但仍存在一定的补偿机制来升高膜电位。

尽管大量研究表明 mtDNA 突变能够导致线粒体能量代谢紊乱，但并没有检测到野生型和 mtDNA 突变细胞之间 ATP 水平的差异[38,44-45]。在线粒体中，ATP 合成能力的下降并不一定意味着细胞内 ATP 水平的下降。对带有 NARP 突变或 MELAS 突变的细胞的研究表明，mtDNA 突变的细胞内 ATP 水平降低，但如果培养基中含有葡萄糖，细胞内 ATP 的水平则没有明显改变[46]，这是因为在静息情况下细胞内能量的供给通常是依靠糖酵解来完成的。因此，在 mtDNA 突变的细胞中通常能够观察到糖酵解能力的上调，从而细胞中出现高乳酸水平。然而，在能量需求增加或者葡萄糖充足的情况下，糖酵解并不足以满足细胞的能量需求，因此在 mtDNA 突变导致的线粒体呼吸链障碍的细胞中通常会发生 ATP 耗竭。此外，在能量需求旺盛的细胞，如肌细胞中，MELAS 突变不仅能够降低 ATP 水平，还能够降低细胞内腺嘌呤核苷酸的消耗。此外，在不同的异质性水平的 NARP 患者中观察到临床症状的严重程度与 ATP 合酶活性的丧失程度相关，这也证实了 ATP 合成障碍是 mtDNA 突变导致各种线粒体疾病的一种致病因素。

2.4.2 线粒体 DNA 突变和氧化应激

线粒体是细胞 ATP 产生的主要场所，同时也是 ROS 的主要来源，细胞内约 90% 以上的 ROS 由线粒体生成。在生理条件下，细胞中有 1‰~2‰ 的氧可在呼吸链中接收单电子或双电子被部分还原生成 ROS，参与调控细胞生长、分裂、分化、迁移、凋亡及衰老等生理活动。当线粒体超极化、呼吸链的各亚基含量减少、呼吸链亚单位发生功能障碍或者 ATP 合酶缺陷时，可引起 ATP 生成减少，ROS 的产生明显增加。

LHON 是最先被报道的遗传性线粒体疾病，并被认为是目前发病最广泛的线粒体疾病之一。研究表明，很多 mtDNA 突变能够导致 LHON，其中最常见的突变是位于 ND4 G11778A、ND1 G3460A 和 ND6 T14484C 的突变。将 LHON 患者血小板的线粒体与不含 mtDNA 的人 ρ0 细胞融合成杂种细胞，其呼吸链复合酶Ⅰ活性明显降低，ATP 产生降低，并且 ROS 的产生增加。在 MELAS 综合征中，A3243G 突变导致线粒体呼吸链复合物Ⅰ和复合物Ⅳ酶活性显著降低[47]。随后的研究表明，MELAS 综合征中 tRNA^{leu} A3243G 突变导致 ROS 的产生明显增加，并引起细胞内超氧化物歧化酶和过氧化氢酶的代偿性增加[48]。C. F. Lee 等人的研究表明，

MERRF患者的成纤维细胞中超氧化物歧化酶2(SOD2)表达上调与PKCδ的上调相关[49]。在MERRF患者tRNA^{Leu} A8344G突变的成纤维细胞中也观察到ROS的产生明显增加。此外，编码线粒体复合物Ⅲ的mtDNA突变也会导致线粒体$O_2·^-$的产生明显增加[50]。在患有不同线粒体疾病的儿童皮肤成纤维细胞中观察到ROS的上调和抗氧化酶的显著下降[51]。mtDNA T8993G/C突变(位于ATP合酶6)能够引起色素性视网膜炎，当其突变水平较高时，能够诱发LS综合征。用荧光染料CMH2-DCFDA测定LS综合征患者细胞中ROS和线粒体MnSOD/SOD2的含量，发现LS综合征患者细胞中氧化应激的水平明显升高[52]。

此外，PS综合征、CPEO综合征和KSS综合征均是由mtDNA大片段删除突变导致的线粒体疾病，其中最常见的是4977 bp删除。99%的mtDNA含有该删除突变的杂合细胞ROS的含量明显升高[53]。

mtDNA的突变导致ROS的释放增加，而mtDNA由于缺乏组蛋白和染色质结构的保护，并缺少精准的损伤修复能力，因此mtDNA极易受到ROS的攻击，突变后不能被修复。因而ROS的产生导致mtDNA的进一步氧化损伤，引起mtDNA突变的增加，从而形成ROS—mtDNA突变的恶性循环。

2.4.3 线粒体DNA突变和钙信号紊乱

50余年前，研究者就已经发现线粒体作为细胞内最重要的钙库之一，在细胞钙代谢中发挥着至关重要的作用。在线粒体内膜上有一个钙转运体，负责将钙摄取到线粒体基质中，这个钙转运体虽然高效，但与钙亲和力相对较低，主要通过线粒体膜电位驱动钙的摄取。当该钙转运体被激活后，不断将细胞质中的钙摄取到线粒体基质中，引起线粒体基质中钙离子浓度升高，导致线粒体脱氢酶被激活，并使线粒体氧化磷酸化能力增加。通过调控细胞质和线粒体基质内的钙信号，该转运体能够调节细胞内各种生理活动。线粒体过量摄取钙可导致代谢紊乱、线粒体通透性转换孔(MPTP)的打开、细胞凋亡，甚至坏死。因此，线粒体钙稳态与许多疾病密切相关，其中也包括线粒体疾病。

mtDNA突变导致电子传递链的微小变化都可能影响线粒体膜电位，并影响细胞内钙平衡。钙信号紊乱能够影响细胞内多个信号系统。

在多种非神经元细胞系中，当氧化磷酸化功能受损并且线粒体膜电位降低时，也能够检测到钙稳态失衡。在MELAS综合征患者的成纤维细胞中，本底的胞质钙信号明显增加[44]。在MELAS综合征患者的骨肉瘤中可检测到线粒体钙稳态失调[45]，在MERRF综合征患者中也检测到线粒体钙稳态失调[54]，但并不是所有的线粒体疾病均能够检测出线粒体钙稳态失调。在NARP细胞中，虽然线粒体膜电位升高或升高不明显，其细胞质和线粒体钙稳态是不受影响的。在SH-SY5Y神经母细胞瘤中，Rho0细胞(mtDNA缺失)线粒体膜电位明显降低，但其本底胞质钙离子水平也明显降低[55]，而在Rho0骨肉瘤中，细胞本底胞质钙离子水平则是高于对照组[56]。总之，这意味着即使线粒体膜电位的微弱改变也会影响到线粒体钙稳态：当线粒体膜电位降低时，通常意味着钙离子摄取降低；反之，当线粒体膜电位增强时，则钙离子摄取能力也相应增强。然而，由于细胞内存在各种补偿机制，事实并不总是如此。

在神经元细胞中，与非神经元细胞相比，其线粒体钙稳态的作用是有所不同的。钙离子参与了许多细胞过程，如递质释放与动作电位传导。研究表明，氧化磷酸化的受损将导致细胞内 ATP 缺乏，进而导致细胞质钙离子水平持续升高，并最终导致钙超载和促进细胞死亡[57]。

在线粒体疾病患者中，神经元功能障碍和神经退行性病变是显著的特征。细胞外的钙离子通过电压门控钙离子通道进入细胞内。一种成熟的神经元模型展示了谷氨酸激活的一种经典的、瞬时的钙响应。mtDNA 突变的细胞仍然保留有对谷氨酸的这种钙响应，然而经过反复刺激后，mtDNA 突变的细胞出现了对谷氨酸的钙响应性缺陷[58]。

2.4.4 线粒体 DNA 突变和细胞凋亡

细胞凋亡（即细胞程序性死亡）是指为维持内环境稳定，由基因控制的细胞自主而有序地死亡。线粒体与细胞凋亡密切相关，如细胞色素 c 的释放、促进凋亡或抑制凋亡的 Bcl-2 家族等。近年来，mtDNA 与细胞凋亡的相关性研究日益受到重视。

K. Ikezoe 等人研究发现，CPEO、MELAS 综合征和 MERRF 综合征患者的肌纤维中普遍存在破碎红纤维（RRF），而 RRF 具有某些凋亡特征，如 15%～30% 的 RRF 有 Apof-1，90% 以上的 RRF 有 Bax，2.5% 的 RRF 有细胞色素 c。MELAS 综合征患者（tRNA^{Leu} A3243G）或 MERRF 患者（tRNA^{Lys} A8344G）25%～75% 的肌纤维细胞核 TUNEL 染色呈现阳性。M. Mirabella 等人研究发现，mtDNA 缺失超过 40% 的患者，其 75% 以上的肌纤维中细胞核 TUNEL 染色呈现阳性[60]。

2.4.5 线粒体 DNA 突变和炎症

炎症是由刺激物、感染或组织损伤等不利环境引起的一种机体适应性反应，包括炎症信号的激活、炎性因子的增加和免疫细胞的浸润等。越来越多的证据表明，mtDNA 突变和炎症互为因果：急性和慢性炎性疾病都伴随着 ROS 的持续过量产生，进而导致 mtDNA 突变；而 mtDNA 突变进一步导致 ROS 过量产生和 ATP 生成减少，导致炎症反应加剧和细胞死亡。研究表明，mtDNA 突变频率与一些炎症因子（如 TNF-α 和 IFN-γ 等）的水平密切相关，而 A1811G、G9477A 等突变与单核细胞的活化程度相关。此外，生理状态下，细胞通过线粒体自噬（mitophagy）清除受损的线粒体和 ROS，进而抑制炎症反应；而 T3336C 等 mtDNA 突变能够导致线粒体的自噬受损，进而引起免疫紊乱和炎症反应[61]。

最新研究表明，mtDNA 的释放是引发自发性免疫疾病的原因之一。在应对细胞损伤或应激时，mtDNA 可以从线粒体中释放，进而激活不同的先天免疫途径，如 cGAS-STING 信号、炎症小体信号和 Toll 样受体等，从而启动增强细胞防御能力的免疫反应[62]。

2.4.6　线粒体疾病新理论：线粒体DNA突变水平

最新研究表明，每个细胞中几千个mtDNA内的突变体和正常mtDNA比率如果发生微小变化，会导致细胞核DNA内许多基因的表达发生突然的变化。也就是说，相同mtDNA突变的细胞比例如果发生微小变化，可导致各种不同的临床表现，这些研究向传统模型——一个单个突变导致一种单一的疾病发出了挑战。该研究对理解代谢性和神经退行性疾病（如糖尿病、阿尔茨海默病、帕金森病和亨廷顿病）以及人类衰老提供了关键的观点。

线粒体以数百或数千个拷贝存在于每个细胞核外面。线粒体有它们自己的DNA，不同于细胞核内众所周知的DNA。虽然mtDNA比细胞核DNA具有更少的基因，但是mtDNA可与细胞核DNA交换信号，并参与生命必不可少的复杂生化反应。如果人mtDNA的10%～30%含有这个突变，那么这个人可能会患糖尿病，有时候是自闭症。具有50%～90% mtDNA突变水平的人，会患上其他多系统疾病，特别是MELAS综合征，这种严重疾病包括大脑和肌肉损伤。超过90%的mtDNA突变水平的人，往往会死于婴儿期。

mtDNA突变致线粒体疾病的相关分子机制是复杂的，具体见图2.3。

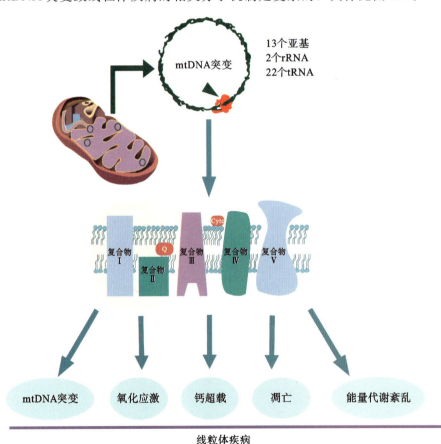

图2.3　mtDNA突变致线粒体疾病的相关分子机制

（秦兴华　徐　杰）

参考文献

[1] 刘建康，王学敏，龙建纲，等．线粒体医学与健康[M]．北京：科学出版社，2012．

[2] GILES R E, BLANC H, CANN H M, et al. Maternal inheritance of human mitochondrial DNA [J]. Proc Natl Acad Sci USA, 1980, 77(11)：6715-6719.

[3] DEL BO R, BORDONI A, BONESCHI F M, et al. Evidence and age-related distribution of mtdna d-loop point mutations in skeletal muscle from healthy subjects and mitochondrial patients [J]. Journal of the neurological sciences, 2002, 202(1)：85-91.

[4] TAKASAKI S. Mitochondrial haplogroups associated with Japanese centenarians, Alzheimer's patients, Parkinson's patients, type 2 diabetic patients and healthy non-obese young males [J]. J Genet Genomics, 2009, 36(7)：425-434.

[5] SANTORO A, BALBI V, BALDUCCI E, et al. Evidence for sub-haplogroup h5 of mitochondrial DNA as a risk factor for late onset Alzheimer's disease [J]. PLoS One, 2010, 5(8)：e12037.

[6] BAI R K, LEAL S M, COVARRUBIAS D, et al. Mitochondrial genetic background modifies breast cancer risk [J]. Cancer Res, 2007, 67(10)：4687-4694.

[7] FEDER J, OVADIA O, BLECH I, et al. Parental diabetes status reveals association of mitochondrial DNA haplogroup j1 with type 2 diabetes [J]. BMC Med Genet, 2009(10)：60.

[8] LEDOUX S P, WILSON G L, BEECHAM E J, et al. Repair of mitochondrial DNA after various types of DNA damage in Chinese hamster ovary cells [J]. Carcinogenesis, 1992, 13(11)：1967-1973.

[9] KAJANDER O A, KARHUNEN P J, HOLT I J, et al. Prominent mitochondrial DNA recombination intermediates in human heart muscle [J]. EMBO Rep, 2001, 2(11)：1007-1012.

[10] LEE S R, KIM N, NOH Y, et al. Mitochondrial DNA, mitochondrial dysfunction, and cardiac manifestations [J]. Front Biosci (Landmark Ed), 2016(21)：1410-1426.

[11] 陈红，管敏鑫．线粒体遗传与人类系统性高血压[J]．中华医学遗传学杂志，2012, 29(3)：293-295.

[12] LIU Y, LI Z, YANG L, et al. The mitochondrial nd1 t3308c mutation in a Chinese family with the secondary hypertension [J]. Biochem Biophys Res Commun, 2008, 368(1)：18-22.

[13] WANG S, LI R, FETTERMANN A, et al. Maternally inherited essential hypertension is associated with the novel 4263a>g mutation in the mitochondrial trnaile gene in a large Han Chinese family [J]. Circ Res, 2011, 108(7)：862-870.

[14] NISHIGAKI Y, YAMADA Y, FUKU N, et al. Mitochondrial haplogroup n9b is protective against myocardial infarction in Japanese males [J]. Hum Genet, 2007, 120(6)：827-836.

[15] KOFLER B, MUELLER E E, EDER W, et al. Mitochondrial DNA haplogroup t is associated with coronary artery disease and diabetic retinopathy：a case control study [J]. BMC Med Genet, 2009(10)：35.

[16] HABER M, YOUHANNA S C, BALANOVSKY O, et al. Mtdna lineages reveal coronary artery disease-associated structures in the lebanese population [J]. Annals of Human Genetics, 2012, 76(1)：1-8.

[17] ABU-AMERO K K, AL-BOUDARI O M, MOUSA A, et al. The mitochondrial DNA variant 16189t>c is associated with coronary artery disease and myocardial infarction in Saudi arabs [J]. Genet Test Mol Biomarkers, 2010, 14(1): 43-47.

[18] MUELLER E E, EDER W, EBNER S, et al. The mitochondrial t16189c polymorphism is associated with coronary artery disease in middle European populations [J]. PLoS One, 2011, 6(1): e16455.

[19] TAKAGI K, YAMADA Y, GONG J S, et al. Association of a 5178c→a (leu237met) polymorphism in the mitochondrial DNA with a low prevalence of myocardial infarction in Japanese individuals [J]. Atherosclerosis, 2004, 175(2): 281-286.

[20] BENN M, SCHWARTZ M, NORDESTGAARD B G, et al. Mitochondrial haplogroups: ischemic cardiovascular disease, other diseases, mortality, and longevity in the general population [J]. Circulation, 2008, 117(19): 2492-2501.

[21] GONZALO R, GARCIA-ARUMI E, LLIGE D, et al. Free radicals-mediated damage in transmitochondrial cells harboring the t14487c mutation in the ND6 gene of mtDNA [J]. FEBS Lett, 2005, 579(30): 6909-6913.

[22] NOMURA K, IMAI H, KOUMURA T, et al. Mitochondrial phospholipid hydroperoxide glutathione peroxidase inhibits the release of cytochrome c from mitochondria by suppressing the peroxidation of cardiolipin in hypoglycaemia-induced apoptosis [J]. Biochem J, 2000, 351(1): 183-193.

[23] IDE T, TSUTSUI H, HAYASHIDANI S, et al. Mitochondrial DNA damage and dysfunction associated with oxidative stress in failing hearts after myocardial infarction[J]. Circ Res, 2001, 88(5): 529-535.

[24] WALLACE D C. Mitochondrial diseases in man and mouse [J]. Science, 1999, 283(5407): 1482-1488.

[25] BOITEUX S, GUILLET M. Abasic sites in DNA: repair and biological consequences in saccharomyces cerevisiae [J]. DNA Repair (Amst), 2004, 3(1): 1-12.

[26] LAURITZEN K H, KLEPPA L, ARONSEN J M, et al. Impaired dynamics and function of mitochondria caused by mtdna toxicity leads to heart failure [J]. Am J Physiol Heart Circ Physiol, 2015, 309(3): 434-449.

[27] LOMBARDI A A, ELROD J W. Mtdna damage in the development of heart failure [J]. Am J Physiol Heart Circ Physiol, 2015, 309(3): 393-395.

[28] HARMAN D. Aging: a theory based on free radical and radiation chemistry [J]. J Gerontol, 1956, 11(3): 298-300.

[29] AIKEN J, BUA E, CAO Z, et al. Mitochondrial DNA deletion mutations and sarcopenia[J]. Ann N Y Acad Sci, 2002(959): 412-423.

[30] LAI L P, TSAI C C, SU M J, et al. Atrial fibrillation is associated with accumulation of aging-related common type mitochondrial DNA deletion mutation in human atrial tissue [J]. Chest, 2003, 123(2): 539-544.

[31] ARAI T, NAKAHARA K, MATSUOKA H, et al. Age-related mitochondrial DNA deletion in human heart: its relationship with cardiovascular diseases [J]. Aging Clin Exp Res, 2003, 15

(1): 1-5.

[32] CHANG M C, HUNG S C, CHEN W Y, et al. Accumulation of mitochondrial DNA with 4977 bp deletion in knee cartilage—an association with idiopathic osteoarthritis [J]. Osteoarthritis Cartilage, 2005, 13(11): 1004-1011.

[33] DAI J G, XIAO Y B, MIN J X, et al. Mitochondrial DNA 4977 bp deletion mutations in lung carcinoma [J]. Indian J Cancer, 2006, 43(1): 20-25.

[34] MOHAMED S A, HANKE T, ERASMI A W, et al. Mitochondrial DNA deletions and the aging heart[J]. Exp Gerontol, 2006, 41(5): 508-517.

[35] D'AURELIO M, VIVES-BAUZA C, DAVIDSON M M, et al. Mitochondrial DNA background modifies the bioenergetics of narp/mils ATP6 mutant cells [J]. Hum Mol Genet, 2010, 19(2): 374-386.

[36] BONNET C, AUGUSTIN S, ELLOUZE S, et al. The optimized allotopic expression of ND1 or ND4 genes restores respiratory chain complex Ⅰ activity in fibroblasts harboring mutations in these genes [J]. Biochim Biophys Acta, 2008, 1783(10): 1707-1717.

[37] KORSTEN A, DE COO I F, SPRUIJT L, et al. Patients with leber hereditary optic neuropathy fail to compensate impaired oxidative phosphorylation [J]. Biochim Biophys Acta, 2010, 1797(2): 197-203.

[38] JAMES A M, SHEARD P W, WEI Y H, et al. Decreased atp synthesis is phenotypically expressed during increased energy demand in fibroblasts containing mitochondrial tRNA mutations [J]. Eur J Biochem, 1999, 259(1-2): 462-469.

[39] PALLOTTI F, BARACCA A, HERNANDEZ-ROSA E, et al. Biochemical analysis of respiratory function in cybrid cell lines harbouring mitochondrial DNA mutations [J]. Biochem J, 2004, 384(2): 287-293.

[40] BARACCA A, SGARBI G, MATTIAZZI M, et al. Biochemical phenotypes associated with the mitochondrial ATP6 gene mutations at nt8993 [J]. Biochim Biophys Acta, 2007, 1767(7): 913-919.

[41] SGARBI G, BARACCA A, LENAZ G, et al. Inefficient coupling between proton transport and ATP synthesis may be the pathogenic mechanism for narp and leigh syndrome resulting from the t8993g mutation in mtDNA [J]. Biochem J, 2006, 395(3): 493-500.

[42] SZCZEPANOWSKA J, ZABLOCKI K, DUSZYNSKI J. Influence of a mitochondrial genetic defect on capacitative calcium entry and mitochondrial organization in the osteosarcoma cells [J]. FEBS Lett, 2004, 578(3): 316-322.

[43] ABRAMOV A Y, SMULDERS-SRINIVASAN T K, KIRBY D M, et al. Mechanism of neurodegeneration of neurons with mitochondrial DNA mutations [J]. Brain, 2010, 133(3): 797-807.

[44] MOUDY A M, HANDRAN S D, GOLDBERG M P, et al. Abnormal calcium homeostasis and mitochondrial polarization in a human encephalomyopathy[J]. Proc Natl Acad Sci USA, 1995, 92(3): 729-733.

[45] VON KLEIST-RETZOW J C, HORNIG-DO H T, SCHAUEN M, et al. Impaired mitochondrial Ca^{2+} homeostasis in respiratory chain-deficient cells but efficient compensation of energetic disad-

vantage by enhanced anaerobic glycolysis due to low ATP steady state levels [J]. Exp Cell Res, 2007, 313(14): 3076-3089.

[46] GAJEWSKI C D, YANG L, SCHON E A, et al. New insights into the bioenergetics of mitochondrial disorders using intracellular ATP reporters [J]. Mol Biol Cell, 2003, 14(9): 3628-3635.

[47] CIAFALONI E, RICCI E, SHANSKE S, et al. Melas: clinical features, biochemistry, and molecular genetics [J]. Ann Neurol, 1992, 31(4): 391-398.

[48] RUSANEN H, MAJAMAA K, HASSINEN I E. Increased activities of antioxidant enzymes and decreased ATP concentration in cultured myoblasts with the 3243a-->g mutation in mitochondrial DNA[J]. Biochim Biophys Acta, 2000, 1500(1): 10-16.

[49] LEE C F, CHEN Y C, LIU C Y, et al. Involvement of protein kinase c delta in the alteration of mitochondrial mass in human cells under oxidative stress [J]. Free Radic Biol Med, 2006, 40(12): 2136-2146.

[50] RANA M, DE COO I, DIAZ F, et al. An out-of-frame cytochrome b gene deletion from a patient with parkinsonism is associated with impaired complex Ⅲ assembly and an increase in free radical production [J]. Ann Neurol, 2000, 48(5): 774-781.

[51] LEBIEDZINSKA M, KARKUCINSKA-WIECKOWSKA A, GIORGI C, et al. Oxidative stress-dependent p66^{She} phosphorylation in skin fibroblasts of children with mitochondrial disorders [J]. Biochim Biophys Acta, 2010, 1797(6-7): 952-960.

[52] MATTIAZZI M, VIJAYVERGIYA C, GAJEWSKI C D, et al. The mtDNA t8993g (narp) mutation results in an impairment of oxidative phosphorylation that can be improved by antioxidants [J]. Hum Mol Genet, 2004, 13(8): 869-879.

[53] INDO H P, DAVIDSON M, YEN H C, et al. Evidence of ros generation by mitochondria in cells with impaired electron transport chain and mitochondrial DNA damage [J]. Mitochondrion, 2007, 7(1-2): 106-118.

[54] BRINI M, PINTON P, KING M P, et al. A calcium signaling defect in the pathogenesis of a mitochondrial DNA inherited oxidative phosphorylation deficiency [J]. Nat Med, 1999, 5(8): 951-954.

[55] SHERER T B, TRIMMER P A, PARKS J K, et al. Mitochondrial DNA-depleted neuroblastoma (rho degrees) cells exhibit altered calcium signaling[J]. Biochim Biophys Acta, 2000, 1496(2-3): 341-355.

[56] WOJEWODA M, DUSZYNSKI J, WIECKOWSKI M, et al. Effect of selenite on basic mitochondrial function in human osteosarcoma cells with chronic mitochondrial stress[J]. Mitochondrion, 2012, 12(1): 149-155.

[57] NICHOLLS D G, VESCE S, KIRK L, et al. Interactions between mitochondrial bioenergetics and cytoplasmic calcium in cultured cerebellar granule cells [J]. Cell Calcium, 2003, 34(4-5): 407-424.

[58] TREVELYAN A J, KIRBY D M, SMULDERS-SRINIVASAN T K, et al. Mitochondrial DNA mutations affect calcium handling in differentiated neurons [J]. Brain, 2010, 133(3): 787-796.

[59] IKEZOE K, NAKAGAWA M, YAN C, et al. Apoptosis is suspended in muscle of mitochondrial

encephalomyopathies [J]. Acta Neuropathol, 2002, 103(6): 531-540.

[60] MIRABELLA M, DI GIOVANNI S, SILVESTRI G, et al. Apoptosis in mitochondrial encephalomyopathies with mitochondrial DNA mutations: a potential pathogenic mechanism[J]. Brain, 2000, 123 (1): 93-104.

[61] OREKHOV A N, POZNYAK A V, SOBENIN I A, et al. Mitochondrion as a selective target for the treatment of atherosclerosis: role of mitochondrial DNA mutations and defective mitophagy in the pathogenesis of atherosclerosis and chronic inflammation[J]. Current neuropharmacology, 2020, 18(11): 1064-1075.

[62] RILEY J S, TAIT S W. Mitochondrial DNA in inflammation and immunity [J]. EMBO Rep, 2020, 21(4): e49799-e49799.

第 3 章
氧化应激与心血管疾病

线粒体通过氧化磷酸化为机体提供主要的 ATP 来源。在线粒体生物氧化过程中，O_2 为电子的接收体，线粒体电子传递链将 O_2 还原为 H_2O，从而产生维持人体生命所必需的能量分子。而线粒体的生物氧化过程也同时伴随着活性氧（reactive oxygen species，ROS）的产生。细胞内 ROS 与细胞信号通路调节、应激反应、衰老、凋亡以及多种疾病相关。作为第二信使，ROS 可直接参与对各种刺激的信号转导，还可通过直接修饰转录因子（如 HIF-1）调控基因的表达[1]。在免疫反应中，ROS 也具有重要的作用，不仅可以直接杀死病原微生物，还可以改变细胞内氧化还原状态，激活特异性免疫。由于 ROS 化学性质非常活跃，过量则引起多种物质，如 DNA、蛋白质和脂质等多种重要大分子的氧化损伤，并最终导致细胞死亡及组织损伤，从而介导机体多种病理过程，这一过程称为氧化应激（oxidative stress）。

3.1 线粒体活性氧

ROS 是一类具有氧化能力的分子、离子和自由基，主要包括超氧阴离子（$O_2^{\cdot -}$）、过氧化氢（H_2O_2）、羟自由基（·OH）和单线态氧（$^1O_2$）等，广泛存在于机体内。细胞内产生 ROS 的组分包括线粒体、定位在内质网的细胞色素 P450、脂质氧化酶、环氧化物酶、黄嘌呤氧化酶以及 NADPH 氧化酶等。其中，线粒体是 ROS 产生的主要场所，来自线粒体电子传递链产生的超氧阴离子占细胞超氧阴离子总来源的 90% 左右。位于线粒体内膜的电子传递链将电子传递给分子氧而生成水。在复合物 I（NADH 脱氢酶）或复合物 III（细胞色素 c 还原酶）以及通过 Q 循环（Q cycle），部分漏出的电子可使分子氧转换为超氧阴离子，并释放到线粒体基质或线粒体内外膜间隙。

3.1.1 线粒体电子传递链

线粒体电子传递链由具有电子传递功能的蛋白复合体按照一定顺序排列在线粒体内膜中，形成一个连续的传递链，由 4 个蛋白酶复合体、介于复合体 I 或 II 与 III 之间的泛醌，以及介于复合体 III 与 IV 之间的细胞色素 c 共同组成。复合体 I 和 II 各自获取还原当量，分别向泛醌传递。因此，4 个复合体与泛醌和细胞色素 c 构成两条电子传递链：一条为 NADH 呼吸链，由 NADH 作为电子供体，从 NADH 开始

到还原 O_2 生成 H_2O，其电子传递顺序为 NADH—复合体Ⅰ—CoQ—复合体Ⅲ—Cytc—复合体Ⅳ—O_2；另一条为 $FADH_2$ 呼吸链，或称琥珀酸氧化呼吸链，由 $FADH_2$ 作为电子供体，即底物脱下 2H 直接或间接转给 FAD 生成 $FADH_2$，再经泛醌到 O_2，电子传递顺序是琥珀酸—复合体Ⅱ—CoQ—复合体Ⅲ—Cyt c—复合体Ⅳ—O_2。呼吸链中 NAD^+、黄素单核苷酸（flavin mononnucleotide，FMN）、FAD 和泛醌都能在传递电子的同时传递氢。NAD^+ 接受 1 个质子和 2 个电子还原为 $NADH^+ + H^+$；FMN 和 FAD 分别接受 2 个质子和 2 个电子转变为 $FMNH_2$ 和 $FADH_2$，反应是逐步进行的，可在双、单电子传递体间进行电子传递。

呼吸链复合体Ⅰ（complexⅠ）又称 NADH-泛醌还原酶。4 个复合体中，复合体Ⅰ含亚基最多，分子量最大，含黄素蛋白、铁硫蛋白等，其辅基为 FMN 和多个铁硫中心（Fe-S center）。复合体Ⅰ构象呈"L"形，其横臂嵌于线粒体内膜中，为疏水蛋白部分，含 1 个 Fe-S 辅基；纵臂伸向线粒体基质，包括两部分，即黄素蛋白及 FMN 和 2 个 Fe-S 辅基、铁硫蛋白及 3 个 Fe-S 辅基。

呼吸链复合体Ⅱ（complexⅡ）又称琥珀酸-泛醌还原酶，即三羧酸循环琥珀酸脱氢酶。人体复合体Ⅱ称黄素蛋白 2（FP2），由 4 个亚基组成，以 FAD、Fe-S 和血红素 b（heme b_{566}）为辅基。其中，2 个疏水亚基（细胞色素结合蛋白）将复合体锚定于内膜，含有血红素 b 辅基和 Q 结合位点；另外 2 个亚基位于基质侧，分别是黄素蛋白（含 FAD 辅基和底物琥珀酸的结合位点）、铁硫蛋白（含 3 个 Fe-S 辅基）。

呼吸链复合体Ⅲ（complexⅢ）又称泛醌-细胞色素 c 还原酶。人体复合体Ⅲ含有细胞色素 b（b_{562}、b_{566}）、细胞色素 c_1 和一种可移动的铁硫蛋白。在生理状态下，人复合体Ⅲ为同二聚体，每个单体中有 11 个亚基。其中，铁硫蛋白（含 2 个 Fe-S）和细胞色素 c_1 都有球形结构域，并以疏水区段锚定于内膜。细胞色素 c 亚基有 2 个不同的血红素辅基：对电子亲和力较低的血红素 b_L（即 b_{566}）及亲和力较高的 b_H（b_{562}）。这 3 个核心蛋白亚基负责完成电子传递、QH_2 的氧化和细胞色素 c 的还原。复合体Ⅲ有 2 个 Q 结合位点，分别邻近膜间隙和基质侧，称为 Q_P 位点和 Q_N 位点。

复合体Ⅳ（complexⅣ）又称细胞色素 c 氧化酶。复合体Ⅳ包含 13 个亚基，其中亚基 SU1~SU3 构成复合体Ⅳ的核心结构，含所有必需的 Fe、Cu 离子结合位点，负责电子传递、细胞色素 c 的氧化和 O_2 的还原，其他 10 个亚基分布于其周围，起调节作用。SU2 亚基中的半胱氨酸-SH 可结合 2 个 Cu^{2+}，每个 Cu^{2+} 都可传递电子，形成一个双核中心的功能单元（Cu_A 中心），其结构类似于 Fe_2S_2。亚基 SU1 含有 2 个血红素辅基，分别为血红素 a 和 a_3（与蛋白质合成 Cyt $a+a_3$），与血红素 a_3 邻近处还结合 1 个 Cu^{2+}（Cu_B），Cu_B 与血红素 a_3 中的 Fe^{3+} 形成了第二个双核中心-血红素 a_3-Cu_B（Fe-Cu）中心。其中，血红素 a_3 也是氰化物、叠氮物质、NO、CO 等抑制剂的结合位点。

电子传递的重要组分还包括泛醌，泛醌又称辅酶 Q（coenzyme Q，CoQ），是一种脂溶性醌类化合物。人体内的 CoQ 是 10 个异戊二烯单位连接的侧链，用 CoQ10（Q10）表示。CoQ 侧链的疏水性使其能够在线粒体内膜中自由扩散。泛醌结构中的苯醌部分在氧化还原反应中同时传递质子和电子，传递过程逐步进行，分别为泛醌、半醌、二氢泛醌3种分子状态，在双、单电子传递体间进行电子传递。

此外，线粒体呼吸链还含有多种铁硫蛋白。铁硫中心是 Fe^{3+} 通过与无机硫(S)原子和/或铁硫蛋白中的半胱氨酸残基的 SH 连接而成，有多种形式，最简单的铁硫中心是1个 Fe^{3+} 与4个半胱氨酸残基的S相连，复杂的铁硫中心可以形成 Fe_2S_2、Fe_4S_4。铁硫中心可进行 $Fe^{2+} \leftrightarrow Fe^{3+} + e^-$ 的可逆反应，每次传递一个电子，因此铁硫蛋白通过铁硫中心进行单电子传递，是单电子传递体。

参与电子传递链的细胞色素是一类含血红素样辅基的蛋白质，其血红素中的铁离子可进行 $Fe^{2+} \leftrightarrow Fe^{3+} + e^-$ 反应，是单电子传递体。各种还原型细胞色素均有3个特征性的 α、β、γ 可见光吸收峰；氧化型细胞色素在3个吸收峰出的吸光度值有明显的改变，可作为分析细胞色素种类和状态的指标。根据吸光度和最大吸收波长不同，可将线粒体中的细胞色素蛋白分为细胞色素 a、b、c(Cyt a、Cyt b、Cyt c)3 类及不同亚类。各种细胞色素光吸收性质的差异是由于血红素中卟啉环侧链基团以及血红素在蛋白中所处环境不同所致。参与呼吸链组成的细胞色素有 Cyt a、Cyt a_3、Cyt b、Cyt c_1 和 Cyt c 共5种。Cyt b_5 和 Cyt P_{450} 主要在肝脏的微粒体中起作用[2]。

3.1.2 线粒体活性氧的产生

线粒体 ROS 产生的主要方式为电子传递过程中部分渗漏的电子使氧分子仅接受一个电子，生成 $O_2^{·-}$。线粒体基质中的 $O_2^{·-}$ 通过线粒体的锰过氧化物歧化酶(MnSOD 或 SOD2 的同工型)转化为 H_2O_2：$O_2^{·-} + O_2^{·-} \rightarrow H_2O_2 + O_2$。在还原型谷胱甘肽(GSH)存在时，$H_2O_2$ 可以通过谷胱甘肽过氧化物酶(GPx)转变为 H_2O，同时生成氧化型谷胱甘肽(GSSG)：$H_2O_2 + 2GSH \rightarrow 2H_2O + GSSG$。而 GSSG 可以通过 NADPH 依赖的方式在谷胱甘肽还原酶的催化下还原回 GSH，从而实现 GSH 的循环。H_2O_2 与电子传递链上含铁的辅酶及铁硫中心还原型 Fe^{2+} 通过芬顿(Fenton)反应生成氧化活性更高的羟自由基(·OH)：$H_2O_2 + Fe^{2+} \rightarrow Fe^{3+} + OH^- + ·OH$。$Fe^{3+}$ 催化的 Haber-Weiss 反应同样可以使 H_2O_2 转变为 ·OH：$H_2O_2 + O_2^{·-} \rightarrow O_2 + OH^- + ·OH$。在中性粒细胞等细胞中，$H_2O_2$ 可与 Cl^- 在髓过氧化物酶(myeloperoxidase, MPO)的催化下反应生成 OCl^-，并进一步生成 $^1O_2$ 及其他种类的含氯 ROS。此外，线粒体的 NO 合酶(mitochondrial NO synthase, mtNOS)可以催化 NO 的生成，而线粒体产生的 NO 可以与 ROS 相互作用，通过自由基与自由基的反应清除 ROS 而产生过氧化硝酸盐：$NO^- + O_2^{·-} \rightarrow ONOO^-$。过氧化硝酸盐作为一种氧化剂，可以生成 S-亚硝基硫醇，从而降低复合体 I 的活性。同时，NO 也可以通过稳定细胞色素 c 而间接促进 ROS 的清除。

线粒体电子传递过程中主要有两个环节在 $O_2^{·-}$ 产生中发挥了重要的作用。其一，产生于复合体 I 的 NADH 脱氢酶(NADH dehydrogenase, NDH)处，主要由还原型 FMN 处电子漏所介导；其二，产生于复合体 Ⅲ 的 Q 循环过程中，主要由半醌和还原型细胞色素 b 自身氧化过程中所产生的电子漏所介导（图 3.1）。线粒体内除电子传递链复合体Ⅰ及复合物Ⅲ外，复合体Ⅱ及复合体Ⅳ也可以介导 ROS 的产生。此外，定位在线粒体的 p66^{Shc}、NADPH 氧化酶（NADPH oxidase，NOX）的 NOX4、单胺氧化酶（monoamine oxidase，MAO）、黄嘌呤氧化酶（xanthine oxidase，XO）、线粒体 BKCa 及 K$_{ATP}$ 通道、细胞色素 b$_5$ 还原酶以及双氢乳清酸酯脱氢酶等也可产生 ROS，这些酶对线粒体总 ROS 的贡献与线粒体内膜电子传递链相比较少，但其在心血管疾病的发病机制中发挥了重要的作用。

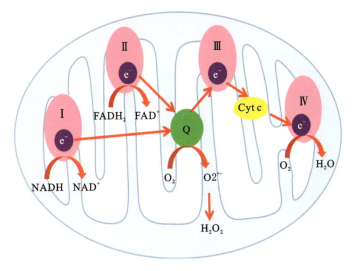

NAD$^+$/NADH—氧化型/还原型烟酰胺腺嘌呤二核苷酸；FAD$^+$/FADH$_2$—氧化型/还原型黄素腺嘌呤二核苷酸；Q—泛醌；Cyt c—细胞色素 c；e$^-$—电子。

图 3.1　线粒体电子传递链产生 ROS

1. 复合体Ⅰ与 ROS 产生

复合体Ⅰ的功能是将 NADH 的还原当量传递给泛醌，并具有质子泵功能。电子传递顺序为 NADH—FMN—Fe-S—Q。复合体Ⅰ中突出于基质侧的黄素蛋白辅基 FMN 接受 NADH 中的 2 个质子和 2 个电子生成 FMNH$_2$，将电子传递给 Fe-S，再经嵌于线粒体内膜中疏水蛋白的 Fe-S 将电子传递给内膜中的泛醌，泛醌被还原为 QH$_2$。泛醌作为内膜中可移动的电子载体，在各复合体间募集、穿梭传递还原当量，在电子传递和质子移动的偶联中起核心作用。

还原型 FMN（FMNH$_2$）以及还原型 FMN 半醌自由基（FMNH·$^-$）与 O$_2$ 反应可产生 O$_2$·$^-$ [3-4]，黄素蛋白广谱抑制剂二苯基氯化碘（DPI）可抑制此反应，而泛醌分子被还原时与泛醌结合的位点也是 O$_2$·$^-$ 产生的重要部位。由于泛醌被不完全还原，产生了不稳定的半醌自由基（SQ），而半醌自由基则是 O$_2$·$^-$ 的重要来源。复合体Ⅰ抑制剂鱼藤酮与粉蝶霉素 A 通过与复合体Ⅰ中泛醌结合位点结合，可以阻断电子从铁硫中心到泛醌的传递，进而抑制半醌自由基的产生，从而抑制了 O$_2$·$^-$ 产生，表明泛醌被还原为不稳定的半醌自由基的过程介导了 O$_2$·$^-$ 的产生。哺乳动物复合体Ⅰ含 8 个铁硫中心，即 N1a、N1b、N2、N3、N4、N5、N6a 和 N6b。有研究表明，复合体Ⅰ中$O_2^{·-}$多产于N2/泛醌位点，提示N2中心的电子漏与泛醌的还原密切相关，提示铁硫中心在复合物Ⅰ的$O_2^{·-}$产生过程中发挥了继发性作用。

此外，复合体Ⅰ蛋白含有丰富的巯基，包括结构性巯基（如铁硫中心的连接）以及活性巯基和调节性巯基。其中，亲水结构域中51 kD和75 kD亚单位含有丰富的调节性巯基。51 kD亚单位的第206位半胱氨酸（Cys_{206}）与谷胱甘肽结合的肽段容易生成硫自由基，此结合位点在细菌、真菌以及哺乳动物的酶中是高度保守的。对嗜热菌复合体Ⅰ的X线衍射结构分析表明，此保守半胱氨酸距离FMN仅6 Å，提示Cys_{206}是氧化还原敏感的巯基，而FMN可以作为其生成硫自由基时$O_2^{·-}$的供体。75 kD亚单位则是另一个可被谷胱甘肽修饰的多肽段，其Cys_{367}可被氧化型GSSG通过二硫键置换的方式进行修饰。GSSG对复合体Ⅰ 51 kD以及75 kD亚单位的修饰可以轻度减少电子漏并提高电子传递效率，从而影响了$O_2^{·-}$的产生；但大量GSSG对复合体Ⅰ的修饰却降低了其酶活性以及电子传递效率，反而导致$O_2^{·-}$产生增多。

在复合物Ⅰ下游阻断线粒体呼吸可以导致更多的电子渗漏及大量超氧阴离子产生。复合物Ⅰ各亚基组分的翻译后修饰对ROS产生起不同作用。例如，复合物Ⅰ巯基化促进ROS产生，而复合物Ⅰ亚硝基化则抑制其产生ROS。

2. 复合体Ⅲ与ROS产生

复合体Ⅲ产生的ROS占ROS总量的80%。复合体Ⅲ的功能为将泛醌从复合体Ⅰ、Ⅱ募集的还原当量传递到细胞色素c（Cyt c），同时还具有质子泵功能，每传递2个电子向膜间隙侧泵出$4H^+$。复合体Ⅲ将电子从QH_2传递给Cyt c的过程是通过Q循环的复杂机制来完成的。Q循环过程在线粒体膜间隙侧形成的半醌是一种不稳定的半醌自由基，半醌自由基的极不稳定性使其成为心脏和血管中$O_2^{·-}$的重要来源。抗霉素（antimycin）、黏噻唑（myxothiazol）以及标桩菌素是复合体Ⅲ的抑制剂，其中antimycin可作用于半醌自由基$Q^{·-}$，抑制其接受电子和质子形成QH_2，从而使半醌自由基$Q^{·-}$以及$O_2^{·-}$增多，在心脏组织中，这一抑制剂作用后促进ROS生成的效果显著优于其他复合体的抑制剂，且不受复合体Ⅰ抑制剂鱼藤酮的影响，提示Q循环中$Q^{·-}$的形成这一环节是生理状态下心脏组织ROS的主要来源[5]；黏噻唑可抑制$Q^{·-}$的产生；而标桩菌素则通过抑制电子向细胞色素c_1传递而促进电子传递至半醌自由基，从而减少了半醌自由基$Q^{·-}$以及$O_2^{·-}$。

此外，在Q循环过程中，细胞色素b可将1个电子传递给泛醌或者半醌自由基，从而作为$O_2^{·-}$的来源，促进ROS的生成。

3. 其他复合体与ROS产生

复合体Ⅱ对线粒体$O_2^{·-}$的产生贡献较少，主要在两个环节发挥作用：其中一个位于FAD辅酶处，通过$FADH_2$或者$FADH^{·-}$自身的氧化产生；另一个则位于泛醌结合位点，与泛醌的还原过程有关，是泛醌被不完全还原的产物。也有报道指出，琥珀酸通过复合体Ⅱ启动电子传递时可以引起电子向复合体Ⅰ的逆向传递（reverse electron transfer，RET），在复合体Ⅰ的FMN以及泛醌还原位点产生

ROS[6-8]。有研究表明，鱼藤酮通过抑制 RET 可以显著抑制复合体 Ⅱ 底物琥珀酸启动的心肌线粒体电子传递过程中 ROS 的产生，提示在心肌组织中通过这一途径产生的 ROS 在复合体 Ⅱ 中占主要部分[5]。

复合体 Ⅳ 是电子传递的出口，其功能是将还原型细胞色素 c 的电子传递给 O_2 生成 H_2O，同时每传递 2 个电子，将 2 个质子泵至内膜胞质侧。在生理状态下，复合体 Ⅳ 不会由于电子漏而产生 $O_2^{\cdot-}$；但在小鼠的单核巨噬细胞中发现，缺氧时，会发生 cAMP 介导的复合体 Ⅳ 的功能下降，同时伴随着蛋白激酶 A（PKA）对其进行磷酸化修饰，导致 $O_2^{\cdot-}$ 生成增多。

4. 线粒体非电子传递链来源的 ROS

线粒体中非电子传递链来源的 ROS 对线粒体总 ROS 的贡献较少，但它们可以促进内膜电子传递链 ROS 的产生[9]。在心肌细胞、血管平滑肌细胞以及内皮细胞中，线粒体中一些氧化酶在催化有 O_2 参加的生物合成反应时，O_2 会作为电子的最终接受体，产生 $O_2^{\cdot-}$ 以及 H_2O_2。心脏缺氧时，XO 催化底物黄嘌呤反应产生的大量 H_2O_2 诱导了心脏缺血再灌注损伤以及心衰的发生[10]。而定位在线粒体外膜的 MAO，分为 MAO-A 及 MAO-B 两个亚型，两个亚型在心脏中均有表达，其在降解去甲肾上腺素时会产生 H_2O_2，参与压力过负荷所导致心衰的发病过程。根据 NOX 催化亚单位的不同，可以将其分为 7 个亚型（NOX1～NOX5 以及双氧化酶 1、双氧化酶 2），其中 NOX4 主要定位在线粒体中。NOX4 在心脏和血管组织中均有表达，血管线粒体中的 NOX4 含量更丰富。缺血、缺氧以及压力过负荷和动脉粥样硬化可以通过上调 NOX4 的表达，从而促进 ROS 产生[9]。

3.2 活性氧及抗氧化系统的检测

ROS 的生理功能或损伤效应是由其在细胞中的种类、浓度和定位决定的，检测 ROS 在细胞中的浓度、分布及其变化是了解 ROS 功能的重要手段。而机体除了可以产生 ROS，同时也存在复杂的抗氧化系统。抗氧化系统发生障碍同样可引起氧化应激，造成细胞的损伤和死亡。因此，对抗氧化系统重要酶活性的检测同样对氧化应激相关疾病的诊断具有重要的意义。

3.2.1 活性氧的检测

早在 1960 年，就有学者建立了使用发光氨 3-氨基苯二甲酰肼（luminol）检测 ROS 的方法，基本的原理是 ROS 在 XO 存在时，可以与次黄嘌呤（hypoxanthine，HX）反应，从而使 luminol 发光，发光的强弱与 ROS 的浓度成正比。之后，又有学者于 1988 年成功建立了使用 N,N-二甲基二吖啶硝酸盐（lucigenin）特异性检测 $O_2^{\cdot-}$ 的方法。Luminol 和 lucigenin 多用于检测吞噬细胞所产生的 ROS，但 luminol 和 lucigenin 检测方法的不足之处在于其与 $O_2^{\cdot-}$ 反应的产物自身也可被氧化，从而产生更多的 $O_2^{\cdot-}$，进而影响检测的准确性。目前，已开发出更多检测 $O_2^{\cdot-}$ 的化学发光物质，包括腔肠素（coelenterazine，CL）及其类似物 CLA 和 MCLA 等。然而，这些发光物虽然具有对 $O_2^{\cdot-}$ 很好的敏感性，却缺乏好的特异性，例如 CL 除了与 $O_2^{\cdot-}$ 反应，还可与 $ONOO^-$ 发生相互作用，而 MCLA 则可与过氧化氢发生反应，因此限制了其广泛应用。

电子自旋共振法（electron spin resonance，ESR）可以检测到未配对电子的存在，可特异性检测氧自由基。然而，很多带有未配对电子的基团，如 $O_2^{\cdot-}$、$\cdot OH$ 以及 $NO\cdot$ 等，均为具有高度活性的自由基，可迅速降解，导致由于含量较少而不易通过 ESR 被检测到。为克服此缺陷，可使用自旋捕获或者相应的探针，通过与 ROS 相互作用产生更加稳定并且半衰期更长的产物，从而实现对这些基团的检测。用于实现自旋捕获的物质包括 n-叔丁基-α-苯基硝酮（PBN）及 5,5-二甲基-1-吡咯啉-n-氧化物（DMPO）等，可以适用于整体和细胞水平的 ROS 检测。此外，一些新的复合物也相继问世，包括 1,1,3-三甲基异吲哚-N-氧化物（TMINO）、5-二乙氧基磷酰-5-甲基-1-吡咯啉-N-氧化物（DEPMPO）等，这些复合物性质更加稳定，对氧自由基的检测也更加特异。但是，由于被自旋捕获技术修饰的带有 ESR 识别信号的产物很容易被还原剂（如维生素 C 等）还原，也导致检测难度有所增加。

随着技术的发展，通过荧光探针识别 ROS，结合高分辨率显微成像技术，实现了在细胞水平进行"实时、可视化"的 ROS 检测。理想的 ROS 分子探针具备四个特性：实时性、选择性、定量检测以及亚细胞定位能力[12]。由于 ROS 生命周期短，稳态浓度低，因此分子探针在具有高灵敏度的同时，还需要具有与 ROS 反应的良好的动力学特征，才能实现实时监测 ROS 信号。目前常用的一类 ROS 分子探针利用了被 ROS 氧化脱氢后生成荧光产物的机制，如 $2',7'$-二氯二氢荧光素（DCFH）及其衍生物、DHR、Amplex Red、3-CCA/SECCA、TA 等，但这类探针的缺点是可被多种 ROS 氧化，因此特异性较差。而 DHE（或 HE）是一种针对 $O_2^{\cdot-}$ 相对特异的荧光探针，$O_2^{\cdot-}$ 可以快速使 DHE 转变为不稳定的 $2-OH-E^+$ 或其前体，其在 520 nm 激发光的作用下可发出红色荧光，从而指示 $O_2^{\cdot-}$ 的浓度。此外，除检测 ROS 的浓度变化外，定量检测 ROS 浓度也具有重要意义。通过荧光探针的荧光比率测量（ratio metrics）则可以实现 ROS 的定量测量。虽然荧光探针具有实时及可视等优越性，但是这些荧光探针都容易在激发光作用下产生新的 ROS，从而影响了探测结果。因此，仍需要开发具有高灵敏性、高特异性的新一代 ROS 探针，仅识别一种或者一类 ROS 分子，并且不易受激发光和细胞内 pH 变化等的影响。

3.2.2 线粒体活性氧的检测

分子探针精确的亚细胞定位是研究局域 ROS 信号的一个重要前提。在真核生物细胞内，线粒体内膜呼吸链是主要的 ROS 生成位点，但线粒体外膜细胞色素 b_5 还原酶、单胺氧化酶、双氢乳清酸酯脱氢酶、NADPH 氧化酶、细胞质细胞色素 P450 氧化还原酶、黄嘌呤氧化酶，以及其他细胞器中的酶系等均可生成 ROS。要精确测量线粒体 ROS 水平时，可以通过先将线粒体分离出来，再使用以上荧光探针的方法进行检测。在辣根过氧化物酶（horseradish peroxidase，HRP）存在时，Amplex red（荧光红染料）可以与 H_2O_2 反应生成具有高荧光活性的产物试卤灵，从而用于检测线粒体 H_2O_2 的水平；DHE 多用于检测分离的线粒体中 $O_2^{·-}$ 的水平；而 DHE 的衍生物 MitoSOX 带有一个磷酸基团，可以选择性地定位在线粒体上，从而可以在细胞水平特异性地指示线粒体中的 $O_2^{·-}$。近年发展的蛋白质类 ROS 荧光探针可以将荧光探针在细胞器中进行表达，从而实时检测亚细胞水平的 ROS 信号。例如，W. Wang 等人报道表达于线粒体基质内的 cpYFP 可以特异性地指示线粒体 $O_2^{·-}$ 信号，并且通过 cpYFP 发现了线粒体的超氧爆发事件——超氧炫（superoxide flash）[13]。此外，有学者利用 cpYFP 结构和原核生物 H_2O_2 敏感蛋白 OxyR 合成了一个新的基因编码的 H_2O_2 荧光探针 HyPer，可以定位于细胞质或线粒体内对 H_2O_2 进行检测[14]。

1. DCFH 用于单个线粒体 ROS 水平检测

DCFH 可以被 H_2O_2 和其他活性氧物质氧化生成 DCF，从而被广泛用于细胞 ROS 水平检测。在一些条件下，DCFH 可以富集到线粒体用于活细胞内单个线粒体的 ROS 检测。然而，不管是 DCFH 用于检测细胞整体还是线粒体 ROS，都存在诸多问题。首先，DCFH 可以被多种物质氧化，包括·OH、·NO_2、过氧亚硝酸盐分解产物、次氯酸、细胞色素 c 和血红素过氧化物酶等，使得 DCFH 的特异性很低，因此其荧光变化很难与某一种 ROS 水平改变相一致。其次，DCFH 本身会产生 ROS，其在被氧化过程中产生 $DCF^{·-}$，后者与氧反应产生超氧阴离子。最后，DCFH 的荧光是不可逆的，因此往往以 $\Delta F/dt$ 来评价细胞或线粒体的 ROS 水平；并且 DCFH 对激光敏感，一方面光刺激可以氧化 DCFH 产生 ROS，另一方面 DCF 也易发生光漂白。此外，由于 DCFH 氧化的效率并不稳定，使得比较两组实验的荧光值就显得非常不可靠了，虽然这种方法被广为采纳，但是该方法已经受到了越来越多的质疑，加之 DCFH 在细胞内的定位很难控制，因此并不建议采用 DCFH 作为检测线粒体 ROS 的手段。

2. MitoSOX 用于线粒体 ROS 水平检测

MitoSOX 是 DHE 的衍生物，被广泛用于检测线粒体 ROS 水平。相比 DCFH，MitoSOX 的线粒体定位虽相对较好，但其应用也存在很多问题。首先，MitoSOX 被认为可特异性地被超氧阴离子氧化，但是用其检测 ROS 时并不能区分超氧阴离子和其他 ROS，也就是说其特异性并不好。DHE 与超氧阴离子反应产生 $2-OH-E^+$，DHE 和其他 ROS（如 $ONOO^-$、·OH、H_2O_2）反应产生 E^+。由于 E^+ 的量在一些情况下并不少，因此通过荧光检测的方法很难区分 $2-OH-E^+$ 和 E^+。要想通过 DHE 特异性地检测超氧阴离子水平，高效液相色谱荧光或质谱是可靠的手段。另外，P450 也可以与 DHE 反应产生 $2-OH-E^+$。$2-OH-E^+$ 和 DNA 结合后，其荧光显著增强。和 DCFH 类似，DHE 也具有显著的光氧化和光漂白现象。据报道，DHE 还有一定的细胞毒性作用，因此在使用 DHE 或 mitoSOX 检测线粒体 ROS 时应尽量避免以上缺点。

3. 基于荧光蛋白的线粒体 ROS 检测

理论上，所有对 ROS 敏感的荧光蛋白都可以用于检测线粒体 ROS，通过基因工程手段将荧光蛋白特异性地表达在线粒体上来实现检测。然而，由于线粒体内环境的特殊性，使得应用这些荧光蛋白时需谨慎对待检测到的结果。现有荧光蛋白探针大部分对 pH 敏感，因此线粒体内 pH 的改变也可能影响荧光探针的荧光。

HyPer 是最早被合成的 H_2O_2 荧光蛋白探针，它的结构是在 OxyR 中插入一段 cpYFP 片段。OxyR 有一段 H_2O_2 调控区域，H_2O_2 氧化 HyPer 后会引起 HyPer 的构象改变，HyPer 的最大吸收光由 420 nm 变为 500 nm。HyPer 具有可逆性，并能够感受活细胞内"nmol/L"量级的 H_2O_2 改变。HyPer 的缺点包括对 pH 敏感、特异性并不是太好、检测范围并不是太适合观察细胞内 H_2O_2 的改变。由于 OxyR 本身的特异性，使得 HyPer 的特异性也不高。细胞内 H_2O_2 的浓度大约为 1 nmol/L，在氧化应激时可能达到 500～700 nmol/L，有一些 H_2O_2 生理性改变并不能被 HyPer 记录到，虽然之后 HyPer 的一些改变版本出现，但并没有得到广泛关注和应用。

绿色荧光蛋白（green fluorescent protein，GFP）的突变体 roGFP（roGFP1 和 roGFP2）对氧化还原敏感，有两个吸收峰，即 400 nm 和 490 nm。roGFP 被氧化后，其 400 nm 激发的荧光强度增加，而 490 nm 激发的荧光强度降低，通过检测 roGFP 的两个峰值荧光变化，可评价细胞内 ROS 水平。但实际上，roGFP 反映的是细胞内的氧化还原电位，而不是 H_2O_2。另外，同 HyPer 类似，roGFP 对生理条件下 ROS 的改变并不敏感，表明其检测范围并不适用于活细胞。

cpYFP 被发现对超氧阴离子敏感，我国科学家程和平院士课题组发现了单个线粒体的活性氧产生事件，将其命名为线粒体炫（mitochondrial flash）。线粒体炫是一种保守的、单个线粒体活性氧产生事件。但是由于 cpYFP 对 pH 敏感，因此线粒体炫的本质一直受到多方争议。现在基于多方实验的结果认为，线粒体炫是一种复杂的事件，该事件发生时线粒体出现了一系列改变，包括活性氧产生、线粒体碱化、线粒体肿胀、线粒体膜通透性改变、线粒体膜电位降低、线粒体代谢底物耗竭等。因此，cpYFP 用于检测线粒体炫是合适的，但并不适用于检测线粒体 ROS 水平。

除以上提到的荧光蛋白探针之外，之后还出现了一些基于荧光共振能量转移（fluorescence resonance energy transfer，FRET）技术的探针。这类探针通常包括一个蓝绿色荧光蛋白和一个黄色荧光蛋白。已报到的 ROS 荧光探针包括 cyan-RL5-yellow construct、Redoxfluor（包含 Yap1 一段富集半胱氨酸的序列）、热休克蛋白（HSP）-FRET、OxyFRET（包括 Yap1 的一段序列）和 PerFRET（包含 Orp1 和 Yap1 的片段）。这些探针并没有得到广泛的应用，其生物学特征和化学特征还有待于进一步研究。

3.2.3 抗氧化酶的检测

细胞内同时存在抗氧化机制来维持 ROS 稳态。例如，超氧化物歧化酶（SOD）可以将超氧阴离子转化为 H_2O_2；而在线粒体基质中的 SOD2，即锰依赖型超氧化物歧化酶（manganese dependent superoxide dismutase，MnSOD），可将线粒体内生成的超氧阴离子还原为 H_2O_2。线粒体内也存在谷胱甘肽过氧化物酶（glutathione peroxidase，GSH-Px）GPX1 和 GPX4，以还原型谷胱甘肽（reduced glutathione，GSH）为共同底物，将 H_2O_2 还原为 H_2O。线粒体硫氧还蛋白过氧化物酶（peroxiredoxins，PRX）PRX3 或者 PRX5 则通过定位在线粒体的硫氧还蛋白（thioredoxin，Trx）Trx2 还原 H_2O_2。氧化的谷胱甘肽和硫氧还蛋白则分别通过谷胱甘肽还原酶（glutathione reductase，GR）和定位在线粒体的硫氧还蛋白还原酶（thioredoxin reductase，TRR）TRR2 还原，在这一过程中，磷酸戊糖途径的限速酶（葡萄糖-6-磷酸脱氢酶）催化底物反应产生的 NADPH 对于维持谷胱甘肽以及硫氧还蛋白的还原状态发挥了重要的作用[9]。而在线粒体内外膜间隙，铜/锌依赖型 SOD（copper/zinc-dependent SOD，CuZnSOD），即 SOD1，参与了超氧阴离子的还原（图 3.2）。

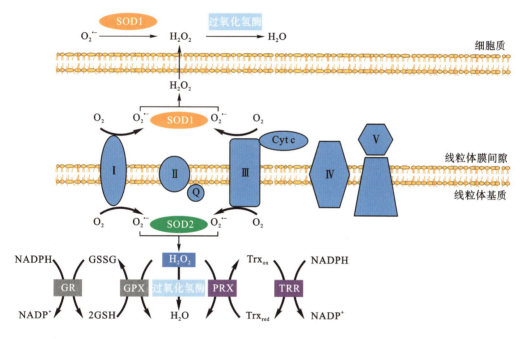

$NADP^+$/NADPH—氧化型/还原型烟酰胺腺嘌呤二核苷酸磷酸；GR—谷胱甘肽还原酶；GSSG/GSH—氧化型/还原型谷胱甘肽；GPX—谷胱甘肽过氧化物酶；PRX—硫氧还蛋白过氧化物酶；Trx_{ox}/Trx_{red}—氧化型/还原型硫氧还蛋白；TRR—硫氧还蛋白还原酶；SOD1—铜/锌依赖型超氧化物歧化酶；SOD2—锰依赖型超氧化物歧化酶；Q—泛醌；Cyt c—细胞色素 c。

图 3.2　线粒体 ROS 清除系统

SOD 是细胞内的超氧自由基清除因子，可将超氧自由基转化为过氧化氢，生成的过氧化氢进一步在过氧化氢酶（CAT）和过氧化物酶（POD）的作用下，最终分解为水。检测 SOD 的活性可通过检测吸收光或者通过化学发光法、检测底物降解和转化的速率或反应产物 H_2O_2 产生的速率来实现。最常用的方法是 J. McCord 等人于 1969 年建立的，其主要技术路线和原理为：黄嘌呤和氧气在 XO 的催化下生成 $O_2^{\cdot-}$，而氧化的细胞色素 c 可以作为 $O_2^{\cdot-}$ 的捕获剂并被其还原，还原产物的吸收光可以在550 nm处被分光光度计检测到；当待测样品中存在SOD时，其可以竞争性地与$O_2^{·-}$反应而将其转变为H_2O_2，从而抑制了细胞色素c的还原反应，使检测到的分光光度值变小，通过计算得到SOD的量。此外，还可以根据SOD促进BXT-01050自身氧化，生成在525 nm处有最大吸收光的发色团的原理，直接测量SOD的活性，此方法操作较为简单，并且灵敏性和特异性均有所提高。而使用聚丙烯酰胺凝胶电泳的方法还可以对SOD蛋白进行半定量分析和检测，从而推测SOD活性。

谷胱甘肽过氧化物酶（GSH-Px）是细胞内重要的过氧化物分解酶，在催化GSH变为GSSG的同时使过氧化物还原成羟基化合物，并促进H_2O_2的分解，从而保护细胞免受过氧化物的损伤。GSH-Px家族有GPX1、GPX2、GPX3、GPX4、GPX5五个成员。GPX的活性在肝脏、肾脏以及心脏的线粒体中较高，而在大脑和骨骼肌中较低。GSH-Px的K_m值很低，说明即使在过氧化氢的浓度较低时，GSH-Px亦可发挥其抗氧化作用。测量GSH-Px活性的主要原理是GSH-Px催化过氧化氢与还原型谷胱甘肽（GSH）反应生成氧化型谷胱甘肽（GSSG）和H_2O，而GSSG在NADPH存在时可以被谷胱甘肽还原酶还原为GSH和$NADP^+$，因此可以通过检测NADPH的减少量来计算GSH-Px活性。此外，37℃时$NADP^+$在340 nm处具最大吸收光，也可以根据340 nm处的吸光值间接反映GPX的活性。

过氧化氢酶（catalase，CAT）可以特异性地催化过氧化氢，生成氧气和水，从而清除细胞内的过氧化氢，保护细胞免受氧化损伤。CAT在全身各组织中均有广泛表达。相比于GSH-Px，CAT的K_m值较高，因此可作用于高浓度过氧化氢。H_2O_2的浓度越高，其分解速度越快。CAT是以铁卟啉为辅基的结合酶，其酶上结合有血红素基团，CAT催化过氧化氢的反应需要铁离子的参与，铁离子可以与氧原子通过共价键形成中间产物$O=Fe^{3+}$。CAT活性可以通过检测过氧化氢在240 nm处吸光值的减少来测量。此外，可以通过测量CAT蛋白结合的血红素的量来表示CAT蛋白的含量。CAT中的血红素在640~660 nm处有最大吸收峰。

3.3 氧化应激损伤及其机制

生理状态下，线粒体ROS是细胞内重要的信号分子，有别于其他类型的第二信使（如Ca^{2+}、cAMP、cGMP、IP_3）。细胞内ROS是一个庞大的家族，不同ROS有着重叠但不尽相同的下游靶点，如H_2O_2可以特异性激活原核生物中的OxyR转录因子，启动下游一系列基因表达。因此，ROS参与介导细胞增殖、细胞程序性死亡、器官组织发育等多种重要的生命活动。此外，ROS在免疫反应中也具有重要的作用，可以直接杀死病原微生物，也能改变细胞内氧化还原状态，从而激活特异性免疫，还具有抑制炎症反应发生等作用。

病理状态下，电子传递链以及氧化磷酸功能下降，可以导致线粒体ROS产生增多。而当线粒体暴露于急性大量产生的ROS中时，线粒体复合体Ⅰ、Ⅱ、Ⅲ的铁硫中心以及三羧酸循环的顺乌头酸酶活性下降，因而抑制了线粒体能量的合成。线粒体内缓慢产生的 ROS 则可引起线粒体自身以及细胞内的蛋白、脂质和核酸的氧化损伤，从而导致细胞氧化应激损伤。而线粒体膜通透性转换孔（mitochondrial permeability transition pore，MPTP）在 ROS 引起的细胞氧化应激损伤过程中也发挥着重要的作用。MPTP 的短暂开放可以导致线粒体膜电位的瞬时去极化，而长时间开放则引起线粒体基质肿胀、外膜破裂以及线粒体内凋亡相关因子释放等，从而介导线粒体损伤及细胞凋亡。ROS 可以通过对 MPTP 组分腺嘌呤核苷酸转位酶（adenine nucleotide translocase，ANT）的巯基进行修饰，使 MPTP 处于持续开放状态，进而导致细胞损伤。此外，线粒体内钙离子浓度的升高是引起 MPTP 开放的重要因素，而 ROS 可以通过与钙离子相互诱导、相互促进，协同作用于 MPTP，促进其开放。钙超载诱导 MPTP 开放，使线粒体膜电位下降，引起呼吸链电子传递功能障碍，促进 ROS 的产生增加；而钙离子的运输系统对氧化还原状态非常敏感，过度产生的 ROS 会对线粒体钙离子通道造成损伤，又进一步加剧钙超载的发生，从而加剧 MPTP 开放所引起的细胞损伤。

线粒体 ROS 信号异常包括 ROS 产生异常和抗氧化机制异常。异常的 ROS 信号与包括心血管疾病在内的多种疾病密切相关。线粒体 ROS 过量产生参与了缺血再灌注心脑血管等疾病的发生和发展。在心肌缺血及再灌注过程中，均可以产生过量 ROS，从而抑制心肌兴奋收缩偶联，引起心律失常、细胞死亡以及心肌纤维化和重塑等一系列病理改变。脑血管异常导致脑缺血时，除线粒体电子传递链产生大量 ROS 外，NADPH 氧化酶、NOS 及环氧合酶/脂氧化酶途径产生的 ROS 也参与缺血再灌注损伤及神经细胞死亡，而缺血引起的线粒体基质钙超载及 ROS 诱导的 ROS 释放则进一步加重脑损伤及脑卒中的发生。此外，流行病学研究发现，线粒体核苷酸多态性所致线粒体 SOD2 功能下降会增加动脉粥样硬化的发病风险。动脉粥样硬化患者血管标本有明显 mtDNA 损伤，这也提示有过量 ROS 产生。

正常细胞在氧气充足时依靠线粒体氧化磷酸化产生 ATP 供能，但大部分肿瘤细胞却主要通过无氧糖酵解提供能量，即 Warburg 效应。虽然 Warburg 效应是一种低效供能方式，却能使肿瘤适应其他代谢方面的需求。例如，快速生长的肿瘤细胞，由于突变癌基因的存在，细胞代谢及蛋白质翻译过程会产生大量 ROS，因此肿瘤细胞需要应对氧化应激的挑战。Warburg 效应可以提高细胞内抗氧化系统作用以应对 ROS 的积累，糖酵解关键酶丙酮酸激酶（PKM2）在此过程中担任重要角色。ROS 通过对 PKM2 的调节，使肿瘤细胞从葡萄糖氧化转为磷酸戊糖途径，产生还原当量对抗 ROS，从而帮助肿瘤细胞对抗过量的线粒体 ROS。

患有 1 型和 2 型糖尿病时，ROS 对胰岛素分泌器官及胰岛素靶器官均有影响。胰岛 ROS 增加是 1 型糖尿病炎症损伤致病因素之一。而 2 型糖尿病患者的胰岛 β 细胞也存在 ROS 损伤，SOD 或谷胱甘肽过氧化酶可以缓解 ROS 对胰岛造成的损伤。ROS 除了直接损伤胰岛细胞，也影响胰岛素敏感的靶器官，并引起糖尿病相关疾病，其中以心血管系统疾病最为常见，可使糖尿病进一步恶化。在肥胖合并胰岛素抵抗患者的心脏线粒体中会有 ROS 增加、ATP 含量降低、氧化损伤标志物 4-HNE 增加。胰岛素敏感靶器官的线粒体损伤常伴随着进行性胰岛 β 细胞线粒体损伤，可能是 2 型糖尿病时胰岛素抵抗与胰岛素分泌障碍共存的原因。

3.4 线粒体氧化应激与心血管疾病

人的心脏每分钟约搏动 70 次，每天约需泵血 10 t，以满足身体各个组织器官对氧气的需要。为了维持心脏正常的节律性收缩/舒张，需要源源不断的能量供应。因此，心脏是人体耗氧以及耗能最多的器官之一。线粒体脂肪酸 β 氧化是心肌细胞主要的产能方式。线粒体在心肌细胞中可以占到细胞总体积的 30%～40%，在寒冷、运动等情况下，心脏对能量的需要增多时，线粒体的数目通过复杂的生物生成方式相应增多。在多种病理情况下，刺激因素可导致线粒体内 ROS 产生增多，过多的 ROS 对心肌细胞造成氧化应激损伤，从而影响心脏功能。

3.4.1 心肌缺血再灌注损伤

冠状动脉粥样硬化及其引起的急性心肌梗死是世界范围内普遍存在的心血管重大疾病之一，而心肌梗死又是引起心衰的首要原因[15]。目前，治疗急性心肌梗死的方法主要为通过介入手术将发生动脉粥样硬化而阻塞的冠状动脉再通，使其支配的心肌组织恢复血液和氧气的供应。这一过程往往伴随着心肌组织氧自由基的产生以及继发性的血管内皮细胞、心肌细胞和心肌组织的氧化损伤。这种在恢复血液供应后由于产生过量的自由基而使恢复血供的细胞及组织受到的损伤，称为缺血再灌注损伤。除心梗后冠脉再通外，心脏的缺血再灌注损伤还出现在伴有心脏搏动停止的心脏外科手术以及心脏移植过程中。下文及图 3.3 将系统阐述和归纳心肌缺血再灌注损伤过程中 ROS 的产生、氧化应激损伤过程，以及针对这一过程的治疗策略。

3.4.1.1 在心肌缺血再灌注损伤过程中 ROS 的产生

心肌组织在缺血以及缺血再灌注过程中会产生大量的 ROS，M. L. Hess 和 N. H. Manson 最早提出了这一观点[16]，后被 J. L. Zweier 等人通过实验验证[17]，之后，多项研究都证实了这一点[18]。其主要产生部位为线粒体，荧光成像以及质谱技术检测发现，心肌缺血后开始再灌注的数分钟内线粒体就有 ROS 产生[19-20]。此外，内质网以及过氧化物酶体中也会有少量 ROS 产生。

心肌组织缺血、缺氧时，细胞内氧分压降低，线粒体氧化磷酸化功能障碍，线粒体内膜膜电位（$\Delta\Psi_m$）下降，由于 ATP 合成减少、离子稳态失衡等原因导致电子传递链受损，相关抗氧化酶活性下降，以致再灌注时进入细胞内的氧气经单电子还原而形成大量 ROS。有报道指出，再灌注时 ROS 主要产生于复合体 Ⅰ[21-22]。生理条件下，复合体 Ⅰ 抑制剂鱼藤酮通过抑制电子从铁硫中心传递到泛醌导致电子从呼吸链中"逃逸"，形成电子漏，可以增加以谷氨酸为底物的心肌细胞线粒体通过复合

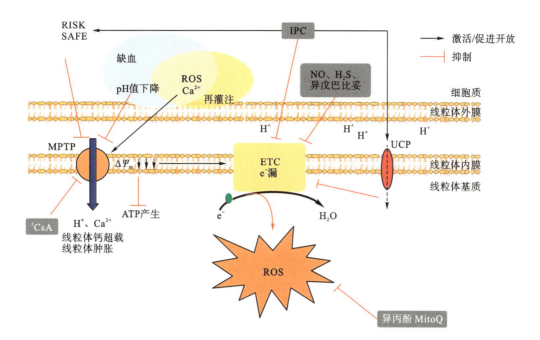

[1]CsA 在动物实验中可以通过抑制 MPTP 开放来减轻心肌缺血再灌注损伤，但Ⅲ期临床试验不成功。ROS—活性氧；ETC—电子传递链；UCP—解偶联蛋白；MPTP—线粒体通透性转换孔；CsA—环孢素A；ATP—三磷酸腺苷；IPC—缺血预处理；RISK—再灌注损伤补救激酶通路；SAFE—生存活化因子增强途径；e⁻—电子。

图 3.3　心肌缺血再灌注损伤过程中 ROS 的产生、损伤过程和治疗策略

体Ⅰ进行电子传递过程中 ROS 的产生，但是 E. J. Lesnefsky 等人发现，给予体外灌流的缺血再灌注家兔心脏鱼藤酮预处理，可以显著抑制 ROS 的产生和氧化损伤[23]。这提示，在缺血再灌注损伤过程中，复合体Ⅰ并非通过正向电子传递产生 ROS，而主要是前文所提到的由复合体Ⅱ向复合体Ⅰ的逆向电子传递过程[24]。复合体Ⅳ也参与了心肌缺血再灌注损伤过程中 ROS 的产生。有研究表明，心肌缺血可以激活线粒体的 PKA，引起复合体Ⅳ的磷酸化水平升高，从而使 ROS 产生增多，加重了缺血以及再灌注的损伤[25]；PKA 特异性抑制剂在缺血再灌注损伤过程中可以通过抑制复合体Ⅳ的磷酸化来发挥对心脏的保护作用。

在缺血再灌注过程中，线粒体 ROS 还可以通过自我扩增的方式进一步产生 ROS，从而导致过量 ROS 产生，此现象称为 ROS 诱导的 ROS 释放，这一方式在 ROS 所引起的细胞凋亡过程中发挥了重要的作用。

此外，在缺血再灌注过程中产生大量 ROS 可引起 MPTP 持续开放，细胞色素 c 释放入细胞质的量增多，引起心肌细胞凋亡。细胞色素 c 还可以通过与线粒体内膜上的心磷脂（cardiolipin，CL）相互作用而铆钉在线粒体内膜上，使其三级结构发生改变，进一步介导 ROS 的产生[26-27]。如前所述，ROS 和 MPTP 的开放往往伴随着线粒体的钙超载，这可以进一步引起 MPTP 持续开放，导致线粒体膜电位显著下降、呼吸链电子传递功能障碍、ATP 合成减少、电子漏增多，并进一步导致 ROS

产生增多。缺氧时，无氧糖酵解使乳酸堆积，导致pH值下降，可以抑制MPTP的开放，而再灌注时pH值恢复正常可以使MPTP瞬间开放。钙离子进入或者输出线粒体的运输系统对氧化还原状态非常敏感，过量的ROS对钙离子通道的损伤又进一步引起钙超载的发生，从而加重ROS产生。亲环蛋白D(cyclophilin D，CypD)是MPTP重要的调节组分，其抑制剂环孢素A(cyclosporine A，CsA)曾被作为抑制线粒体氧化应激损伤的药物，并在临床前期的实验中取得了理想的效果，但是三期临床试验并不成功[28-29]。这说明直接将MPTP作为药物靶点还是存在挑战的，将其激活物ROS作为治疗靶点可能会更有意义。

在心肌缺血再灌注过程中，线粒体内一些内源性氧化酶（如XO、醛氧化酶、NOX及NADH氧化酶等）活性受到调控，细胞内氧化还原系统进一步失衡，也加剧了ROS的产生以及细胞的损伤过程。有报道发现，与野生型小鼠相比，NOX1和NOX2双敲的小鼠可以显著减轻缺血再灌注对心脏的损伤，而定位在线粒体的NOX4敲除小鼠的损伤程度与野生型小鼠没有差别，提示NOX1、NOX2而非NOX4参与了心脏缺血再灌注损伤过程中ROS的产生[30]。

有报道指出，游离脂肪酸也参与了缺血引起的心律失常、再灌注损伤以及心脏功能障碍等发病过程。多不饱和脂肪酸、花生四烯酸、支链饱和脂肪酸等游离脂肪酸在线粒体ROS产生的调节过程中均发挥了重要的作用。当电子在线粒体内膜正向传递时，游离脂肪酸可以促进ROS的产生，同时伴随着电子传递的抑制；而当电子逆向传递时，如电子从复合体Ⅱ逆向传递至复合体Ⅰ时，游离脂肪酸则可以通过促进解偶联的机制抑制ROS的生成。因此推测，游离脂肪酸可通过对线粒体ROS产生的调控来介导心脏的缺血再灌注损伤。

3.4.1.2 在心肌缺血再灌注损伤过程中ROS引起损伤的机制

大量ROS所致氧化应激引起心肌缺血再灌注损伤时，ROS使心肌细胞以及包括线粒体在内的各种细胞器膜性结构中脂质过氧化、酶和离子通道蛋白变性、DNA结构破坏，导致细胞或细胞器的损伤，从而引起心肌细胞自噬、凋亡和坏死的发生，最终导致心脏功能受损。

1. 细胞凋亡

心肌细胞凋亡是心脏缺血再灌注损伤、心肌梗死以及心力衰竭等多种疾病重要的发病机制。发生心肌梗死的心脏中有三个区域可以观察到凋亡的心肌细胞，即缺血心肌组织的中央、梗死灶的边缘危险区以及缺血心肌组织远端的健康组织中。线粒体是细胞凋亡的信号中枢。心肌缺血再灌注过程中，由于心肌细胞线粒体通透性转换孔的持续开放，细胞色素c等促凋亡因子释放入细胞质中，激活凋亡相关的caspase蛋白酶级联反应，启动细胞凋亡程序，引起细胞凋亡。此外，激活的caspase 3还可以干扰线粒体电子传递链复合体Ⅰ和复合体Ⅲ的电子传递，促进$O_2^{·-}$的产生，使线粒体膜电位进一步下降，加剧凋亡的发生，在心肌缺血再灌注损伤早期凋亡过程中发挥了重要的调节作用。

2. 细胞坏死

在心肌缺血再灌注损伤过程中，心肌细胞除发生凋亡外，也伴随心肌细胞坏死的发生。线粒体 ROS 在心肌细胞坏死过程中同样发挥着重要的调控作用。线粒体 ROS 的大量产生会引起线粒体内钙超载，促进 MPTP 的开放。MPTP 的持续开放导致线粒体肿胀、电子传递链功能障碍、氧化磷酸化及能量代谢障碍，从而导致细胞坏死[31]。在缺血再灌注损伤过程中，以 MPTP 调节蛋白 CypD 的抑制剂 CsA 抑制 MPTP 持续开放，可以减轻缺血再灌注所致的细胞坏死；CypD 基因敲除小鼠心脏缺血再灌注后，与野生型对照小鼠相比，其心肌细胞坏死数量及心脏梗死面积显著减少。

此外，心肌缺血再灌注过程中大量产生的 ROS 可引起细胞内膜性结构脂质的过氧化，破坏了膜性结构的完整性，导致细胞膜破裂，细胞器（如溶酶体）内蛋白酶等内容物溢出，引起细胞坏死。心肌缺血再灌注损伤发展的进展期可出现中性粒细胞及巨噬细胞浸润，这些炎症细胞也会产生大量 ROS，同样参与心肌缺血再灌注所引发的心肌细胞坏死。

3. 细胞自噬

细胞自噬是指细胞吞噬自身胞质蛋白或老化及损伤的细胞器，并使其降解的过程。适度的细胞自噬在维持细胞自身代谢以及细胞器的更新过程中具有重要作用，但自噬的过度激活则具有细胞毒性，并且可以引起细胞的死亡。在正常的心脏中，心肌细胞通过自噬维持细胞器的更新；在缺血再灌注等应激状态下，心脏中自噬水平升高。在急性心肌缺血过程中，心肌细胞自噬活性增高，通过激活 AMPK 发挥心脏保护作用[32]；但在短暂缺血再灌注过程中，心肌细胞自噬则可以通过上调 Beclin1 信号途径对心肌细胞造成损伤。缺血再灌注时大量产生的 ROS 可以促进自噬的发生，在再灌注过程中抑制氧化应激，则可抑制过度激活的自噬以及 Beclin1 的表达，从而减轻氧化应激对心脏的损伤。这些研究结果提示，在心肌缺血再灌注过程中，氧化应激可以通过调节心肌细胞的自噬水平来调节细胞的生存和死亡。

心肌缺血再灌注损伤产生的 ROS 还可以促进损伤相关分子模式（damage-associated molecular pattern，DAMP）的释放，如线粒体 DNA（mtDNA）。这些 DAMP 可以介导非感染性炎症反应的发生，这一过程与心肌缺血再灌注损伤数天或数周以后心室肌组织的纤维化重塑以及纤维瘢痕的形成密切相关[33-34]。

3.4.1.3 以 ROS 为靶点心肌缺血再灌注损伤的治疗策略

在缺血再灌注前，以 $O_2^{·-}$ 和 H_2O_2 的清除剂预处理，可以减轻缺血再灌注造成的损伤[35]；而临床上广泛应用的全麻药异丙酚也可以作为 ROS 清除剂，通过抑制 MPTP 开放，在缺血再灌注损伤后发挥心脏保护作用[36]。MitoQ 通过特异性清除线粒体 ROS 也可以减轻缺血再灌注对心肌组织的损伤[37]。临床上用于治疗心力衰竭的常用药物曲美他嗪可以通过使心肌细胞的代谢方式由脂肪酸氧化为主（这种方式可以产生更多的 ROS）转变为碳水化合物的氧化为主，减少了心肌细胞线粒体 ROS 产生以及 MPTP 开放，对心脏发挥保护作用。此外，NO、H_2S 及异戊巴比妥可以通过抑制电子传递过程中的电子流抑制 ROS 的产生。

缺血预处理（ischaemic preconditioning，IPC）也是预防缺血再灌注损伤的一种重要的方法，是指在长时程的缺血之前给予组织瞬时的缺血和复流操作，以产生少量的 ROS 作为信号分子启动保护机制来抵抗之后长时程缺血以及再灌注所引起的氧化应激损伤。有研究表明，这一保护机制是通过对氧化还原敏感的相关蛋白进行翻译后修饰实现的[38]。也有研究显示，IPC 可以通过上调解偶联蛋白（uncoupling protein，UCP）UCP2 的表达促进线粒体内膜的质子漏发生，从而引起线粒体内膜轻度的去极化，这有助于提高线粒体能量的利用率，减轻 ROS 引起的氧化应激损伤[39-40]。也有报道指出，缺血预适应可以通过激活再灌注损伤补救激酶（reperfusion injury salvage kinase，RISK）通路以及生存活化因子增强（survivor activating factor enhancement，SAFE）途径抑制缺血再灌注损伤时 MPTP 的开放，从而发挥保护作用[41-42]。

3.4.2 线粒体氧化应激与动脉粥样硬化

动脉粥样硬化是许多心血管疾病的发病基础。目前，学界普遍认为动脉粥样硬化是一类炎症相关的血管疾病，主要发病机制是血管壁上的脂质和蛋白的过氧化。血液中低密度脂蛋白（low density lipoprotein，LDL）的浓度与冠心病的危险性呈正相关，被氧化修饰的 LDL 可以通过损伤的血管内皮细胞进入血管中膜，启动动脉粥样硬化的发生；而血管中膜细胞以及巨噬细胞产生的 ROS 和活性氮进一步氧化 LDL，并通过影响内皮细胞 NO 的活性而使内皮细胞功能障碍，促进白细胞的黏附、炎症反应的发生、血栓的形成以及中膜血管平滑肌细胞的增殖和迁移，从而促进动脉粥样硬化的发生和发展。而线粒体是 ROS 的主要来源及作用靶点，其功能障碍可以导致血管炎症反应的发生，并促进动脉粥样硬化斑块的形成[43]。

在血管组织的线粒体中，内膜的电子传递链、定位在线粒体的氧化酶 XO 和 NOX 以及线粒体蛋白 p66^{Shc} 都可以产生 ROS。血管组织的线粒体 ROS 产生增多可以引起内皮细胞的功能紊乱、血管平滑肌细胞的增殖。此外，线粒体 ROS 还可以诱导血管平滑肌细胞以及巨噬细胞的凋亡，加速动脉粥样硬化斑块的形成及斑块破裂[44]；血管内皮功能的紊乱可以导致内皮型一氧化氮合酶（endothelial nitric oxide synthase，eNOS）由细胞膜重新分布于线粒体，引起线粒体内 NO 产生增多，并进一步促进 ROS 的生成。

有研究表明，NOX1 在糖尿病并发动脉粥样硬化的疾病模型中表达升高[45-46]，提示其在这一发病过程中发挥了重要的作用，将动脉粥样硬化动物模型 ApoE$^{-/-}$ 小鼠的 NOX1 敲除之后，可以减轻动脉粥样硬化的严重程度[47]。NOX2 同样可以介导动脉粥样硬化的发病过程[48]，与野生型动脉粥样硬化小鼠相比，NOX2 基因敲除并不影响主动脉窦处动脉粥样硬化的发生，却可以显著减少降主动脉粥样硬化的发生[49-50]。与此相反的是，定位在线粒体中的 NOX4 可以减轻动脉粥样硬化的发生[46-51]，这是因为 NOX4 催化产生的 ROS 以 H_2O_2 为主，其可以抑制血管平滑肌细胞增殖[52]、血管炎症反应及血管重塑的发生[46]。

XO是血管组织线粒体中另一个重要的可以产生ROS的氧化酶，它的活性在动脉粥样硬化动物模型的血管内皮[53]和血浆[54]以及人类的动脉粥样硬化斑块[55]中显著增强，同时使用XO的抑制剂可以抑制ApoE$^{-/-}$小鼠动脉粥样硬化的发生和发展[56]。

线粒体蛋白p66^{Shc}是细胞质蛋白p52^{Shc}/p46^{Shc}的可变剪切体，三者共享一段调节结构域（SH2-CH1-PTB），而p66^{Shc}的N端有一段独特的序列CH2。p52^{Shc}/p46^{Shc}作为一种适配分子，在细胞质中介导了激活的受体酪氨酸激酶向Ras的信号传递，而线粒体蛋白p66^{Shc}并不具有这一功能，其主要功能为介导ROS的产生、线粒体膜电位的下降、细胞色素c的释放以及细胞的凋亡。在高脂饮食诱导的动脉粥样硬化模型中发现，与野生型小鼠相比，p66^{Shc}敲除小鼠主动脉中早期斑块的面积显著减少，同时p66^{Shc}敲除小鼠的主动脉早期斑块含有较少的巨噬细胞来源的泡沫细胞以及凋亡的血管细胞；p66^{Shc}敲除小鼠全身以及组织局部的氧化应激水平较野生型小鼠也显著降低，提示线粒体蛋白p66^{Shc}介导的ROS产生以及细胞凋亡在动脉粥样硬化的发生和发展过程中发挥了重要作用[57-58]。

线粒体基质中含有的自身DNA呈环状双链。与核DNA不同，mtDNA不具备组蛋白保护[59]。因此，mtDNA是线粒体内ROS作用的敏感靶点。羟自由基可以转移脱氧核糖的质子，产生糖自由基，引起DNA双链的断裂以及受损DNA的释放[60]。此外，羟自由基同时可以转移胸腺嘧啶甲基基团的质子并将其加到嘌呤的C_4、C_5、C_8位，引起mtDNA的重新编辑和损伤[61]。而在人主动脉粥样硬化标本以及易于发生动脉粥样硬化的ApoE$^{-/-}$小鼠模型中，均发现mtDNA的损伤程度与动脉粥样硬化的严重程度成正比；而损伤及突变mtDNA的聚集影响了线粒体氧化磷酸化和钙稳态，进一步引起氧化应激以及线粒体蛋白更新受阻、线粒体损伤，进而导致细胞功能障碍，加剧了动脉粥样硬化的发生和发展[62]。在体外培养的血管平滑肌细胞以及内皮细胞中也发现，当细胞暴露于ROS时，损伤的mtDNA增多，由mtDNA转录而来的mRNA稳定性下降，同时伴随着mtDNA编码的蛋白合成障碍以及线粒体膜电位和ATP含量下降[63]。

线粒体中大量产生的ROS也可以促进膜性脂质的过氧化，破坏其稳定性和完整性，影响血管细胞功能，从而影响动脉粥样硬化进程。例如，血管平滑肌细胞线粒体膜脂质过氧化的终产物4-羟基壬烯酸可引起线粒体功能障碍，并进一步促进ROS的产生，从而导致血管平滑肌细胞凋亡，促进动脉粥样硬化的发生和发展[64]。此外，ROS还可以引起SOD2的不足，从而引起顺乌头酸活性的下降，促进血管平滑肌细胞的增殖，在动脉粥样硬化发病早期斑块的形成过程中发挥了重要的作用[65]。

线粒体ROS清除系统受损或缺失使ROS清除受阻并大量堆积，可以促进动脉粥样硬化的发生。有研究表明，将ApoE$^{-/-}$小鼠一条染色体上的*SOD2*基因敲除可以显著促进线粒体ROS的产生并促进动脉粥样硬化的发生和发展[66]，而在

ApoE$^{-/-}$小鼠中过表达过氧化氢酶可以减少动脉粥样硬化的发生[67]。GPX1 和 GPX4 是线粒体内一类重要的清除 ROS 的过氧化物酶,在血管组织的线粒体和细胞质中均有表达,两项独立的研究均显示 GPX1 的缺失可以加重 ApoE$^{-/-}$小鼠动脉粥样硬化的发生[68-69],提示其在抑制动脉粥样硬化发生和发展过程中发挥了重要的作用。

3.4.3 线粒体氧化应激与高血压

高血压是影响公共健康的主要疾病之一,同时也是动脉粥样硬化、心肌肥厚及心衰等心血管疾病的重要危险因素。高血压的发病与氧化应激所致的血管内皮细胞功能紊乱密切相关。在高血压患者以及高血压动物模型中均发现,线粒体特别是电子传递链复合体Ⅳ功能的紊乱与高血压的发生和发展密切相关;高血压患者体内线粒体产生的 ROS 显著增多[70]。此外,未使用药物治疗和干预的高血压患者体内抗氧化剂 SOD 以及谷胱甘肽过氧化物酶活性与对照组相比也显著下降[71]。

NOX4、NO 合酶(NOS)、脂质氧化酶、环氧酶、XO 以及细胞色素 P450 等在血管 ROS 的产生过程中都发挥了重要的作用。有报道指出,血管紧张素Ⅱ作为诱发高血压发生的重要血管活性物质,同时也是强力的氧化应激诱导剂,血管紧张素Ⅱ可以通过 NOX 依赖的方式促进 ROS 产生[72]。血管紧张素Ⅱ以及血小板源性生长因子-BB(platelet-derived growth factor - BB,PDGF - BB)刺激的血管环中,发现 NOX4 的重要组成成分 p47phox 可以显著促进血管平滑肌细胞 ROS 的产生和释放[73]。此外,NOX4 还可以促进 Dahl 盐敏感大鼠肾髓质氧化应激的发生,从而促进了高盐诱导的高血压的发生。在神经源性的高血压发病过程中,定位于脑干负责调节和维持交感神经血管张力的延髓头端腹外侧核在 ROS 的作用下发生氧化应激,引起线粒体电子传递的障碍,是神经源性高血压的主要发病机制。NOX5 是一类在人类血管中有表达而在啮齿类动物体内不表达的 NOX 亚型,最近有研究表明,NOX5 在高血压患者的肾脏近曲小管细胞中表达水平升高[74],在小鼠中过表达人源 NOX5 可以使其收缩压升高,提示 NOX5 参与了人类高血压的发病过程。

血管平滑肌细胞的氧化磷酸化解偶联可以促进氧化应激,从而导致高血压的发生。在小鼠主动脉血管平滑肌细胞中表达解偶联蛋白-1(uncoupling protein - 1,UCP - 1)后发现,可以通过全面促进线粒体的氧化代谢过程而促进 ROS 的生成和释放使血管壁的氧化应激作用增强,并引起高血压的发生。此外,活性氮(NO、过氧化硝酸盐等)可以导致线粒体氧化磷酸化障碍,促进 ROS 的产生,并进一步引起 mtDNA 的损伤,从而在高血压的发病过程中发挥重要的作用[75]。有趣的是,游离脂肪酸在电子逆向传递时可通过上调解偶联蛋白的表达而抑制 ROS 的产生,说明游离脂肪酸介导的解偶联蛋白的上调被动地发挥了抑制 ROS 生成的作用,其具体机制尚不清楚,可能是机体继发的代偿机制。

线粒体抗氧化系统在高血压的发病过程中起保护作用。抗氧化剂 *SOD2* 基因缺失的小鼠随着年龄的增长以及高盐饮食,其血压处于持续增高的状态,而野生型以及 *SOD2* 半敲除小鼠则在 6~7 月龄前血压一直处于稳定状态;但 24 月龄后,

SOD2 半敲除小鼠也出现血压升高的现象，同时伴随着肾脏间质 T 细胞和巨噬细胞的浸润、肾小管的损伤以及肾小球的硬化。与野生型小鼠相比，高盐饮食更容易使 6 月龄 *SOD2* 基因缺失小鼠出现高血压。这些结果提示，SOD2 通过清除 ROS 而发挥了对高血压以及与其相关的肾脏并发症的保护作用[76]。

3.4.4 线粒体氧化应激与心力衰竭

心力衰竭是指由于心脏收缩和/或舒张功能障碍，导致心脏供血不能满足机体代谢需要的一种病理状态，是多种心脏疾病的终末阶段。心力衰竭的发生和发展过程中往往伴随着线粒体功能的下降，包括线粒体生物合成的障碍、线粒体氧化磷酸化功能障碍、线粒体氧化应激损伤等。通过电子自旋捕获技术检测发现，晚期心衰患者的心脏中 ROS 含量是正常心脏的两倍，而抗氧化剂 SOD2 的蛋白水平和活性均显著下降。小鼠主动脉缩窄术 4 周后可诱导左心室扩张性肥大以及心脏收缩和舒张功能障碍，在这一疾病模型中，ROS 水平与正常相比显著升高，同时伴随线粒体电子传递链复合物Ⅰ、Ⅲ、Ⅳ（含 mtDNA 编码的酶）活性下降，而线粒体中核基因编码的蛋白不受影响。值得注意的是，发生心衰的小鼠心脏中氧化应激标记分子 8-oxo-dGTPase 也显著升高。8-oxo-dGTPase 是介导 DNA 修复的酶，可以抑制 ROS 引起的线粒体 DNA 损伤。8-oxo-dGTPase 升高提示线粒体氧化应激使 mtDNA 受到损伤。多项研究表明，在心衰患者的心脏中 NOX 的表达水平升高[78-79]。在心肌细胞中，血管紧张素Ⅱ通过 NOX2 促进线粒体 ROS 的产生，进一步引起心肌肥大、心肌纤维化、心室肌重塑以及心衰的发生。而定位于线粒体的 NOX4 在心衰过程中表达水平升高[80]，而其作用目前并不确定。有报道指出，NOX4 参与了压力过负荷引起的心衰，其可以通过促进 ROS 的产生导致线粒体肿胀以及细胞色素 c 的释放，并引起线粒体 DNA 的损伤[81]；但也有研究结果显示，在心衰过程中 NOX4 可以促进心脏中血管的生成，从而减轻了心衰造成的心脏损伤[82]。有研究表明，NOX4 在心衰的心脏中存在着不同的剪切形式，这一点为其不同的作用提供了一种可能的解释[83]。此外，定位于线粒体外膜的 MAO 在降解去甲肾上腺素时会产生 H_2O_2，也参与了压力过负荷所导致心衰的发病过程[11]。

心衰时线粒体产生的 ROS 通过对蛋白质、DNA、脂质等大分子物质造成氧化损伤，使线粒体膜氧化呼吸相关酶、线粒体基质代谢相关酶、心磷脂等膜磷脂受到损伤，严重影响心肌细胞能量代谢，并影响心肌细胞收缩力、离子的转运、钙离子的稳态等，从而引起心脏收缩/舒张功能的下降，进一步加重心衰的发生和发展。

3.4.5 线粒体氧化应激与心律失常

在心肌细胞中，定位在肌质网上的雷诺丁受体（ryanodine receptor，RyR）在兴奋收缩耦联钙触发的钙释放过程中发挥了重要的作用，同时 RyR 也是介导心肌细胞舒张期钙离子渗漏的重要通道，与心律失常的发生密切相关。有研究表明，与年轻的细胞相比，衰老的家兔心肌细胞中线粒体 ROS 产生增多，可以通过氧化 RyR

的巯基而使其激活,从而引起心肌细胞钙离子在舒张期渗漏增多,成为室性心动过速等心律失常发生的基础[84-85]。

心肌细胞膜、肌质网及线粒体内膜上离子通道功能的紊乱可以引起心肌细胞动作电位时程的延长以及早期后去极化和晚期后去极化的发生,从而导致心律失常的发生。sarcK$_{ATP}$通道是一种异源多聚体,通过与ATP结合而被抑制,而ADP、Pi、Mg等可以使其激活。许多研究表明,sarcK$_{ATP}$通道在心肌细胞动作电位异质性的产生中发挥了重要的作用,与心律失常的发生密切相关[86-87]。线粒体是细胞内能量供应的主要细胞器,因此线粒体可以通过调节心肌细胞膜上ATP敏感的钾通道活性来调节心律失常的发生。患心脏疾病时,线粒体功能异常所导致的氧化应激及ROS产生增多可使细胞能量供应不足,引起sarcK$_{ATP}$通道的大量开放。sarcK$_{ATP}$通道开放介导了内向整流的钾离子内流,从而缩短了动作电位的时程,使钙离子瞬变减少,降低钙离子介导心肌组织收缩所需要的能量物质。此外,sarcK$_{ATP}$通道的开放还可以通过抑制线粒体钙离子超载而减轻氧化应激对细胞的损伤。由此可见,氧化应激时sarcK$_{ATP}$通道的激活是机体的一种代偿性保护机制,但是大量钾离子进入细胞内也同时改变了心肌细胞膜电位,使其接近新的钾离子平衡电位,细胞的兴奋性下降,也可引起心搏骤停等致命性的心律失常。因此,氧化应激使sarcK$_{ATP}$通道开放,在缩短动作电位时程、保护心肌对抗氧化应激的同时,也缩短了动作电位的有效不应期,从而增加了心肌细胞自发性去极化发生的频率,引起二联律、室性心动过速、室颤等不同程度的心律失常的发生。

最近有研究表明,治疗剂量的地塞米松可以提高成年大鼠心律失常的易感性,其机制与疾病模型中心肌组织NOX4表达水平升高从而促进线粒体ROS产生增多有关,NOX抑制剂夹竹桃麻素(apocynin)可以逆转使用糖皮质激素引起的心律失常易感性增高,提示ROS在心律失常的发生中发挥重要作用[88]。

(贾 石 郑 铭)

参考文献

[1] DUYNDAM M C, HULSCHER T M, FONTIJN D, et al. Induction of vascular endothelial growth factor expression and hypoxia-inducible factor 1alpha protein by the oxidative stressor arsenite[J]. J Biol Chem, 2001, 276(51): 48066-48076.

[2] 冯作化,药立波. 生物化学与分子生物学[M]. 3版. 北京:人民卫生出版社,2015.

[3] KUDIN A P, BIMPONG-BUTA N Y, VIELHABER S, et al. Characterization of superoxide-producing sites in isolated brain mitochondria[J]. J Biol Chem, 2004, 279(6): 4127-4135.

[4] CHEN Y R, CHEN C L, ZHANG L, et al. Superoxide generation from mitochondrial nadh dehydrogenase induces self-inactivation with specific protein radical formation[J]. J Biol Chem, 2005, 280(45): 37339-37348.

[5] TAHARA E B, NAVARETE F D, KOWALTOWSKI A J. Tissue-, substrate-, and site-specific

characteristics of mitochondrial reactive oxygen species generation [J]. Free Radic Biol Med, 2009, 46(9): 1283-1297.

[6] LIU Y, FISKUM G, SCHUBERT D. Generation of reactive oxygen species by the mitochondrial electron transport chain[J]. J Neurochem, 2002, 80(5): 780-787.

[7] LAMBERT A J, BUCKINGHAM J A, BOYSEN H M, et al. Diphenyleneiodonium acutely inhibits reactive oxygen species production by mitochondrial complex Ⅰ during reverse, but not forward electron transport [J]. Biochim Biophys Acta, 2008, 1777(5): 397-403.

[8] PRYDE K R, HIRST J. Superoxide is produced by the reduced flavin in mitochondrial complex Ⅰ: a single, unified mechanism that applies during both forward and reverse electron transfer[J]. J Biol Chem, 2011, 286(20): 18056-18065.

[9] BURGOYNE J R, MONGUE-DIN H, EATON P, et al. Redox signaling in cardiac physiology and pathology [J]. Circ Res, 2012, 111(8): 1091-1106.

[10] MINHAS K M, SARAIVA R M, SCHULERI K H, et al. Xanthine oxidoreductase inhibition causes reverse remodeling in rats with dilated cardiomyopathy [J]. Circ Res, 2006, 98(2): 271-279.

[11] KALUDERCIC N, TAKIMOTO E, NAGAYAMA T, et al. Monoamine oxidase a-mediated enhanced catabolism of norepinephrine contributes to adverse remodeling and pump failure in hearts with pressure overload [J]. Circ Res, 2010, 106(1): 193-202.

[12] 程和平, 侯婷婷. 10000 个科学难题(生物学卷): 如何做到实时可视化检测细胞内 ROS? [M]. 北京: 科学出版社, 2010.

[13] WANG W, FANG H, GROOM L, et al. Superoxide flashes in single mitochondria [J]. Cell, 2008, 134(2): 279-290.

[14] BELOUSOV V V, FRADKOV A F, LUKYANOV K A, et al. Genetically encoded fluorescent indicator for intracellular hydrogen peroxide [J]. Nat Methods, 2006, 3(4): 281-286.

[15] BRAUNERSREUTHER V, JAQUET V. Reactive oxygen species in myocardial reperfusion injury: from physiopathology to therapeutic approaches[J]. Curr Pharm Biotechnol, 2012, 13(1): 97-114.

[16] HESS M L, MANSON N H. Molecular oxygen: friend and foe, the role of the oxygen free radical system in the calcium paradox, the oxygen paradox and ischemia/reperfusion injury [J]. J Mol Cell Cardiol, 1984, 16(11): 969-985.

[17] ZWEIER J L, FLAHERTY J T, WEISFELDT M L. Direct measurement of free radical generation following reperfusion of ischemic myocardium[J]. Proc Natl Acad Sci USA, 1987, 84(5): 1404-1407.

[18] MURPHY E, STEENBERGEN C. Mechanisms underlying acute protection from cardiac ischemia-reperfusion injury[J]. Physiol Rev, 2008, 88(2): 581-609.

[19] PASDOIS P, BEAUVOIT B, TARIOSSE L, et al. Effect of diazoxide on flavoprotein oxidation and reactive oxygen species generation during ischemia-reperfusion: a study on langendorff-perfused rat hearts using optic fibers[J]. Am J Physiol Heart Circ Physiol, 2008, 294(5): 2088-2097.

[20] CHOUCHANI E T, PELL V R, GAUDE E, et al. Ischaemic accumulation of succinate controls reperfusion injury through mitochondrial ros[J]. Nature, 2014, 515(7527): 431-435.

[21] CHEN Q, HOPPEL C L, LESNEFSKY E J. Blockade of electron transport before cardiac

[22] CHEN Q, MOGHADDAS S, HOPPEL C L, et al. Reversible blockade of electron transport during ischemia protects mitochondria and decreases myocardial injury following reperfusion [J]. J Pharmacol Exp Ther, 2006, 319(3): 1405-1412.

[23] LESNEFSKY E J, CHEN Q, MOGHADDAS S, et al. Blockade of electron transport during ischemia protects cardiac mitochondria [J]. J Biol Chem, 2004, 279(46): 47961-47967.

[24] CHOUCHANI E T, PELL V R, JAMES A M, et al. A unifying mechanism for mitochondrial superoxide production during ischemia-reperfusion injury [J]. Cell Metab, 2016, 23(2): 254-263.

[25] GOZAL E, METZ C J, DEMATTEIS M, et al. Pka activity exacerbates hypoxia-induced ros formation and hypoxic injury in pc-12 cells [J]. Toxicol Lett, 2017(279): 107-114.

[26] KAGAN V E, BAYIR H A, BELIKOVA N A, et al. Cytochrome c/cardiolipin relations in mitochondria: a kiss of death [J]. Free Radic Biol Med, 2009, 46(11): 1439-1453.

[27] ABRIATA L A, CASSINA A, TORTORA V, et al. Nitration of solvent-exposed tyrosine 74 on cytochrome c triggers heme iron-methionine 80 bond disruption, nuclear magnetic resonance and optical spectroscopy studies[J]. J Biol Chem, 2009, 284(1): 17-26.

[28] CUNG T T, MOREL O, CAYLA G, et al. Cyclosporine before pci in patients with acute myocardial infarction [J]. N Engl J Med, 2015, 373(11): 1021-1031.

[29] TRANKLE C, THURBER C J, TOLDO S, et al. Mitochondrial membrane permeability inhibitors in acute myocardial infarction: still awaiting translation [J]. JACC Basic Transl Sci, 2016, 1(6): 524-535.

[30] BRAUNERSREUTHER V, MONTECUCCO F, ASRIH M, et al. Role of nadph oxidase isoforms nox1, nox2 and nox4 in myocardial ischemia/reperfusion injury [J]. J Mol Cell Cardiol, 2013(64): 99-107.

[31] HALESTRAP A P. A pore way to die: the role of mitochondria in reperfusion injury and cardioprotection [J]. Biochem Soc Trans, 2010, 38(4): 841-860.

[32] HUANG L, DAI K, ZHOU W P, et al. The AMPK agonist PT1 and mTOR inhibitor 3hoi-ba-01 protect cardiomyocytes after ischemia through induction of autophagy [J]. J Cardiovasc Pharmacol Ther, 2016, 21(1): 70-81.

[33] ARSLAN F, DE KLEIJN D P, PASTERKAMP G. Innate immune signaling in cardiac ischemia [J]. Nat Rev Cardiol, 2011, 8(5): 292-300.

[34] FRANGOGIANNIS N G. Regulation of the inflammatory response in cardiac repair [J]. Circ Res, 2012, 110(1): 159-173.

[35] BI W, BI Y, GAO X, et al. Indole-tempo conjugates alleviate ischemia-reperfusion injury via attenuation of oxidative stress and preservation of mitochondrial function [J]. Bioorg Med Chem, 2017, 25(9): 2545-2568.

[36] JAVADOV S A, LIM K H, KERR P M, et al. Protection of hearts from reperfusion injury by propofol is associated with inhibition of the mitochondrial permeability transition [J]. Cardiovasc Res, 2000, 45(2): 360-369.

[37] ADLAM V J, HARRISON J C, PORTEOUS C M, et al. Targeting an antioxidant to mitochondria decreases cardiac ischemia-reperfusion injury [J]. FASEB J, 2005, 19(9): 1088-1095.

[38] HALESTRAP A P, CLARKE S J, KHALIULIN I. The role of mitochondria in protection of the heart by preconditioning [J]. Biochim Biophys Acta, 2007, 1767(8): 1007-1031.

[39] BROOKES P S. Mitochondrial h(+) leak and ros generation: an odd couple[J]. Free Radic Biol Med, 2005, 38(1): 12-23.

[40] NADTOCHIY S M, TOMPKINS A J, BROOKES P S. Different mechanisms of mitochondrial proton leak in ischaemia/reperfusion injury and preconditioning: implications for pathology and cardioprotection [J]. Biochem J, 2006, 395(3): 611-618.

[41] HAUSENLOY D J, ONG S B, YELLON D M. The mitochondrial permeability transition pore as a target for preconditioning and postconditioning [J]. Basic Res Cardiol, 2009, 104(2): 189-202.

[42] ONG S B, SAMANGOUEI P, KALKHORAN S B, et al. The mitochondrial permeability transition pore and its role in myocardial ischemia reperfusion injury [J]. J Mol Cell Cardiol, 2015 (78): 23-34.

[43] NAVAB M, BERLINER J A, WATSON A D, et al. The yin and yang of oxidation in the development of the fatty streak: a review based on the 1994 george lyman duff memorial lecture [J]. Arterioscler Thromb Vasc Biol, 1996, 16(7): 831-842.

[44] MADAMANCHI N R, RUNGE M S. Mitochondrial dysfunction in atherosclerosis [J]. Circ Res, 2007, 100(4): 460-473.

[45] GRAY S P, DI MARCO E, OKABE J, et al. Nadph oxidase 1 plays a key role in diabetes mellitus-accelerated atherosclerosis [J]. Circulation, 2013, 127(18): 1888-1902.

[46] GRAY S P, DI MARCO E, KENNEDY K, et al. Reactive oxygen species can provide atheroprotection via nox4-dependent inhibition of inflammation and vascular remodeling[J]. Arterioscler Thromb Vasc Biol, 2016, 36(2): 295-307.

[47] SHEEHAN A L, CARRELL S, JOHNSON B, et al. Role for nox1 nadph oxidase in atherosclerosis [J]. Atherosclerosis, 2011, 216(2): 321-326.

[48] QUESADA I M, LUCERO A, AMAYA C, et al. Selective inactivation of nadph oxidase 2 causes regression of vascularization and the size and stability of atherosclerotic plaques [J]. Atherosclerosis, 2015, 242(2): 469-475.

[49] KIRK E A, DINAUER M C, ROSEN H, et al. Impaired superoxide production due to a deficiency in phagocyte nadph oxidase fails to inhibit atherosclerosis in mice [J]. Arterioscler Thromb Vasc Biol, 2000, 20(6): 1529-1535.

[50] JUDKINS C P, DIEP H, BROUGHTON B R, et al. Direct evidence of a role for nox2 in superoxide production, reduced nitric oxide bioavailability, and early atherosclerotic plaque formation in apoe-/- mice [J]. Am J Physiol Heart Circ Physiol, 2010, 298(1): 24-32.

[51] LANGBEIN H, BRUNSSEN C, HOFMANN A, et al. Nadph oxidase 4 protects against development of endothelial dysfunction and atherosclerosis in ldl receptor deficient mice[J]. Eur Heart J, 2016, 37(22): 1753-1761.

[52] DI MARCO E, GRAY S P, KENNEDY K, et al. Nox4-derived reactive oxygen species limit fibrosis and inhibit proliferation of vascular smooth muscle cells in diabetic atherosclerosis [J]. Free Radic Biol Med, 2016(97): 556-567.

[53] OHARA Y, PETERSON T E, HARRISON D G. Hypercholesterolemia increases endothelial superoxide anion production [J]. J Clin Invest, 1993, 91(6): 2546-2551.

[54] WHITE C R, DARLEY-USMAR V, BERRINGTON W R, et al. Circulating plasma xanthine oxidase contributes to vascular dysfunction in hypercholesterolemic rabbits[J]. Proc Natl Acad Sci USA, 1996, 93(16): 8745-8749.

[55] GUZIK T J, SADOWSKI J, GUZIK B, et al. Coronary artery superoxide production and nox isoform expression in human coronary artery disease [J]. Arterioscler Thromb Vasc Biol, 2006, 26(2): 333-339.

[56] NOMURA J, BUSSO N, IVES A, et al. Xanthine oxidase inhibition by febuxostat attenuates experimental atherosclerosis in mice [J]. Sci Rep, 2014(4): 4554.

[57] GIORGIO M, MIGLIACCIO E, ORSINI F, et al. Electron transfer between cytochrome c and p66^{Shc} generates reactive oxygen species that trigger mitochondrial apoptosis [J]. Cell, 2005, 122(2): 221-233.

[58] NAPOLI C, MARTIN-PADURA I, DE NIGRIS F, et al. Deletion of the p66^{Shc} longevity gene reduces systemic and tissue oxidative stress, vascular cell apoptosis, and early atherogenesis in mice fed a high-fat diet [J]. Proc Natl Acad Sci USA, 2003, 100(4): 2112-2116.

[59] CROTEAU D L, BOHR V A. Repair of oxidative damage to nuclear and mitochondrial DNA in mammalian cells [J]. J Biol Chem, 1997, 272(41): 25409-25412.

[60] HALLIWELL B, ARUOMA O I. DNA damage by oxygen-derived species: its mechanism and measurement in mammalian systems [J]. FEBS Lett, 1991, 281(1-2): 9-19.

[61] GROLLMAN A P, MORIYA M. Mutagenesis by 8-oxoguanine: an enemy within[J]. Trends Genet, 1993, 9(7): 246-249.

[62] PUDDU P, PUDDU G M, GALLETTI L, et al. Mitochondrial dysfunction as an initiating event in atherogenesis: a plausible hypothesis [J]. Cardiology, 2005, 103(3): 137-141.

[63] BALLINGER S W, PATTERSON C, YAN C N, et al. Hydrogen peroxide- and peroxynitrite-induced mitochondrial DNA damage and dysfunction in vascular endothelial and smooth muscle cells [J]. Circ Res, 2000, 86(9): 960-966.

[64] LEE J Y, JUNG G Y, HEO H J, et al. 4-hydroxynonenal induces vascular smooth muscle cell apoptosis through mitochondrial generation of reactive oxygen species [J]. Toxicol Lett, 2006, 166(3): 212-221.

[65] MADAMANCHI N R, MOON S K, HAKIM Z S, et al. Differential activation of mitogenic signaling pathways in aortic smooth muscle cells deficient in superoxide dismutase isoforms [J]. Arterioscler Thromb Vasc Biol, 2005, 25(5): 950-956.

[66] BALLINGER S W, PATTERSON C, KNIGHT-LOZANO C A, et al. Mitochondrial integrity and function in atherogenesis [J]. Circulation, 2002, 106(5): 544-549.

[67] YANG H, ROBERTS L J, SHI M J, et al. Retardation of atherosclerosis by overexpression of catalase or both Cu/Zn-superoxide dismutase and catalase in mice lacking apolipoprotein e [J]. Circ Res, 2004, 95(11): 1075-1081.

[68] LEWIS P, STEFANOVIC N, PETE J, et al. Lack of the antioxidant enzyme glutathione peroxidase-1 accelerates atherosclerosis in diabetic apolipoprotein e-deficient mice [J]. Circulation, 2007, 115(16): 2178-2187.

[69] TORZEWSKI M, OCHSENHIRT V, KLESCHYOV A L, et al. Deficiency of glutathione peroxidase-1 accelerates the progression of atherosclerosis in apolipoprotein e-deficient mice[J]. Arterioscler Thromb Vasc Biol, 2007, 27(4): 850-857.

[70] KUMAR K V, DAS U N. Are free radicals involved in the pathobiology of human essential hypertension? [J]. Free Radic Res Commun, 1993, 19(1): 59-66.

[71] PEDRO-BOTET J, COVAS M I, MARTIN S, et al. Decreased endogenous antioxidant enzymatic status in essential hypertension [J]. J Hum Hypertens, 2000, 14(6): 343-345.

[72] ZALBA G, SAN JOSE G, MORENO M U, et al. Oxidative stress in arterial hypertension: role of nad(p)h oxidase [J]. Hypertension, 2001, 38(6): 1395-1399.

[73] LAVIGNE M C, MALECH H L, HOLLAND S M, et al. Genetic demonstration of p47phox-dependent superoxide anion production in murine vascular smooth muscle cells[J]. Circulation, 2001, 104(1): 79-84.

[74] YU P, HAN W, VILLAR V A, et al. Unique role of nadph oxidase 5 in oxidative stress in human renal proximal tubule cells [J]. Redox Biol, 2014(2): 570-579.

[75] BERNAL-MIZRACHI C, GATES A C, WENG S, et al. Vascular respiratory uncoupling increases blood pressure and atherosclerosis [J]. Nature, 2005, 435(7041): 502-506.

[76] RODRIGUEZ-ITURBE B, SEPASSI L, QUIROZ Y, et al. Association of mitochondrial SOD deficiency with salt-sensitive hypertension and accelerated renal senescence [J]. J Appl Physiol (1985), 2007, 102(1): 255-260.

[77] SAM F, KERSTETTER D L, PIMENTAL D R, et al. Increased reactive oxygen species production and functional alterations in antioxidant enzymes in human failing myocardium[J]. J Card Fail, 2005, 11(6): 473-480.

[78] MAACK C, KARTES T, KILTER H, et al. Oxygen free radical release in human failing myocardium is associated with increased activity of rac1-gtpase and represents a target for statin treatment [J]. Circulation, 2003, 108(13): 1567-1574.

[79] HEYMES C, BENDALL J K, RATAJCZAK P, et al. Increased myocardial nadph oxidase activity in human heart failure [J]. J Am Coll Cardiol, 2003, 41(12): 2164-2171.

[80] BORCHI E, BARGELLI V, STILLITANO F, et al. Enhanced ros production by nadph oxidase is correlated to changes in antioxidant enzyme activity in human heart failure [J]. Biochim Biophys Acta, 2010, 1802(3): 331-338.

[81] KURODA J, AGO T, MATSUSHIMA S, et al. Nadph oxidase 4 (nox4) is a major source of oxidative stress in the failing heart [J]. Proc Natl Acad Sci USA, 2010, 107(35): 15565-15570.

[82] ZHANG M, BREWER A C, SCHRODER K, et al. Nadph oxidase-4 mediates protection against chronic load-induced stress in mouse hearts by enhancing angiogenesis [J]. Proc Natl Acad Sci USA, 2010, 107(42): 18121-18126.

[83] VARGA Z V, PIPICZ M, BAAN J A, et al. Alternative splicing of nox4 in the failing human heart [J]. Front Physiol, 2017(8): 935.

[84] COOPER L L, LI W, LU Y, et al. Redox modification of ryanodine receptors by mitochondria-derived reactive oxygen species contributes to aberrant Ca^{2+} handling in ageing rabbit hearts [J]. J Physiol, 2013, 591(23): 5895-5911.

[85] BOVO E, LIPSIUS S L, ZIMA A V. Reactive oxygen species contribute to the development of arrhythmogenic Ca^{2+} waves during beta-adrenergic receptor stimulation in rabbit cardiomyocytes [J]. J Physiol, 2012, 590(14): 3291-3304.

[86] BILLMAN G E. The cardiac sarcolemmal atp-sensitive potassium channel as a novel target for anti-arrhythmic therapy [J]. Pharmacol Ther, 2008, 120(1): 54-70.

[87] O'ROURKE B. Myocardial K_{ATP} channels in preconditioning [J]. Circ Res, 2000, 87(10): 845 - 855.

[88] MACEDO F N, SOUZA D S, ARAUJO J, et al. Nox-dependent reactive oxygen species production underlies arrhythmias susceptibility in dexamethasone-treated rats [J]. Free Radic Biol Med, 2020(152): 1 - 7.

第 4 章
线粒体能量代谢与心血管疾病

心脏是人体最耗能的器官之一，需要不停地收缩和舒张，为机体提供充足的血液供应，一旦血液供应出现问题，便会影响全身其他组织和器官的功能。因此，心脏功能的维持需要强大的能量代谢系统。一个成年人的心脏每天大约跳动 10 万次，泵出血量约为 10 t，这么大的工作量需要消耗大量的 ATP。据估计，成年人心脏每天大概要产生 6 kg ATP，是心脏重量的 20 倍左右，约占整个机体产生 ATP 总量的 10%。另外，心脏不具备存储 ATP 的能力，当 ATP 合成被阻断后，ATP 将在数秒内被耗竭，心脏也将在数秒内停止工作。正常哺乳动物心肌细胞中 ATP 的含量为 10 mmol/L 左右，只能够维持几次心跳。心肌产生 ATP 的水平既受到严格调控，又能够在一个很大的动态范围内维持 ATP 水平的稳态，这种稳态水平被定义为调定点(set-point)。心肌对 ATP 的需要可以在特定条件下增加 10 倍，心肌 ATP 的产生速率也有至少 6 倍的储备能力，强大的能量代谢系统是心肌功能维持的基础，也是心肌区别于其他组织和器官的重要特征。

心肌线粒体是 ATP 产生的主要场所，可为心肌细胞提供 90% 以上的 ATP。心肌细胞是机体所有细胞中线粒体含量最丰富的细胞。线粒体占心肌细胞体积的 30%~40%。另外，心肌细胞线粒体在形态和功能上也与其他细胞具有显著的不同，其中表现之一就是心肌线粒体能量代谢的特殊性。为了满足心肌的能量需要，心肌细胞线粒体进化成为一种可以代谢几乎所有底物的细胞器，这些代谢底物包括葡萄糖、脂肪酸、酮体和氨基酸等。心肌的能量代谢是一个被严格调控的过程，能够在负荷、营养状态和激素等改变的情况下做出适当调整，以满足机体能量需求的改变。比如，在运动时，心肌的能量需求增加，心肌的代谢也随之增加并发生代谢状态的改变。心肌的代谢包含以下几个步骤：①氧气和代谢底物被运输至心肌细胞；②进一步被转运至线粒体；③在线粒体产生 ATP；④产生的 ATP 用于心肌收缩和其他能量消耗。这些过程中任何一个步骤出现问题，都会导致能量供应不足以及心功能紊乱。另外，不同于其他细胞，心肌细胞的 ATP 水平非常稳定，能够保持 ATP 产生与需求的平衡，并可根据能量需求调整 ATP 的产生水平，这种能力能够有效保证心肌在不同环境条件下的能量供应。

在心脏发生病变时，心肌的能量代谢往往出现异常，大量的研究表明，通过改善心肌能量代谢可以改善心肌功能，因此心肌能量代谢可以作为治疗心脏疾病的靶点。比如，由于缺血性心脏病中氧和代谢底物供应不足导致心肌功能异常或者心肌梗死，而通过增加缺血性心肌的代谢对心肌具有很好的保护作用。临床用于治疗心脏疾病的药物大多也具有调控心肌能量代谢的作用，如心得安（propranolol）被发现可以降低交感神经活动，进而降低心肌的能量需求；卡维地洛（carvedilol）用于心衰患者，可以减少57%心肌对脂肪酸的摄取。虽然调控心肌能量代谢对这些药物治疗心脏疾病疗效的贡献并不十分清楚，但这些证据提示心肌能量代谢可能是治疗心脏疾病的潜在靶点。以物质代谢或者能量代谢为靶点干预心脏疾病具有非常大的优势，比如有研究表明，适当的脂肪酸摄入可能有利于心衰患者的心肌功能，通过饮食干预来治疗疾病既可以降低患者的经济负担，也可以有效减少药物或者其他治疗方案带来的副作用。当然，生活方式的干预虽不能代替药物或者其他治疗手段，但也有报道认为有效的生活方式改变对于疾病的防治，特别是对一些代谢性疾病，比如糖尿病，具有显著的效果。

相较于心肌细胞，血管内皮细胞和平滑肌细胞的线粒体含量都较低，占细胞体积的比例都小于5%。血管内皮细胞和平滑肌细胞的代谢底物主要是葡萄糖、脂肪酸和氨基酸。与其他细胞不同，在氧气充足的条件下，糖酵解是内皮细胞和平滑肌细胞的主要能量来源之一，而线粒体氧化对内皮细胞和平滑肌细胞ATP合成的贡献都低于心肌细胞。因此，血管细胞线粒体能量代谢并不被人们所重视。然而，越来越多的证据表明，虽然血管细胞线粒体在正常条件下并不作为能量代谢的关键场所，但是其能量代谢在应激及疾病条件下具有重要意义。本章内容主要讲述心血管能量代谢的基本特征和能量代谢转化，并介绍心血管疾病中能量代谢的异常以及以新血管能量代谢为靶点防治心血管疾病的最新进展。

4.1 心肌代谢与心肌代谢转化

4.1.1 心肌能量代谢

能量代谢指的是将血液中的代谢底物转化成可以为心肌细胞收缩和舒张提供能量的ATP的过程。不同于其他组织，脂肪酸是心肌代谢的主要底物，这一发现最早是由 E. W. Cruickshank 和 H. W. Kosterlitz 两位科学家报道的，他们发现离体灌流的心脏在没有葡萄糖的条件下也可以代谢脂肪酸[1]。后来，Richard Bing 在20世纪50年代发表了一系列的文章，对心肌代谢的研究做出了重要贡献。在禁食的条件下，碳水化合物在心肌中的代谢只占其能量代谢的一小部分[2]。到了1961年，有学者研究发现脂肪酸代谢会抑制心肌对葡萄糖的利用，这一研究结果使得人们对心肌脂肪酸代谢的研究热衷起来[3]。另外，线粒体作为心肌代谢的主要场所，也成为人们研究心肌能量代谢的重点。越来越多的证据表明，心肌能量代谢和多种心血管疾病密切相关，并且一些以心肌代谢为靶点的新药也开始在临床上应用，比如曲美他嗪（trimetazidine）和雷诺嗪（ranolazine）。这些研究结果使得心肌能量代谢成为心血管领域的一个研究热点。

1. 代谢底物

心脏是一个不断收缩和舒张以保证其他组织和器官血液灌注的器官，其能量代谢必须高效且不间断。为了满足心肌的能量需要，心肌细胞线粒体进化为一种可以代谢几乎所有底物的细胞器，这些代谢底物包括葡萄糖、脂肪酸、酮体和氨基酸等。其中，心肌细胞主要利用血液中的葡萄糖和脂肪酸作为代谢底物。这些代谢底物进入细胞后，经过部分代谢，然后进入线粒体，在线粒体中经过三羧酸循环（tricarboxylic acid cycle，TAC）和电子传递等环节，最终被转化为ATP。合成的ATP离开线粒体，被用于心肌的收缩和其他生命活动。

早期的研究者们认为葡萄糖是心肌最重要的代谢底物。1936年，Lovatt Evans发现碳水化合物的代谢只占整个心肌代谢的一小部分，在动物和人的心脏均是如此。心肌更多的是利用脂肪酸作为代谢底物，其氧化为心肌细胞提供60%~90%的能量来源，而葡萄糖氧化为心肌细胞提供10%~40%的能量来源（图4.1）。葡萄糖代谢的优势是省氧，脂肪酸代谢的优势是能量密度大，同样重量的脂肪酸氧化能够获得更多的能量。然而，心肌的能量代谢并不是一成不变的，其是一个被严格调控的过程，能够在负荷、营养状态和激素等改变的情况下做出适当调整，以满足机体能量需求的改变。比如，在餐后，由于血糖和血中胰岛素水平相对较高，心肌会更多地利用葡萄糖作为代谢底物。当心肌对脂肪酸的摄入减少时，脂肪酸对糖酵解的抑制作用便会降低，葡萄糖的氧化便会增加。相反，在禁食情况下，血中脂肪酸水平较高，心肌会更多地摄入脂肪酸，而脂肪酸氧化为心肌提供主要的能量。脂肪酸的氧化会抑制葡萄糖的氧化，从而降低心肌对葡萄糖的利用。在病理条件下，心肌对代谢底物的选择性也会发生改变，比如葡萄糖酵解对缺血心肌能量来源的贡献增加。大量的研究表明，疾病条件下，心肌对代谢底物选择性的改变和疾病的发生和发展密切相关，以心肌对代谢底物选择性为靶点可以有效改善疾病条件下的心肌功能。心肌对代谢底物的选择性可以被很多药物所调控，这种调控涉及心肌能量代谢的多个层面。

2. 葡萄糖代谢

葡萄糖代谢的第一步是葡萄糖从组织液进入心肌细胞。在心肌中，葡萄糖进入细胞主要是通过葡萄糖转运体1和4（glucose transporter 1 and 4，GLUT1和GLUT4）实现的。GLUT1和GLUT4对葡萄糖的转运是不需要消耗能量的，因为葡萄糖在细胞外的浓度远高于细胞内。研究表明，GLUT1的活性不受激素等因素调节，其介导的葡萄糖摄取被认为是心肌细胞对葡萄糖利用的不受调节的途径。而GLUT4的活性是受胰岛素调控的。胰岛素与其受体结合后可激活胰岛素受体，并可使胰岛素受体底物（insulin receptor substrate，IRS）发生酪氨酸磷酸化。酪氨酸磷酸化的IRS进一步激活下游PI3 kinase和蛋白激酶B（Akt），Akt信号通路促进GLUT4从细胞质向细胞膜的转位，从而增加葡萄糖的摄取。胰岛素信号通路同时也可以增加极少量的GLUT1对葡萄糖的摄取。在胰岛素抵抗的条件下（肥胖、糖尿病和代谢综合征等），胰岛素对GLUT4相关的葡萄糖摄取的调控作用降低。虽

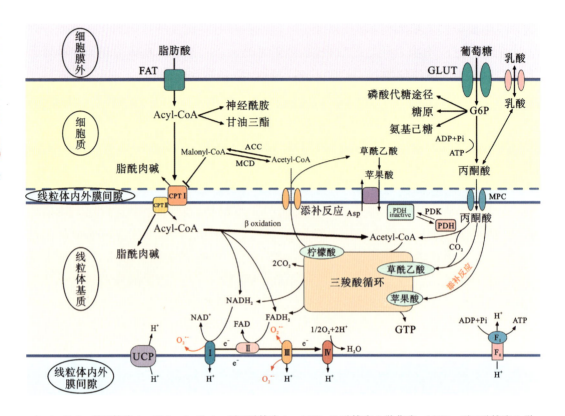

Acyl-CoA—酰基辅酶 A；Malonyl-CoA—丙二酰辅酶 A；ACC—乙酰辅酶 A 羧化酶；MCD—丙二酰辅酶 A 脱羧酶；Acetyl-CoA—乙酰辅酶 A；CPT—肉碱棕榈酰转移酶；NAD^+—氧化型烟酰胺腺嘌呤二核苷酸；$NADH_2$—还原型烟酰胺腺嘌呤二核苷酸；FAD^+—氧化型黄素腺嘌呤二核苷酸；$FADH_2$—还原型黄素腺嘌呤二核苷酸；GLUT—葡萄糖转运体；G6P—葡萄糖-6-磷酸；MPC—线粒体丙酮酸转运载体；PDH—丙酮酸脱氢酶；PDK—丙酮酸脱氢酶激酶；UCP—解偶联蛋白；GTP—三磷酸鸟苷。

图 4.1　心肌能量代谢概况

然传统观点认为胰岛素的主要靶器官或组织是肝脏、骨骼肌和脂肪，但是最新的研究表明心肌也是胰岛素一个重要的靶器官。心肌细胞 GLUT4 表达水平较高，并且胰岛素对心肌细胞具有重要的作用，除了代谢调节外，胰岛素具有显著的正性肌力作用和心肌保护作用。胰岛素信号被认为是心肌细胞中的促生存信号，表现为显著的抗凋亡、抗炎和抗氧化应激作用。

另外，胰岛素增加葡萄糖摄取还有一种机制。胰岛素可以减少脂肪组织对游离脂肪酸（free fatty acid，FFA）的释放，从而降低 FFA 的循环水平。FFA 循环水平的降低导致心肌细胞对脂肪酸的摄取和氧化减少，因为心肌脂肪酸代谢会抑制心肌对葡萄糖的利用，所以心肌脂肪酸利用减少会间接引起心肌对葡萄糖的利用增加。胰岛素通过直接和间接的作用来调控心肌对代谢底物的选择性。除此之外，代谢底物本身的水平，包括氧气的供应水平，也是心肌能量代谢转换的主要影响因素。影响心肌细胞利用葡萄糖的主要因素除了胰岛素之外，还有葡萄糖的水平，而氧气供应水平主要影响心肌如何利用葡萄糖。

葡萄糖进入细胞后开始进行糖酵解（glycolysis），这一步反应发生在细胞质中。每个分子的葡萄糖通过糖酵解会产生 2 个分子的 ATP 和 1 个分子的丙酮酸。正常条件下，糖酵解产生的丙酮酸进一步进入线粒体进行葡萄糖氧化。而在缺氧条件下，糖酵解产生的丙酮酸转化为乳酸，乳酸会使丙酮酸进入线粒体受阻，导致乳酸在细胞内的堆积，糖酵解成为细胞 ATP 产生的重要来源之一。比如，缺血性心肌病中糖酵解来源的 ATP 增加，而葡萄糖氧化来源的 ATP 减少，导致细胞内 ATP 水平供应不足，细胞内的酸化也进一步恶化了糖酵解与葡萄糖氧化之间的偶联，加速心肌内 ATP 供应障碍。在正常条件下，葡萄糖氧化和脂肪酸氧化可为细胞生存提供主要的能量来源。

3. 脂肪酸代谢

心肌细胞之所以更多地利用脂肪酸为细胞供能，是因为脂肪酸代谢有着特殊的优势。同样质量的脂肪酸氧化可以产生比葡萄糖更多的能量。比如，1 g 葡萄糖氧化可以释放 17.2 kJ 热量，而 1 g 脂肪酸氧化可以释放 39.8 kJ 热量。然而，相比于葡萄糖氧化，脂肪酸氧化并不高效，这体现在其对氧气的消耗上。葡萄糖氧化消耗 1 L 氧气可以产生 5.0 kJ 热量，而脂肪酸氧化消耗 1 L 氧气仅可以产生 4.7 kJ 热量。因此，葡萄糖氧化是一种更省氧的代谢方式，在缺氧条件下，心肌对葡萄糖的利用会增加。长链脂肪酸是机体利用的最主要的脂肪酸，其在人体血液中的水平约为 0.5 mmol/L，血液中含量最高的是饱和脂肪酸棕榈酸（palmitic acid，C16：0）和不饱和脂肪酸油酸（oleic acid，C18：1），它们分别约占长链脂肪酸总水平的 28% 和 36%。人的心肌利用最多的脂肪酸是油酸，其次是棕榈酸，这和它们在人体中的循环水平相关。

脂肪酸进入心肌细胞的速率取决于血清中未脂化的脂肪酸（nonesterified fatty acid，NEFA）水平。不管是受血清白蛋白运输的自由脂肪酸，还是由甘油三酯释放出来的脂肪酸，要进入心肌细胞，都必须经过载体介导的途径或者异化扩散。有研究者认为，蛋白介导的转运方式在长链脂肪酸代谢活跃的组织中占主要地位。脂肪酸的转运和脂肪酸转运蛋白家族（fatty acid transport protein，FATP）有关。FATP 有 6 个成员，即 FATP1～FATP6，这 6 个成员高度保守。其中，FATP1 被广泛研究，参与了包括骨骼肌和脂肪等组织的脂肪酸摄取，然而有研究提示，FATP1 对正常心肌脂肪酸摄取的贡献并不大。除了脂肪酸转运蛋白家族，膜脂肪酸结合蛋白（plasma membrane fatty acid binding protein）、脂肪酸转位酶（fatty acid translocase，FAT/CD36）和小窝蛋白-1（caveolin-1）也被报道在脂肪酸转运中具有重要作用。其中，脂肪酸转位酶被发现与人类白细胞分化抗原 CD36 相同，故简称 FAT/CD36。CD36 在心肌中高表达，对心肌脂肪酸的摄取具有重要贡献。另外，CD36 介导的脂肪酸摄取可以受到胰岛素的调控，胰岛素可增加心肌中 CD36 介导的脂肪酸摄取。不同于葡萄糖摄取，脂肪酸摄取的机制还并不十分清楚，特别是参与脂肪酸转运的分子机制。

脂肪酸一旦进入细胞，就会被脂酰辅酶 A 合成酶(fatty acyl CoA synthetase)催化为脂酰辅酶 A(fatty acyl CoA)。脂酰辅酶 A 上的脂肪酸被进一步转移到肉毒碱上，并通过肉毒碱穿梭系统进入线粒体。肉毒碱穿梭系统主要由肉碱棕榈酰转移酶 1 和 2 组成(carnitine palmitoyl transferase 1 and 2，CPT-1 和 CPT-2)，同时脂肪酸被转化为长链脂酰辅酶 A。进入线粒体后，脂肪酸经过 β 氧化产生乙酰辅酶 A(acetyl-CoA)，乙酰辅酶 A 经过三羧酸循环将能量转移至电子供体，再经过电子传递链(electron transfer chain，ETC)产生 ATP。这是脂肪酸在心肌细胞中参与能量代谢的基本过程。

4. 脂肪酸和葡萄糖代谢的相互调控

脂肪酸氧化是心肌中葡萄糖氧化最重要的调控因素之一。高脂肪酸代谢会通过激活丙酮酸脱氢酶激酶(pyruvate dehydrogenase kinase，PDK)抑制丙酮酸脱氢酶(pyruvate dehydrogenase，PDH)。其机制主要是因为脂肪酸代谢会增加乙酰辅酶 A 和 NADH/NAD$^+$ 的比例，导致 PDK 激活。同样，脂肪酸氧化降低致乙酰辅酶 A 和 NADH 水平升高，从而降低对 PDH 的抑制作用，使得糖酵解和葡萄糖氧化水平升高。此外，葡萄糖代谢对脂肪酸氧化也具有抑制作用。葡萄糖代谢可增加丙二酰辅酶 A 水平，丙二酰辅酶 A 可抑制肉毒碱棕榈酸转移酶的活性，从而抑制心肌对脂肪酸的氧化。脂肪酸代谢和葡萄糖代谢的相互抑制是心肌能量代谢转化的重要机制。但是，并不是所有条件下心肌对两者的利用都会出现相反的作用，其相互调节只是心肌对代谢底物利用的调控方式之一。在一些能量代谢需要增加的条件下，心肌有可能对脂肪酸和葡萄糖的利用都增加，而在一些能量需要减弱的条件下会出现心肌对脂肪酸和葡萄糖的利用都降低的可能性。

5. 酮体代谢

酮体主要在肝脏中产生，来源于脂肪酸氧化。产生后的酮体被运输至机体其他组织或器官。在一些生理条件下，比如新生儿、饥饿和运动后等，循环酮体的水平可以从正常的约 50 μmol/L 上升至 7 mmol/L，此时伴有碳水化合物水平的降低。再如，在 16~20 小时的饥饿后，血液中酮体的水平可上升到 1 mmol/L。在病理状态下，这种上升更为明显。糖尿病酮症酸中毒患者在饥饿后血液中的酮体水平可以达到 20 mmol/L。在所有组织中，心脏对酮体的利用率最高。心肌对酮体的利用水平和酮体的循环水平有关，其氧化水平和脂肪酸及葡萄糖氧化水平存在竞争关系。心肌利用酮体增加时，心肌对脂肪酸和葡萄糖的利用会减少。

酮体氧化比脂肪酸氧化产生能量的效率更高。虽然脂肪酸理论上是心肌所有代谢底物中产生 ATP 最多的底物，但是脂肪酸氧化需要消耗 ATP，并且脂肪酸代谢增加解偶联蛋白的表达，而解偶联蛋白会降低线粒体的能量代谢效率。另外，酮体氧化后将电子全部交给 NADH，NADH 经过复合物 I 进行的电子传递具有更高的效率。

细胞摄取酮体主要与 SLC16A1 及 SLC16A7 有关，酮体进入细胞后可进一步进入线粒体进行氧化。首先，酮体被β-羟基丁酸(β-hydroxybutyrate，β-OHB)脱氢酶(β-OHB dehydrogenase，BDH1)转化为β-OHB，β-OHB被氧化为乙酰乙酸盐(acetoacetate，AcAc)；接着，AcAc被乙酰辅酶A转移酶(SCOT)转换为AcAc-CoA；最终，AcAc-CoA进入三羧酸循环，将电子交给NADH，NADH作为电子供体为电子传递链提供底物以产生ATP。酮体作为心肌重要的代谢底物之一，并未得到学术界的广泛关注。心肌在生理及病理条件下对酮体的代谢如何改变及其意义并不十分清楚，有限的研究提示，心肌对酮体的利用可能具有重要的生物学意义，特别是在疾病状态下。最近的研究发现，心衰时心肌对酮体的利用增加，酮体成为心肌能量产生的主要来源之一。心衰时心肌能量代谢的主要问题是ATP合成不足，一部分原因是心肌对脂肪酸利用水平降低，心肌增加对酮体的利用能在一定程度上增加心肌的ATP来源，但其是一种适应性调节机制还是导致心衰发生和发展的原因并不清楚。

6. 氨基酸代谢

氨基酸也是心肌的代谢底物之一。然而，大多数氨基酸的合成和分解代谢都发生在肝脏。不过，有一类必需氨基酸可以被心肌代谢，这类氨基酸为支链氨基酸(branched-chain amino acid，BCAA)，包括亮氨酸(leucine)、异亮氨酸(isoleucine)和缬氨酸(valine)，约占人体每日摄入氨基酸总量的40%和骨骼肌必需氨基酸含量的35%。BCAA不仅仅是合成蛋白质的原料，也是重要的能量代谢底物之一。这三种必需氨基酸之所以被称为支链氨基酸，是因为它们具有相同的侧链结构和类似的代谢通路。研究发现，哺乳动物对BCAA的氧化能力要比其他氨基酸高很多。支链氨基酸可以被心肌、骨骼肌、神经组织和肾脏所利用，虽然其在这些组织或器官能量代谢中的贡献不大，但有证据表明支链氨基酸代谢对这些组织或器官也具有重要意义。

支链氨基酸如何进入细胞并不十分清楚，有限的研究结果表明，L型氨基酸转运体(L-type amino acid transporter)和L-glutamine及L-leucine/EAA双向转运体参与了支链氨基酸向细胞内的转运。支链氨基酸进入细胞后会被支链氨基转移酶(branched-chain amino-transferase，BCAT)催化为支链α-keto-acids (BCKA)。这一步反应会受到谷氨酸和谷氨酸脱氢酶的调控。BCKA接下来被BCKA脱氢酶(BCKA dehydrogenase，BCKD)氧化，并降解为乙酰辅酶A和琥珀酰化辅酶A(succinyl-CoA)。乙酰辅酶A和琥珀酰化辅酶A进入三羧酸循环，将电子传递给NADH，NADH再经过电子传递链促进ATP的合成。除了参与代谢外，支链氨基酸还具有信号转导作用，特别是亮氨酸，能够促进蛋白质合成、细胞代谢和生长，这些生理作用依赖于细胞内的mTOR信号。由此证据表明，支链氨基酸对于维持细胞的正常生理功能具有重要作用。然而，支链氨基酸的代谢异常也会带来细胞毒性作用，其中BCKD介导的反应是支链氨基酸代谢的限速步骤，决定着支链氨基酸的代谢水平。人们对心肌支链氨基酸代谢的关注也是从近些年才开始的，目前依然对此知之甚少。

4.1.2 心肌 ATP 稳态及其调控

心肌一直维持着非常高的能量需求，并且其能量需求变化很大。在哺乳类动物，特别是人体内，心肌对 ATP 的需求会短时间增加至正常时 10 倍的水平。为了维持能量供应，心肌会在短时间内迅速调整 ATP 的产生速率，以维持细胞内 ATP 的稳态。也就是说，心肌细胞内 ATP 的产生速率会根据 ATP 的需求即心肌的负荷而变化。这种快速而高效的 ATP 产生系统表现为其代谢产物的周转速度非常快。换句话说，细胞内 ATP 的水平在 2~10 秒内就会全部更新一遍，某一时刻细胞内 ATP 的总量只能够维持 2~10 秒的细胞能量消耗。因此，心肌细胞内 ATP 稳态的维持需要 ATP 产生速率的快速调控。从心肌细胞内代谢产物周转率的数据来估算，如果细胞内 ATP 的产生速率和 ATP 的需求不能匹配的话，心肌细胞内代谢产物的水平就会在数秒内受到严重影响。为了满足心肌细胞对能量代谢的需求，心肌细胞发展出了一套能够完全匹配 ATP 产生与 ATP 需求的系统，该系统使得心肌细胞的 ATP 产生和 ATP 需求在绝大多数时间内保持一致。为了使该系统能够很好地工作，除了细胞内代谢的调控之外，冠脉血流也是一个很重要的调控方式（因为冠脉血流量的大小决定了心肌可以获取的氧气和代谢底物的多少）。因此，不难理解心肌线粒体的氧化速率与冠脉血流、心肌负荷呈线性关系。

即使在分离的心肌细胞中，ATP 稳态也表现得非常显著。我们在分离的心肌细胞中通过不同的实时检测方式都可以观察到细胞内 ATP 水平的稳态。比如，在高代谢底物（10 mmol/L 丙酮酸，丙酮酸可以直接进入细胞，显著增加心肌细胞的代谢水平）的刺激条件下，细胞内 ATP 水平只有短暂上升（约 50 秒），之后回到原有水平（set-point）（图 4.2）。另外，当通过电刺激增加心肌细胞的能量需求时，细胞内 ATP 的水平可以保持稳定的状态。这些结果说明，心肌细胞有能力在一定程度上快速调整 ATP 的产生速率，以维持细胞内 ATP 稳态。

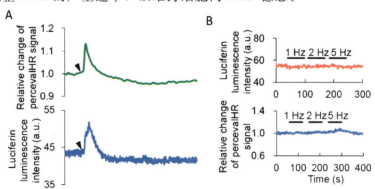

Relative change of percevalHR signal—高分辨率信号的相对变化；Luciferin luminescence intensity—荧光素发光强度。

图 4.2　心肌细胞 ATP 稳态[4]

A. 10 mmol/L 丙酮酸刺激对心肌细胞 ATP 水平的影响；B. 不同频率电刺激对心肌细胞 ATP 稳态的影响。心肌细胞 ATP 水平通过两种方式测量：荧光素酶-荧光素系统和 perceval HR 荧光蛋白。

心肌细胞 ATP 合成的过程及其参与该过程的主要酶虽都比较清楚了,但是现有的研究结果并不能完全解释 ATP 稳态。比如,我们一般认为生物体系内一个产物的水平主要决定于其底物的水平和酶活性,而在心肌细胞 ATP 产生系统中,这两者对 ATP 产生速率的影响都很有限。当心肌负荷在一个较大的范围波动时,心肌细胞内参与产生 ATP 的主要底物 ADP、NADH 和磷酸肌酸(creatine phosphate)的水平都很稳定,虽然它们的周转率都很短。因此,这些底物不太可能是调控心肌细胞内 ATP 稳态的关键分子。另外,ATP 合成相关的酶的活性也没有发现在其中参与关键作用,使得 ATP 稳态的维持机制成为一个重要而又知之甚少的问题。对于 ATP 稳态的维持来说,其可能的工作机制见图 4.3,其中的每一个环节现在都不清楚,最重要的是,感受 ATP 水平的感受器是什么?调控 ATP 产生速率的效应器又是什么?感受器如何作用于效应器实现对 ATP 产生速率的快速调控。

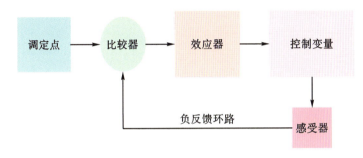

图 4.3 ATP 稳态维持的调控机制假说

Ca^{2+} 和 ADP/ATP 水平是现在比较公认的调控心肌细胞 ATP 产生速率的因素,然而,其在心肌细胞 ATP 产生速率中可能并不发挥关键作用。其中,ADP 的水平在心肌细胞内相对稳定,ADP/ATP 的水平也相对稳定,不太可能参与心肌细胞 ATP 产生速率的巨大变化。另外,虽然有研究表明 Ca^{2+} 水平参与调控 ATP 的产生速率,但其在心肌中的作用依然存在质疑。心肌细胞中线粒体 Ca^{2+} 单向转运体(mitochondrial calcium uniporter,MCU)的活性很低,敲除线粒体 Ca^{2+} 单向转运体对心肌细胞能量代谢的影响并不大。这些研究结果表明,Ca^{2+} 和 ADP/ATP 并不是心肌细胞内 ATP 产生速率的主要调控因素。

人们发现心肌细胞氧耗有很大的储备,在解偶联剂的作用下,也就是电子传递链全速运转的时候,心肌细胞会消耗大量的氧气,这说明 ATP 产生的环节中电子传递链的电子传递速率可能是可控的。NADH 和 $FADH_2$ 将电子传递给电子传递链后最终会传给氧气,但是并不是每一个电子的传递都偶联有 ATP 的产生,将没有产生 ATP 的这部分电子传递称为线粒体解偶联。以前人们认为线粒体解偶联是一种线粒体不完美的表现且是一种能量的浪费,而越来越多的证据表明线粒体解偶联也是可调控的,具有重要的生理意义,特别是在调控 ATP 产生速率和效率中具有重要作用。线粒体解偶联的途径有两种:一种是电子漏,能产生活性氧;而另一种是质子漏,能产热。活性氧被广泛研究参与疾病的发生和发展,其生理作用也被一点点解开,比如可以作为胰岛素信号的第二信使。质子漏的途径很多,其中可被调控的途径包括解偶联蛋白、ANT、线粒体膜通透性转运、ATP 合酶(Bcl-xL 调控的质子漏)等。质子漏的意义最近几年才开始受到人们的重视,其中很有意思的一个研究结果是通过增加质子漏可以改善和治疗很多代谢性疾病。这些研究进展提示线粒体解偶联可能是 ATP 产生速率的重要调控机制。

4.1.3 心肌代谢转换

健康成年人心肌的能量主要来源于脂肪酸氧化,其占心肌能量来源的 60%～90%;其次是葡萄糖氧化,占心肌能量来源的 10%～40%。除此之外,乳酸、氨基酸和酮体等也是心肌能量代谢的底物[5]。为了满足心肌的能量需要,心脏线粒体进化为一种可以代谢几乎所有底物的细胞器。在不同的条件下,心肌对代谢底物的选择性会发生改变,这种改变既是心肌适应外界环境改变的结果,也是心肌适应新环境的一种调控机制。心肌对代谢底物选择性的改变能够使得心脏在不同的条件下调整心肌能量代谢的状态,以满足不同的需求。心肌的能量代谢是一个被严格调控的过程,能够在负荷、营养状态和激素等改变的情况下做出适当调整,以满足机体能量需求的改变。

在生理和病理条件下,心肌能够改变其能量代谢对底物的选择性[6](图 4.4)。比如在进食后,由于血液中胰岛素和葡萄糖水平升高,因此心肌对葡萄糖的利用会增加;运动时由于能量需求增加,因此心肌对脂肪酸的利用会增加。这些都是生理条件下心肌对代谢底物选择性的适应性调整,这种调整能够保证心肌能量代谢的稳定。而在疾病条件下,心肌对代谢底物的选择性会根据疾病类型和病程不同表现出不同的变化,心衰时心肌的能量需求增加,一般认为该条件下心肌会更多地利用葡萄糖作为代谢底物。而在糖尿病或肥胖条件下,心肌几乎完全依赖于脂肪酸作为代

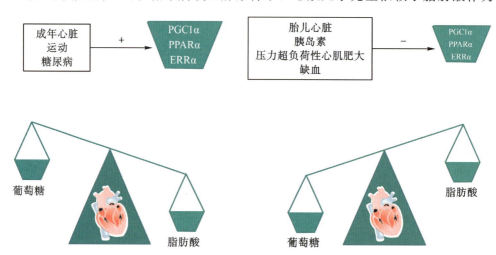

PGC1α—过氧化物酶增殖体激活受体 γ 辅激活因子 1α;PPARα—过氧化物酶体增殖激活受体 α;ERRα—雌激素相关受体 α。

图 4.4　心肌在生理和病理条件下的代谢转换

谢底物，而且心肌对代谢底物的选择能力也有所降低。相较于葡萄糖作为代谢底物，脂肪酸氧化需要更多的氧。另外，脂肪酸代谢导致线粒体解偶联，可降低线粒体合成 ATP 的效率。不过，并非所有脂肪酸代谢都是有害的，脂肪酸代谢比葡萄糖代谢在产能方面更高效。以往的观点认为疾病条件下心肌能量代谢转化是一种适应性改变，能够更好地维持心肌能量代谢的水平，而越来越多的证据表明心肌能量代谢转换在很多条件下也是心肌功能紊乱形成的原因。因此，以心肌对代谢底物的选择性为靶点可能会有效改善疾病条件下的心肌功能，使得心肌能量代谢的研究成为心血管研究中的一个重要方向。

4.2　心肌能量代谢与疾病

4.2.1　心肌缺血

正常条件下，心肌 90% 以上的 ATP 都是在线粒体里产生的，另外一部分由糖酵解产生。其中，线粒体产生的 ATP 主要来源于脂肪酸的 β 氧化，不过在其他一些条件下，心肌对代谢底物的选择性会发生改变，这些因素包括能量需求发生变化、营养状态改变、激素作用、氧浓度改变、能量代谢通路调控和疾病。缺氧是其中一种使得心肌能量代谢发生显著改变的应激条件，可导致心肌能量供应和能量需要的平衡被打破。严重缺氧可以导致心肌细胞能量供应障碍，从而引起细胞死亡或心肌功能下降，比如心衰。缺氧引起心肌细胞死亡和心肌功能紊乱的原因非常复杂，其中心肌能量供应不足以及心肌能量代谢的改变都被认为是引起心肌功能紊乱的重要原因。因此，优化心肌能量代谢已经成为一种新的治疗心肌缺血的措施。

4.2.1.1　糖酵解

糖酵解是葡萄糖代谢的第一个环节，可以在无氧条件下合成 ATP。正常条件下，糖酵解产生的 ATP 不到心肌 ATP 产生总量的 10%；而在缺氧条件下，糖酵解产生的 ATP 占心肌 ATP 产生总量的比例会上升，而上升的程度与缺氧的程度和时程有关。糖酵解调控的关键点主要有葡萄糖转运、内源性葡萄糖的供应、己糖激酶对葡萄糖的磷酸化、磷酸果糖激酶 1(phosphofructokinase-1)、甘油醛-3-磷酸脱氢酶(glyceraldehydes-3-phosphate dehydrogenase)和丙酮酸激酶，这些关键点是调控心肌细胞葡萄糖酵解的关键环节。

葡萄糖氧化是大部分碳水化合物产生 ATP 的主要途径，而葡萄糖氧化的限速步骤是丙酮酸脱氢酶复合物。丙酮酸脱氢酶不仅受底物/产物比例的调控，也受共价修饰的调控。当线粒体 $NADH/NAD^+$ 或者 acetyl-CoA/CoA 增加时，丙酮酸脱氢酶的活性降低。丙酮酸脱氢酶的共价修饰包括磷酸化、去磷酸化的水平，与丙酮酸脱氢酶活性呈正相关，磷酸化的丙酮酸脱氢酶活性降低，从而限制丙酮酸氧化。磷酸化丙酮酸脱氢酶的酶为丙酮酸脱氢酶激酶。丙酮酸脱氢酶激酶有多个亚型，其中 PDK4 在心肌中表达较高，且发挥重要作用。当丙酮酸脱氢酶激酶蛋白表达量增加时，丙酮酸脱氢酶的磷酸化水平也升高，从而降低葡萄糖氧化和增加葡萄糖酵解。因此，丙酮酸脱氢酶的活性是葡萄糖代谢的一个重要调控因素。

4.2.1.2 缺血时和缺血后心肌的能量代谢

缺血性心肌病会显著影响心肌的能量代谢，氧气和代谢底物的供应不足，导致心肌收缩功能异常。氧缺乏导致线粒体脂肪酸和碳水化合物氧化水平均降低，从而使 ATP 的合成减少。糖酵解成为缺血心肌的重要能量来源途径，因为这种途径不需要氧。糖酵解来源的 ATP 能够在轻度和重度缺氧时帮助心肌维持电解质稳态。然而，当糖酵解水平升高时，糖酵解和糖氧化之间的偶联就会降低，乳酸和质子就会在缺血心肌中堆积。乳酸和质子的堆积会导致心肌细胞 pH 值下降，引起心肌中 Na^+ 和 Ca^{2+} 的堆积，从而影响心肌功能。

当缺血心肌再灌注时，在可逆性损伤的心肌细胞中线粒体代谢会很快恢复。然而，心肌此时需要大量的能量用于心肌的机械功能和心肌细胞内电解质稳态的重新建立，这些 ATP 严重依赖于心肌对脂肪酸的代谢，此时脂肪酸的代谢速率快速恢复，甚至可能超过缺血前的水平。脂肪酸代谢的增加通过 Randle 循环抑制葡萄糖氧化，因此缺血再灌注后心肌对葡萄糖的利用水平是降低的。另外，此时糖酵解依然保持比较高的水平，使得糖酵解和葡萄糖氧化解偶联，引起质子的累积[7]。缺血后一部分能量用于重新建立心肌细胞电解质稳态也加速了心肌能量供应不足和心肌细胞功能紊乱。因此，抑制脂肪酸氧化和促进葡萄糖利用、减少糖酵解与葡萄糖氧化之间的解偶联、减少质子产生可以有效改善缺血再灌注心肌的功能，该策略成为治疗缺血性心肌病的潜在策略。

缺血时，心肌能量代谢的改变是由多种因素引起的。缺血时和缺血后由于应激引起的循环脂肪酸水平增加是心肌脂肪酸利用增加的原因之一。缺血时，AMPK 激活和乙酰辅酶羧酶（acetyl CoA acarboxylase）活性降低也可使脂肪酸代谢增加。缺血引起的 AMPK 激活会导致两个结果，即脂肪酸代谢在缺血后恢复为心肌的主要能量来源和增加糖酵解。临床和基础研究都表明，促进缺血后葡萄糖代谢能够改善心肌功能和心肌 ATP 的产生效率[8-10]。因此，抑制脂肪酸代谢的药物成为治疗缺血性心肌病的新手段。

4.2.1.3 慢性心肌缺血

慢性缺血不仅导致存活的心肌细胞数量减少，也导致存活的心肌细胞心肌重塑，最终发展为心衰。当心衰进程发展时，心肌整体能量代谢水平也出现弱化，导致心肌磷酸肌酸含量减少、耗氧率和电子传递链活性降低、ATP 产生减少。因此，长期缺血条件下，心肌相当于代谢活动减低，而不仅仅是对代谢底物的选择性改变。另外，长期缺血也导致心肌对代谢底物选择性的能力降低，在应激条件下，心肌不能根据外在环境改变调整自身对代谢底物的选择性，从而降低了心肌的适应能力，是心肌易损性增加的机制之一。

长期心肌缺血时，心肌的能量代谢改变非常复杂，取决于心肌所处的时期和损伤的程度。长期心肌缺血条件下心肌对葡萄糖利用和脂肪酸利用的改变并未有一致的报道，这可能和心肌处于不同的时期和损伤程度不同有关。虽然葡萄糖氧化和脂肪酸氧化的水平有可能变化比较复杂，但是糖酵解的水平一致被认为是增加的[5,11-13]。因此，对长期缺血的心肌进行能量代谢干预时，其干预手段可能要因人而异，不能一概而论。

4.2.1.4 以心肌能量代谢为靶点治疗缺血性心肌病

葡萄糖和脂肪酸代谢是被严格调控的过程，脂肪酸氧化和葡萄糖氧化之间的平衡对于心肌功能和效能至关重要。心肌缺血、缺血再灌注和心衰都伴有心肌能量代谢的改变，特别是脂肪酸氧化和葡萄糖氧化的改变，这些改变被认为是导致心肌功能紊乱的原因之一。优化心肌能量代谢对急性和慢性缺血性心肌病都具有保护作用，其可以减少心肌损伤，改善心肌功能和心肌效能，其中最重要的一个途径就是增加葡萄糖氧化的水平。葡萄糖氧化水平的增加，可以有效改善糖酵解和葡萄糖氧化之间的偶联水平，并减少由于解偶联产生的质子和乳酸堆积。增加葡萄糖氧化的策略有两种，一种是直接刺激葡萄糖氧化，另一种是通过抑制脂肪酸氧化来增加葡萄糖氧化。

1. 抑制脂肪酸代谢治疗缺血性心肌病

抑制脂肪酸代谢的手段有两种，一种是减少对心肌的脂肪酸供应，另一种是直接抑制心肌脂肪酸氧化水平。在缺血和缺血后降低循环脂肪酸水平的办法有给予葡萄糖-胰岛素-钾(glucose – insulin – potassium，GIK)极化液治疗或者过氧化酶体增生物激活受体的配体(peroxisome proliferator activated receptor ligand)治疗。这些手段降低了脂肪酸的循环水平，从而减少了心肌脂肪酸摄入和氧化。然而，这些药物带来的并发症限制了其在缺血性心肌病中的应用[14-17]。从基础研究的结果可以看出，抑制脂肪酸利用可以保护缺血的心肌，也可以改善缺血条件下的心肌功能。

β肾上腺素受体拮抗剂被广泛用于治疗缺血性心肌病和心衰。这类药物可以有效降低心肌的收缩耗能，从而减少心肌对能量的需求并节省氧气。有证据表明，阻断β肾上腺素受体也同时降低了儿茶酚胺类物质介导的脂类分解，从而减少脂肪酸的循环水平。心得安(propranolol)被发现可以降低交感神经活动，而心肌梗死时交感神经的兴奋性是增加的。卡维地洛(carvedilol)用于心衰患者时可以减少57%心肌对脂肪酸的摄取。这些β肾上腺素受体拮抗剂对心肌脂肪酸代谢的抑制作用是否贡献于其对心肌的保护作用并不十分明确[18-20]。

心肌脂肪酸代谢过程中的一些关键酶也成为干预心肌脂肪酸代谢的重要靶点。CPT–1是心肌脂肪酸进入线粒体的关键酶，因而其成为缺血条件下抑制心肌脂肪酸代谢的潜在靶点。CPT–1的抑制剂包括乙莫克舍(etomoxir)、羟苯甘氨酸(oxfenicine)和哌克昔林(perhexiline)。实验结果表明，这些药物均可以有效改善缺血条件下的心肌功能。乙莫克舍是一种不可逆的CPT–1抑制剂，其可以显著增加缺血条件下的心肌葡萄糖氧化和改善心肌功能。然而，乙莫克舍用于治疗缺血性心肌病的研究被叫停，因为其有明显的肝脏毒性。羟苯甘氨酸和哌克昔林对缺血性心肌病及心衰的临床应用前景还在进一步研究中[21-24]。

另一种抑制心肌 CPT-1 活性的策略是增加丙二酰辅酶 A，一种内源性的 CPT-1 抑制物。抑制丙二酰辅酶 A 脱羧酶(malonyl CoA decarboxylase，MCD)可以实现这个目的。丙二酰辅酶 A 脱羧酶与丙二酰辅酶 A 的降解有关。抑制丙二酰辅酶 A 脱羧酶可以增加丙二酰辅酶 A 水平，从而实现对心肌脂肪酸代谢的抑制作用，并增加心肌对葡萄糖的氧化水平。一系列研究结果表明，抑制丙二酰辅酶 A 脱羧酶可以保护缺血的心肌，提高缺血心肌的效能，改善缺血心肌功能和减少缺血心肌的梗死面积。然而，其在临床上的应用还并不明确。

在临床上更被广泛采纳的手段是直接抑制心肌脂肪酸 β 氧化的酶，其中最常见的一个药物是曲美他嗪(trimetazidine)。曲美他嗪可竞争性地抑制长链 3-酮脂酰辅酶 A 硫解酶(3-ketoacyl CoA thiolase)，发挥抑制心肌脂肪酸代谢、增加心肌葡萄糖代谢的作用。曲美他嗪可以改善缺血时心肌糖酵解和葡萄糖氧化之间的偶联，减少质子和乳酸堆积，发挥心肌保护作用[27-28]。曲美他嗪的心肌保护作用不只在动物实验上获得了良好的效果，在临床研究中也获得了一致的结果[5]。虽然曲美他嗪调控心肌能量代谢对其心肌保护作用的贡献有多少并不清楚，但是其对心肌能量代谢的调控可能是其发挥心肌保护作用的重要机制。

2. 刺激葡萄糖氧化治疗缺血性心肌病

改善缺血心肌能量代谢的另一个策略是增强心肌的葡萄糖氧化水平。抑制脂肪酸氧化可以间接增强葡萄糖氧化，直接刺激心肌的葡萄糖氧化也具有显著的心肌保护作用。二氯乙酸盐(dichloroacetate，DCA)是一种丙酮酸脱氢酶激酶的特异性抑制剂，其可以增强心肌线粒体脱氢酶复合物的活性，从而提高心肌葡萄糖氧化水平。DCA 发挥心肌保护作用的机制与其改善糖酵解与葡萄糖氧化之间的偶联有关。实验结果表明，DCA 能够有效改善缺血后心肌功能，减少缺血引起的心肌梗死。然而，DCA 在临床上的应用受到一些限制，主要是因为其比较差的药物动力学和效能，其他的丙酮酸脱氢酶激酶抑制剂也在研究中。除此之外，临床上用 GIK 治疗心肌病时，GIK 除了可以抑制脂肪酸代谢外，也可以增加心肌对葡萄糖的利用。虽然 GIK 的心肌保护作用及其在临床上的应用还存在争议，但是 GIK 已经成为很多临床中心的常规干预手段。

4.2.2 心力衰竭

心力衰竭时，心肌的能量代谢发生了显著的改变，研究显示，心肌能量代谢可以作为治疗心衰的靶点。心衰的一个显著特点就是能量供应障碍、心肌不能获得足够的 ATP，一方面表现为心衰时心肌细胞内 ATP 水平降低，另一方面表现为心肌细胞内 ATP 稳态的维持能力(或称心肌能量代谢的弹性)降低。ATP 水平降低导致心肌细胞功能不能得到保障，有证据显示心肌细胞内 ATP 水平的调定点越低，心衰患者的死亡率越高。而心肌能量代谢的弹性降低导致心肌易损性增加，在能量需求改变特别是能量需求增加时，ATP 的产生量不足以满足心肌细胞的需求，从而引起心肌功能降低或者心源性猝死。心衰时，心肌能量代谢异常，现在认为至少有两个原因，一个是心肌对代谢底物的利用降低，特别是对脂肪酸的利用降低；另一个是线粒体功能紊乱，使得 ATP 产生效率和能力均降低。改善心肌的能量代谢能力和效率，或者降低心肌对能量的需求，都是治疗心衰的有效策略。

心衰根据引起的原因不同可以分为两类，一类是缺血性心衰，主要是由心肌梗死引起的心衰；另一类是非缺血性心衰，比如由于压力负荷增加而导致的心衰，此类心衰常出现在高血压患者中。

4.2.2.1 心肌能量代谢异常

1. 缺血性心衰

心肌缺血时，由于氧气供应不足，致使葡萄糖氧化和脂肪酸氧化都受到抑制。缺氧时，心肌中的缺氧诱导因子(hypoxia inducible factor)被激活，使得糖酵解相关的酶转录水平升高，此时心肌细胞的能量代谢会转为糖酵解，伴随有脂肪酸转运体 FAT/CD36 和葡萄糖转运体 GLUT4 向细胞内转位以及糖原减少[29]。糖酵解的水平会因缺血的程度而异，在轻度和重度缺血时，脂肪酸氧化依然是心肌 ATP 产生的主要来源之一[30-31]。糖酵解的增加并未伴随葡萄糖氧化的增加，致使糖酵解与葡萄糖氧化之间解偶联，使得乳酸和质子等有害代谢产物堆积，引起细胞内酸化和电解质平衡被打破。同时，心肌的能量利用效率也会降低，因为心肌要消耗一些额外的能量用于维持细胞内外的离子稳态，加重了心肌细胞 ATP 供应的不足。

当缺血再灌注后，氧和代谢底物的水平恢复正常，心肌对葡萄糖的利用效率降低，甚至低于缺血前的水平。但是，此时细胞膜上 GLUT4 的水平是升高的，可能和糖原的存储有关[29]。再灌注后脂肪酸的氧化水平会恢复或者超过缺血前，而细胞膜上脂肪酸转运体 FAT/CD36 维持在比较低的水平，导致心肌内甘油三酯的水平降低。脂肪酸氧化的增加被认为与 AMPK 的激活有关，AMPK 磷酸化并抑制乙酰辅酶 A 羧化酶 2(acetyl-CoA carboxylase-2，ACC2)活性，ACC2 磷酸化引起线粒体脂肪酸转运增强。也有报道认为，AMPK-ACC 通路并不是脂肪酸代谢增加的关键因素，而解偶联蛋白 3(uncoupling protein 3，UCP3)的上调可能与此有关[32]。但是，脂肪酸代谢的增加对心肌能量利用效率和心肌功能都是有害的，因为脂肪酸代谢进一步抑制了葡萄糖氧化的水平，使得糖酵解和葡萄糖氧化之间的解偶联更严重。心肌对脂肪酸利用过多也会导致心肌脂肪酸代谢产物的堆积，导致心肌胰岛素抵抗和心肌功能减弱。

2. 非缺血性心衰

由于压力负荷增加导致的心衰是最常见的非缺血性心衰，因此大部分关于非缺血性心衰的研究结果来自于压力超负荷引起的心衰。研究结果表明，非缺血性心衰时心肌的能量代谢的改变主要表现为心肌对脂肪酸利用的降低。而心肌对葡萄糖的利用表现为两个阶段，心衰早期由于心肌对脂肪酸的利用降低而代偿性地增加对葡萄糖的利用，而心衰晚期由于心肌线粒体功能衰减严重，使得心肌对脂肪酸和葡萄糖的利用均降低。心衰早期心肌细胞中 ATP 的水平基本上能够满足心肌细胞的需求,而心衰晚期心肌细胞内 ATP 的产生就不能够维持心肌的功能需求了。主动脉缩窄(transverse aortic constriction,TAC)是最常见的一种非缺血性心衰模型,研究发现,TAC 小鼠 1 天后就会出现显著的心肌对葡萄糖的摄取和利用增加[33]。TAC 小鼠普遍表现为糖酵解水平升高和脂肪酸代谢降低[34-36]。心衰时,心肌对葡萄糖利用的增加伴随有 GLUT1 水平的,但 GLUT4 水平是降低的[37]。需要强调的是,心肌能量代谢的改变并不是一成不变的,而是随着心衰进程的改变而表现出不一样的特征。比如,在心衰晚期,心肌对葡萄糖和脂肪酸的利用都会降低,表现为心肌整体代谢水平的下降。心衰时心肌能量代谢转化既是心衰发生和发展过程中的一个结果,也是引起心肌功能紊乱的原因,因此心肌能量代谢转化也被认为是防治心衰的靶点。

4.2.2.2 心衰时心肌能量代谢的干预

心衰时,心肌能量代谢的改变能否作为治疗心衰的靶点是人们一直在尝试的事情,这些尝试既有动物研究,也有临床研究。

1. 缺血性心衰

心肌对葡萄糖的利用增加在心肌缺血和缺血后均是有益的。心肌缺血时,糖酵解可增加心肌的 ATP 供应,但是在缺血后(再灌注期)糖酵解水平的提升加上葡萄糖氧化水平的抑制使得线粒体解偶联,ATP 的产生能力和效率下降[38]。通过调控 PPARα 增加心肌的脂肪酸代谢会加速心肌缺血再灌注损伤,脂肪酸代谢增加会引起糖原堆积、细胞凋亡、氧化应激和心肌能量代谢效率降低[39-40]。而在 FAT/CD36 基因敲除小鼠上,心肌脂肪酸代谢的降低提高了葡萄糖氧化的水平,并对缺血再灌注心肌发挥保护作用。因此,抑制心肌缺血后的脂肪酸代谢对缺血再灌注心肌具有保护作用。

永久性冠脉结扎(permanent coronary artery ligation,CAL)是制作缺血性心衰的常用模型,该模型造成心肌 10% 的梗死区域,导致心脏整体 ATP 产生效率和心肌功能的降低[7]。心肌缺血导致未缺血心肌负荷增加,心肌就需要更高的 ATP 产生量。间接或者直接增加心肌葡萄糖氧化水平都可以减少缺血再灌注心肌或长期缺血心肌的梗死面积,减少质子产生,增加心肌能量代谢效率和改善心肌功能[7-8]。间接增加心肌葡萄糖氧化的策略主要是通过抑制心肌脂肪酸氧化实现的,而直接增加心肌葡萄糖氧化的策略主要是通过调控心肌葡萄糖代谢的酶来实现的。需注意的是,单纯增加葡萄糖的供应起到的效果并不明显,这是因为有葡萄糖代谢解偶联的存在。

2. 非缺血性心衰

同缺血性心衰类似,增强心肌对葡萄糖的利用对非缺血性心衰也具有保护作用。过表达 GLUT1 可以保护压力过载条件下的心肌功能[37]。然而,如果 GLUT1 的过表达仅仅在诱导心肌压力负荷增加的 2 天前,情况就会不一样,此时 GLUT1 过表达可以增加心肌对葡萄糖的利用,改善线粒体功能和 ATP 合成,但是并不能够改善心肌功能[35]。这些结果提示心肌对葡萄糖的利用增加可能导致心肌对额外负荷的适应性。然而，在心衰条件下，心肌对葡萄糖利用增加的能力是减弱的[42-43]。在负荷增加的条件下，心肌对葡萄糖利用的增加有利于心肌对抗应激所带来的损伤。

既然增加心肌对葡萄糖的利用可以改善心衰条件下的心肌功能，那么是否可以通过该策略治疗心衰患者？在临床上，抑制心肌脂肪酸代谢已经成为治疗心衰患者的策略，但如果抑制脂肪代谢并不影响心肌对葡萄糖利用的话，对压力负荷型心衰是否还有帮助？一些动物实验发现，抑制脂肪酸代谢不但没有改善压力负荷型心衰的心肌功能，反而会加速心肌的功能紊乱[44-47]。这种相反的结果被认为与能量供应不足有关，一种解释是抑制脂肪酸代谢的同时并没有改善葡萄糖代谢的水平，另一种可能就是抑制脂肪酸代谢并不利于保护心衰条件下的心肌。

于是，人们就尝试了另一种策略，即增加心衰时心肌的脂肪酸代谢，因为在压力负荷型心衰中，心肌的脂肪酸代谢是降低的，通过心肌特异性敲除 ACC2 可以抑制心衰时心肌代谢从脂肪酸氧化向糖酵解的转化，同时该手段也可以改善压力负荷过载时心肌的能量代谢效率和心肌功能[36]。当然，在这个过程中需要保证心肌脂肪酸摄取和氧化之间的平衡，以防止甘油三酯和某些代谢产物的堆积及细胞的脂毒性。因此，直接增加脂肪酸摄取被认为不是一个好的策略，但直接增加脂肪酸氧化被认为是有效且安全的策略。

缺血性心衰和非缺血性心衰的能量代谢改变并不是一致的，这种改变可能在心肌功能紊乱中具有重要意义，因此也可以作为治疗心衰的靶点。缺血性心衰和非缺血性心衰的能量代谢变化及其潜在干预靶点见图 4.5。

之所以增加脂肪酸代谢不被认为是一个有效用来干预非缺血性心衰的策略，很重要的一个原因是脂毒性的存在。大量基础研究表明，心肌过多地利用脂肪酸会造成心肌胰岛素抵抗、线粒体功能紊乱、氧化应激等效应，从而导致心肌功能紊乱，这一现象被广泛研究和接受。然而，脂毒性在心衰发生和发展中的作用受到越来越多的质疑。大部分动物实验的结果都表明，高脂饮食在没有肥胖的条件下并不会对动物心肌功能造成显著的影响，而只有在长期高脂肪酸摄入的条件下，才能造成一定程度的心肌损伤。另一方面，一直缺乏关于脂肪酸摄入和心血管疾病风险的流行病学研究结果也使得该问题一直存在争议。不过庆幸的是，人们对该问题的认识已经开始转变。最新的一项临床研究纳入了五大洲 18 个国家 135335 人的研究结果表明，随着脂肪酸摄入量增加，人群的全因死亡率是降低的，并且脂肪酸摄入水平与主要心血管疾病的发病率并无相关性，并且不饱和脂肪酸的摄入水平与主要心血管疾病的发病率呈负相关[48]。相关的基础研究也表明，脂肪酸摄入可以延长实验动物寿命，这些研究进展在另一方面同样对脂毒性的认识提出了质疑，也同时说明脂肪酸利用带来的脂毒性可能并不在主要心血管疾病（包括心衰）中发挥重要作用。

最新的一些基础研究结果也表明，给非缺血性心衰动物喂高脂饮食以增加心肌对脂肪酸的利用，具有保护心肌作用，除了高脂饮食之外，通过基因工程手段增加心肌对脂肪酸的利用也对心衰时的心肌具有显著的保护作用。相反，利用基因工程

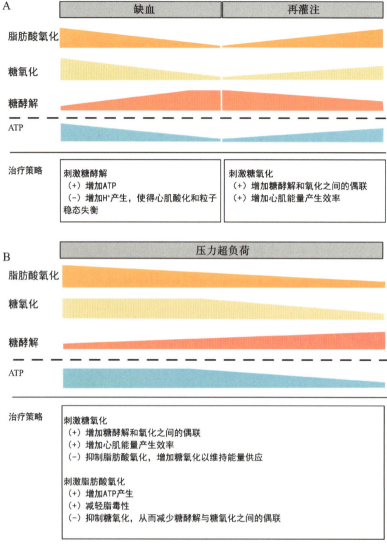

图 4.5 心衰时心肌能量代谢的改变及干预策略

手段抑制心肌对脂肪酸的利用会加速心衰时的心肌功能紊乱。这些结果表明增加脂肪酸利用可以作为治疗心衰的一种策略。脂肪酸利用增加保护心肌的机制主要有两个方面，一方面是脂肪酸摄入可以增加心肌的能量供应，另一方面是脂肪酸在心肌中具有重要的信号作用，参与调控心肌线粒体功能[49]。脂肪酸可以激活细胞内的PPAR，PPAR 促进下游一系列分子的表达，这些分子包括 CD36 和 YME1L。CD36 可以改善心衰条件下心肌对脂肪酸的利用，而 YME1L 可以改善心衰条件下心肌线粒体动态。心衰时，由于心肌细胞内 YME1L 缺失，使得 OMA1 过度激活，YME1L 和 OMA1 都是调控 OPA1 的剪切，从而影响线粒体融合/分裂活动，使得线粒体分裂增加。YME1L 的表达增加可以抑制 OPA1 剪切和线粒体分裂，从而改善线粒体功能(图 4.6)。因此，脂肪酸代谢增加具有对非缺血性心衰的保护作用。

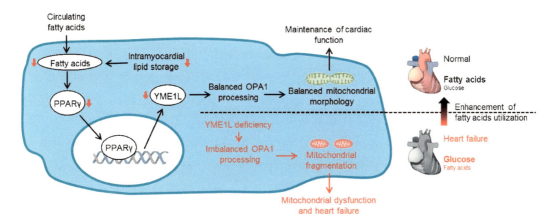

Circulating fatty acids—循环脂肪酸;Fatty acids—脂肪酸;Intramyocardial lipid storage—心肌内脂质储存;PPARγ—过氧化物酶体增殖激活受体 γ;YME1L—YME1 样 ATP 酶;Balanced OPA1 processing—平衡的线粒体视神经萎缩蛋白 1 加工;Balanced mitochondrial morphology—平衡的线粒体形态;YME1L deficiency—YME1 样 ATP 酶缺乏;Imbalanced OPA1 processing—失衡的线粒体视神经萎缩蛋白 1 加工;Mitochondrial fragmentation—线粒体分裂;Mitochondrial dysfunction and heart failure—线粒体功能障碍与心力衰竭;Glucose—葡萄糖;Enhancement of fatty acids utilization—脂肪酸利用增强;Heart failure—心力衰竭。

图 4.6　脂肪酸保护非缺血性心衰及其对线粒体动态的调控[49]

4.2.2.3　射血分数保留性心衰

以上大部分研究结果均来自于射血分数降低的心力衰竭(heart failure with reduced ejection fraction,HFrEF),而实际上大约一半的心衰患者为射血分数保留性心力衰竭(heart failure with preserved ejection fraction,HFpEF)。虽然 HFpEF 患者的心脏射血分数并没有显著降低,但是其整体病死率却高于 HFrEF。另外,临床尚无可明确改善 HFpEF 死亡率或住院率的治疗策略,人们对 HFpEF 的发病机制知之甚少。

HFpEF 患者的诊断标准:具有 LVEF≥50%,伴有脑利尿钠肽(brain natriuretic peptide,BNP)>35 ng/L 和/或 N 末端 B 型利钠肽原(N terminal pro B type natriuretic peptide,NT-proBNP)>125 ng/L,左心室肥厚、左心房扩大和/或心脏舒张功能异常。HFpEF 患者与 HFrEF 患者在疾病发生率和病死率上基本相似。与 HFrEF 相比,HFpEF 患者年龄偏大、肥胖比例更高、心房颤动比例更高,而冠脉疾病、心电图异常、吸烟则与 HFrEF 的发生关系更为密切。糖尿病在 HFpEF 患者中多发,但并不是 HFpEF 的独立危险因素。在 ACC/AHA 和 ESC 诊疗指南中,HFrEF 的治疗重点是利尿剂的使用、合并症等危险因素的管理以及针对肾素-血管紧张素-醛固酮系统(RAAS)用药;而 HFpEF 治疗的重点是利尿剂的使用和合并症等危险因素的管理,却不推荐 RAAS 用药。在血流动力学方面,HFpEF 患者具有左室舒张功能紊乱、肺血管疾病和血容量增大等特征。HFpEF 的关键特征是左心室舒张功能紊乱,侵入式血流动力学检测证实,其舒张僵硬度更高,舒张功能受损更大。人群研究也证实,HFpEF 存在更严重的舒张功能障碍和左心房增大。

另外，左室舒张功能不全更易诱发 HFpEF，HFpEF 患者舒张储备功能亦显著减弱。在没有二尖瓣疾病的情况下，因为左心房压力可反映左心室舒张末期压力，所以左心房重构被用作左心室舒张功能障碍的指标。左心房扩大和功能障碍是 HFpEF 与单纯高血压的区别。此外，40%~80% 的 HFpEF 患者合并肺动脉高压。肺动脉舒张压（反映左心房压力和左心室充盈压）与慢性代偿性心衰向急性失代偿的转变有关；相反，没有急性失代偿心衰事件的患者肺动脉舒张压没有明显变化。左心室舒张压升高及由此导致的左心房高血压在 HFpEF 的潜在病理生理中起着关键作用。因左室充盈可导致肺静脉充血继发肺动脉高压，故肺动脉高压是 HFpEF 患者肺静脉充血或高血压严重程度和长期性的标志，预示着更差的预后，肺血管也是 HFpEF 的潜在治疗靶点。

除了血流动力学方面的致病因素外，研究还提示 HFpEF 的发生和发展与炎症、心脏代谢紊乱、细胞结构异常等具有密切关系。免疫炎症反应通过炎症和纤维化促进了患者心脏的左室重构、功能紊乱和心衰进展。HFpEF 患者循环中白介素 1 受体样蛋白 1(IL1RL1)、C 反应蛋白、生长分化因子 15(GDF15)等炎症相关因子含量升高，心肌内膜中炎性内皮黏附分子 VCAM1 等增多，心肌中 CD3、CD11 和 CD45 阳性白细胞增加，TGF-β 和胶原 I 表达等水平升高，给予他汀类具有抗炎作用的药物能有效减少 HFpEF 心肌亚硝酸络氨酸，减轻心肌细胞肥大。能量代谢障碍和线粒体功能紊乱也是造成心衰发生和发展的核心机制之一，但 HFpEF 时，心肌能量代谢的变化及其生物学意义尚不清楚。有限的研究表明，由于 HFpEF 时心肌对脂肪酸的利用增加，因此脂毒性有可能是引起 HFpEF 发生和发展的机制之一，这与 HFrEF 有显著区别。值得注意的是，由于 HFpEF 表现出较大的异质性，其发病机制不尽相同，因此 HFpEF 条件下心肌能量代谢发生何种变化可能与具体的病因有关。

4.2.3 高血压

高血压已经成为威胁人类健康的一个重大问题。高血压患者易出现心肌肥厚和心衰。高血压对心肌能量代谢带来的显著变化就是增加心肌的能量需求和耗氧量。心肌的 ATP 需求主要和心输出量、血压以及心肌细胞收缩有关。在高血压条件下，心输出量往往是正常的，而主动脉血压是增加的。因此，左心室在射血期就会面临更大的阻力，要保证器官的血液灌注，左心室就必须做更多的功，保证机体的正常生理功能，此时心肌对 ATP 的需求也会相应增加。

高血压条件下每一次心脏收缩左心室都需要做更大的功，因此心肌细胞需要增加能量代谢来提供更多的 ATP。这主要是通过交感神经兴奋使得左心室交感神经末端分泌更多的去甲肾上腺素，去甲肾上腺素作用于心肌的 β 肾上腺素受体，激活下游信号，使得 ATP 的利用增加。高血压患者心肌需要消耗更多的 ATP，因而心肌 ATP 产生量也会增加。在没有心肌肥厚的条件下，高血压患者心肌每单位组织会比正常血压人群心肌产生更多的 ATP，以满足高血压患者心肌更高的能量需求。

从某种意义上来说，高血压患者的心肌会浪费更多能量，这是因为高血压患者心肌在消耗更多能量的时候并未增加其心输出量。心脏在长期压力过载的情况下会导致心肌重构和功能紊乱。心肌重构主要表现为左室肥厚，这也是一种心肌的代偿机制，通过增加心肌的量来实现更高的功能需求。典型的高血压患者会出现显著的心肌肥厚，但是左室功能往往并未出现显著变化。

当高血压伴有轻度的左室肥厚而未出现缺血性心肌病和心衰时，高血压对心肌代谢的影响并不显著。PET 的研究结果显示，在出现左室肥厚和心肌功能正常的高血压患者中，心肌对脂肪酸的氧化降低了 25% 左右。然而，当高血压患者的左室肥厚更严重且出现腔室扩大的情况时，心肌对脂肪酸的氧化就会出现非常显著的降低，类似于心衰患者心肌能量代谢出现的变化[50]。因此，高血压在伴有左室肥厚但并未出现心衰时，心肌对葡萄糖的代谢是增加的，这或许是因为葡萄糖产生 ATP 的效率更高一些。

解决高血压带来的心肌问题最重要的策略还是降低心肌负荷，减少心肌对能量的需求，因此对血压的控制是至关重要的。另一方面，增加心肌能量代谢能力和效率也对高血压引起的心肌功能紊乱具有保护作用。比如，运动可以有效增强心肌的能量代谢能力和效率，改善高血压条件下的心肌功能。当然，运动的心肌保护机制是非常复杂的，并不局限于此。最近也有基础研究表明，增加高血压条件下心肌对脂肪酸的利用也具有心肌保护作用，通过高脂饮食增加心肌对脂肪酸的利用可以改善高血压引起的心肌功能紊乱。

4.2.4　糖尿病

糖尿病患者在没有缺血性心肌病的情况下依然会出现左室功能减弱的现象，被称为糖尿病性心肌病。糖尿病性心肌病的发病机制很复杂，其中心肌能量代谢异常是已知的原因之一[51]。100 多年前，人们就发现糖尿病的心肌即使在高血糖的条件下，其葡萄糖摄取依然存在障碍。之后的研究发现，糖尿病患者的血清脂肪酸和酮体含量升高、脂肪酸和酮体水平的升高对心肌能量代谢影响很大[52-53]。基础和临床研究均表明，糖尿病减弱了心肌细胞对葡萄糖的摄取以及线粒体对葡萄糖和乳酸的氧化，因而糖尿病心肌脂肪酸代谢和酮体代谢为心肌提供了更多的能量。糖尿病条件下心肌对葡萄糖利用减少的原因之一就是胰岛素抵抗的出现，心肌也是胰岛素的重要靶器官之一。胰岛素抵抗会导致心肌对葡萄糖的摄取降低（虽然血糖和血清胰岛素的水平相对较高）。

过去的几十年，随着肥胖发病率的快速上升，人们饮食习惯的改变和运动减少，2 型糖尿病的发病率也不断上升，而 1 型糖尿病的发病率比较稳定。这种状况不只出现在发达国家，在发展中国家也出现了类似的现象。对于 1 型糖尿病，治疗非常直接，即补充外源性胰岛素，以弥补机体内源性胰岛素分泌的不足。而 2 型糖尿病的发病和治疗要复杂很多，也存在很大的争议，并且治疗 2 型糖尿病的手段并不理想。胰岛素抵抗是 2 型糖尿病的典型特征，表现为机体对胰岛素的反应性降低，特别是胰岛素刺激机体摄取葡萄糖的能力下降。虽然 2 型糖尿病伴有高胰岛素血症，然而并不能维持血糖正常。2 型糖尿病中出现的代谢问题被认为主要与肥胖和缺乏运动有关。控制体重可以有效控制糖尿病的病情，特别是对一些年轻的糖尿病患者。另外，减少特定碳水化合物的摄入量、增加合理的运动量对糖尿病的治疗也非常重要。然而，糖尿病患者的依从性往往并不理想，导致这些手段对糖尿病患者的治疗效果有限。另外，对于早期的或者不严重的糖尿病患者采用这些手段非常有效，而对于晚期或者严重的糖尿病患者就必须进行药物干预。外源性胰岛素是一种被普遍采用的手段，其可以有效控制血糖和增加心肌对葡萄糖的摄取。然而，外源性胰岛素的应用会加重机体胰岛素抵抗，虽然能够延缓高血糖带来的损伤，但是该手段并不能从根本上解决糖尿病的问题，对心肌功能的改善也不可持续。最新的一项临床研究结果显示，胰岛素治疗伴随有增加心血管疾病的风险，因此寻找非胰岛素依赖性手段治疗 2 型糖尿病具有重要意义。

1. 糖尿病条件下心肌代谢改变

糖尿病对心肌能量代谢的最显著影响是使得心肌依赖更多的脂肪酸和酮体作为能量来源，而碳水化合物（葡萄糖和乳酸）对心肌能量代谢的贡献降低[51-52]，其中一个原因是因为胰岛素抵抗的存在，使得胰岛素对脂肪细胞的作用减弱，导致更多的脂肪酸从脂肪细胞释放入血。另外，胰岛素抵抗也导致肝脏释放的葡萄糖增加，而组织特别是肌肉对葡萄糖的利用降低，表现为高血糖。胰岛素对脂肪的主要作用是刺激脂肪存储和抑制脂肪释放，因此糖尿病时血液中的脂肪酸水平会上升。高脂肪酸会促进肝脏对脂肪酸的摄取，并将脂肪酸转化为酮体。正常条件下，胰岛素会抑制肝脏糖异生和酮体生成，因此糖尿病患者糖异生和酮体生成均有增加。此时，心肌所处的代谢环境改变为高葡萄糖、高脂肪酸和高酮体。

在正常成年人的心肌中，脂肪酸可为心肌提供 40%～80% 的 ATP，葡萄糖可为心肌提供 10%～30% 的 ATP，乳酸可为心肌提供另外 10%～30% 的 ATP，而酮体为心肌提供的 ATP 很少。心肌对脂肪酸的摄取和氧化与循环脂肪酸水平成正比，而循环脂肪酸水平与脂肪细胞的脂解速率有关。胰岛素对脂解的抑制作用非常显著，因此正常人餐后因胰岛素水平的快速上升而使得血液中脂肪酸的水平较低。而在糖尿病患者中，胰岛素对脂解的抑制作用降低使得脂肪细胞对脂肪酸的释放增加。一般情况下，酮体的水平很低（<0.2 mmol/L），因此不作为心肌的主要能量来源；而在糖尿病条件下，酮体的循环水平显著升高（>1.0 mmol/L），是心肌能量来源的主要代谢底物之一[2,54-55]。临床研究表明，酮体更容易被心肌所利用，酮体进入线粒体后与脂肪酸竞争性地作为脂酰辅酶 A 的底物，因此在酮体升高的糖尿病患者中，心肌对脂肪酸的利用并不会增加特别显著[56-57]。总之，糖尿病患者的心肌会更多地利用脂肪酸和酮体，而对碳水化合物（葡萄糖和乳酸）的利用会减少。

糖尿病患者的心肌对葡萄糖的摄取和利用降低的主要原因包括循环脂肪酸水平升高和心肌胰岛素敏感性降低。GLUT4 是心肌葡萄糖转运的关键分子，糖尿病患者的心肌中 GLUT4 表达降低，并且其对葡萄糖的转运能力也降低[51]。糖尿病患者的心肌中 GLUT4 表达降低可能与高血糖有关，有效控制血糖水平能够提高心肌中 GLUT4 的表达水平[51,58]。

糖尿病心肌葡萄糖代谢的另一个改变是葡萄糖氧化水平降低。葡萄糖氧化的一个限速环节是丙酮酸脱氢酶。脂肪酸和酮体可以抑制丙酮酸脱氢酶的活性，从而降低丙酮酸向乙酰辅酶 A 的转化。丙酮酸脱氢酶受磷酸化的调控，丙酮酸脱氢酶激酶磷酸化丙酮酸脱氢酶导致其活性降低，而丙酮酸脱氢酶磷酸酶去磷酸化丙酮酸脱氢酶导致其活性升高。而糖尿病患者的心肌中丙酮酸脱氢酶激酶的表达是升高的，并且脂肪酸和酮体代谢的增加使得 NADH/NAD$^+$ 以及乙酰辅酶 A/辅酶 A 增加，后两者的增加使得丙酮酸脱氢酶激酶的活性升高，更加重了对丙酮酸脱氢酶的抑制，从而降低了丙酮酸的氧化速率。

2. 临床意义

糖尿病患者发生冠心病和心衰的概率较正常人群增加了 2～4 倍，其机制尚不十分清楚。大量的研究表明，心肌代谢改变、心肌纤维化、内皮功能紊乱和氧化应激等因素均贡献于冠心病和心衰的发生和发展。

从临床角度来讲，糖尿病导致的心肌能量代谢改变是比较容易治疗的靶点，通过改善血液中葡萄糖、脂肪酸和酮体的水平即可改善糖尿病患者心肌所处的代谢环境。按照这样的观点，对于糖尿病的治疗也就形成了以下共识：①对于 1 型糖尿病患者，给予合理的胰岛素治疗以补充胰岛素的不足，并控制饮食和增加运动量以防止肥胖和降低胰岛素抵抗的风险，从而控制血液中葡萄糖和脂肪酸的水平，使得心肌处在一个正常的代谢环境中。②对于 2 型糖尿病早期患者，通过控制体重、加强运动和控制饮食并辅以胰岛素增敏药物，就可以有效改善糖尿病条件下的代谢紊乱，从而改善心肌所处的代谢环境；对于 2 型糖尿病晚期患者，因为这类患者往往伴有严重的胰岛素分泌障碍，所以在以上手段的基础上，外源性胰岛素治疗便成为必需的手段。

曲美他嗪是一种有效减少心绞痛和改善运动耐力的药物，对于糖尿病患者有比较好的疗效[5,59]。曲美他嗪能够促进心肌对葡萄糖的利用和降低心肌脂肪酸氧化水平，其对糖尿病心肌病的治疗机制可能与此有关。

4.2.5 衰老

衰老是生命活动的一个必然过程，影响着全身所有组织和器官的形态及功能。对于心脏而言，衰老伴随着心肌收缩和舒张功能下降、交感神经和副交感神经对心率和心肌收缩功能的调控减弱、心肌泵血功能减弱等。另外，衰老使得心衰的发生率也显著增加，并可减少心肌血流储备和降低心肌线粒体功能。衰老也会加重心肌缺血再灌注和急性心肌缺血引起的损伤。对于急性心梗进行再灌注的患者，其年龄与死亡率密切相关，衰老伴随着更高的死亡率[60]。从性别的角度来看，衰老对女性的影响更大。大量的基础研究表明，老年人的心肌缺血再灌注会导致更严重的心肌线粒体功能紊乱以及心肌细胞凋亡和不可逆的心肌损伤。

动物实验的结果表明，衰老心肌对脂肪酸的氧化能力降低，心肌会更多地利用葡萄糖氧化提供能量，减少对脂肪酸供能的依赖[61-62]。利用 PET 技术在人体上的研究发现，老年人的心肌对脂肪酸的摄取和氧化减少，而对葡萄糖摄取的水平并未发生显著的改变[63]。在 β 肾上腺素受体激动剂的作用下，年轻人的心肌和老年人的心肌均对脂肪酸的摄入增加，并且表现出类似的程度，而葡萄糖摄取只在年轻人的心肌上表现出显著的增加，这可能是因衰老心肌 GLUT4 表达水平下降而引起的。总之，衰老心肌能量代谢的变化主要表现为其更多地利用碳水化合物作为代谢底物，而对脂肪酸的利用减少，并且心肌整体产生 ATP 的能力下降。

从某种意义上来说，衰老心肌类似于一种轻度的心衰。其主要表现为左室收缩功能异常，线粒体氧化磷酸化能力下降，心肌对葡萄糖的利用相对增加而对脂肪酸的利用下降。另外，衰老心肌还表现为舒张功能减少，伴随着心肌纤维化和左室舒张僵硬度增加。应激条件下，心输出量的增加会降低，最大运动能力也会降低，这些表现都和心衰患者类似，是一种退行性改变。

那么，通过干预代谢能否延缓衰老或者改善衰老条件下的心肌功能呢？能量限制是现在被广为验证的具有延长寿命、减缓衰老的手段，该手段受到广泛关注。能量限制在减缓衰老的同时，也改善了衰老进程中各组织和器官的功能。另一个被广泛研究和认可的手段是运动。运动可以调控机体代谢，并发挥诸如防治慢性病和促进健康的作用。虽然运动能否延长寿命还存在争议，但是大部分研究结果都认为运动可带来好的生物学效应。除此之外，最近几年也出现了一些其他的能量代谢干预方式被证明可以显著延长寿命，比如间歇性禁食和生酮饮食。间歇性禁食和能量限制可产生相似的生物学效应，近年来受到了更多的关注。关于在衰老条件下如何通过干预心肌代谢改善心肌功能的研究还相对较少。因为衰老是一个全身性改变，所以系统性代谢干预可能是改善心脏功能更有效的手段。

4.2.6　酮体代谢与心脏疾病

虽然关于心肌酮体代谢与疾病之间的关系的研究非常有限，但是有限的研究结果表明，在心肌疾病中酮体代谢出现异常，并且这些异常是与心肌功能紊乱及疾病的发生和发展有关的[64]。心衰时，肝脏酮体合成增加，血液中的酮体水平上升，导致心肌对酮体的利用水平增加。由于酮体代谢和脂肪酸代谢是竞争性的，因此严重心肌病时脂肪酸代谢的降低并不伴随有心肌对酮体利用水平的下降。临床上，对晚期心衰患者心肌代谢的研究结果显示心肌对酮体的摄入并未减少，而在扩张性和肥厚性心肌病条件下，心肌对酮体的利用反而可能出现增加。虽然关于心衰时心肌酮体代谢的研究很少，但是有限的研究结果提示心肌对酮体的利用降低可能会促进心肌的病理进程。最新的研究发现，心衰患者的心肌对酮体的利用显著增加，酮体作为心衰时心肌 ATP 来源的重要底物之一，可补充由于脂肪酸代谢降低带来的能量供应不足[65-66]。但目前对心衰时心肌对酮体的选择性增加是一种适应性的结果还是一种损伤机制并不清楚，需要更多的临床和基础研究去证实。

长期禁食可以增加酮体的循环水平。有研究发现，长期禁食对缺血再灌注心肌具有保护作用，这种保护作用可能和心肌增加酮体代谢有关。另外，在缺血前给实验动物静脉注射 β-OHB 也具有类似的心肌保护作用，这些结果提示增加酮体代谢有可能保护缺血再灌注心肌，但这些初步研究还需要进一步证实。这种心肌保护作用是否与心肌酮体代谢有关，心肌酮体代谢的增加在心肌保护作用中的贡献有多大并不十分清楚。最近的一些研究显示，生酮饮食可以延长寿命，并对一些代谢性疾病具有保护作用。这些结果提示心肌对酮体的利用可能会成为防治心脏疾病的一个靶点，但是酮体在心肌中的作用及机制还知之甚少。

酮体代谢与心肌细胞膜的兴奋性及心律失常之间的关系也有报道。心房颤动患者心肌中 β-OHB 和乙酰辅酶 A 转移酶含量增加，而心房颤动患者心肌对酮体的利用水平改变并不清楚。有研究报道，L-β-OHB 可以阻断心室肌细胞瞬时 K^+ 外流，导致心室肌细胞动作电位延长。然而，虽然心肌组织中可以检测到 L-β-OHB，但是血液中并没有 L-β-OHB 而肝脏也只合成 D-β-OHB，因此酮体对细胞膜的兴奋性及心律失常的影响还需进一步研究。

4.2.7 氨基酸代谢与心脏疾病

研究者们通过基因筛查找到了一个支链氨基酸代谢中的关键分子 PP2Cm(2C-type ser/thr protein phosphatase)。PP2Cm 定位于线粒体，是 BCKA 脱氢酶的磷酸酶[67]。*PP2Cm* 基因敲除导致 BCKA 脱氢酶活性增加以及血清支链氨基酸和 BCKA 水平上调。*PP2Cm* 在心肌中高表达，并且其表达水平受到应激等因素的调控。在心肌肥厚和心衰等条件下，心肌 *PP2Cm* 的表达降低，然而 *PP2Cm* 表达的降低是否和心肌疾病的发生、发展有关并不十分清楚。在斑马鱼上的研究发现，抑制 *PP2Cm* 的活性可导致心肌收缩功能的降低，且心肌功能的降低和 *PP2Cm* 的活性降低具有相关性。*PP2Cm* 的缺失也可以导致心肌细胞的凋亡增加。这些研究结果表明，心肌支链氨基酸代谢对于心肌细胞功能和生存具有重要意义，支链氨基酸的代谢异常也可能参与心肌功能紊乱的产生。实际上，有研究者报道心肌梗死后对支链氨基酸的代谢是降低的，并且心肌对支链氨基酸代谢的降低贡献于心肌功能紊乱和心肌重塑[68]。在糖尿病状态下，心肌对支链氨基酸的利用增加，并且该增加是导致心肌功能紊乱的原因之一，抑制糖尿病状态下心肌对支链氨基酸的利用具有心肌保护作用。这些结果提示心肌对支链氨基酸的利用应该维持在一个正常的水平，过多或过少都可能引起心肌功能紊乱。

支链氨基酸代谢障碍导致心肌功能紊乱的机制并不清楚。一方面，支链氨基酸是心肌能量代谢的重要底物之一；另一方面，支链氨基酸又是重要的信号分子。支链氨基酸，特别是 *L*-亮氨酸，是 mTOR 的激活因子。mTOR 激活是心肌肥大的机制之一，主要参与调控蛋白质的合成。支链氨基酸介导的 mTOR 激活也可以抑制自噬，自噬活动广泛参与心肌的病理过程（虽然自噬是一种保护还是损伤机制还存在争议），mTOR 也参与调控机体的胰岛素敏感性，这些都可能和支链氨基酸对心肌功能的调控有关。另外，BCAA/BCKA 可抑制丙酮酸和脂肪酸的转运和利用。因此，支链氨基酸代谢障碍致心肌功能紊乱的机制可能与其引起的 mTOR 激活和心肌能量代谢紊乱有关。除此之外，有研究发现，支链氨基酸及其代谢产物对线粒体功能和活性氧也有影响，但其具体机制还需要进一步研究。

总而言之，在不同的疾病状态下，心肌对代谢底物的选择性发生了不同的变化，这些变化体现为心肌对葡萄糖、脂肪酸、酮体和氨基酸的利用发生改变。大量的研究表明，心肌对代谢底物的选择改变并不仅仅是一种伴随现象，而是引发心肌功能紊乱的原因之一。更重要的是，心肌代谢转化可以作为改善心肌功能的靶点，这对于防治心血管疾病具有重要的指导意义。另外，如果通过膳食可以有效地改善心血管疾病，那这将是一种理想的疾病防治策略，可以减少疾病带来的经济和社会负担，同时又能安全和高效地改善人的健康状况。大量研究表明，生活方式的改变可能对某些疾病的治疗具有不可替代的作用。

4.3 血管代谢与疾病

4.3.1 内皮细胞能量代谢

血管内皮不仅是血管内的物理屏障，还是机体感受内、外界环境变化的首要"战线"，广泛参与血管功能以及机体其他生理和病理功能的调控。不同于其他细胞，糖酵解是内皮细胞产生 ATP 的主要途径（即使在氧气充足的情况下）。内皮细胞将大部分葡萄糖转化为乳酸，只有一小部分的葡萄糖会被转化为丙酮酸进入线粒体进行氧化。除了葡萄糖，内皮细胞也有利用脂肪酸等代谢底物的能力。内皮细胞为什么利用糖酵解作为主要能量来源有很多解释，比如糖酵解的方式能够保护内皮细胞不受高氧环境带来的氧化损伤，糖酵解的产物能够满足细胞快速增长的能力，糖酵解使得血管新生更易发生。以往的研究并不太关注内皮细胞的能量代谢和线粒体功能，而最新研究发现，内皮细胞的能量代谢状态与很多心血管疾病密切相关，内皮细胞的线粒体虽然含量较少并且在能量代谢中不太重要，但内皮细胞线粒体也具有其他一些重要的生物学作用。

1. 糖酵解

糖酵解是内皮细胞产生 ATP 的主要途径。葡萄糖进入内皮细胞后首先被己糖激酶转化为 6-磷酸葡萄糖，1 分子葡萄糖进一步代谢会生成 2 分子丙酮酸和 4 分子 ATP（净生成 2 分子 ATP）。一部分丙酮酸被转化为乳酸，而另一部分丙酮酸会进入线粒体被氧化为 CO_2。虽然葡萄糖氧化会产生更多的 ATP，但是据估计，内皮细胞中超过 85% 的 ATP 产生来源于糖酵解。

内皮细胞为什么会采用这样一种类似于肿瘤细胞的效率低下的能量代谢过程，而非以线粒体氧化为主的高效代谢过程？可能有以下几个原因：①由于内皮细胞直接和血液接触，因此其获得葡萄糖更容易，而糖酵解产生 ATP 的速率足以满足内皮细胞的需求，并获得与线粒体氧化所产生 ATP 相类似的效率；②低的线粒体氧化水平保证了更少的活性氧产生，对于面临高氧环境的内皮细胞来说可能具有一定的保护作用；③内皮细胞采用糖酵解的方式可以更节约氧气，以满足其他组织或器官的需求；④糖酵解相关的戊糖酸途径和己糖胺途径等生成的代谢产物是糖基化等过程的底物；⑤随着血管在组织中的深入，氧分压也随之降低，内皮细胞采用糖酵解的方式利于内皮细胞更易在组织深处生长，从而有助于血管新生等过程。这些优势与内皮细胞的功能密切相关。

2. 脂肪酸氧化

脂肪酸氧化也是内皮细胞能量代谢采用的途径之一。脂肪酸进入细胞主要有异化扩散和转运两种方式，其中大部分脂肪酸进入细胞是通过转运体转运的。已知的脂肪酸进入细胞的转运蛋白有细胞膜脂肪酸连接蛋白（plasma membrane fatty acid binding proteins，FABPpm）、脂肪酸移位酶（fatty acid translocase，FAT/CD36）、长链脂肪酸脂酰辅酶 A 合成酶（long-chain fatty acyl-coenzyme A synthetase，ACSL）和脂肪酸转运蛋白（fatty acid transport proteins，FATP）。脂肪酸进入内皮细胞主要与脂肪酸转运蛋白1、脂肪酸转运蛋白4和脂肪酸移位酶有关[72]。

当把内皮细胞的葡萄糖剥夺后，内皮细胞对脂肪酸的利用会增加，这说明葡萄糖和脂肪酸可能存在竞争关系。但在正常条件下，脂肪酸氧化为内皮细胞产生 ATP 的贡献<5%，因此脂肪酸代谢对内皮细胞维持 ATP 稳态的贡献并不大[69,73-74]。从内皮功能上来说，抑制内皮细胞的糖酵解将影响内皮细胞的增殖和迁移，而抑制内皮细胞的脂肪酸氧化只影响内皮细胞的增殖[74]。因此，内皮细胞对脂肪酸的代谢相较之葡萄糖来说可能并不重要。

3. 氨基酸代谢

内皮细胞也可以利用氨基酸作为代谢底物，但对内皮细胞氨基酸代谢的研究并不多。大多数研究关注的氨基酸是谷氨酰胺和精氨酸。精氨酸在内皮细胞中具有重要作用，因为精氨酸是内皮细胞合成 NO 的底物，内皮型一氧化氮合酶（endothelial nitric oxide synthase，eNOS）能够将精氨酸转化为瓜氨酸和 NO，NO 是内皮细胞调节血管功能的一个关键分子。谷氨酰胺是一种非必需氨基酸，在血液中含量较高，可为内皮细胞代谢提供碳和氮，并且研究表明，谷氨酰胺对线粒体氧化磷酸化的贡献和脂肪酸及葡萄糖类似[74]。谷氨酰胺在内皮细胞中具有特殊的生物学意义，内皮细胞对谷氨酰胺的利用与其增殖和迁移都有关系。

4. 三羧酸循环和氧化磷酸化

内皮细胞中线粒体只占细胞体积的4%，远远低于心肌中的40%左右，因此线粒体并不是内皮细胞 ATP 产生的主要场所[75]。内皮细胞线粒体在内皮细胞中的作用也并未被研究清楚。有证据表明，内皮细胞线粒体在正常条件下并未完全调动线粒体氧化磷酸化的能力。据估计，内皮细胞只使用了其35%的氧化磷酸化能力，这么大的储备能力一方面可以保证在应激条件下内皮细胞有足够的空间调动其代谢功能；另一方面，内皮细胞在正常条件下可以减少高氧环境下氧化磷酸化带来的问题[71]。虽然线粒体在内皮细胞中依然承担能量代谢的任务,但是其并不以能量代谢作为其主要功能。内皮细胞中线粒体的功能还需要更多的研究去发现。

4.3.2 平滑肌细胞能量代谢

和内皮细胞类似,平滑肌细胞的糖酵解水平维持在一个比较高的水平。平滑肌细胞一系列生理功能的维持都依赖于糖酵解来源的 ATP。除了糖酵解,葡萄糖氧化和脂肪酸氧化也是平滑肌细胞的主要能量代谢途径之一。T. J. Allen 和 C. D. Hardin 在离体动脉血管上的研究发现,糖原对平滑肌细胞线粒体氧化的贡献约为 10%,而葡萄糖对平滑肌细胞线粒体氧化的贡献为 40%~50%[76]。除了碳水化合物,脂肪酸也是平滑肌细胞能量代谢的重要底物之一;并且研究发现,脂肪酸氧化对碳水化合物氧化具有一定的抑制作用。

另一方面,平滑肌细胞的能量代谢会在不同的条件下发生改变。KCl 引起平滑肌细胞等长收缩时,脂肪酸的利用会增加,而葡萄糖氧化水平会降低[77]。去甲肾上腺素引起的血管收缩会伴随有平滑肌细胞对葡萄糖的摄取减少[77]。

腺苷对平滑肌细胞的氧化磷酸化具有调控作用,其可以增加心肌和血管平滑肌细胞的耗氧量和 ATP 产生量[78]。虽然腺苷可以增加心肌的葡萄糖摄取,但对颈动脉平滑肌的葡萄糖摄取和氧化无显著影响[79]。这些结果表明,不同于心肌细胞,平滑肌细胞的特征更复杂,不同来源的平滑肌细胞具有不同的特点,这也使得平滑肌细胞的研究结果存在很多不一致的地方。另外,心肌的代谢被广为研究,而内皮细胞和平滑肌细胞的代谢还有很多不清楚的地方。但是作为机体感受内、外界环境变化的首要"战线",内皮细胞和平滑肌细胞的功能紊乱必然与众多疾病密切相关,其中内皮细胞和平滑肌细胞的能量代谢不仅影响细胞本身的功能,也对其他细胞具有广泛的调控作用[80]。

4.4 脂肪酸摄入与心血管疾病风险

胰岛素抵抗是很多代谢性疾病和心血管疾病的共同土壤,被广为关注。胰岛素抵抗的一个最大特征就是葡萄糖代谢紊乱。那么,胰岛素抵抗是如何形成的?现在主要有三种被普遍认可的机制,即炎症反应、脂肪酸代谢产物堆积和氧化应激。其中,脂肪酸代谢产物堆积是一种影响非常大的观点,证据来自于大量的临床研究和基础研究。临床研究的主要证据是肥胖、糖尿病等代谢性疾病伴随有机体对脂肪酸代谢的增加和心血管疾病发病率的增加。基础研究的证据类似,过量摄入脂肪酸会导致心血管功能紊乱。因此,在临床上,对于心血管疾病患者的干预一般都会伴随有降脂,一方面是建议患者减少对脂肪酸的摄入,另一方面是服用降脂药。降脂药对心血管疾病的防治的确带来了很大的益处。但是,脂肪酸对心血管功能的毒性作用的观点也受到了越来越多的挑战。

4.4.1 脂毒性

在一些包含 2 型糖尿病、代谢综合征和肥胖的患者心肌中会出现脂肪酸的堆积和心肌收缩舒张功能降低，并且这些代谢性疾病伴随有心血管疾病发病率的增加。心肌脂肪酸代谢增加或者心肌线粒体功能紊乱可导致脂肪酸代谢产物甘油三酯、神经酰胺等脂毒性物质积累，引起细胞凋亡、硝化应激和心肌肥厚等。因此，脂毒性一直被用来解释肥胖和糖尿病条件下心血管疾病高发这一现象。然而，这一观点存在诸多疑点，也缺乏足够的证据。临床研究发现，在糖尿病和肥胖的患者中，心肌脂代谢的水平与其心血管疾病的发病率并不存在很好的相关性，有一些无心血管疾病的糖尿病患者心肌对脂肪酸的利用依然很高。此外，最重要的一个问题是不管肥胖患者还是糖尿病患者，都是一个多因素的状态，这些患者经常伴有其他一些导致心血管疾病的危险因素，这些因素包括缺乏运动、高血压、高脂血症和肥胖，因此这些条件下的心血管疾病高发并不一定是由心血管系统对脂肪酸的利用增加引起的。

基础研究中能够提供的证据就更多了，从很多方面证实了心肌脂毒性的存在。心肌内脂肪酸代谢产物堆积会导致心肌功能紊乱，这方面的证据来自于以下两个方面：①长期高脂肪酸摄入的确被证实可以导致心肌功能紊乱，但这方面的证据也存在一个问题，就是高脂肪酸摄入往往伴随有肥胖，而肥胖影响的因素很多，很难排除其他因素对心肌功能的影响。在很多基础研究中也显示，如果高脂肪酸摄入不伴随有肥胖的话，对心肌功能影响并不大。②通过基因手段改变心肌对脂肪酸的代谢。通过增加心肌对脂肪酸的摄取或者降低心肌对脂肪酸的氧化都会导致心肌内脂肪酸代谢产物和脂肪酸本身的堆积，在这样的条件下也往往伴随有心肌功能紊乱。因此，从基础研究的角度来说，脂毒性的确存在，但其在心血管疾病发生和发展中的作用并未被阐明。

脂肪酸进入心肌细胞后被心肌线粒体氧化，可为心肌提供能量，在这个过程中，脂肪酸的摄取和氧化是两个非常重要的环节。更多的证据表明，脂肪酸摄取和脂肪酸氧化之间的平衡是脂肪酸代谢是否会导致脂毒性的关键。当脂肪酸摄入大于脂肪酸氧化时，往往会带来脂毒性；而当脂肪酸摄入小于脂肪酸氧化时，往往并没有显著的脂毒性。在一些心血管疾病中，脂肪酸的摄入并不大于脂肪酸氧化，因此脂毒性可能并不是心血管功能紊乱的主要贡献因素。比如，心衰时心肌对脂肪酸的利用减少，这时心肌脂肪酸摄入小于脂肪酸氧化，心肌中并没有显著的脂肪酸或脂肪酸代谢产物堆积，因此脂毒性可能并不存在。同一种疾病，不同的人或者不同的发展阶段都可能处在不同的状态，心肌是否存在脂毒性也不能一概而论，临床上如果能检测心肌脂肪酸摄入与脂肪酸氧化之间是否平衡，可能会对判断脂肪酸代谢在心血管疾病中的作用有所帮助。

4.4.2 肥胖悖论

虽然脂毒性已经得到了广泛的认可，但临床上也发现肥胖是心血管疾病的独立危险因素，那么降脂便成为防治心血管疾病的重要手段之一。然而，临床上却发现有"肥胖悖论"的现象。该现象说明，对于已经患有心血管疾病的患者肥胖人群的预后比非肥胖人群的预后要好很多。这个现象不只在心血管疾病的患者中被发现，也在一些其他的患者中被发现。"肥胖悖论"存在的原因是什么现在还并不能完全阐明，也有很多学者认为该现象仅仅是一个假象。

关于肥胖对心衰预后影响的临床研究发现，超重和肥胖患者的心血管事件发生率和总病死率低于正常体重者。另一项临床研究估算，心衰患者BMI每增加$5\ kg/m^2$，心衰患者院内病死率风险就会降低10%[81]。"肥胖悖论"同样存在于高血压患者中，虽然超重和肥胖的高血压患者的血压控制并不理想，但其总病死率比正常体重者的低。除此之外，冠心病和心律失常也存在"肥胖悖论"的现象。另外一些研究显示，"肥胖悖论"并不仅仅存在于心血管疾病中，在接受血液透析、慢性阻塞性肺疾病、慢性肾病患者中同样存在。不同年龄、不同性别、不同国家、不同种族均发现了"肥胖悖论"的存在。

"肥胖悖论"的发现使得人们陷入了一个困境：减轻体重可以有效预防心血管疾病的发生，而体重降低会使得心血管疾病的预后变差。这些看似矛盾的结果提示我们现在对肥胖的认识还有很多不清楚的地方。另外，有一些人并不认同"肥胖悖论"的现象，认为该现象有可能只是一种假象。首先，对肥胖的定义及评价指标存在偏差。现在都是以BMI作为评价肥胖的指标，而BMI本身并不是一个理想的参数，如果以其他参数作为评价肥胖的指标，有可能会推翻"肥胖悖论"的现象。其次，有些人认为肥胖患者由于已知的风险接受了更加积极、规范的治疗。肥胖患者更积极地配合治疗，也更倾向于遵从标准治疗指南；也有一些患者采用了极端的体重控制方法，使得疾病更易恶化。最后，"肥胖悖论"的观察性研究设计本身存在偏差。肥胖患者心衰的诊断标准并没有有效的界定，研究入选的肥胖患者可能比非肥胖患者在基础水平上显得更健康。

还有一个重要的问题就是脂肪细胞。脂肪细胞一直被认为是被动、消极、不活跃及作用有限的组织细胞，主要参与机体的能量存储。随着人们对脂肪细胞内分泌功能研究的深入，发现脂肪细胞其实是一种极为活跃的细胞，它的活动和人类很多疾病都有密切关系。脂肪能够分泌多种细胞因子和激素，而这些细胞因子或激素可能促进和改善肥胖相关疾病的病理过程，如胰岛素抵抗、脂质代谢紊乱、心血管功能紊乱、慢性炎症等。研究肥胖条件下脂肪细胞在"肥胖悖论"中的作用具有重要意义。此外，之前人们关注的是脂肪的量，而另一个问题现在得到了更多的关注，即脂肪的分布。脂肪的不同分布对机体的影响并不一样，这也可能是"肥胖悖论"的原因之一。一般认为，皮下脂肪是有益的，内脏脂肪是有害的。然而，在研究肥胖问题时，人们并没有关注脂肪分布的问题。

肥胖增加心血管疾病风险的主要原因以往认为还是和脂肪酸代谢有关。肥胖条件下，脂肪酸代谢水平增加，心肌会更多地利用脂肪酸作为代谢底物。因此，肥胖对心衰的保护作用人们认为和脂肪酸代谢应该无关。而最新的研究表明，增加脂肪酸代谢对心肌具有保护作用，这样看来脂代谢增加也许就是"肥胖悖论"的潜在原因。事实是否如此，现在还没有定论。由于肥胖是一个多因素问题，因此对于"肥胖悖论"机制的研究就显得比较复杂了。

4.4.3 脂肪酸摄入与心血管疾病发病率无显著相关性

脂毒性的临床证据主要来自肥胖和糖尿病人群，而肥胖和糖尿病人群除了脂代谢增加外，还伴随有其他多种心血管疾病的危险因素，比如缺乏运动、能量摄入过多等。而脂肪酸摄入本身和心血管疾病之间的相关性却缺乏相关证据。最近来自PURE(Prospective Urban Rural Epidemiology)团队的研究结果表明，脂肪酸摄入水平与CVD事件的发生率并无相关性[82]。该调查纳入了来自18个国家的135335人，年龄在35~70岁。这些人既有来自营养过剩普遍存在的发达国家，也有来自营养缺乏还是一个问题的发展中国家。他们调查了脂肪和碳水化合物摄入与全因死亡率和心血管事件的相关性，发现碳水化合物的摄入和全因死亡率有关，碳水化合物摄入越多，全因死亡率越高，而碳水化合物摄入与CVD事件及CVD死亡率之间并无相关性。脂肪摄入量和全因死亡率呈负相关，并且不同的脂肪酸类型（饱和脂肪酸、单不饱和脂肪酸和多不饱和脂肪酸）也和全因死亡率呈负相关。对于CVD来说，总脂肪摄入量、饱和脂肪酸及不饱和脂肪酸与CVD无显著相关性，但是高饱和脂肪酸摄入伴随有中风发病率的降低。这个调查结果引起了大家的广泛关注，也对以往我们对脂肪酸代谢的认识提出了挑战。来自动物实验的结果也显示，生酮饮食（含低碳水化合物、高脂肪和充足蛋白质）可以显著延长小鼠寿命[83]。之前的研究也表明，某些类型脂肪酸的摄入具有心血管保护作用，比如不饱和脂肪酸。因此，我们对脂肪酸代谢和心血管疾病的认识可能还存在很多误区，需要更多的基础和临床研究揭示脂肪酸对于CVD来说到底发挥了什么样的作用，以便指导CVD患者的临床干预。

4.4.4 脂保护

最近，马里兰大学的W. C. Stanley教授及其团队做了一系列开创性工作，他们的工作显示心肌对脂肪酸利用降低是导致心衰发生和发展的原因之一，通过高脂饮食增加心肌对脂肪酸的利用可以有效改善心衰时心肌功能并延长心衰小鼠的寿命，这些研究结果开启了人们对脂保护的新认识[84-87]。相反，通过基因工程手段抑制心肌对脂肪酸的利用会加重心衰时心肌的损伤。这些研究表明，心衰时心肌脂代谢紊乱并不是一种适应性改变，而是造成心肌损伤的原因。脂肪酸不仅仅是一种重要的代谢底物，还是膜结构的重要组分。另外，脂肪酸也是重要的信号分子，其中一种重要的调控方式为脂肪酸可以激活细胞内过氧化物酶体增殖物激活受体（peroxisome proliferator activated receptor，PPAR），该受体调控下游一系列基因的表达，包括与脂肪酸和葡萄糖代谢相关的基因。

那么，到底在什么时候脂肪酸代谢会产生脂毒性，而在什么时候产生脂保护？

这个问题还没有答案，但是脂肪酸摄取和脂肪酸氧化之间的平衡可能是一个重要的原因。基础研究发现，长期过量的脂肪酸利用会导致脂肪酸代谢产物（如甘油三酯、神经酰胺和二酰甘油等）在心肌内堆积，引发心肌胰岛素抵抗、线粒体损伤和内质网应激等效应，继而造成线粒体功能和心肌功能紊乱。心肌脂毒性的关键在于心肌对脂肪酸的摄取和氧化之间的不平衡，当脂肪酸摄取大于脂肪酸氧化时，就会造成脂肪酸代谢中间产物在心肌内的堆积，从而导致心肌功能紊乱。在心衰的发生和发展过程中，心肌对脂肪酸利用降低的主要特征为心肌对脂肪酸摄入能力的减弱，导致脂肪酸摄取小于氧化和心肌内脂存储减少，此时应该不存在脂毒性。而适量补充脂肪酸能够增加心肌对脂肪酸的摄取，从而改善脂肪酸摄取和脂肪酸氧化之间的解偶联，发挥心肌保护作用。因此，脂毒性和脂保护要根据具体的情况而定。

4.5 线粒体炫调控细胞能量代谢

4.5.1 线粒体炫

北京大学程和平教授课题组在对线粒体的研究中发现了一种全新形式的线粒体动态信号，该信号最初被认为是一种线粒体活性氧产生事件，被命名为线粒体超氧炫（mitochondrial superoxide flash）。随着对其认识的不断深入，该事件后被称为线粒体炫（mitochondrial flash, mitoflash）[88]。线粒体炫是发生于单个线粒体中的瞬时信号，其时程为10~20秒，是一种量子化的线粒体功能信号（图4.7）。线粒体炫的产生频率可以在很大范围内波动，并受代谢等因素的调控。线粒体炫除了频率调控之外，其幅度和时程等也受到调控。利用多种荧光探针对线粒体炫信号实质进行解析，发现线粒体炫是包含多方面相互关联信号的复合信号，它包含了超氧阴离子和其他 ROS 的爆发式生成、线粒体基质 pH 的瞬时碱化、氧化还原态的氧化态转化、NADH 和 $FADH_2$ 的氧化、膜电位的瞬时去极化等。我们推测线粒体炫发生时伴随着线粒体内膜某个或某些离子通道的开放，引起膜电位瞬时下降，并可能导致内膜肿胀，同时使得电子传递链加快运转来跨膜泵出质子，引起线粒体基质 pH 瞬时碱化，并产生大量超氧阴离子，进而转化成其他 ROS 种类，引起线粒体氧化还原状态向氧化态转化。因此，线粒体炫是单个线粒体水平的电化学兴奋信号。同时，因为线粒体炫发生过程中伴随着膜电位的瞬时下降和超氧阴离子的瞬时爆发，所以线粒体炫的发生也是一个耗能过程。

线粒体炫事件广泛存在于几乎所有的细胞类型，其具有高度保守性，从哺乳动物到斑马鱼、秀丽隐杆线虫，都能观察到线粒体炫信号。线粒体炫在多种实验系统中被检测到，从分离的单个线粒体到培养的细胞，再到离体跳动的心脏，甚至到活体动物，表明线粒体炫是一种生理信号。因此，线粒体炫是一种基本的线粒体内在功能信号。

通过呼吸链的氧化磷酸化来产生 ATP 是线粒体的基本功能。线粒体炫作为一

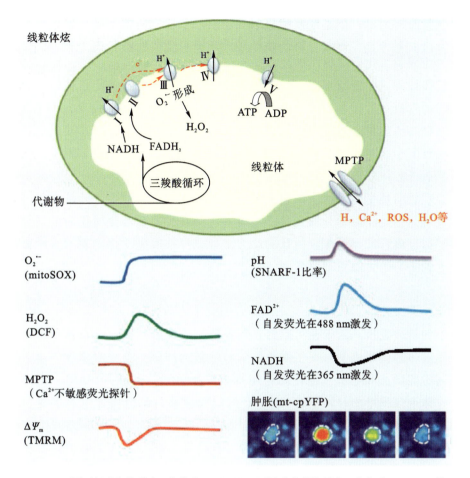

NADH—还原型烟酰胺腺嘌呤二核苷酸；FADH2—还原型黄素腺嘌呤二核苷酸；MPTP—线粒体通透性转换孔；mitoSOX—线粒体超氧化物指示剂；DCF—2′,7′-二氯荧光素；TMRM—四甲基罗丹明甲酯；FAD2+—氧化型黄素腺嘌呤二核苷酸；mt-cpYFP—线粒体基质靶向超氧化物指示剂环状排列黄色荧光蛋白探针。

图 4.7 线粒体炫的本质[89]

线粒体炫包含了活性氧产生、线粒体碱化、氧化还原转化、电子供体 NADH 和 FADH₂ 耗竭、线粒体膜电位降低和线粒体膜通透性增加等信号。

种新发现的线粒体内在功能信号，它的产生与线粒体的呼吸功能密切相关。缺氧、线粒体呼吸链抑制剂，或者用线粒体呼吸的解偶联剂处理细胞，均能抑制线粒体炫的发生[88]。呼吸链复合物亚基缺陷的多个突变体中的线粒体炫活性也被明显抑制[90]。利用分离的线粒体系统，通过给予不同的呼吸底物，并结合线粒体呼吸链的多种抑制剂发现，无论是给予复合物Ⅰ、Ⅱ还是复合物Ⅳ的底物，线粒体炫信号都能有效产生，而各复合物抑制剂对线粒体炫活性的影响则依赖于它对电子正向传递和反向传递的抑制作用。总之，线粒体炫的产生依赖于线粒体质子化学势的建立，并且它的活性参与质子化学势的平衡调控。更为有力的证据是，即使在只有 ATP 存在的条件下，ATPase 能够通过水解 ATP 而将质子泵到内外膜间隙，从而建立线粒体质子化学势，此时线粒体炫信号也能够产生。并且，此时复合物Ⅴ的抑制剂因为能够抑制质子化学势的建立而抑制了线粒体炫，而复合物Ⅰ~Ⅳ的抑制剂因对质子化学势没有影响而不改变线粒体炫活性。因此，线粒体炫发生的基本条件是线粒体跨膜质子化学势梯度的建立。

线粒体炫的这些特征都提示线粒体炫可能参与调控细胞的能量代谢。骨骼肌是哺乳动物体内最大的代谢组织，负责全身70%~90%的葡萄糖摄取。为了探讨线粒体炫信号在细胞能量代谢中的可能作用，我们建立了活体动物激光共聚焦显微成像技术，实现了小鼠在体骨骼肌中线粒体炫信号的实时、长时程检测[93]。利用所建立的骨骼肌线粒体炫信号的在体成像技术，我们检测了线粒体炫信号在骨骼肌代谢刺激前、后的活性变化。给小鼠腹腔注射葡萄糖或者胰岛素来刺激骨骼肌的葡萄糖摄取，发现无论是注射葡萄糖还是胰岛素，伴随着骨骼肌葡萄糖代谢的增强，线粒体炫频率都显著升高，而线粒体炫的动力学参数没有明显变化，表明线粒体炫主要以调频方式来解码骨骼肌细胞代谢。

4.5.2 线粒体炫调控心肌细胞 ATP 稳态

最近的研究发现，质子漏可以触发线粒体炫的产生，提示线粒体炫可能是一种重要的线粒体解偶联机制。质子漏触发线粒体炫的产生，而线粒体炫产生后由于线粒体膜通透性增加和电子供体耗竭，使得线粒体 ATP 合成暂时受阻。由此可以推测，线粒体炫频率增加时，不合成 ATP 的线粒体数目就会增加；而当线粒体炫频率降低时，合成 ATP 的线粒体数目就会增加。提示线粒体炫的频率有可能是调控心肌细胞 ATP 合成速率的因素。我们的实验结果也证实了这个假说，线粒体炫参与调控心肌细胞内 ATP 稳态[4]。一般在两种情况下细胞内 ATP 的产生速率需要调整，线粒体炫在这两种情况下都参与 ATP 稳态的调控。

1. 当代谢底物发生改变时

我们发现，当代谢底物增加时，心肌细胞的代谢速率会显著增加，但心肌细胞内 ATP 水平依然保持稳定，这时细胞内线粒体炫的频率会增加，使得心肌细胞代谢的效率降低，增加线粒体解偶联的水平。反之，当代谢底物减少时，线粒体炫的频率会减少，提高心肌能量代谢的效率。

2. 当心肌细胞的负荷改变时

我们发现，当心肌细胞的能量负荷增加时（比如收缩增强），也就是细胞对能量消耗的需求增加时，心肌细胞内的线粒体炫频率会降低，提高心肌细胞的能量代谢效率，减少线粒体解偶联水平。反之，当心肌细胞的能量需求减少时（比如收缩受到抑制），细胞内线粒体炫的水平会增加，使得心肌细胞能量代谢效率下降。

另外，单纯改变细胞内线粒体炫的水平时，细胞内 ATP 的调定点就会发生改变。比如，当我们抑制线粒体炫的频率时，心肌细胞的能量代谢效率就会提高，使得细胞内 ATP 的水平升高。而刺激线粒体炫的频率增加时，心肌细胞的能量代谢效率就会降低，使得心肌细胞内 ATP 水平下降。线粒体炫调控心肌细胞 ATP 稳态的机制见图 4.8，其中触发线粒体炫产生的质子漏与 ATP 合酶有关。最新的研究表明，ATP合酶存在不依赖ATP合成的质子内流通道，该通道受Bcl-xL调控，我们的研究结果也证实了Bcl-xL参与调控心肌细胞内ATP稳态。

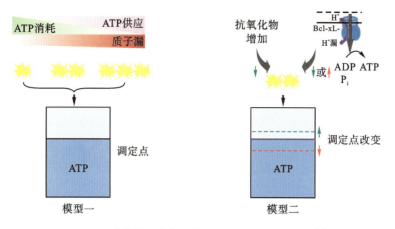

图4.8 线粒体炫参与调控心肌细胞内ATP稳态[4]

模型一：线粒体炫的水平受细胞ATP供应和消耗的调控；模型二：干预线粒体炫水平可改变心肌细胞内ATP的水平。

（张　星　周嘉恒　王显花）

参考文献

[1] CRUICKSHANK E W, KOSTERLITZ H W. The utilization of fat by the aglycaemic mammalian heart [J]. J Physiol, 1941, 99(2): 208-223.

[2] BING R J, SIEGEL A, UNGAR I, et al. Metabolism of the human heart Ii: studies on fat, ketone and amino acid metabolism[J]. Am J Med, 1954, 16(4): 504-515.

[3] FORSEY R G, REID K, BROSNAN J T. Competition between fatty acids and carbohydrate or ketone bodies as metabolic fuels for the isolated perfused heart[J]. Can J Physiol Pharmacol, 1987, 65(3): 401-406.

[4] WANG X H, ZHANG X, WU D, et al. Mitochondrial flashes regulate ATP homeostasis in the heart [J]. Elife, 2017(6): e23908.

[5] LOPASCHUK G D, USSHER J R, FOLMES C D, et al. Myocardial fatty acid metabolism in health and disease [J]. Physiol Rev, 2010, 90(1): 207-258.

[6] FILLMORE N, MORI J, LOPASCHUK G D. Mitochondrial fatty acid oxidation alterations in heart failure, ischaemic heart disease and diabetic cardiomyopathy [J]. Br J Pharmacol, 2013, 171 (8): 2080-2090.

[7] MASOUD W G, USSHER J R, WANG W, et al. Failing mouse hearts utilize energy inefficiently and benefit from improved coupling of glycolysis and glucose oxidation [J]. Cardiovasc Res, 2014, 101(1): 30-38.

[8] DYCK J R, HOPKINS T A, BONNET S, et al. Absence of malonyl coenzyme a decarboxylase in mice increases cardiac glucose oxidation and protects the heart from ischemic injury [J]. Circulation, 2006, 114(16): 1721-1728.

[9]　USSHER J R, WANG W, GANDHI M, et al. Stimulation of glucose oxidation protects against acute myocardial infarction and reperfusion injury [J]. Cardiovasc Res, 2012, 94(2): 359-369.

[10]　USSHER J R, LOPASCHUK G D. The malonyl coa axis as a potential target for treating ischaemic heart disease [J]. Cardiovasc Res, 2008, 79(2): 259-268.

[11]　LEI B, LIONETTI V, YOUNG M E, et al. Paradoxical downregulation of the glucose oxidation pathway despite enhanced flux in severe heart failure [J]. J Mol Cell Cardiol, 2004, 36(4): 567-576.

[12]　OSORIO J C, STANLEY W C, LINKE A, et al. Impaired myocardial fatty acid oxidation and reduced protein expression of retinoid x receptor-alpha in pacing-induced heart failure[J]. Circulation, 2002, 106(5): 606-612.

[13]　QANUD K, MAMDANI M, PEPE M, et al. Reverse changes in cardiac substrate oxidation in dogs recovering from heart failure[J]. Am J Physiol Heart Circ Physiol, 2008, 295(5): 2098-2105.

[14]　SODI-PALLARES D, TESTELLI M R, FISHLEDER B L, et al. Effects of an intravenous infusion of a potassium-glucose-insulin solution on the electrocardiographic signs of myocardial infarction: a preliminary clinical report [J]. Am J Cardiol, 1962(9): 166-181.

[15]　DIAZ R, PAOLASSO E A, PIEGAS L S, et al. Metabolic modulation of acute myocardial infarction: the ecla (estudios cardiologicos latinoamerica) collaborative group [J]. Circulation, 1998, 98(21): 2227-2234.

[16]　DIAZ R. Metabolic modulation of acute myocardial infarction [J]. Crit Care Clin, 2001, 17(2): 469-476.

[17]　PRASAD M R, CLEMENT R, OTANI H, et al. Improved myocardial performance induced by clofibrate during reperfusion after acute myocardial infarction [J]. Can J Physiol Pharmacol, 1988, 66(12): 1518-1523.

[18]　MUELLER H S, AYRES S M. Propranolol decreases sympathetic nervous activity reflected by plasma catecholamines during evolution of myocardial infarction in man [J]. J Clin Invest, 1980, 65(2): 338-346.

[19]　IGARASHI N, NOZAWA T, FUJII N, et al. Influence of beta-adrenoceptor blockade on the myocardial accumulation of fatty acid tracer and its intracellular metabolism in the heart after ischemia-reperfusion injury [J]. Circ J, 2006, 70(11): 1509-1514.

[20]　BORA P S, SRIVASTAVA L M, BHATT S D. Myocardial dysfunction in diabetic rats: influence of beta-adrenoceptor blockade (propranolol) [J]. indian J Exp Biol, 1989, 27(7): 615-620.

[21]　LOPASCHUK G D, MCNEIL G F, MCVEIGH J J. Glucose oxidation is stimulated in reperfused ischemic hearts with the carnitine palmitoyltransferase 1 inhibitor, etomoxir [J]. Mol Cell Biochem, 1989, 88(1-2): 175-179.

[22]　SCHMITZ F J, ROSEN P, REINAUER H. Improvement of myocardial function and metabolism in diabetic rats by the carnitine palmitoyl transferase inhibitor etomoxir [J]. Horm Metab Res, 1995, 27(12): 515-522.

[23]　MOLAPARAST-SALESS F, LIEDTKE A J, NELLIS S H. Effects of the fatty acid blocking agents, oxfenicine and 4-bromocrotonic acid, on performance in aerobic and ischemic myocardium [J]. J Mol Cell Cardiol, 1987, 19(5): 509-520.

[24] MCELROY W T, SPITZER J J. Effects of adrenergic blocking agents on plasma free fatty acid concentrations[J]. Am J Physiol, 1961(200): 318-322.

[25] VAN DER VUSSE G J, VAN BILSEN M, GLATZ J F. Cardiac fatty acid uptake and transport in health and disease [J]. Cardiovasc Res, 2000, 45(2): 279-293.

[26] MCCORMACK J G, DENTON R M. The activation of pyruvate dehydrogenase in the perfused rat heart by adrenaline and other inotropic agents[J]. Biochem J, 1981, 194(2): 639-643.

[27] KANTOR P F, LUCIEN A, KOZAK R, et al. The antianginal drug trimetazidine shifts cardiac energy metabolism from fatty acid oxidation to glucose oxidation by inhibiting mitochondrial long-chain 3-ketoacyl coenzyme a thiolase [J]. Circ Res, 2000, 86(5): 580-588.

[28] LOPASCHUK G D, BARR R, THOMAS P D, et al. Beneficial effects of trimetazidine in ex vivo working ischemic hearts are due to a stimulation of glucose oxidation secondary to inhibition of long-chain 3-ketoacyl coenzyme a thiolase [J]. Circ Res, 2003, 93(3): 33-37.

[29] HEATHER L C, PATES K M, ATHERTON H J, et al. Differential translocation of the fatty acid transporter, FAT/CD36, and the glucose transporter, GLUT4, coordinates changes in cardiac substrate metabolism during ischemia and reperfusion [J]. Circ Heart Fail, 2013, 6(5): 1058-1066.

[30] FOLMES C D, SOWAH D, CLANACHAN A S, et al. High rates of residual fatty acid oxidation during mild ischemia decrease cardiac work and efficiency[J]. J Mol Cell Cardiol, 2009, 47(1): 142-148.

[31] ABDURRACHIM D, LUIKEN J J, NICOLAY K, et al. Good and bad consequences of altered fatty acid metabolism in heart failure: evidence from mouse models[J]. Cardiovasc Res, 2015, 106(2): 194-205.

[32] LIU Q, DOCHERTY J C, RENDELL J C, et al. High levels of fatty acids delay the recovery of intracellular pH and cardiac efficiency in post-ischemic hearts by inhibiting glucose oxidation [J]. J Am Coll Cardiol, 2002, 39(4): 718-725.

[33] ZHONG M, ALONSO C E, TAEGTMEYER H, et al. Quantitative pet imaging detects early metabolic remodeling in a mouse model of pressure-overload left ventricular hypertrophy in vivo [J]. J Nucl Med, 2013, 54(4): 609-615.

[34] PEREIRA R O, WENDE A R, CRUM A, et al. Maintaining pgc-1alpha expression following pressure overload-induced cardiac hypertrophy preserves angiogenesis but not contractile or mitochondrial function[J]. FASEB J, 2014, 28(8): 3691-3702.

[35] PEREIRA R O, WENDE A R, OLSEN C, et al. Inducible overexpression of GLUT1 prevents mitochondrial dysfunction and attenuates structural remodeling in pressure overload but does not prevent left ventricular dysfunction[J]. J Am Heart Assoc, 2013, 2(5): e000301.

[36] KOLWICZ S C, OLSON D P, MARNEY L C, et al. Cardiac-specific deletion of acetyl CoA carboxylase 2 prevents metabolic remodeling during pressure-overload hypertrophy[J]. Circ Res, 2012, 111(6): 728-738.

[37] LIAO R, JAIN M, CUI L, et al. Cardiac-specific overexpression of GLUT1 prevents the development of heart failure attributable to pressure overload in mice[J]. Circulation, 2002, 106(16): 2125-2131.

[38] TIAN R, ABEL E D. Responses of GLUT4-deficient hearts to ischemia underscore the importance of glycolysis[J]. Circulation, 2001, 103(24): 2961-2966.

[39] DUERR G D, HEINEMANN J C, ARNOLDI V, et al. Cardiomyocyte specific peroxisome proliferator-activated receptor-alpha overexpression leads to irreversible damage in ischemic murine heart[J]. Life Sci, 2014, 102(2): 88-97.

[40] HAFSTAD A D, KHALID A M, HAGVE M, et al. Cardiac peroxisome proliferator-activated receptor-alpha activation causes increased fatty acid oxidation, reducing efficiency and post-ischaemic functional loss[J]. Cardiovasc Res, 2009, 83(3): 519-526.

[41] KUANG M, FEBBRAIO M, WAGG C, et al. Fatty acid translocase/CD36 deficiency does not energetically or functionally compromise hearts before or after ischemia[J]. Circulation, 2004, 109(12): 1550-1557.

[42] ZHANG L, JASWAL J S, USSHER J R, et al. Cardiac insulin-resistance and decreased mitochondrial energy production precede the development of systolic heart failure after pressure-overload hypertrophy[J]. Circ Heart Fail, 2013, 6(5): 1039-1048.

[43] NEGLIA D, DE CATERINA A, MARRACCINI P, et al. Impaired myocardial metabolic reserve and substrate selection flexibility during stress in patients with idiopathic dilated cardiomyopathy[J]. Am J Physiol Heart Circ Physiol, 2007, 293(6): 3270-3278.

[44] HE L, KIM T, LONG Q Q, et al. Carnitine palmitoyltransferase-1b deficiency aggravates pressure overload-induced cardiac hypertrophy caused by lipotoxicity[J]. Circulation, 2012, 126(14): 1705-1716.

[45] STEINBUSCH L K, LUIKEN J J, VLASBLOM R, et al. Absence of fatty acid transporter CD36 protects against western-type diet-related cardiac dysfunction following pressure overload in mice[J]. Am J Physiol Endocrinol Metab, 2011, 301(4): 618-627.

[46] AUGUSTUS A S, BUCHANAN J, PARK T S, et al. Loss of lipoprotein lipase-derived fatty acids leads to increased cardiac glucose metabolism and heart dysfunction[J]. J Biol Chem, 2006, 281(13): 8716-8723.

[47] LUPTAK I, BALSCHI J A, XING Y, et al. Decreased contractile and metabolic reserve in peroxisome proliferator-activated receptor-alpha-null hearts can be rescued by increasing glucose transport and utilization[J]. Circulation, 2005, 112(15): 2339-2346.

[48] DEHGHAN M, MENTE A, ZHANG X, et al. Associations of fats and carbohydrate intake with cardiovascular disease and mortality in 18 countries from five continents (pure): a prospective cohort study[J]. Lancet, 2017, 390(10107): 2050-2062.

[49] GUO Y, WANG Z, QIN X, et al. Enhancing fatty acid utilization ameliorates mitochondrial fragmentation and cardiac dysfunction via rebalancing optic atrophy 1 processing in the failing heart[J]. Cardiovasc Res, 2018, 114(7): 979-991.

[50] DE LAS FUENTES L, SOTO P F, CUPPS B P, et al. Hypertensive left ventricular hypertrophy is associated with abnormal myocardial fatty acid metabolism and myocardial efficiency[J]. J Nucl Cardiol, 2006, 13(3): 369-377.

[51] STANLEY W C, LOPASCHUK G D, MCCORMACK J G. Regulation of energy substrate metabolism in the diabetic heart[J]. Cardiovasc Res, 1997, 34(1): 25-33.

[52] RANDLE P J, GARLAND P B, HALES C N, et al. The glucose fatty-acid cycle: its role in insulin sensitivity and the metabolic disturbances of diabetes mellitus[J]. Lancet, 1963, 1(7285): 785-789.

[53] SUGDEN M C, HOLNESS M J. The role of the glucose/fatty acid cycle in the selective modula-

tion of non-oxidative and oxidative glucose disposal by oxidative muscle in late pregnancy[J]. Biol Chem Hoppe Seyler, 1994, 375(2): 141-147.

[54] UNGAR I, GILBERT M, SIEGEL A, et al. Studies on myocardial metabolism IV: myocardial metabolism in diabetes[J]. Am J Med, 1955, 18(3): 385-396.

[55] AVOGARO A, NOSADINI R, DORIA A, et al. Myocardial metabolism in insulin-deficient diabetic humans without coronary artery disease[J]. Am J Physiol, 1990, 258(4 Pt 1): 606-618.

[56] HALL J L, LOPASCHUK G D, BARR A, et al. Increased cardiac fatty acid uptake with dobutamine infusion in swine is accompanied by a decrease in malonyl CoA levels[J]. Cardiovasc Res, 1996, 32(5): 879-885.

[57] STANLEY W C, LOPASCHUK G D, HALL J L, et al. Regulation of myocardial carbohydrate metabolism under normal and ischaemic conditions: potential for pharmacological interventions[J]. Cardiovasc Res, 1997, 33(2): 243-257.

[58] HALL J L, SEXTON W L, STANLEY W C. Exercise training attenuates the reduction in myocardial GLUT-4 in diabetic rats[J]. J Appl Physiol, 1995, 78(1): 76-81.

[59] STANLEY W C, MARZILLI M. Metabolic therapy in the treatment of ischaemic heart disease: the pharmacology of trimetazidine[J]. Fundam Clin Pharmacol, 2003, 17(2): 133-145.

[60] LESNEFSKY E J, LUNDERGAN C F, HODGSON J M, et al. Increased left ventricular dysfunction in elderly patients despite successful thrombolysis: the gusto-i angiographic experience[J]. J Am Coll Cardiol, 1996, 28(2): 331-337.

[61] HANSFORD R G, CASTRO F. Age-linked changes in the activity of enzymes of the tricarboxylate cycle and lipid oxidation, and of carnitine content, in muscles of the rat[J]. Mech Ageing Dev, 1982, 19(2): 191-200.

[62] MCMILLIN J B, TAFFET G E, TAEGTMEYER H, et al. Mitochondrial metabolism and substrate competition in the aging fischer rat heart[J]. Cardiovasc Res, 1993, 27(12): 2222-2228.

[63] KATES A M, HERRERO P, DENCE C, et al. Impact of aging on substrate metabolism by the human heart[J]. J Am Coll Cardiol, 2003, 41(2): 293-299.

[64] COTTER D G, SCHUGAR R C, CRAWFORD P A. Ketone body metabolism and cardiovascular disease[J]. Am J Physiol Heart Circ Physiol, 2013, 304(8): 1060-1076.

[65] AUBERT G, MARTIN O J, HORTON J L, et al. The failing heart relies on ketone bodies as a fuel[J]. Circulation, 2016, 133(8): 698-705.

[66] BEDI K C, SNYDER N W, BRANDIMARTO J, et al. Evidence for intramyocardial disruption of lipid metabolism and increased myocardial ketone utilization in advanced human heart failure[J]. Circulation, 2016, 133(8): 706-716.

[67] HUANG Y, ZHOU M Y, SUN H P, et al. Branched-chain amino acid metabolism in heart disease: an epiphenomenon or a real culprit?[J]. Cardiovasc Res, 2011, 90(2): 220-223.

[68] WANG W, ZHANG F Y, XIA Y L, et al. Defective branched chain amino acid catabolism contributes to cardiac dysfunction and remodeling following myocardial infarction[J]. Am J Physiol Heart Circ Physiol, 2016, 311(5): 1160-1169.

[69] DE BOCK K, GEORGIADOU M, SCHOORS S, et al. Role of pfkfb3-driven glycolysis in vessel sprouting[J]. Cell, 2013, 154(3): 651-663.

[70] CULIC O, GRUWEL M L, SCHRADER J. Energy turnover of vascular endothelial cells[J]. Am J Physiol, 1997, 273(1): 205-213.

[71] KRUTZFELDT A, SPAHR R, MERTENS S, et al. Metabolism of exogenous substrates by coronary endothelial cells in culture[J]. J Mol Cell Cardiol, 1990, 22(12): 1393-1404.

[72] MITCHELL R W, ON N H, DEL BIGIO M R, et al. Fatty acid transport protein expression in human brain and potential role in fatty acid transport across human brain microvessel endothelial cells[J]. J Neurochem, 2011, 117(4): 735-746.

[73] DAGHER Z, RUDERMAN N, TORNHEIM K, et al. Acute regulation of fatty acid oxidation and amp-activated protein kinase in human umbilical vein endothelial cells[J]. Circ Res, 2001, 88(12): 1276-1282.

[74] SCHOORS S, BRUNING U, MISSIAEN R, et al. Fatty acid carbon is essential for dntp synthesis in endothelial cells[J]. Nature, 2015, 520(7546): 192-197.

[75] STAPOR P, WANG X, GOVEIA J, et al. Angiogenesis revisited - role and therapeutic potential of targeting endothelial metabolism[J]. J Cell Sci, 2014, 127(20): 4331-4341.

[76] ALLEN T J, HARDIN C D. Influence of glycogen storage on vascular smooth muscle metabolism[J]. Am J Physiol Heart Circ Physiol, 2000, 278(6): 1993-2002.

[77] BARRON J T, BARANY M, GU L, et al. Metabolic fate of glucose in vascular smooth muscle during contraction induced by norepinephrine[J]. J Mol Cell Cardiol, 1998, 30(3): 709-719.

[78] BARDENHEUER H, SCHRADER J. Supply-to-demand ratio for oxygen determines formation of adenosine by the heart[J]. Am J Physiol, 1986, 250(2): 173-180.

[79] BARRON J T, GU L. Energetic effects of adenosine on vascular smooth muscle [J]. Am J Physiol Heart Circ Physiol, 2000, 278(1): 26-32.

[80] MANN G E, YUDILEVICH D L, SOBREVIA L. Regulation of amino acid and glucose transporters in endothelial and smooth muscle cells[J]. Physiol Rev, 2003, 83(1): 183-252.

[81] FONAROW G C, SRIKANTHAN P, COSTANZO M R, et al. An obesity paradox in acute heart failure: analysis of body mass index and inhospital mortality for 108927 patients in the acute decompensated heart failure national registry[J]. Am Heart J, 2007, 153(1): 74-81.

[82] DEHGHAN M, MENTE A, ZHANG X, et al. Associations of fats and carbohydrate intake with cardiovascular disease and mortality in 18 countries from five continents (pure): a prospective cohort study[J]. Lancet, 2017, 390(10107): 2050-2062.

[83] ROBERTS M N, WALLACE M A, TOMILOV A A, et al. A ketogenic diet extends longevity and healthspan in adult mice[J]. Cell Metab, 2017, 26(3): 539-546.

[84] DUDA M K, O'SHEA K M, LEI B, et al. Low-carbohydrate/high-fat diet attenuates pressure overload-induced ventricular remodeling and dysfunction[J]. J Card Fail, 2008, 14(4): 327-335.

[85] OKERE I C, CHESS D J, MCELFRESH T A, et al. High-fat diet prevents cardiac hypertrophy and improves contractile function in the hypertensive DAHL salt-sensitive rat[J]. Clin Exp Pharmacol Physiol, 2005, 32(10): 825-831.

[86] STANLEY W C, DABKOWSKI E R, RIBEIRO R F, et al. Dietary fat and heart failure: moving from lipotoxicity to lipoprotection[J]. Circ Res, 2012, 110(5): 764-776.

[87] OKERE I C, YOUNG M E, MCELFRESH T A, et al. Low carbohydrate/high-fat diet attenuates cardiac hypertrophy, remodeling, and altered gene expression in hypertension[J]. Hypertension, 2006, 48(6): 1116-1123.

[88] WANG W, FANG H Q, GROOM L, et al. Superoxide flashes in single mitochondria[J]. Cell,

2008, 134(2): 279-290.

[89] ZHANG X, GAO F. Imaging mitochondrial reactive oxygen species with fluorescent probes: current applications and challenges[J]. Free Radic Res, 2015, 49(4): 374-382.

[90] SHEN E Z, SONG C Q, LIN Y, et al. Mitoflash frequency in early adulthood predicts lifespan in caenorhabditis elegans[J]. Nature, 2014, 508(7494): 128-132.

[91] FENG G M, LIU B B, LI J H, et al. Mitoflash biogenesis and its role in the autoregulation of mitochondrial proton electrochemical potential[J]. J Gen Physiol, 2019, 151(6): 727-737.

[92] SHULMAN G I, ROTHMAN D L, JUE T, et al. Quantitation of muscle glycogen synthesis in normal subjects and subjects with non-insulin-dependent diabetes by 13c nuclear magnetic resonance spectroscopy[J]. N Engl J Med, 1990, 322(4): 223-228.

[93] FANG H Q, CHEN M, DING Y, et al. Imaging superoxide flash and metabolism-coupled mitochondrial permeability transition in living animals[J]. Cell Res, 2011, 21(9): 1295-1304.

[94] OGATA T, YAMASAKI Y. Scanning electron-microscopic studies on the three-dimensional structure of sarcoplasmic reticulum in the mammalian red, white and intermediate muscle fibers [J]. Cell Tissue Res, 1985, 242(3): 461-467.

第 5 章
线粒体相关的细胞死亡与心血管疾病

心肌细胞的死亡是急性心肌梗死、心力衰竭、心肌炎等心血管疾病的共同病理学基础。探讨心肌细胞死亡的机制是生命科学领域的热点问题。在目前已经发现的 12 种细胞死亡途径中，有 9 种死亡途径已被证实参与心肌细胞的死亡。以往研究的重点多在死亡受体介导的细胞凋亡和死亡受体介导的细胞坏死 2 种途径上。但目前越来越多的证据表明，线粒体途径介导的细胞凋亡和线粒体途径介导的细胞坏死是心肌细胞死亡的主要机制。本章回顾了细胞死亡途径的研究历史，对线粒体途径的细胞死亡研究进展做一总结，并对线粒体途径的细胞死亡在心血管疾病中的具体作用进行探讨。

5.1 细胞死亡的研究回顾

5.1.1 细胞死亡途径概述

细胞死亡是贯穿于所有生命活动的一种重要现象。以往，人们认为细胞死亡是细胞受到外界强烈的物理、化学或者生物刺激时引起细胞无序变化的死亡过程，是病理条件下发生的损伤现象。然而随后观察发现，部分细胞的死亡过程规律有序，并且这些细胞死亡并未对周围环境产生消极影响。1965 年，J. F. Kerr 等人发现结扎大鼠肝门静脉系统后，在电镜下可观察到肝组织中存在一些死亡细胞。这些死亡细胞的形态不同于坏死细胞的特点。它们的溶酶体系统仍保持完整，但这些细胞的细胞核固缩，染色质凝集，不断从细胞脱落并被具有吞噬功能的细胞所吞噬，而且不会造成机体的炎症反应。J. F. Kerr 首次用细胞凋亡（apoptosis）来形容这类死亡现象，这对于细胞死亡的研究具有划时代的历史意义[1]。Apoptosis 一词来源于古代希腊文，指叶片脱离树干而飘落的意思，形象并恰当地定义了凋亡这种细胞死亡的形态学特征。细胞死亡相关的基因分子水平的研究也有长足的进步，在秀丽隐杆线虫的生长发育过程中，雌雄同体胚胎有 131 个细胞，雄性胚胎有 147 个细胞在特定的时间和地点发生死亡事件。H. R. Horvitz 等人在上述原核生物中鉴定出一系列调控细胞死亡相关的基因，如 *ced-9*、*ced-4*，并接着发现受相关基因编码的 Bcl-2 蛋白家族、caspase 蛋白家族在细胞凋亡中发挥重要作用[2]。上述的系列研究证实了细胞死亡是由基因控制的细胞自主的有序的自杀过程。

直到 20 世纪 90 年代，人们仍认为凋亡是主动介导和调节细胞死亡的唯一形式，其他死亡过程（如坏死）被认为是被动的且不受管制的。但从 21 世纪开始，人们认识到凋亡并非调控细胞死亡的唯一形式，相当一部分的细胞坏死也是通过程序性的调控途径来完成的。尽管与凋亡信号通路不尽相同，但坏死途径仍包含死亡受体介导的细胞坏死和线粒体途径的细胞坏死，前者又称为程序性坏死（necroptosis）。

近年来，随着分子生物技术的不断发展进步，一系列新的细胞死亡方式被相继报道、证实并命名。目前已知的有 12 种调节细胞死亡方式，即死亡受体介导的凋亡、死亡受体介导的坏死、线粒体介导的凋亡、线粒体介导的坏死、自噬介导的细胞死亡、铁死亡、细胞焦亡、PARP-1 依赖性程序性死亡、免疫源性细胞死亡、内生细胞死亡、神经细胞死亡、溶酶体依赖性细胞死亡。除了内生细胞死亡、神经细胞死亡、溶酶体依赖性细胞死亡外，其他 9 种细胞死亡途径均参与心肌细胞的死亡调控过程[3]。

综合近年来的研究证据，人们认识到细胞死亡是一个主动过程，是细胞外界环境因素与细胞自身综合作用的结果；正如细胞分裂一样，细胞死亡的启动和过程同样受到基因、蛋白及细胞器的精确调控，这被称为程序性细胞死亡[4]。细胞死亡在心血管系统生长、发育以及疾病发生和发展等生理病理过程中均有不可缺少的作用。细胞死亡的调控紊乱会导致心血管疾病与功能障碍的发生。因此，细胞死亡必须在严格的调控之下，而充分认识细胞死亡的现象及潜在的调控心血管相关疾病的具体机制具有十分重要的生物学意义。

5.1.2 半胱氨酸蛋白水解酶家族

鉴于半胱氨酸蛋白水解酶（caspase）在细胞死亡中的核心地位，我们首先回顾 caspase 的研究进展。经过多年的研究，学界已发现 18 个蛋白可以调控哺乳动物细胞凋亡，这些蛋白被命名为 caspase 1～caspase 18。这些凋亡调控蛋白具有共同的功能及结构特点：它们都是由四聚体构成的蛋白水解酶，都具备相似的活性及底物结合位点，能够识别并水解细胞蛋白质的半胱氨酸位点[5]。在哺乳动物细胞中发现的第一个凋亡调控蛋白 ced-3 被命名为 caspase 1，另一个凋亡调控蛋白 Nedd2 被命名为 caspase 2。接下来，学界先后鉴定出这一蛋白水解酶家族的 18 个成员。然而，在某一物种的细胞中，这 18 个 caspase 家族成员并不是都表达。例如，新近发现的 caspase 15、caspase 17 和 caspase 18 在以胚盘为发育形式的哺乳动物中并不存在[6]。另外，小鼠来源的细胞中不存在 caspase 5。值得注意的是，某些 caspase 的同源体在不同物种中的命名也存在较大差异。例如，人类细胞中 caspase 4 在小鼠及牛中分别被称为 caspase 11 和 caspase 13。不同 caspase 家族成员的生物学功能也有所不同。哺乳动物 caspase 2、caspase 3、caspase 7、caspase 8、caspase 9 和 caspase 10 都会促进细胞凋亡，而 caspase 1、caspase 4、caspase 5、caspase 11 和 caspase 12 主要参与机体炎症反应的调控[7]。更详细地说，即使都是参与调控细胞凋亡的 caspase 成员，但根据 N 端蛋白结合域的不同，它们又分别在凋亡的调控中扮演启动者(cause)或效应者(effect)的不同角色。扮演启动者的 caspase 成员的分子结构含有死亡效应域(death effector domain，DED)或 caspase 募集域(caspase recruitment domains，CARD)。其中，含有 DED 结构域的 caspase 家族成员包括 caspase 8 和 caspase 10，含有 CARD 结构域的成员包括 caspase 1、caspase 2、caspase 9 和 caspase 11。它们能够介导其他 caspase 分子的多聚化并募集其他家族成员，进而形成一个更大的复合体，以启动 caspase 活化并转导下游的细胞凋亡信号[8]。

5.1.3 死亡受体介导的细胞死亡

在讨论线粒体途径介导的细胞凋亡和坏死之前，人们对细胞死亡受体途径介导的细胞凋亡和坏死研究较为充分。下面我们对死亡受体介导的细胞凋亡和细胞坏死做一回顾。

死亡受体(death receptor，DR)属肿瘤坏死因子受体(TNFR)超家族，其共同拥有富含 Cys 的细胞外结构域和细胞内死亡结构域(death domain，DD)。当死亡受体与特定的死亡配体结合后，其接收细胞外的死亡信号，激活细胞内的凋亡机制，诱导细胞凋亡。研究发现，除了诱导细胞凋亡之外，死亡受体途径还可诱导产生坏死、细胞生存、细胞增殖以及炎症等[9]。目前所知的死亡受体-配体主要有 Fas-FasL、TNFR1-TNF-α、TRAILR1-TRAIL、TRAILR2-TRAIL、DR3-TL1A 等[10-11]。在死亡受体接受到配体传递来的信号后，死亡受体以三聚体的方式形成构象改变，随后将信息传递到细胞内结构域。细胞内的这些结构域包括死亡域(DD)、死亡效应域(DED)、caspase 募集域(CARD)和吡喃结构域(pyrin domains，PYD)。随后，相关结构域触发一个或多个细胞内蛋白复合物向细胞膜聚集。这些复合体最终决定了细胞的生存、凋亡和坏死。

目前，阐述较为清楚的有 2 种蛋白复合物：死亡诱导信号复合物(death inducing signaling complex，DISC)和复合物Ⅰ(complexⅠ)。DISC 首先被发现参与了死亡受体诱导的细胞凋亡[12]，而后人们发现死亡受体不仅仅介导细胞的凋亡，而且还参与细胞坏死甚至细胞生存。随后人们鉴定出了复合物Ⅰ[13]。复合物Ⅰ可激活相关信号通路，随后分别产生细胞凋亡、细胞坏死和细胞生存等不同的结果。在死亡受体和蛋白复合物的相互关联中，目前认为 DISC 在 Fas-FasL 信号通路中至关重要，而复合物Ⅰ主要在 TNFR1-TNF 信号途径中发挥作用[15]。然而，DISC 与复合物Ⅰ在介导细胞死亡中各自发挥了多少作用尚无定数。

(1) DISC 由死亡受体、一个或两个调节蛋白和 procaspase 8 或 procaspase 10 构成。人体中同时拥有 procaspase 8 和 procaspase 10 两种成分，并且它们高度同源，尽管 procaspase 8 似乎在功能上更重要。小鼠体中只表达 procaspase 8。当 FasL 与 Fas 结合时，会启动死亡受体途径的细胞凋亡。在信号转导的过程中，与 FasL 结合的 3 个 Fas 受体分子形成三聚体，细胞内的 DD 聚集成簇募集 Fas 相关死亡结构域蛋白(Fas-associated death domain protein，FADD)、细胞型含死亡域的 Fas 结合蛋白样白介素-1β 转换酶抑制蛋白（cellular FADD‑like interleukin‑1β converting enzyme inhibitory protein，c‑FLIP）、死亡结构域相关蛋白（death domain associate protein，Daxx）等相关蛋白。①FADD 通过死亡效应结构域 DED 募集 procaspase 8 形成死亡诱导信号转导复合物（DISC），DISC 中的 procaspase 8 自我剪切成具有活性的 caspase 8，caspase 8 激活下游的促凋亡蛋白 caspase 3 或 caspase 7，随后作用于各种可以引起细胞凋亡的底物，从而导致细胞凋亡[16]。②FLIP 包含 DED，能够整合到死亡受体的 DISC 中，FLIP 通过竞争性结合 FADD 上的 DED 或 caspase 8 上的 DED 从而抑制 procaspase 8 的激活[17]。③Fas 的 DD 结构域募集的 Daxx 还可以激活 JNK 信号通路，通过线粒体途径和增强促凋亡基因（如 p53、Fas、FasL）的转录表达介导细胞凋亡。

（2）与 DISC 主要传递细胞凋亡信号不同的是，复合物 I 传递可促进多种不同的结果，如细胞存活、增殖、炎症、凋亡或坏死[19]。复合物 I 的聚集过程与 DISC 类似，在 TNF‑α 信号通路中，TNF‑α 与 TNFR1 结合后招募第二个衔接蛋白 TNFR1 相关死亡结构域蛋白（TNFR1‑associated death domain protein，TRADD），其通过 DD‑DD 相互作用与 TNFR1 的细胞质尾部结合。与 DISC 招募 FADD 不同，TRADD 通过 DD‑DD 相互作用招募受体连接蛋白激酶（receptor interacting protein kinase 1，RIPK1）[20]。而 RIPK1 还可以绕过 TRADD 直接与 TNFR1 结合。复合物 I 还包括另外几种蛋白：TNF 受体相关因子 2 或 TNF 受体相关因子 5（TRAF2/TRAF5）、细胞抗凋亡蛋白 1 或细胞抗凋亡蛋白 2（cIAP1/cIAP2）可被招募到 TRADD 上，并催化赖氨酸 63（K63）连接泛素链附着到 RIPK1 上[21]。K63 泛素化可以帮助招募线性泛素链组合复合物（linear ubiquitin chain assembly complex，LUBAC）。另外，还有 CYLD 和 A20 也参与了复合物 I 的组成[22]。

在 RIPK1 上的 K63 连接泛素化招募 TAK1（transforming growth factor‑β‑activated）结合蛋白 TAB2 和 TAB3，随后激活 TAK1。TAK1 通过激活丝裂原激活蛋白激酶（mitogen‑activated protein kinase，MAPK）和 NF‑κB（nuclear factor‑κB）最终激活细胞生存通路[23-24]。

凋亡和坏死是由复合物 I 诱导的复合物 II 介导产生的。其中，复合物 IIa 诱导凋亡信号，而复合物 IIb 诱导坏死信号（图 5.1）。复合物 IIa 诱导的凋亡信号可以通过 RIPK1 依赖或 RIPK1 非依赖途径[25]。RIPK1 非依赖性凋亡涉及一个 FADD‑procaspase 8 的复合物，该复合物也可能包含 TRADD。衔接蛋白 TRADD 与 FADD 结合后，FADD 通过 DED 募集并激活 procaspase 8，形成具有活性的 caspase 8，caspase 8 引发 caspase 级联反应，激活 caspase 3/caspase 7，最终介导细胞凋亡。相反，RIPK1 依赖性凋亡是由包含 RIPK1‑FADD‑procaspase 8 的复合物诱导的，这个过程是 DD 介导的 RIPK1 激酶的激活，随后激活的 RIPK1 与 FADD 相互作用，通过激活 caspase 8 引发级联反应，最终引起细胞凋亡[26]。RIPK1 的活性受泛素化和磷酸化状态的调节，但是指导这一选择的精确机制尚未完全清楚。

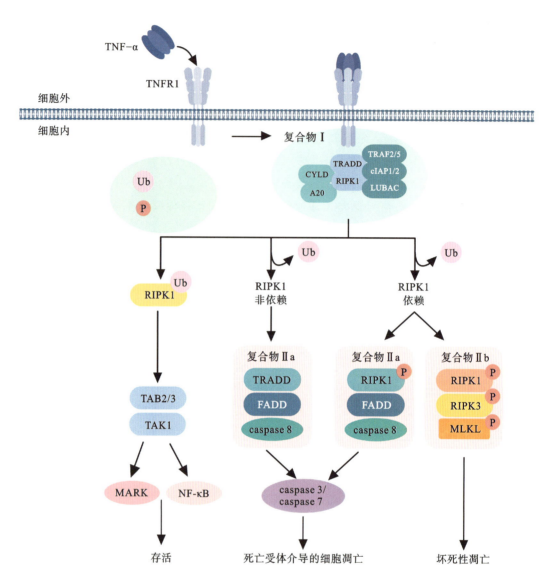

TNFR1—肿瘤坏死因子受体 1；CYLD—头帕肿瘤综合征蛋白；TRADD—肿瘤坏死因子受体相关死亡结构域蛋白；TRAF2/5—肿瘤坏死因子受体相关蛋白 2/5；A20—肿瘤坏死因子 α 诱导蛋白 3；RIPK—受体相互作用蛋白激酶；cIAP1/2—凋亡蛋白抑制剂 1/2；LUBAC—线性泛素链组装复合物；Ub—泛素化；P—磷酸化；TAB2/3—转化生长因子激酶 1 连接蛋白 2/3；TAK1—转化生长因子激酶 1；MAPK—丝裂原激活蛋白激酶；FADD—带有死亡结构域的 Fas 结合蛋白；MLKL—混交激酶域蛋白。

图 5.1 死亡受体途径介导的细胞生存、凋亡、坏死

TNF-α 与 TNRR1 结合，通过复合物 I 传递促进三种不同的结果：细胞存活、凋亡或坏死。复合物 I 主要由 TRADD 与其招募的 RIPK1 组成，此外 TRAF2/TRAF5、cIAP1/cIAP2、LUBAC、CYLD 和 A20 也参与到复合物 I 的组成中。RIPK1 通过泛素化后激活 TAB2/TAB3-TAK1，激活 MAPK 和 NF-κB 产生生存信号。复合物 IIa 通过依赖或非依赖 RIPK1 激活凋亡信号，其中 RIPK1 依赖途径由 RIPK1-FADD-procaspase 8 的复合物诱导产生，而 RIPK1 非依赖途径由 FADD-procaspase 8 的复合物诱导产生。复合物 IIb 介导的坏死通路主要由 RIPK1-RIPK3-MLKL 复合物诱导产生。

与凋亡途径相反，坏死途径是由复合物 IIb（也称坏死体，necrosome）介导的，其包括 RIPK1、RIPK3 和混交激酶域蛋白（mixed lineage kinase-like domain,

MLKL)。TNF-α 与 TNFR1 诱导细胞出现程序性坏死，同时抑制细胞凋亡。其产生的抑制细胞凋亡的作用可能通过多种机制实现，如某些病毒蛋白，如牛痘细胞因子应答调节剂 A(cowpox cytokine response modifier A，CrmA)及 c - FLIP[27]，二者都可以抑制 caspase 8 活性。在程序性坏死过程中，虽然 RIPK1 依赖性磷酸化在传统死亡受体诱导的 RIPK3 活化致细胞坏死中作用至关重要，但 RIPK3 的激活和细胞死亡也可以不依赖于 RIPK1 激活。RIPK1 和 RIPK3 通过 RIP 同型相互作用基序(RHIM)相互作用，导致一系列复杂的磷酸化事件。有人认为，是自磷酸化(autophosphorylation)而不是反磷酸化(trans - phosphorylation)在其中起主要作用。此外，研究表明 Pellino 1(PELI1)经 K63 连接泛素链激活的 RIPK1，是 RIPK1 - RIPK3 相互作用的前提。这种相互作用的另一个促进因素是热休克蛋白(HSP90)及其伴侣 CDC37。相反，A20 可以解除 RIPK3 上通过 K63 连接的泛素链，从而干扰 RIPK1 - RIPK3 结合[28]。RIPK3 诱导细胞坏死的主要靶点是 MLKL。RIPK3 介导 MLKL 磷酸化，从而促进其中的半胱氨酸依赖性四聚体化，使其转化为淀粉样细丝，从而引起细胞膜渗透性改变，最终引起细胞坏死。MLKL 磷酸化和 MLKL 的半胱氨酸四聚体化对细胞坏死事件至关重要。小分子抑制剂 necrosulfonamide (NSA)通过共价结合其中的半胱氨酸，抑制 MLKL 的磷酸化，从而抑制坏死产生。而即使在 RIPK3 未激活的情况下，强力聚合 MLKL 最终也会造成细胞膜渗透性增加[29]。

综上，TNF-α 与 TNFR1 通路中，复合物Ⅰ通过激活 TAB2/3 - TAK1 促进细胞生存信号，而复合物Ⅰ通过 RIPK1 依赖或非依赖途径激活复合物Ⅱa，从而诱导凋亡信号；复合物Ⅰ通过激活复合物Ⅱb，最终诱导细胞坏死信号。

5.2 线粒体途径细胞死亡概述

美国生物学家林恩·马古利斯(Lynn Margulis)在 1967 年发表的论文中提出"共生起源学说"[30]。他指出，线粒体是由 20 亿年前入侵到真核细胞内的细菌进化而来的。过去，真核细胞的祖先是一种体积巨大的、具有吞噬能力的、不需氧的细胞，可以将吞噬所得的糖类等营养底物进行酵解取得能量。而线粒体的祖先——原线粒体是一类革兰氏阴性菌，含有支持三羧酸循环所需要的酶系及电子传递链，故可在氧气的支持下把糖酵解的产物丙酮酸进一步分解，从而获得比糖酵解更多的能量。当这种原始细菌被原始真核细胞吞噬后，会与宿主细胞间形成互利的共生关系：原始真核细胞利用这种原始细菌(原线粒体)充分供给能量，而原线粒体则从宿主细胞中获得更多的原料[31]。这种原生细菌的入侵行为，也为线粒体介导的细胞死亡埋下伏笔。一种理论是，在这种原生细菌入侵后，主要表现为寄生属性，不断消耗原真核细胞的营养，最后导致原真核细胞死亡，从而避免其他真核细胞受到感染。随着时间的推移，原生细菌通过改变三磷酸腺苷的传输方式变成原线粒体，从而对寄主细胞产生益处。真核细胞逐渐适应了原线粒体的存在，并且从原线粒体中获得了实实在在的好处，即获得更多的营养支持。最终，二者形成一种紧密的共生关系。随着时间的推移，原线粒体逐渐变成真核细胞的一部分，并且受其遗传因素调控，演化成为现今的线粒体。然而，线粒体的细菌属性依旧存在，这可能是线粒体介导细胞死亡的进化理论基础。

近年来的研究表明，线粒体不仅作为体内的"能量工厂"，而且还承担了许多其他生理功能：调节膜电位并控制程序性死亡，细胞增殖与细胞代谢的调控，合成胆固醇及某些血红素，调节氧自由基的产生、储存，调节钙离子[32]。在病理条件下，线粒体会出现不同程度的形态和功能异常，表现为线粒体的合成与降解、分裂与融合、氧化与还原失调，最终使线粒体膜受到破坏、呼吸链受到抑制、酶活性降低、线粒体 DNA 损伤，进而出现的一系列的损伤作用，最终导致细胞死亡。由于死亡受体机制多存在外源性刺激因子刺激不同（外源性机制），线粒体途径的死亡多由细胞毒性药物、DNA 损伤等内源性刺激引起，因此又被称为内源性机制[33]。

鉴于心肌细胞是线粒体含量最为丰富的一类细胞，线粒体相关的细胞程序性死亡在心脏疾病中已被认为是重要的致病机制。研究表明，线粒体介导的细胞死亡与心肌细胞的各个方面相关，比如心肌缺血再灌注损伤、心力衰竭等。另外，近年来的研究表明，线粒体在调控内皮细胞功能及血管疾病中也扮演了不可或缺的角色。其广泛参与了内皮细胞的增殖与凋亡、血管通透性的调节、释放血管收缩和舒张因子以调节血管的收缩和舒张等功能，最终参与了高血压的发生和发展[34]。因此，阐明线粒体在细胞程序性死亡中的调控作用对于开发针对心血管疾病这一人类健康重大杀手的新策略与新方法具有重要指导意义。

5.3 线粒体途径的凋亡和坏死

引起线粒体途径介导的细胞凋亡和坏死的刺激因素包括缺乏营养/生长/生存因子、缺氧/复氧、缺血再灌注、氧化应激/硝化应激、蛋白毒性压力、DNA 损伤、细胞内或线粒体源性 Ca^{2+}，以及多种毒物和药物。上述刺激信号通过直接或者其他细胞器传递至线粒体，最终引起细胞死亡[35]。

线粒体途径的细胞凋亡的中心是线粒体外膜通透性（mitochondrial outer membrane permeabilization，MOMP）改变。上述过程使线粒体源性的凋亡因子转移到细胞质中，引起 caspase 的激活。与之相对的是，线粒体途径的细胞坏死的中心事件是线粒体内膜（mitochondrial inner membrane，IMM）上的线粒体通透性转换孔（MPTP）的开放[36]。

5.3.1 线粒体凋亡途径

1994 年，有学者在研究细胞凋亡时发现，分离、提取的线粒体成分可以诱导细胞核染色质的凝集，而染色质凝集正是细胞凋亡的主要形态学特点[37]。这一结果强烈提示了线粒体在调控细胞凋亡的过程中扮演的重要角色，揭开了线粒体调控细胞凋亡相关研究的序幕。在脊椎动物中，大多数的细胞凋亡刺激通过增加 MOMP 来激活 caspase 信号并启动细胞凋亡信号。

鉴于 MOMP 主要受 Bcl-2 家族调节，我们首先回顾对 Bcl-2 家族的研究。Bcl-2 家族根据是否促进或者阻止细胞死亡以及 Bcl-2 是否包含同源结构域(homology domains，HD)分为下述 3 类亚家族。第一个亚家族是促生存的 Bcl-2 蛋白，其包含 BH1~BH4，以及 Bcl-2 蛋白本身、Bcl-xL、MCL-1(myeloid cell leukemia-1)、Bcl-W(Bcl-2 类蛋白2)等。第二类亚家族是含有多种结构域的促细胞死亡 Bcl-2 家族。大部分第二类亚家族包含 BH1~BH3，偶尔情况也包括 BH4，还包括 Bcl-2 相关 X 蛋白(Bcl-2-associated X protein，BAX)、Bcl-2 拮抗剂/杀手 1(Bcl-2 antagonist/killer 1，BAK)以及 Bcl-2 相关的卵巢杀手(Bcl-2 related ovarian killer，BOK)[38]。第三类亚家族只包含 BH3 蛋白，在促细胞死亡中起重要作用；还包括 Bcl-2 类 11(BIM)、BH3 联系区域死亡拮抗体(BH3 interacting domain death agonist，BID)、p53 凋亡上调分子(PUMA)、phorbol-12-myristate-13-acetate 诱导蛋白 1(NOXA)、Bcl-2 相关细胞死亡拮抗体(BAD)、Bcl-2 联系杀伤蛋白(BIK)、Harakiri(HRK)/Bcl-2 联系死亡蛋白 5(HRK/DP5)、Bcl-2 修饰因子(BMF)等。其中，BH3 结构域是一段具有双歧性的 α-螺旋，可以介导 Bcl-2 蛋白家族成员的相互作用。这 3 类 Bcl-2 亚家族参与复杂交互调节 MOMP。目前，对 Bcl-2 家族研究的结论表明，促凋亡蛋白 BH3 从外周传递死亡信号激活 BAX 和 BAK，同时使促进生存的 Bcl-2 蛋白失活。而促生存 Bcl-2 蛋白可使 BAX 和 BAK 失活，从而中和 BH3 蛋白的作用。

下面，我们针对上述调节进行细节讨论。如图 5.2 所示，线粒体途径的细胞凋亡的中心环节是 Bcl-2 介导的线粒体外膜通透性(MOMP)的改变。Bcl-2 分为 3 种亚家族：①促生存蛋白，包含 Bcl-2 蛋白本身、Bcl-xL、MCL-1 等；②多结构域促死亡蛋白，包括 BAX、BAK、BOK 等；③只包含 BH3 的促死亡蛋白，又分为激活体(BID、BIM、PUMA、NOXA)和敏感体(BAD、BIK、BMF、HRK)。促死亡蛋白 BAX/BAK 直接在线粒体上形成低聚化，通过改变 MOMP 释放细胞色素 c，而后细胞色素 c 与 Apaf-1 结合，激活 caspase 9，从而引发 caspase 的级联反应，最终造成细胞死亡。此外，线粒体还释放 SMAC/DIABLO 和 OMI/HtrA2。它们可以与 IAP 结合，解除 IAP 对 caspase 活性的抑制作用。促生存蛋白 Bcl-2、Bcl-xL、MCL-1 可抑制 BAX/BAK 产生生存信号，而内外刺激诱导的 BH3 的激活体(BID、BIM、PUMA、NOXA)可通过直接激活 BAX/BAK 促进凋亡信号，BH3 的敏感体(BAD、BIK、BMF、HRK)通过抑制促生存蛋白从而发挥间接激活 BAX/BAK 促进凋亡信号的作用。死亡受体途径的 caspase 8 通过激活 BID 蛋白成为 tBID，从而促进 BAX/BAK 产生凋亡信号，将死亡受体途径和线粒体途径联系起来。

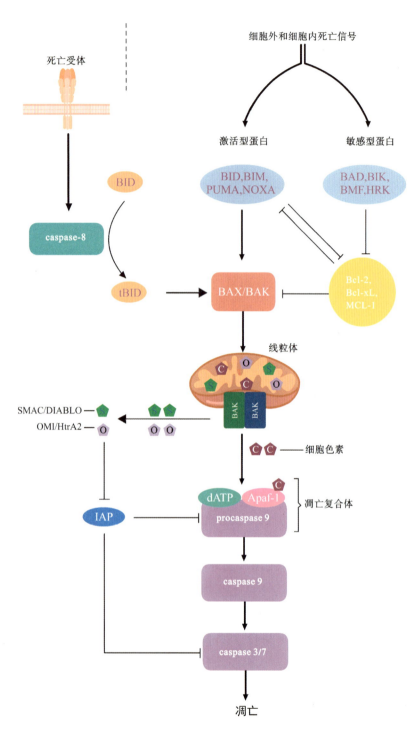

BID—重组人 BH3 结构域凋亡诱导蛋白；tBID—BID 羧基末端 p15 片段；BIM—Bcl-2 细胞死亡相互作用介质；PUMA—p53 上调凋亡调控因子；NOXA—佛波醇-12-豆蔻酸-13-乙酸酯诱导蛋白 1；BIK—Bcl-2 互作杀伤蛋白；BMF—Bcl-2 修饰因子；HRK—Bcl-2 相互作用蛋白；BAX/BAK—Bcl-2 相关 X 蛋白/Bcl-2 基因相关启动子；Bcl-2—B 淋巴细胞瘤-2 基因；Bcl-xL—Bcl-2 家族抗凋亡蛋白；MCL-1—骨髓细胞白血病序列 1；SMAC/DIABLO—第二个线粒体衍生的半胱氨酸蛋白酶激活剂；OMI/HtrA2——种主要定位于线粒体的丝氨酸蛋白酶/高温需求蛋白 A2；IAP—凋亡抑制蛋白；dATP—脱氧腺苷三磷酸；Apaf-1—凋亡蛋白酶活化因子。

图 5.2 线粒体途径的细胞凋亡

目前学界关于 BAX 和 BAK 激活的方式已建立了两种模型，一种为间接激活，另一种为直接激活。间接激活模型是指 BAX 与 BAK 的活性区域始终与 Bcl-2 结合，Bcl-2 能够抑制 BAX 与 BAK 的活性。BH3 蛋白可以与 Bcl-2 蛋白结合后，解除 Bcl-2 对 BAX 与 BAK 的活性抑制作用，进而导致具有活性的 BAX 与 BAK 的释放，造成细胞凋亡，此类 BH3 蛋白又称为 BH3 敏感蛋白，包括 BAD、BIK、BMF、HRK。BH3 蛋白也可以直接与 BAX 或 BAK 结合，直接激活 BAX 与 BAK 蛋白分子，造成细胞凋亡，这种模型被称为直接模式，此类 BH3 蛋白又被称为 BH3 激活蛋白，包括 BID、BIM、PUMA、NOXA。在直接模式中，BH3 激活蛋白也可抑制 Bcl-2 蛋白的作用，从而解除 BAX 和 BAK 与 Bcl-2 蛋白的结合，减轻线粒体外膜通透性的增加，抑制细胞凋亡[40]。

另外，细胞死亡受体激活的 caspase 8 可能通过剪切和激活 BID 蛋白成为 truncated BID(tBID)，而后使 tBID 与 BAX 结合并抑制 BAX 的功能，由此来增加线粒体膜通透性[41]。上述信号通路方式可将死亡受体途径与线粒体凋亡途径联系起来。BID 是一种仅含 BH3 结构域的线粒体 Bcl-2 蛋白家族成员，它发挥了将凋亡信号从 caspase 8 向线粒体传递的作用，在正常细胞中，BID 定位于细胞质中，当细胞表面的凋亡受体被活化后，活化的 caspase 8 切割 BID 形成 tBID，tBID 从细胞质转位于线粒体，诱导 Cyt c 由线粒体向外释放。tBID 通过其 α-螺旋的 4~6 蛋白位点定位于线粒体，能够与线粒体特异的膜脂心磷脂特异性结合。敲除 BID 的小鼠肝细胞能够显著抵抗 Fas 诱导的细胞凋亡，而对其他凋亡受体的信号仍具备较好的凋亡敏感性，这提示 BID 确实在 Fas 与线粒体之间的凋亡信号转导中发挥了关键作用。值得注意的是，能够切割和活化 BID 的蛋白酶并不仅仅限于 caspase 8，其他半胱氨酸蛋白水解酶(如 caspase 3)及某些蛋白酶也可以切割并活化 BID。因此，BID 可以被认为是细胞凋亡信号通用的级联放大分子。

研究表明在 BAX/BAK 与线粒体的交互作用中，BAX 正常状态下存在于细胞质中，处于未激活的状态，当其受外界刺激激活时，BAX 由细胞质中转移到线粒体外膜上；而 BAK 本身就固定在线粒体的外膜上，在刺激下于原位就可激活。BAX 和 BAK 的同源或异源低聚化可能是 MOMP 增加致细胞凋亡过程中的必要环节。无论是突变掉 BAX 还是 BAK 使其无法形成低聚体，均无法有效地导致 MOMP 增加[42]。研究证实，BAX 介导的 MOMP 增加是依赖于其与 BH3 蛋白家族成员之一的 BID 直接结合。BAX 与 BID 结合后可以插入到线粒体膜上，造成膜通透性的增加。以上发现进一步支持了 BAX 激活需要与 BH3 蛋白的相互作用这一理论。结构分析显示，BAX 可以与 Bcl-2 结合细胞死亡诱导蛋白(Bcl-2 interacting mediator of cell death，BIM)形成复合体，把 BAX 上与 BIM 结合的位点突变后可以显著减轻 BAX 激活而导致的 MOMP 增加[43]。同样，在 BAK 激活与低聚化模式中，即 BAK 激活导致它的 BH3 结合位点暴露出来，使之能够进入 BAK 激活分子的疏水结构域中，进而导致 BAK 低聚体的形成及其激活[44]。能够引起 MOMP 增加所需的 BAX 与 BAK 激活程度尚不清楚。研究发现，至少需要 4 个 BAX 分子才能够有效地造成人造细胞膜的通透性增加，得到能够引起 MOMP 增加的 BAX 和 BAK 的分子数量可以帮助我们进一步地阐明 MOMP 增加的发生原理。然而，这个问题仍是相关领域研究的重点。

关于线粒体外膜通透性改变的具体方式，研究表明，BAX 与 BAK 可能在线粒体外膜上直接形成蛋白质孔道，造成线粒体蛋白向外的释放。活化的 BAX 与 BAK 不断结合到线粒体膜上，形成尺寸不断增加的线粒体膜通道，最终形成能够允许细胞色素 c 通过的线粒体膜通道[45]。线粒体膜通道抑制剂可以有效地阻断线粒体膜通透性，增加并抑制细胞凋亡。另外的一种模型认为，活化的 BAX 或 BAK 和线粒体外膜的某些脂类的相互作用可以导致线粒体外膜弯曲，最终形成一种蛋白质转运的脂类孔道，从而使线粒体蛋白释放出来[46]。

MOMP 增加可以使线粒体蛋白释放到细胞质中。然而，MOMP 增加导致的线粒体蛋白释放似乎不具备特异性。细胞外实验发现，BAX 介导的膜通透性增加可以导致 10000～2000000 大小的蛋白释放出去，且释放的效率基本相等，提示 MOMP 增加致蛋白释放对蛋白分子的大小无特殊要求。然而，活细胞里 MOMP 增加可以导致超过 100000 的蛋白从线粒体释放出去，而超过 190000 的蛋白却无法通过线粒体膜，提示在细胞凋亡过程中 MOMP 对蛋白质大小还是存在一定限制的[47]。

在大多数情况下，MOMP 增加会导致 caspase 活性增加，并造成不可逆的细胞死亡。因此，线粒体外膜如何选择性地开放并造成细胞死亡是一个重要且必须阐明的科学问题。线粒体机制的经典理论认为，MOMP 增加可以导致促凋亡蛋白从线粒体膜间质中释放到细胞质，启动了凋亡调控分子 caspase 通路的激活及下游凋亡。细胞色素 c 是首个被鉴定出的线粒体凋亡分子。正常情况下，细胞色素 c 位于线粒体内、外膜之间，在电子传递链中起关键作用。一旦细胞凋亡启动，细胞色素 c 将从线粒体释放入细胞质，引起下游半胱氨酸蛋白水解酶信号的活化[48]。当促凋亡蛋白（如细胞色素 c）被释放到细胞质中时，细胞色素 c 可与凋亡蛋白酶激活因子（apoptotic protease activating factor - 1，Apaf - 1）结合（Apaf - 1 是从哺乳动物中鉴定出来的 ced - 4 同源蛋白，由 3 个蛋白结构域构成：CARD 结构域、ced - 4 同源物结构域以及 12 或 13 个 WD - 40 重复区域）。Apaf - 1 与细胞色素 c 结合后，其与 ATP 或 dATP 的亲和力可提高 10 倍以上。Apaf - 1 蛋白与细胞色素 c 的结合并不依赖 ATP 或 dATP。多个 Apaf - 1/细胞色素 c 复合物相互结合后可形成凋亡小体[49]。形成凋亡小体后，Apaf - 1 的 CARD 结构域向外，与同样具有 CARD 结构域的 caspase 9 前体结合。caspase 9 前体结合到凋亡小体上后发生自活化，切割和水解下游 caspase（如 caspase 3），启动下游 caspase 级联活化，导致细胞凋亡过程中的多种形态和生化特征改变，包括染色质凝聚、DNA 断裂、核膜分解、磷脂酰丝氨酸外翻等。凋亡小体的形成是 caspase 激活的必要条件。凋亡小体会募集、多聚化并激活 caspase 级联信号的启动子 caspase 9，接下来 caspase 9 会剪切并激活 caspase 3 和 caspase 7。除了释放促凋亡因子（如细胞色素 c）外，线粒体还可以释放第二类 caspase 激活因子，包括 SMAC（亦称为 DIABLO）和 OMI（亦称为 HtrA2）。它们可以与内源性 caspase 活性抑制蛋白 X 相关的凋亡蛋白抑制因子（X linked inhibitor of apoptosis protein，IAP）结合，解除 IAP 对 caspase 活性的抑制作用[50]。因此，线粒体蛋白 SMAC 或 OMI 等释放入细胞质也可造成 caspase 信号的级联激活。

线粒体是细胞代谢的中心细胞器。细胞凋亡过程中对线粒体损伤的直接作用是导致其代谢功能的丧失。细胞色素 c 是唯一水溶性的电子传递链组分。因此，凋亡过程中大量细胞色素 c 的释放可以导致电子传递链的中断，ATP 产生受阻，同时无法维持正常的线粒体膜电位[51]。值得注意的是，在电子传递链中，细胞色素 c 负责将电子由细胞色素 c 还原酶（复合物Ⅲ）传向细胞色素 c 氧化酶（复合物Ⅳ）。在复合物Ⅳ上，氧分子可以接受电子，生成水分子。因此，细胞色素 c 释放使得这一关键的电子传递链过程受阻，促使线粒体产生过多的活性氧自由基和过氧化脂，导致线粒体损伤加重，进一步促进细胞凋亡。在凋亡细胞中，线粒体 ATP 的生成效率显著降低，细胞质中 ATP 含量下降，ADP 含量增加，线粒体膜间隙的磷酸肌酸浓度显著增加。这些结果提示凋亡过程中线粒体的产能能力会显著降低。过表达 Bcl-2 家族抗凋亡蛋白 Bcl-x 可以有效地减轻凋亡相关的线粒体功能障碍[52]。因此，有一些学者提出 Bcl-2 抗凋亡的作用机制之一可能是其维持了线粒体的产能功能。

总之，线粒体在多个层次上参与了对细胞凋亡的精密调控。①线粒体可以通过释放凋亡蛋白因子以启动细胞凋亡，如释放细胞色素 c 诱导 caspase 的活化以及释放 SMAC 拮抗 IAP 对 caspase 活性的抑制作用。②线粒体释放的凋亡蛋白因子启动的凋亡通路可以被某些线粒体蛋白所放大，例如 caspase 可以活化线粒体促凋亡蛋白 Bcl-2 家族的 BID、BIM 和 BAD 等，这些因子反过来会造成更严重的线粒体损伤和细胞凋亡通路的级联放大，导致不可逆转的细胞凋亡过程。③即使采用基因手段导致 caspase 依赖和非依赖的凋亡通路都无法激活的情况下，线粒体正常产能功能的丧失仍可以导致线粒体损伤、电子传递链中断及细胞内氧化应激等，最终引起细胞死亡。

5.3.2 线粒体坏死途径

与线粒体途径的凋亡相比，目前对线粒体坏死途径的研究尚少。然而，现阶段的研究总结出两条重要原则：首先，线粒体途径的坏死由 Ca^{2+} 诱导的线粒体内膜（IMM）上的线粒体通透性转换孔（MPTP）的开放介导，这一现象发生得很快，大概在 Ca^{2+} 上升的数分钟内产生。其次，MPTP 的开放与 MOMP 的开放并无因果关系，所以 MPTP 介导的细胞坏死与线粒体途径的细胞凋亡也无因果关系。

MPTP 是位于线粒体内膜上由多种蛋白共同组成的具有非特异性、电压依赖性的复合物孔道。它的分子组成目前尚不清楚，但普遍认为是由基质的亲环蛋白 D（cyclophilin D，CypD）、线粒体内膜上的腺嘌呤核苷酸转位酶（adenine nucleotide translocase，ANT）及线粒体外膜的电压依赖性阴离子通道（voltage-dependent anion channel，VDAC）等共同组成。

亲环蛋白 D 是一种亲环蛋白核编码的线粒体亚单位，属于肽脯氨酰顺反异构酶的一类，主要存在于线粒体基质中，它的活性受 Ca^{2+} 的调节。编码亲环蛋白 D 的是 $ppif$ 基因。虽然不是 MPTP 的核心组成部分，但亲环蛋白 D 是 Ca^{2+} 诱导 MPTP 开放的关键环节，而且在敲除 $ppif$ 基因的小鼠，Ca^{2+} 诱导 MPTP 开放的能力明显下降，在亲环蛋白 D 的抑制剂环孢素 A(CsA)的作用下，Ca^{2+} 诱导 MPTP 开放的能力同样明显下降[53]。上述结果说明，亲环蛋白 D 是 Ca^{2+} 诱导 MPTP 开放的关键环节。

ANT 是线粒体内膜中含量最丰富的一种蛋白。MPTP 开放是明显受到 ANT 的配体(ADP、dADP、ATP 等)调节的。ANT 就像一个门控孔道，是线粒体膜上负责转运 ADP 和 ATP 的载体，维持线粒体基质和细胞质中 ADP/ATP 的转运。其底物的结合位点分别位于细胞质和基质。ANT 的构象分为胞质(c)-构象和基质(m)-构象。c-构象促进 MPTP 的开放，m-构象则抑制 MPTP 的开放。同时，ANT 从基质侧转位到胞质侧伴随着膜电位(MMP)的大量下降。然而，研究发现，基因剔除小鼠肝线粒体 ANT 异构体(ANT1 和 ANT2)仍然有 Ca^{2+} 依赖性的 MPTP 开放[54]，据此认为 ANT 并不是 MPTP 的必要组成部分，而是对 MPTP 开放起调节作用。

VDAC 是在线粒体外膜上存在的一类含量极为丰富的孔状蛋白，是能量代谢分子进出线粒体的必经通道。在通常的低电压(−10 mV)情况下，VDAC 呈稳定的开放状态，孔道呈正电荷状态，优先选择带负电荷的阴离子代谢产物；而当电压突然升高超过 30 mV 时，可促使 VDAC 从开放转为关闭状态，表现为明显的阳离子选择性。VDAC 被认为是构成 MPTP 的重要部分。早期研究表明，线粒体外膜上的 VDAC 与 ANT 结合形成的 VDAC/ANT 转运蛋白复合体是线粒体内、外膜之间相互联系的纽带。线粒体内经呼吸作用合成的 ATP 必须先通过 ANT 穿过线粒体内膜，再与 VDAC 作用，才能跨过线粒体外膜，最后进入细胞质中，释放能量后形成 ADP；然后 ADP 再通过通道复合物依次跨过线粒体外膜、内膜进入线粒体。然而，C. P. Baines 等人的研究证实，$VDAC1$ 和 $VDAC3$ 基因剔除的线粒体在氧化应激和 Ca^{2+} 的作用下，MPTP 仍能开放[55]，因此其对 VDAC 在 MPTP 开放中发挥重要的作用也提出了质疑。

磷酸盐的载体(phosphatic carrier，PiC)是一种核编码的蛋白，属于线粒体载体家族中的一员。它的生理作用是当机体需要合成 ATP 时，催化细胞质中的磷酸盐进入线粒体，因此磷酸盐载体是作为 ATP 合成和氧消耗的重要调节步骤。有观点认为，线粒体内膜的 PiC 也被认为是 MPTP 的组成部分[56]。然而近期的实验也证实，这一磷酸物质屏障并非 MPTP 不可缺失的。

基因突变研究表明，无论是 VDAC 还是 ANT，对于 MPTP 的开放都不是必需的。同样，敲除亲环蛋白 D 的基因及相关蛋白后，均证明其不是 MPTP 的必需成分。那究竟什么是MPTP？最近的研究表明，MPTP的核心构成可能就是线粒体复合体Ⅴ中F_1F_0-ATP合酶本身[57]。

ATP合酶位于线粒体内膜上，参与细胞的氧化磷酸化过程，在质子流推动下，驱动ATP合成。ATP合酶由偶联因子0（F_0）和偶联因子1（F_1）两部分组成，其中F_1具有亲水性，主要催化ATP的合成，在缺乏质子梯度的情况下，呈现水解ATP的活性；F_0则具有疏水性，嵌合于线粒体内膜上。那么具体是哪一部分构成MPTP的核心部件呢？目前有两种结构得到较为普遍的认可，即F_0蛋白上的c亚基和F_1蛋白上的寡霉素敏感相关蛋白（oligomycin sensitivity-conferring protein，OSCP）[58]。

F_0的c亚基排列呈圆环状，被称为c环。研究发现，ATP合酶中的c环可能是线粒体通透性转换孔的主要结构和功能成分：把F_0F_1二聚体重建在脂质膜上并用钙离子处理后，发现其可形成一个类似线粒体通透性转换孔的活性通道；构建在人工线粒体膜上的纯化的c亚基或F_0可以单独形成离子通道，这证实c环可以构建通透性转换孔；c亚基基因被敲除或沉默后，高浓度钙离子不能再诱导线粒体通透性转换孔的开放。相反，c亚基的过表达会显著增强线粒体的通透转换作用，说明c亚基构成的c环可能参与线粒体通透性转换孔的通透作用[59]。然而，c环如何发挥对通透性转换孔的调控作用仍需要进一步的证实。

OSCP是ATP合酶F_1蛋白上的重要组成部分，因其结构容易被抗生素寡霉素破坏而得名。最近的研究表明，OSCP是亲环蛋白D的结合位点，而亲环蛋白D是MPTP开放的启动蛋白。化合物CsA作为亲环蛋白D抑制剂以及寡霉素作为OSCP的抑制剂，均可抑制MPTP开放和心肌细胞凋亡[60]。亲环蛋白D的结合不仅影响ATP合酶活性，最重要的是，它可降低MPTP打开所需的阈值Ca^{2+}，这与同样结合OSCP的凋亡诱导剂苯二氮䓬423（benzodiazepine 423）非常相似。这些发现说明，ATP合酶F_1蛋白上的OSCP直接参与MPTP的形成。

若c环或OSCP作为通透性转换孔的结构分子参与线粒体通透转换的调控机制最终被阐明，那么ATP合酶就是一个控制着细胞生存与死亡的双功能复合蛋白，一方面催化ATP的合成，为细胞提供能量，维持正常生理代谢；另一方面，在某些条件刺激下又可通过c环的形变构建线粒体通透性转换孔促使细胞死亡。

正常生理情况下，MPTP允许相对分子量小于1500的离子自由通过，而H^+这样的大分子只能通过ATP合酶氧化磷酸化来驱动ATP合酶，维持线粒体膜电位及细胞内外的离子平衡。但在死亡信号刺激下，MPTP完全开放，直径约3.0 nm，使相对分子量大于1500的与可溶物质非选择性地自由通过，这样就破坏了内膜的完整性，引起两种结局：①离子平衡紊乱，如细胞质内的质子增多、pH值下降、钙超载、氧化磷酸化解偶联、ATP水平迅速下降等一系列凋亡事件的发生，具体表现为MPTP的开放使大量质子泵入线粒体内、外膜之间，从而导致线粒体内膜的电位差迅速降低。因跨膜的质子浓度差是驱动ATP合成所需，故MPTP开放可导致新的ATP合成停滞。为了适应这种能量缺乏，细胞内的ATP消耗也大幅降低。凋亡细胞会停止某些大量消耗ATP的生物学过程，如DNA修复、翻译与蛋酶体降解蛋白过程[61]。②大量的水进入线粒体基质，导致线粒体基质肿胀，甚至会导致线粒体内膜的扩张和线粒体外膜的断裂。线粒体外膜的断裂可导致促凋亡蛋白（如细胞色素c、凋亡诱导因子、核酸内切酶等）释放到细胞质内，导致caspase依赖性或非依赖性的级联反应机制，诱导细胞凋亡或者程序性坏死（图5.3）。

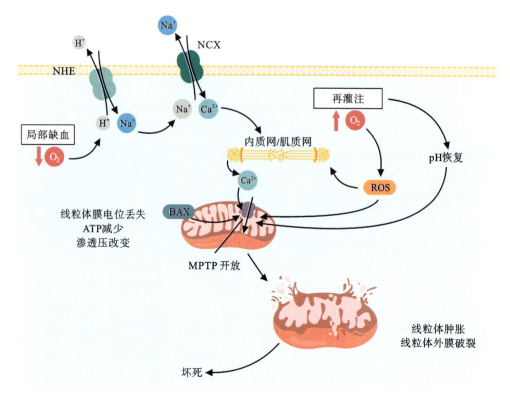

图 5.3 线粒体途径的细胞坏死

线粒体途径细胞坏死的中心事件是线粒体内膜上的MPTP开放。缺血期，在厌氧代谢的背景下，细胞内酸中毒，可通过激活细胞膜上的Na^+/H^+交换体，将H^+排出到细胞外，将Na^+交换到细胞内。随后，细胞内的Na^+超载，激活细胞膜上的Na^+/Ca^{2+}交换器，将Na^+排出细胞外，与此同时，细胞外的Ca^{2+}被交换到细胞内。细胞质内Ca^{2+}浓度升高，触发ER/SR上的ryanodine受体（RyR）和三磷酸肌醇（IP_3）受体，从而开放释放大量Ca^{2+}到细胞质中，从而打开MPTP[62]。而在再灌注期，细胞质产生的ROS和细胞内酸中毒均可使MPTP打开，MPTP开放的后果是线粒体膜电位失调导致ATP产生下降；渗透压改变引起水进入线粒体基质，从而导致线粒体水肿和外膜破裂。在上述途径的共同作用下，引起细胞坏死。

诱导MPTP开放的主要刺激是线粒体基质里Ca^{2+}浓度的上升[54]。Ca^{2+}对MPTP开放的效应可以被氧化应激、磷酸物质的增多和ATP/ADP下降所放大，以及被高浓度的H^+所阻滞。前者常常发生在心肌细胞缺血再灌注过程中[62]，尤其是产生氧化应激和乳酸过程中。目前，在小鼠缺血再灌注的模型中对线粒体基质里Ca^{2+}浓度的上升的原理的研究较为充分。缺血期，在厌氧代谢的背景下，产生乳酸会导致细胞内酸中毒，细胞可以通过激活细胞膜上的Na^+/H^+交换体，将H^+排出到细胞外，将Na^+交换到细胞内。随后，细胞内的Na^+超载，激活细胞膜上的Na^+/Ca^{2+}交换器，将Na^+排出细胞外，与此同时，细胞外的Ca^{2+}被交换到细内。细胞质内 Ca^{2+} 浓度升高，触发内质网/肌质网上的 ryanodine 受体（RyR）和三磷酸肌醇（IP_3）受体，从而开放释放大量 Ca^{2+} 到细胞质中。而在再灌注期，细胞质产生的 ROS 和细胞内酸中毒均可使 MPTP 打开，最终导致线粒体途径的坏死。在上述理论的支持下，Na^+/H^+ 交换体的抑制剂碘化钾（cariporide）在预防缺血再灌注损伤的动物实验上展现出良好的效果，然而最终由于种种原因，在临床实验中并未达到预期的效果[63]。

虽然多种信号分子参与了 Ca^{2+} 引起 MPTP 开放的过程，然而其具体机制尚在探索中。这其中比较有意思的是促细胞死亡蛋白 BAX/BAK 被证明有助于 Ca^{2+} 导致 MPTP 开放和细胞坏死。实验观察发现，心肌细胞特异性敲除 BAX 和 BAK 均显示缺血再灌注后心肌细胞的坏死程度有所减轻[64]。此外，BAX 和 BAK 缺失使小鼠的胚胎发育成纤维细胞（MEF）对 Ca^{2+} 诱导的 MPTP 开放程度大大降低。进一步的研究发现，单纯 BAX 缺失就足以产生类似于 BAX/BAK 双基因敲除后对 Ca^{2+} 诱导的 MPTP 开放的影响效果。由此可见，BAX 在其中的作用举足轻重。BAX 的低聚化（oligomerization）是 MOMP 参与细胞凋亡过程中的主要特征。然而，在程序性坏死中，并没有发现 BAX 的低聚化现象，而且使 BAX 突变后无法产生低聚化，已然不能诱导 MOMP 及随后的凋亡，但却继续参与介导 Ca^{2+} 诱导的 MPTP 开放。上述结果证实了 BAX/BAK 通过完全不同的分子机制方式参与介导了凋亡和坏死。有研究者认为，BAX 作为 MPTP 的 OMM 组件参与调节 OMM 渗透性和传导性；也有研究者认为，BAX 介导的线粒体融合增加了 Ca^{2+} 诱导的 MPTP 开放的敏感性[64]。

此外，还有多种因素通过影响 MPTP 对 Ca^{2+} 的敏感性而改变 MPTP 的开放，如腺苷的大量消耗，使基质中磷酸盐升高，促进 MPTP 开放；膜电位去极化，通过降低腺苷与 ANT 的结合促进 MPTP 开放；羧酸苍术苷作为 ANT 特异性开放剂，通过降低 ANT 与基质中 ADP 的亲和力促进 MPTP 开放。而酸性环境（pH 值<7.0）是 MPTP 开放强有力的抑制剂，因为质子、镁离子、钡离子等可与钙离子竞争结合线粒体外膜上的相同位点，抑制 MPTP 开放。另外，一氧化氮对 MPTP 的开放有双重作用，在生理浓度时抑制 MPTP 的开放，而在较高浓度时则增加了对 MPTP 开放的敏感性。据推测，一氧化氮可能通过激活 cGMP-依赖性的蛋白激酶 G 使 VDAC 磷酸化，直接影响 MPTP 开放，以及在线粒体内调节 Ca^{2+} 与活性氧自由基的水平来间接影响 MPTP[65]。

事实上，MPTP 的开放程度决定了细胞的生死。在心肌缺血再灌注的模型中已经证实，当心肌损伤不严重时，MPTP 部分或者少量迅速关闭是因为未受损的线粒体通过氧化磷酸化产生的 ATP 保证了细胞质及线粒体中的钙离子平衡，避免了细胞坏死，从而使心功能恢复；而严重损伤可使 MPTP 长时间持续开放，无法恢复 ATP 的水平，引起线粒体功能障碍，细胞色素 c 大量释放，导致细胞发生坏死。因此，氧化应激的程度决定着 MPTP 的开放程度，从而决定着细胞到底是存活还是死亡。也就是说，MPTP 的开放是心肌再灌注损伤从可逆向不可逆过渡的关键因素。

目前，关于线粒体如何导致心肌细胞死亡还有许多问题没有解决。第一，目前MPTP的复杂构成尚不清楚，仍在进一步探究中；第二，线粒体启动心肌细胞凋亡或坏死的上游分子机制尚不完全清楚；第三，心肌细胞凋亡和坏死之间的分子联系，特别是涉及线粒体的部分尚不清楚。尽管这些问题尚不清楚，但抑制心肌细胞凋亡以治疗缺血性心肌损伤的策略仍然是可行的。一些小规模的临床试验表明，使用亲环蛋白D抑制剂CsA辅助PCI治疗ST段抬高型心肌梗死可显著降低心肌梗死面积[66]，然而大规模临床试验却未发现心肌梗死面积的减少和临床结果的改善[67]。考虑到MPTP开放调控的心肌细胞死亡是心肌梗死的重要事件，CsA的失败可能是由于它的药效不佳或仍需额外的干预。另外，凋亡和坏死的共同调控分子BAX也可能是治疗心肌梗死的潜力靶点。下面，我们在具体疾病中对线粒体凋亡和死亡所参与的作用进行具体分析。

5.4　线粒体途径的心肌细胞死亡与心血管疾病

线粒体途径介导的细胞死亡形式与多种心脏疾病有关，包括无再灌注的心肌梗死、再灌注心肌梗死、心力衰竭、心肌炎、先天性心脏病等[68]。鉴于心肌梗死和心力衰竭在临床中的广泛存在，我们将集中回顾线粒体途径的细胞死亡过程及其机制在心肌梗死和心力衰竭中的作用。

5.4.1　急性心肌梗死

心肌梗死是由于供血、供氧不足引起的急性心肌损伤，常因冠状动脉血栓形成、动脉粥样硬化破裂、冠状动脉痉挛等引起。冠状动脉完全闭塞常表现为ST段抬高型心肌梗死（ST elevated myocardial infarction，STEMI），病理上这种梗死通常是透壁型的。而非ST段抬高型心肌梗死（non-ST elevated myocardial infarction，non-STEMI）常发生在非主干冠状动脉或者是冠状动脉未完全闭塞，其病理作用常表现在心内膜下损伤而非透壁型的心肌损伤。急性心肌梗死会造成多种心脏结构和功能的异常，其中最不可逆的是心肌细胞死亡。因此，心肌细胞死亡是急性心肌梗死的中心事件，也是目前心血管病理生理研究的热点。二十世纪八九十年代，人们开始应用心肌再灌注疗法治疗MI，从最开始的溶栓治疗，到最新的经皮血管成形术和支架植入术。事实证明，早期的心肌再灌注明显缩小了心肌梗死的面积，但再灌注过程产生的氧化应激、Ca^{2+}超载、炎症等会再次增加心肌细胞的死亡，这又被称为心肌细胞的再灌注损伤。虽然有研究者提出再灌注最高约占总心肌细胞死亡的50%，而实际上具体的比例是很难估计的。因此，心肌缺血及缺血再灌注损伤成为目前研究心肌细胞损伤的主要方向。

以往基于形态学的观察认为，非调节性的坏死是MI的心肌细胞死亡的主要原因。此后的研究发现，不管是抑制死亡受体或者是线粒体途径，抑制凋亡信号都可减少心肌梗死面积[69]，这揭示了心肌细胞凋亡在再灌注心肌梗死中的作用机制。

在实验中，结扎大鼠冠状动脉诱导心肌缺血 1 小时，心室壁已无收缩运动，但缺血区无明显的细胞死亡，结扎 2 小时时出现心肌细胞坏死与凋亡，凋亡数在缺血 5 小时达到高峰，之后逐渐减少。大多数细胞表现出 DNA 断裂的凋亡特点，心肌早期损伤的主要形式是心肌细胞凋亡[70]。心肌缺血导致的凋亡的发生可能与缺血再灌注活性氧大量产生、钙超载等直接或间接启动凋亡相关基因的表达有关，线粒体调控的心肌细胞凋亡在其中扮演了关键性调控角色。

线粒体启动心肌细胞凋亡的关键步骤是 MOMP 增加，进而使得大量促凋亡物质的释放，包括细胞色素 c、SMAC/DIABLO、Omi/HtrA2 等。这些蛋白质都具备一个特点，即在线粒体内是维持其功能的正常生理蛋白，而一旦释放进入细胞质，就成为对细胞有毒性作用的启动凋亡的致病因子。例如，在正常细胞中，细胞色素 c 参与电子传递链的电子传递，是氧化磷酸化的关键一步。然而，一旦凋亡刺激启动细胞凋亡，内膜的细胞色素 c 将释放进入细胞质，与 Apaf-1 结合导致 caspase 9 激活并启动凋亡小体的形成。

在心肌细胞凋亡过程中，线粒体外膜的通透性增加是由 Bcl-2 家族调节的 BAX/BAK 信号调控的。许多研究已经证实，Bcl-2 蛋白家族(包括促细胞生存、促细胞凋亡及 BH3 蛋白)均参与介导了缺血再灌注的心肌细胞死亡。同样，研究发现 BAX、BAK 不仅参与了心肌细胞凋亡，而且还参与了细胞程序性的坏死。目前，有两组独立实验研究表明心脏特异性过表达 Bcl-2 可以减轻缺血再灌注后心肌细胞的凋亡、减少心肌梗死面积，最终改善心脏功能[71]。同样，完全敲除 BAX 可显著减少再灌注心脏的梗死面积、凋亡和坏死标志物以及减缓心功能不全。而在心肌缺血无灌注的模型中，同样发现敲除 BAX 可以减少梗死面积、改善心功能。机制研究发现，在 BAX 敲除后，心肌缺血 2 小时后的 caspase 3 活性(常代表细胞凋亡的水平)下降，且 24 小时后释放入血的心肌酶(常代表细胞坏死的水平)同样出现下降。这些实验表明，敲除 BAX 可减少心肌的梗死面积和降低心脏的重构水平。

BAX/BAK 不仅介导了 MOMP 相关的线粒体途径的细胞凋亡，而且还参与了 Ca^{2+} 诱导 MPTP 开放介导的线粒体途径的细胞坏死[64,72]。与野生型小鼠相比，在心肌特异性敲除 BAX 和全身敲除 BAK 后，心肌梗死的面积均缩小，同时细胞坏死的水平、线粒体的功能紊乱均得到改善。此外，在心肌特异性敲除 BAX 和全身敲除 BAK 的基础上，再次敲除 $ppif$(结合亲环蛋白 D)(三倍敲除)，没有导致梗死面积的进一步减少。这些数据表明，BAX/BAK 与亲环蛋白 D 在 MPTP 开放介导的细胞死亡中的调节通路是一致的，也更进一步支持了 BAX/BAK 信号参与介导了心肌细胞的坏死。

亲环蛋白 D 调节 Ca^{2+} 诱导的 MPTP 开放是线粒体途径细胞死亡的主要特征。目前有两个课题组独立制备了亲环蛋白 D 全身敲除的小鼠，发现在亲环蛋白 D 缺失后，Ca^{2+} 诱导的 MPTP 开放和细胞坏死的水平虽明显下降，但细胞凋亡的水平没有受到显著影响[73]。而且在缺血再灌注中，亲环蛋白 D 敲除的小鼠心肌梗死面积显著减少。而在心肌特异性敲除亲环蛋白 D 的小鼠上发现心肌细胞出现线粒体肿胀和细胞死亡现象，并且其对外界刺激造成的损伤程度大大增加。

亲环蛋白 D 的抑制剂 CsA 降低了 Ca^{2+} 诱导的心肌细胞 MPTP 开放与缺氧后的心肌损伤。多项研究表明，CsA 及其类似物在不同的动物中减轻了缺血再灌注后的心肌损伤[74]。在纳入人群数量较少的前期实验中，该药物可以减少再灌注的心肌梗死面积。然而，在随后的大规模的人体试验中，CsA 并未显著降低心脏重塑、心力衰竭和死亡率等临床终点事件[75]。在人体试验中的失败并不能否定亲环蛋白 D 或 MPTP 是缺血再灌注中一个重要的治疗靶点。相反，CsA 可能并非抑制亲环蛋白 D 介导细胞坏死通路的最佳药物。

除了线粒体途径的内源性死亡信号外，死亡受体介导的外源性死亡信号同样在 MI 中起重要作用。动物实验表明，某些调控细胞凋亡和坏死的关键分子会显著影响心肌梗死面积。与对照组相比，Fas 敲除小鼠在再灌注损伤时的心肌梗死面积显著小于野生小鼠，离体灌流时 Fas 敲除心脏的损伤程度也低于对照组。有趣的是，Fas 敲除心脏在损伤时释放多种死亡配体，提示 Fas 敲除心脏通过旁分泌作用可以激活细胞死亡通路，与 Fas 通路同属外源性凋亡通路的 TNF 信号也被认为参与了心肌细胞损伤时的凋亡发生。然而，敲除 TNFR1 或者 TNFR2 并不能减少梗死面积[76]。令人意外的是，同时敲除 TNFR1 和 TNFR2 增大了缺血导致的心肌梗死面积。在 TNFR1 和 TNFR2 敲除心脏中，研究者观察到了大量的心肌细胞凋亡。一种可能的解释是，在 TNFR1 敲除小鼠心脏中，RIPK1 介导的 NF-κB 激活可以损伤 TNFR1 缺乏减轻的心肌保护作用，导致 TNFR1 敲除鼠心肌梗死面积没有变化[71]，而 TNFR1 和 TNFR2 同时敲除增大了心肌梗死面积，提示 TNFR2 可能在心肌细胞凋亡中扮演了保护性角色。

事实上，线粒体相关的内源性死亡与细胞受体相关的外源性死亡调节蛋白和通路之间相互作用，共同参与调控缺血导致的心肌细胞死亡。caspase 8 催化的 BID 裂解是内源性和外源性细胞死亡的中间衔接点。BID 也可以被 Calpain 诱导的裂解作用所激活。caspase 8 和 Calpain 裂解 BID 这两种方式在缺血再灌注过程中均被激活。敲除 BID 可以有效地减少缺血再灌注导致的心肌梗死面积[77]。

凋亡抑制因子(inhibitor of apoptosis proteins，IAP)系列也同时参与了线粒体途径和细胞受体途径介导的细胞死亡。在细胞受体途径中，IAP 通过使复合物 I 泛素化，抑制心肌细胞的凋亡和坏死。而在线粒体途径中，IAP 通过抑制 caspase 减少细胞的凋亡。在心肌缺血的过程中，IAP2 显著增高，而心肌特异性过表达 IAP2 可以减少心肌梗死面积，并减少心肌细胞凋亡；除了能够抑制下游的 caspase 信号，IAP2 也可以与 TNFR1 形成复合物，导致 RIPK1-NF-κB 激活并减少心肌细胞凋亡[78]。然而，IAP2 的心肌保护作用依赖于以上哪条信号通路尚不明确。线粒体释放的促凋亡蛋白 Omi/HtrA2 可以通过抑制 IAP2 活性来促进心肌细胞凋亡，激活 caspase 级联信号通路[79]。Omi/HtrA2 可以发挥丝氨酸裂解酶的活性来裂解 IAP，导致不可逆的 caspase 激活。UCF-101 是一种小分子的丝氨酸裂解酶抑制剂，可以显著地减轻缺血再灌注后的心肌梗死程度。UCF-101 可以增加 IAP 浓度，减少

caspase 信号激活，减轻心肌细胞凋亡。UCF-101 介导的心肌保护作用也可能与调控线粒体凋亡蛋白 Smac/DIABLO 有关。

采用多种 caspase 抑制剂也可以减少 21%～52% 的心肌梗死面积，同时也减轻了心肌细胞凋亡程度和心功能障碍[80]。caspase 抑制剂介导的心肌保护作用的机制尚不是特别明确，现有的大多数证据支持 caspase 抑制剂可以通过抑制心肌细胞凋亡来减轻心脏损伤。然而，有一些实验表明，caspase 抑制剂并不能很好地减少心肌细胞凋亡，这有可能与 caspase 抑制剂导致的线粒体功能障碍有关。CARD 凋亡抑制蛋白（apoptosis repressor with a CARD，ARC）也是一个在心肌、骨骼肌与一些神经元中含量丰富的凋亡抑制蛋白。大多数的凋亡抑制剂只能拮抗内源性或阻断外源性的凋亡通路。然而，ARC 可以同时抑制 DISC 组装、BAX 激活及其线粒体转位，并使 p53 重定位至细胞质，阻断了内源性和外源性凋亡信号的关键环节[81]。ARC 可以阻断缺氧导致的细胞色素 c 释放并减轻心肌细胞凋亡。心肌过表达 ARC 可以减轻缺血再灌注损伤[82]，然而 ARC 敲除鼠的实验数据使得其抗凋亡角色存在争议。有人认为，ARC 敲除并不能影响心肌梗死面积，因为 ARC 蛋白在缺血再灌注过程中会被泛素化-蛋白酶体通路迅速地降解掉[83]。

线粒体途径的细胞凋亡和坏死均参与了缺血再灌注过程，而且多种信号分子同时参与了线粒体途径和死亡受体途径介导的心肌细胞死亡。对其机制的研究，有助于指导临床工作者解决心肌细胞面对缺血再灌注产生的损伤问题。

5.4.2 心力衰竭

在心力衰竭的发展过程中，心肌细胞死亡也是一种重要的致病因素。尽管与急性心肌缺血损伤相比慢性缺血等心衰致病因素导致的心肌细胞死亡数量较少，但这是一个持续的心肌细胞丢失过程，仍是一个不容忽视的问题。在晚期扩张性心肌病患者中，心肌细胞死亡率在 0.08%～0.25%，而对照组的心肌细胞死亡率仅有 0.001%～0.002%[70]。尽管心衰患者的心肌细胞死亡率显著高于健康人群的，但是非常低的死亡心肌细胞的绝对数量使人怀疑心肌细胞死亡能否真正地参与心衰致病过程。心肌过表达 caspase 8 小鼠的心肌细胞死亡率仍然很低，维持在 0.023% 左右，但仍显著高于对照小鼠的 0.002%[84]。caspase 8 过表达小鼠会自发出现严重的扩张性心肌病表型，这种表型的小鼠会在 2～6 个月内死亡，这种表型不能归结于转基因技术所导致的非特异表型，因使用同样技术过表达无活性的 caspase 8 的小鼠并不会出现类似的心肌病表型。另外，caspase 8 过表达小鼠的心肌病表型可以被 caspase 抑制剂所改善。这些证据强烈表明，低水平但持续的心肌细胞死亡时是可以导致致死性心力衰竭的。这些证据揭开了心肌细胞死亡可作为心衰干预的一种新靶点。

在对死亡受体参与的心力衰竭研究中发现，作为复合物 I 中的衔接蛋白 TRAF2，参与了心力衰竭的发生过程。心肌细胞特异性过表达 *TRAF2* 基因可以激活 NF-κB 介导的生存通路。而且，心肌细胞特异性敲除 *TRAF2* 基因的小鼠则展现出明显的凋亡和坏死倾向[85]。在容量超负荷和心肌梗死后心力衰竭中，TRAF2的水平增高，而心肌细胞特异性敲除 TRAF2 基因可导致扩张型心肌病和心力衰竭。因此，TRAF2 基因在心脏的病理生理中显得尤为重要。TRAF2 的下游底物包括 RIPK1、RIPK3 和 TAK1。坏死抑素-1(necrostatin-1)通过阻滞 RIPK1 活性导致凋亡组分的敏感性增高，而 RIPK3 缺失或 MLK1 敲除可减轻程序性坏死。上述实验结果说明，死亡受体途径广泛参与了心力衰竭的发生和发展。

  线粒体途径的内源性细胞凋亡和坏死同样参与了心力衰竭的进展，其中 Bcl-2 介导的线粒体途径的凋亡和亲环蛋白 D 调控 MPTP 开启导致的线粒体途径的坏死的研究较为充分。

  Bcl-2/腺病毒 E1B 19 kD 相互作用蛋白 3(BNIP3)和 19 kD 相互作用蛋白 3 样蛋白 X 或 Bcl-2/腺病毒 E1B 19 kD 相互作用蛋白 3(NIX/BNIP3L)是两种能与腺病毒 E1B 19kD 蛋白相互作用的蛋白质，属于仅含有 BH3 结构域的 Bcl-2 家族，其介导了心肌细胞的凋亡和坏死[86]。这些蛋白质还可以泛素化 OMM 蛋白与微管相关蛋白轻链 3(LC3)，导致线粒体自噬的产生。与传统的 BH3 的蛋白质不同，BNIP3 和 NIX/BNIP3L 的 BH3 域在细胞死亡中并未起到决定作用。相反，每个蛋白质的跨膜结构域介导线粒体联系是其发挥细胞死亡的主要原因。BNIP3 和 NIX/BNIP3L 同时表达两个亚型。长的亚型包含跨膜结构域，并可诱导细胞死亡；短的亚型缺乏跨膜结构域和对抗细胞死亡的亚型。在缺氧条件下，BNIP3 的表达增加，而 NIX/BNIP3L 则通过 Gαq 介导的信号转导使其表达增加。Gαq 能与特定细胞偶联的蛋白质表面受体(如血管紧张素Ⅱ1型受体、内皮素受体和 $α_1$-肾上腺素能受体)结合，可介导心脏肥大。

  BNIP3 与缺血再灌注心脏重塑后的心肌细胞凋亡有关，同时也参与了阿霉素诱导的细胞坏死。在缺血再灌注的研究中发现，心肌细胞特异性敲除 BNIP3 并不影响心肌梗死面积的大小，可能是因为在心肌细胞死亡的时间内，其还没有被缺氧完全激活[87]。然而，心肌细胞特异性敲除 BNIP3 减少了缺血再灌注后梗死周围及血管远端心肌的凋亡细胞区域，从而减轻了心脏重塑与心力衰竭。相反，心肌细胞特异性过表达 BNIP3 的小鼠在面对病理刺激后即使没有出现心肌梗死，也会有心肌重塑和心力衰竭的产生。阿霉素同样也能诱导心肌细胞产生 BNIP3，而敲除 BNIP3 可减少由阿霉素引起的线粒体形态异常、呼吸障碍和细胞坏死[88]，可能的机制是 BNIP3 阻止了阿霉素诱导的细胞色素 c 氧化酶亚基 1(COX1)与解偶联蛋白质 3(UCP3)这两种存在于 IMM 中的蛋白质的相互作用。

  NIX/BNIP3L 在介导 Gαq 引起的心肌细胞凋亡中起重要作用[89]。心脏特异性过表达 Gαq 可导致心脏肥大、心肌细胞凋亡与心力衰竭[90]。如前所述，NIX/BNIP3L 可被 Gαq 上调，心肌细胞特异性过表达 NIX/BNIP3L 与 Gαq 过表达的小鼠都出现了类似的心力衰竭。此外，NIX/BNIP3L 短亚型的过表达可减轻小鼠的心肌细胞凋亡与心力衰竭。一定比例的 NIX/BNIP3L 可能定位于内质网以及线粒体上，选择性地靶向 NIX/BNIP3L，对线粒体可诱导 BAX/BAK 与 caspase 依赖性凋亡死亡，而以内质网为靶点可诱导 MPTP 依赖性的心肌细胞的坏死[91]。

在心力衰竭模型中也发现亲环蛋白 D 调节 MPTP 与细胞坏死相关[36]。鉴于 Ca^{2+} 作为 MPTP 开启过程中的重要地位,因此需要在心肌 Ca^{2+} 超载的小鼠上观察上述过程。利用心肌特异性过表达细胞膜 L 型钙通道 $β_{2a}$ 亚单位(LTCC)制备出心肌细胞钙超载的小鼠模型,与野生对照小鼠比,钙超载的模型小鼠较易出现心肌细胞坏死、心力衰竭以及早逝;利用 LTCC 转基因小鼠和 *ppif* 敲除鼠进行杂交,观察细胞坏死在心力衰竭中的作用。结果表明,在缺失了亲环蛋白 D 后,模型小鼠的心脏衰竭情况明显得到改善;同样,抑制亲环蛋白 D 也可以挽救由阿霉素引起的心功能不全。上述实验表明,在心力衰竭中,亲环蛋白 D 和细胞坏死的作用可能不仅仅限于钙超载,线粒体介导的心肌细胞坏死在心力衰竭中的作用需要更多的研究证据。

进一步研究亲环蛋白 D 介导的 MPTP 开放在心肌细胞坏死相关心力衰竭中的作用发现,*ppif* 敲除小鼠在受到压力负荷后,心肌会出现明显的收缩功能障碍并伴有心室的扩张,而野生型对照小鼠仅表现出相对轻微的心功能不全;压力负荷并未显著增高两种小鼠心肌死亡率[92]。因此,*ppif* 敲除的小鼠表现出的心力衰竭与细胞死亡无关。代谢分析发现,与心力衰竭后能量转换的方式类似,*ppif* 敲除小鼠同样倾向于利用葡萄糖代谢,而野生型对照小鼠的心脏往往利用脂肪酸代谢产生能量[92],这可能与 *ppif* 敲除小鼠线粒体基质中的 Ca^{2+} 流出受损导致钙依赖性脱氢酶激活有关。有趣的是,在能引起生理性心脏肥大的游泳疗法中,*ppif* 敲除小鼠展现出较强的心肌收缩作用,并且死亡率更高。机制研究发现 *ppif* 敲除小鼠心肌细胞有过度肥大并伴肺水肿现象。上述研究表明,在缺失亲环蛋白 D 后,由病理或生理性刺激出现的能量代谢异常可能参与介导心力衰竭的进展。

5.4.3 线粒体调控的内皮细胞死亡与疾病

心肌细胞是心脏的主要耗氧细胞,其占心脏总体积的75%。然而,每一个心肌细胞至少连接有一条毛细血管。在整个心脏中,心肌细胞和内皮细胞的比例为1∶3。内皮细胞在血管病理生理调控中是非常重要的一种细胞类型,其衬覆于心脏内壁,与血液相接触,因此可以直接感受血液对心脏壁动力等机械刺激和血液的生化信号。自从"心血管疾病"这个词应用以来,血管对于心脏的正常功能的维持起到了重要的作用。尽管以往大家认为血管主要是运输血液的管道,可为组织提供氧气和营养物质,而随后深入研究发现,血管功能的受损常常是心血管疾病发生的始动环节。

与心肌细胞相比,线粒体约占心肌细胞质容积的30%,而内皮细胞中线粒体含量仅占细胞质容积的2%~6%。尽管内皮细胞的产能能力弱于心肌细胞,但大量的研究表明,线粒体仍然是内皮细胞功能特别是细胞死亡调控的重要细胞器。

活性氧(reactive oxidative species,ROS)是线粒体发挥信号转导作用的重要介质。血管扩张药物、缺氧信号、自噬和炎性介质可以诱导线粒体 ROS 生成。经一些在体模型证实，减少线粒体 ROS 生成的药物会影响血流动力学造成的血管舒张效应。无论是内皮细胞的代谢状况，还是内皮细胞应对病理生理刺激时的反应，都取决于血管床的类型以及内皮细胞所处血管系统的部位。因此，线粒体 ROS 信号如何影响内皮细胞功能是非常难以一言概之的，这些效应都是由内皮细胞的组织器官来源所决定的。然而，一些致病因素（如衰老、高脂血症、感染、缺氧等）都可以影响内皮细胞的线粒体代谢功能，并导致有害 ROS 的积蓄。氧化应激可以激活血管内皮细胞的一些防御措施去抵御有害 ROS 产生所造成的细胞死亡，如上调过氧化氢歧化酶（SOD）等抗氧化酶的表达水平[93]。一旦抗氧化与氧化的平衡被打破，过多的 ROS 可导致多种细胞内物质的氧化修饰，如脂肪酸、核酸（包括线粒体 DNA）和蛋白质。这些氧化修饰的物质的蓄积可启动内皮细胞凋亡通路的激活，并导致细胞凋亡。而且，ROS 还可以参加激活 MPTP 的开放，最终导致细胞坏死。另外，氧化应激可以导致一氧化氮合酶（nitric oxide synthase，NOS）失偶联，将 NOS 由生成 NO 转化为生成超氧化物，而且超氧化物可把 NO 转化为具有细胞毒性的过氧亚硝基（$ONOO^-$），进一步损伤线粒体。氧化修饰的 NO 不仅降低了 NO 的生物利用度，同时反过来进一步加重线粒体损伤和 ROS 的积蓄，形成了一个正反馈通路，导致线粒体损伤的加重和内皮细胞死亡。很多临床证据也支持线粒体 ROS 生成与内皮细胞相关的血管疾病之间的联系。使用抗氧化药物干预有可能改善血管的氧化应激、减轻内皮细胞死亡以及降低血压[94]。过表达线粒体 SOD 可发挥与药物类似的血管内皮细胞保护作用。这些数据支持了药物阻断线粒体 ROS 可能会治疗多种血管性疾病的观点。

内皮细胞中线粒体 ROS 的来源除了由线粒体氧化磷酸化系统酶复合体Ⅰ、Ⅱ、Ⅲ产生外，还可由内皮细胞高度表达的 NADPH 氧化酶（NOX）、单胺氧化酶（MAO）产生。NOX 合成时会产生线粒体 ROS，其更重要的功能是作为第二信使促进内皮细胞老化、迁移、血管生成等生物学过程。MAO 位于线粒体外膜，在儿茶酚胺分解代谢时容易使其产生 ROS。体外研究发现，内皮细胞 MAO 产生的线粒体 ROS 能够引起血管平滑肌细胞收缩，但具体机制还不清楚[95]。

解偶联蛋白（uncoupling protein，UCP）在内皮细胞线粒体中具有调控作用。内皮细胞中主要表达 UCP2 和 UCP3，在增殖的内皮细胞中，UCP2 表达显著增强，提示 UCP2 可能是调控内皮细胞能量代谢的 UCP 主要形式。内皮细胞面对有害刺激时，UCP2 表达会对应增强，伴随着 AMP 活化的蛋白质激酶（AMP activate protein kinase，AMPK）和 PGC1α 的表达增强[96]。UCP2 迅速增多可能是内皮细胞应对外界损伤刺激时的代偿性保护机制。使用基因手段敲除 UCP2 会导致内皮细胞 ROS 增多并造成其对炎症反应易感。UCP2 可以通过 p53 调节线粒体结构动态变化。UCP2 敲除小鼠对脑卒中、动脉粥样硬化及高血压等易感，提示 UCP2 是一个重要的内源性线粒体功能调控蛋白，并介导血管保护效应。钾离子通道是最广泛的细胞离子通道，不仅分布于细胞膜上，还分布于线粒体内膜。线粒体内膜钾离子通道可以影响线粒体的功能与形态。在哺乳动物的细胞中，促进钾离子向线粒体内流动可有效地减少有害刺激导致的细胞凋亡，包括内皮细胞在内。在内皮细胞，激活线粒体 ATP 调节的钾离子通道可导致内皮细胞依赖的血管舒张效应[97]。目前的工作表明，内皮细胞线粒体确实在内皮细胞相关的血管保护中发挥了关键作用。以线粒体钾离子通道、UCP 活性为靶点来调整内皮细胞线粒体功能，有望成为内皮细胞死亡与功能紊乱的治疗靶点。

尽管内皮细胞中内质网仍是 Ca^{2+} 的主要储存地，但主动脉内皮细胞中 25% 左右的细胞内 Ca^{2+} 是在线粒体中储存的。由于线粒体中的多种关键酶都受 Ca^{2+} 调控，因此外源性刺激可以通过改变内源性 Ca^{2+} 的浓度及分部调节线粒体代谢。在内源性 Ca^{2+} 的调节作用失调时，可以引起线粒体功能障碍，最终导致细胞坏死。然而，在活体细胞中，因糖酵解是内皮细胞 ATP 的主要产生来源，故线粒体中 Ca^{2+} 对细胞生存的调节受到忽视[98]。线粒体中 Ca^{2+} 的调节主要依靠线粒体膜上的 Ca^{2+} 载体，而后在线粒体膜电位和 Ca^{2+} 浓度梯度的共同作用下穿越线粒体的内膜。因此，线粒体膜电位降低可以阻止 Ca^{2+} 进入线粒体中，这是机体防止线粒体中 Ca^{2+} 超载的一种自我调节方式。在肺动脉内皮细胞中，NO 可以降低线粒体膜电位，从而降低线粒体中 Ca^{2+} 的浓度，这说明 NO、ROS 和 Ca^{2+} 在内皮细胞的功能调节中存在交互作用[99]。线粒体优先摄取何处来源的 Ca^{2+} 是长期困扰研究者的问题。在受到刺激后，内质网中的 Ca^{2+} 似乎没有达到足够高的水平，以促进 Ca^{2+} 交换体对 Ca^{2+} 的转运。在某些细胞中，线粒体与内质网的位置非常接近，因此在内质网释放 Ca^{2+} 的时候线粒体可以方便地接收 Ca^{2+}。然而，在来源于人脐静脉的内皮细胞 HUVEC，只有 4% 的线粒体靠近内质网膜表面 700 nm 以内的范围。虽然体外永生化细胞系的细胞内结构并不可能完全反映活体细胞内结构，但这也进一步证明内皮细胞中的线粒体对 Ca^{2+} 刺激的反应是在细胞膜附近，而非在内质网附近。当线粒体与内质网对 Ca^{2+} 的调节作用失调时，可引起线粒体、内质网功能障碍，最后影响整个细胞的正常生理作用[100]。

综上所述，线粒体途径的细胞死亡广泛参与心血管疾病的发生和发展，明确线粒体途径的细胞死亡的具体机制、寻找可作为临床干预的有效靶点是目前心血管领域中线粒体研究的主要方向。

（张富洋　徐　杰）

参考文献

[1] KERR J F, WYLLIE A H, CURRIE A R. Apoptosis: a basic biological phenomenon with wide-ranging implications in tissue kinetics [J]. Br J Cancer, 1972, 26(4): 239-257.

[2] YUAN J Y, HORVITZ H R. The caenorhabditis elegans genes ced-3 and ced-4 act cell autonomously to cause programmed cell death[J]. Dev Biol, 1990, 138(1): 33-41.

[3] DEL RE D P, AMGALAN D, LINKERMANN A, et al. Fundamental mechanisms of regulated cell death and implications for heart disease [J]. Physiol Rev, 2019, 99(4): 1765-1817.

[4] NAGATA S, TANAKA M. Programmed cell death and the immune system[J]. Nat Rev Immunol, 2017, 17(5): 333-340.

[5] SRINIVASAN A, LI F, WONG A, et al. Bcl-xl functions downstream of caspase-8 to inhibit fas and tumor necrosis factor receptor 1-induced apoptosis of mcf7 breast carcinoma cells [J]. J Biol Chem, 1998, 273(8): 4523-4529.

[6] JIANG X, WANG X. Cytochrome c promotes caspase-9 activation by inducing nucleotide binding to apaf-1 [J]. J Biol Chem, 2000, 275(40): 31199-31203.

[7] BROKER L E, KRUYT F A, GIACCONE G. Cell death independent of caspases: a review [J]. Clin Cancer Res, 2005, 11(9): 3155-3162.

[8] SALEH M, VAILLANCOURT J P, GRAHAM R K, et al. Differential modulation of endotoxin responsiveness by human caspase-12 polymorphisms [J]. Nature, 2004, 429(6987): 75-79.

[9] HITOMI J, CHRISTOFFERSON D E, NG A, et al. Identification of a molecular signaling network that regulates a cellular necrotic cell death pathway [J]. Cell, 2008, 135(7): 1311-1323.

[10] ORLINICK J R, VAISHNAW A, ELKON K B, et al. Requirement of cysteine-rich repeats of the fas receptor for binding by the fas ligand[J]. J Biol Chem, 1997, 272(46): 28889-28894.

[11] SIEGEL R M, FREDERIKSEN J K, ZACHARIAS D A, et al. Fas preassociation required for apoptosis signaling and dominant inhibition by pathogenic mutations [J]. Science, 2000, 288(5475): 2354-2357.

[12] BOLDIN M P, GONCHAROV T M, GOLTSEV Y V, et al. Involvement of mach, a novel mort1/fadd-interacting protease, in Fas/APO-1 and TNF receptor-induced cell death [J]. Cell, 1996, 85(6): 803-815.

[13] MICHEAU O, TSCHOPP J. Induction of TNF receptor i-mediated apoptosis via two sequential signaling complexes [J]. Cell, 2003, 114(2): 181-190.

[14] PARK H H, LOGETTE E, RAUNSER S, et al. Death domain assembly mechanism revealed by crystal structure of the oligomeric piddosome core complex [J]. Cell, 2007, 128(3): 533-546.

[15] DICKENS L S, POWLEY I R, HUGHES M A, et al. The 'complexities' of life and death: death receptor signalling platforms [J]. Exp Cell Res, 2012, 318(11): 1269-1277.

[16] WANG L, YANG J K, KABALEESWARAN V, et al. The fas-fadd death domain complex structure reveals the basis of disc assembly and disease mutations [J]. Nat Struct Mol Biol, 2010, 17(11): 1324-1329.

[17] KREUZ S, SIEGMUND D, RUMPF J J, et al. NF-κB activation by fas is mediated through fadd, caspase-8, and rip and is inhibited by flip [J]. J Cell Biol, 2004, 166(3): 369-380.

[18] ZHANG C B, GAO F, TENG F M, et al. Fas/fasl complex promotes proliferation and migration of brain endothelial cells via fadd-flip-traf-nf-kappab pathway[J]. Cell Biochem Biophys, 2015, 71(3): 1319-1323.

[19] VAN DEN BERGHE T, LINKERMANN A, JOUAN-LANHOUET S, et al. Regulated necrosis: the expanding network of non-apoptotic cell death pathways [J]. Nat Rev Mol Cell Biol, 2014, 15(2): 135-147.

[20] STANGER B Z, LEDER P, LEE T H, et al. Rip: a novel protein containing a death domain that interacts with fas/apo-1 (cd95) in yeast and causes cell death [J]. Cell, 1995, 81(4): 513-523.

[21] BERTRAND M J, MILUTINOVIC S, DICKSON K M, et al. Ciap1 and ciap2 facilitate cancer cell survival by functioning as e3 ligases that promote rip1 ubiquitination [J]. Mol Cell, 2008, 30

(6): 689-700.

[22] DRABER P, KUPKA S, REICHERT M, et al. Lubac-recruited cyld and a20 regulate gene activation and cell death by exerting opposing effects on linear ubiquitin in signaling complexes [J]. Cell Rep, 2015, 13(10): 2258-2272.

[23] BRENNER D, BLASER H, MAK T W. Regulation of tumour necrosis factor signalling: live or let die [J]. Nat Rev Immunol, 2015, 15(6): 362-374.

[24] KANAYAMA A, SETH R B, SUN L, et al. Tab2 and tab3 activate the nf-kappab pathway through binding to polyubiquitin chains[J]. Mol Cell, 2004, 15(4): 535-548.

[25] SHAN B, PAN H, NAJAFOV A, et al. Necroptosis in development and diseases[J]. Genes Dev, 2018, 32(5-6): 327-340.

[26] INOUE N, MATSUDA-MINEHATA F, GOTO Y, et al. Molecular characteristics of porcine fas-associated death domain (fadd) and procaspase-8[J]. J Reprod Dev, 2007, 53(2): 427-436.

[27] RAY C A, PICKUP D J. The mode of death of pig kidney cells infected with cowpox virus is governed by the expression of the crma gene [J]. Virology, 1996, 217(1): 384-391.

[28] DZIEDZIC S A, SU Z, JEAN BARRETT V, et al. Abin-1 regulates ripk1 activation by linking met1 ubiquitylation with lys63 deubiquitylation in tnf-rsc [J]. Nat Cell Biol, 2018, 20(1): 58-68.

[29] LIU S Z, LIU H, JOHNSTON A, et al. Mlkl forms disulfide bond-dependent amyloid-like polymers to induce necroptosis [J]. Proc Natl Acad Sci USA, 2017, 114(36): E7450-E7459.

[30] GRAY M W. Lynn margulis and the endosymbiont hypothesis: 50 years later[J]. Mol Biol Cell, 2017, 28(10): 1285-1287.

[31] ZIMORSKI V, KU C, MARTIN W F, et al. Endosymbiotic theory for organelle origins[J]. Curr Opin Microbiol, 2014(22): 38-48.

[32] PICARD M, MCEWEN B S. Psychological stress and mitochondria: a systematic review [J]. Psychosom Med, 2018, 80(2): 141-153.

[33] MADAN E, PRASAD S, ROY P, et al. Regulation of apoptosis by resveratrol through jak/stat and mitochondria mediated pathway in human epidermoid carcinoma a431 cells [J]. Biochem Biophys Res Commun, 2008, 377(4): 1232-1237.

[34] MIKHED Y, DAIBER A, STEVEN S. Mitochondrial oxidative stress, mitochondrial DNA damage and their role in age-related vascular dysfunction[J]. Int J Mol Sci, 2015, 16(7): 15918-15953.

[35] DANIAL N N, KORSMEYER S J. Cell death: critical control points[J]. Cell, 2004, 116(2): 205-219.

[36] NAKAGAWA T, SHIMIZU S, WATANABE T, et al. Cyclophilin d-dependent mitochondrial permeability transition regulates some necrotic but not apoptotic cell death[J]. Nature, 2005, 434(7033): 652-658.

[37] FINKEL E. The mitochondrion: is it central to apoptosis? [J]. Science, 2001, 292(5517): 624-626.

[38] KE F F S, VANYAI H K, COWAN A D, et al. Embryogenesis and adult life in the absence of intrinsic apoptosis effectors bax, bak, and bok[J]. Cell, 2018, 173(5): 1217-1230.

[39] WEI M C, ZONG W X, CHENG E H, et al. Proapoptotic bax and bak: a requisite gateway to mitochondrial dysfunction and death[J]. Science, 2001, 292(5517): 727-730.

[40] CHIPUK J E, MCSTAY G P, BHARTI A, et al. Sphingolipid metabolism cooperates with bak

and bax to promote the mitochondrial pathway of apoptosis [J]. Cell, 2012, 148(5): 988 –1000.

[41] LI H, ZHU H, XU C J, et al. Cleavage of bid by caspase-8 mediates the mitochondrial damage in the fas pathway of apoptosis[J]. Cell, 1998, 94(4): 491–501.

[42] DU H, WOLF J, SCHAFER B, et al. Bh3 domains other than bim and bid can directly activate bax/bak [J]. J Biol Chem, 2011, 286(1): 491–501.

[43] VERMA S, GOYAL S, TYAGI C, et al. Bim (bcl-2 interacting mediator of cell death) sahb (stabilized alpha helix of bcl2) not always convinces bax (bcl-2-associated x protein) for apoptosis [J]. J Mol Graph Model, 2016(67): 94–101.

[44] DAI H, SMITH A, MENG X W, et al. Transient binding of an activator bh3 domain to the bak bh3-binding groove initiates bak oligomerization [J]. J Cell Biol, 2011, 194(1): 39–48.

[45] RENAULT T T, FLOROS K V, CHIPUK J E. Bak/bax activation and cytochrome c release assays using isolated mitochondria [J]. Methods, 2013, 61(2): 146–155.

[46] PEIXOTO P M, LUE J K, RYU S Y, et al. Mitochondrial apoptosis-induced channel (mac) function triggers a bax/bak-dependent bystander effect [J]. Am J Pathol, 2011, 178(1): 48–54.

[47] REHM M, DUSSMANN H, PREHN J H. Real-time single cell analysis of smac/diablo release during apoptosis [J]. J Cell Biol, 2003, 162(6): 1031–1043.

[48] OTT M, ROBERTSON J D, GOGVADZE V, et al. Cytochrome c release from mitochondria proceeds by a two-step process [J]. Proc Natl Acad Sci USA, 2002, 99(3): 1259–1263.

[49] UREN R T, DEWSON G, BONZON C, et al. Mitochondrial release of pro-apoptotic proteins: electrostatic interactions can hold cytochrome c but not smac/diablo to mitochondrial membranes [J]. J Biol Chem, 2005, 280(3): 2266–2274.

[50] LI W, SRINIVASULA S M, CHAI J, et al. Structural insights into the pro-apoptotic function of mitochondrial serine protease htra2/omi [J]. Nat Struct Biol, 2002, 9(6): 436–441.

[51] MONCADA S, ERUSALIMSKY J D. Does nitric oxide modulate mitochondrial energy generation and apoptosis? [J]. Nat Rev Mol Cell Biol, 2002, 3(3): 214–220.

[52] VANDER HEIDEN M G, CHANDEL N S, SCHUMACKER P T, et al. Bcl-xl prevents cell death following growth factor withdrawal by facilitating mitochondrial ATP/ADP exchange [J]. Mol Cell, 1999, 3(2): 159–167.

[53] SCHINZEL A C, TAKEUCHI O, HUANG Z, et al. Cyclophilin d is a component of mitochondrial permeability transition and mediates neuronal cell death after focal cerebral ischemia [J]. Proc Natl Acad Sci USA, 2005, 102(34): 12005–12010.

[54] KWONG J Q, DAVIS J, BAINES C P, et al. Genetic deletion of the mitochondrial phosphate carrier desensitizes the mitochondrial permeability transition pore and causes cardiomyopathy [J]. Cell Death Differ, 2014, 21(8): 1209–1217.

[55] BAINES C P, GUTIERREZ-AGUILAR M. The still uncertain identity of the channel-forming unit(s) of the mitochondrial permeability transition pore [J]. Cell Calcium, 2018, 73: 121–130.

[56] SAELENS X, FESTJENS N, PARTHOENS E, et al. Protein synthesis persists during necrotic cell death [J]. J Cell Biol, 2005, 168(4): 545–551.

[57] KARCH J, MOLKENTIN J D. Identifying the components of the elusive mitochondrial permeability transition pore [J]. Proc Natl Acad Sci USA, 2014, 111(29): 10396–10397.

[58] ALAVIAN K N, BEUTNER G, LAZROVE E, et al. An uncoupling channel within the c-subunit ring of the f1f0 ATP synthase is the mitochondrial permeability transition pore [J]. Proc

Natl Acad Sci USA, 2014, 111(29): 10580-10585.

[59] BONORA M, BONONI A, DE MARCHI E, et al. Role of the c subunit of the F_0 ATP synthase in mitochondrial permeability transition [J]. Cell Cycle, 2013, 12(4): 674-683.

[60] HALESTRAP A P. Calcium-dependent opening of a non-specific pore in the mitochondrial inner membrane is inhibited at pH values below 7: implications for the protective effect of low pH against chemical and hypoxic cell damage[J]. Biochem J, 1991, 278 (Pt 3): 715-719.

[61] CHIPUK J E, MOLDOVEANU T, LLAMBI F, et al. The bcl-2 family reunion[J]. Mol Cell, 2010, 37(3): 299-310.

[62] CROMPTON M, ELLINGER H, COSTI A. Inhibition by cyclosporin a of a Ca^{2+}-dependent pore in heart mitochondria activated by inorganic phosphate and oxidative stress [J]. Biochem J, 1988, 255(1): 357-360.

[63] THEROUX P, CHAITMAN B R, DANCHIN N, et al. Inhibition of the sodium-hydrogen exchanger with cariporide to prevent myocardial infarction in high-risk ischemic situations, main results of the guardian trial, guard during ischemia against necrosis (guardian) investigators [J]. Circulation, 2000, 102(25): 3032-3038.

[64] WHELAN R S, KONSTANTINIDIS K, WEI A C, et al. Bax regulates primary necrosis through mitochondrial dynamics [J]. Proc Natl Acad Sci USA, 2012, 109(17): 6566-6571.

[65] MACKENZIE G M, JACKSON M J, JENNER P, et al. Nitric oxide synthase inhibition and mptp-induced toxicity in the common marmoset [J]. Synapse, 1997, 26(3): 301-316.

[66] BAINES C P, KAISER R A, PURCELL N H, et al. Loss of cyclophilin d reveals a critical role for mitochondrial permeability transition in cell death[J]. Nature, 2005, 434(7033): 658-662.

[67] LIM S Y, DAVIDSON S M, MOCANU M M, et al. The cardioprotective effect of necrostatin requires the cyclophilin-d component of the mitochondrial permeability transition pore [J]. Cardiovasc Drugs Ther, 2007, 21(6): 467-469.

[68] DISPERSYN G D, AUSMA J, THONE F, et al. Cardiomyocyte remodelling during myocardial hibernation and atrial fibrillation: prelude to apoptosis [J]. Cardiovasc Res, 1999, 43(4): 947-957.

[69] CHEN Z, CHUA C C, HO Y S, et al. Overexpression of bcl-2 attenuates apoptosis and protects against myocardial i/r injury in transgenic mice[J]. Am J Physiol Heart Circ Physiol, 2001, 280(5): 2313-2320.

[70] WENCKER D, CHANDRA M, NGUYEN K, et al. A mechanistic role for cardiac myocyte apoptosis in heart failure [J]. J Clin Invest, 2003, 111(10): 1497-1504.

[71] BROCHERIOU V, HAGEGE A A, OUBENAISSA A, et al. Cardiac functional improvement by a human bcl-2 transgene in a mouse model of ischemia/reperfusion injury [J]. J Gene Med, 2000, 2(5): 326-333.

[72] KARCH J, KWONG J Q, BURR A R, et al. Bax and bak function as the outer membrane component of the mitochondrial permeability pore in regulating necrotic cell death in mice [J]. Elife, 2013(2): e00772.

[73] GORDAN R, FEFELOVA N, GWATHMEY J K, et al. Involvement of mitochondrial permeability transition pore (mptp) in cardiac arrhythmias: evidence from cyclophilin d knockout mice [J]. Cell Calcium, 2016, 60(6): 363-372.

[74] ONG S B, SAMANGOUEI P, KALKHORAN S B, et al. The mitochondrial permeability transition pore and its role in myocardial ischemia reperfusion injury [J]. J Mol Cell Cardiol, 2015

(78): 23 - 34.

[75] BERNARDI P, DI LISA F. Cyclosporine before pci in acute myocardial infarction [J]. N Engl J Med, 2016, 374(1): 89 - 90.

[76] KURRELMEYER K M, MICHAEL L H, BAUMGARTEN G, et al. Endogenous tumor necrosis factor protects the adult cardiac myocyte against ischemic-induced apoptosis in a murine model of acute myocardial infarction[J]. Proc Natl Acad Sci USA, 2000, 97(10): 5456 - 5461.

[77] HOCHHAUSER E, CHEPORKO Y, YASOVICH N, et al. Bax deficiency reduces infarct size and improves long-term function after myocardial infarction [J]. Cell Biochem Biophys, 2007, 47(1): 11 - 20.

[78] CHUA C C, GAO J, HO Y S, et al. Overexpression of iap-2 attenuates apoptosis and protects against myocardial ischemia/reperfusion injury in transgenic mice [J]. Biochim Biophys Acta, 2007, 1773(4): 577 - 583.

[79] LIU H R, GAO E, HU A, et al. Role of omi/htra2 in apoptotic cell death after myocardial ischemia and reperfusion [J]. Circulation, 2005, 111(1): 90 - 96.

[80] HOLLY T A, DRINCIC A, BYUN Y, et al. Caspase inhibition reduces myocyte cell death induced by myocardial ischemia and reperfusion in vivo [J]. J Mol Cell Cardiol, 1999, 31(9): 1709 - 1715.

[81] COMMUNAL C, SUMANDEA M, DE TOMBE P, et al. Functional consequences of caspase activation in cardiac myocytes [J]. Proc Natl Acad Sci USA, 2002, 99(9): 6252 - 6256.

[82] EKHTERAE D, LIN Z, LUNDBERG M S, et al. Arc inhibits cytochrome c release from mitochondria and protects against hypoxia-induced apoptosis in heart-derived h9c2 cells[J]. Circ Res, 1999, 85(12): 70 - 77.

[83] NAM Y J, MANI K, WU L, et al. The apoptosis inhibitor arc undergoes ubiquitin-proteasomal-mediated degradation in response to death stimuli: identification of a degradation-resistant mutant [J]. J Biol Chem, 2007, 282(8): 5522 - 5528.

[84] SARASTE A, PULKKI K, KALLAJOKI M, et al. Cardiomyocyte apoptosis and progression of heart failure to transplantation[J]. Eur J Clin Invest, 1999, 29(5): 380 - 386.

[85] GUO X Y, YIN H F, LI L, et al. Cardioprotective role of tumor necrosis factor receptor-associated factor 2 by suppressing apoptosis and necroptosis [J]. Circulation, 2017, 136(8): 729 - 742.

[86] CHEN G, RAY R, DUBIK D, et al. The e1b 19k/bcl-2-binding protein nip3 is a dimeric mitochondrial protein that activates apoptosis [J]. J Exp Med, 1997, 186(12): 1975 - 1983.

[87] DIWAN A, KRENZ M, SYED F M, et al. Inhibition of ischemic cardiomyocyte apoptosis through targeted ablation of bnip3 restrains postinfarction remodeling in mice[J]. J Clin Invest, 2007, 117(10): 2825 - 2833.

[88] DHINGRA R, MARGULETS V, CHOWDHURY S R, et al. Bnip3 mediates doxorubicin-induced cardiac myocyte necrosis and mortality through changes in mitochondrial signaling[J]. Proc Natl Acad Sci USA, 2014, 111(51): 5537 - 5544.

[89] YUSSMAN M G, TOYOKAWA T, ODLEY A, et al. Mitochondrial death protein nix is induced in cardiac hypertrophy and triggers apoptotic cardiomyopathy[J]. Nat Med, 2002, 8(7): 725 - 730.

[90] ADAMS J W, SAKATA Y, DAVIS M G, et al. Enhanced galphaq signaling: a common path-

way mediates cardiac hypertrophy and apoptotic heart failure[J]. Proc Natl Acad Sci USA, 1998, 95(17): 10140 - 10145.

[91] CHEN Y, LEWIS W, DIWAN A, et al. Dual autonomous mitochondrial cell death pathways are activated by nix/bnip3l and induce cardiomyopathy[J]. Proc Natl Acad Sci USA, 2010, 107(20): 9035 - 9042.

[92] FILLMORE N, MORI J, LOPASCHUK G D. Mitochondrial fatty acid oxidation alterations in heart failure, ischaemic heart disease and diabetic cardiomyopathy[J]. Br J Pharmacol, 2014, 171(8): 2080 - 2090.

[93] DAVIDSON S M, DUCHEN M R. Endothelial mitochondria: contributing to vascular function and disease[J]. Circ Res, 2007, 100(8): 1128 - 1141.

[94] LI H, FORSTERMANN U. Uncoupling of endothelial no synthase in atherosclerosis and vascular disease[J]. Curr Opin Pharmacol, 2013, 13(2): 161 - 167.

[95] LI W J, NIE S P, YAO Y F, et al. Ganoderma atrum polysaccharide ameliorates hyperglycemia-induced endothelial cell death via a mitochondria-ros pathway[J]. J Agric Food Chem, 2015, 63(37): 8182 - 8191.

[96] KOZIEL A, SOBIERAJ I, JARMUSZKIEWICZ W. Increased activity of mitochondrial uncoupling protein 2 improves stress resistance in cultured endothelial cells exposed in vitro to high glucose levels[J]. Am J Physiol Heart Circ Physiol, 2015, 309(1): 147 - 156.

[97] FELETOU M. Calcium-activated potassium channels and endothelial dysfunction: therapeutic options?[J]. Br J Pharmacol, 2009, 156(4): 545 - 562.

[98] AKOPOVA O V, NOSAR V I, MANKOVSKAYA I N, et al. Calcium uptake in rat liver mitochondria accompanied by activation of atp-dependent potassium channel[J]. Biochemistry (Mosc), 2008, 73(10): 1146 - 1153.

[99] DEDKOVA E N, JI X, LIPSIUS S L, et al. Mitochondrial calcium uptake stimulates nitric oxide production in mitochondria of bovine vascular endothelial cells[J]. Am J Physiol Cell Physiol, 2004, 286(2): 406 - 415.

[100] PATERGNANI S, GIORGI C, MANIERO S, et al. The endoplasmic reticulum mitochondrial calcium cross talk is downregulated in malignant pleural mesothelioma cells and plays a critical role in apoptosis inhibition[J]. Oncotarget, 2015, 6(27): 23427 - 23444.

第 6 章
线粒体动力学与心血管疾病

线粒体是细胞内氧化磷酸化和合成三磷酸腺苷（adenosine triphosphate，ATP）的主要场所，可为细胞各种生理活动提供能量。心肌细胞具有高密度的线粒体分布，线粒体 ATP 的合成随着心肌细胞能量需求变化而发生适应性改变。线粒体是一种高度动态变化的细胞器，通过不断地融合/分裂维持线粒体网络的稳态。线粒体融合/分裂的动态过程被称为线粒体动力学（mitochondrial dynamics），它是保证细胞稳态的重要基础。线粒体融合/分裂的相对速度决定其形态、数目及分布特点，该过程由一系列蛋白精确调控完成。线粒体融合/分裂的动态平衡对心肌细胞能量代谢和收缩功能的维持起着至关重要的作用。心肌细胞的线粒体融合/分裂处于动态变化中，该动态平衡会因生物学环境、细胞周期以及机体生长发育阶段的不同而存在一定差异。线粒体动力学在心血管疾病中的作用机制尚不明确，越来越多的证据表明，线粒体动力学变化参与扩张型心肌病、缺血再灌注损伤、心力衰竭、糖尿病心肌病、动脉粥样硬化等心血管疾病发生和发展的病理过程。

6.1 线粒体动力学及相关分子基础

线粒体研究始于 19 世纪 50 年代。线粒体在不断变化的生理环境中会做出迅速而准确的反应，可以融合成杆状、环状结构，进一步形成紧密连接的线粒体网络，该网状结构的线粒体也可以分裂为杆状或环状等形态各异的线粒体。随着近代显微镜技术的发展，在几乎所有物种和细胞种类中都观察到线粒体结构通过移动、自噬及分裂/融合等方式时刻处于高度动态的变化之中（图 6.1）。心肌细胞中线粒体的高度动态变化能够促进线粒体之间的协作，便于能量和遗传物质的传递，从而精确地调节细胞内复杂的生命活动；线粒体能够通过融合/分裂过程修复其损伤，而不能修复的损伤，线粒体则通过线粒体自噬清除，这一机制称作线粒体质控途径。线粒体质控途径对维持有效的线粒体网络和细胞功能，避免不必要的细胞死亡起十分重要的作用。目前认为，线粒体动力学异常参与多种心血管疾病的病理进程。

6.1.1 线粒体融合

线粒体网络结构的分裂与融合使线粒体结构不断适应变化的细胞环境，线粒体融合（mitochondrial fusion）使其发挥有效氧化呼吸的功能最大化，以应对饥饿等应

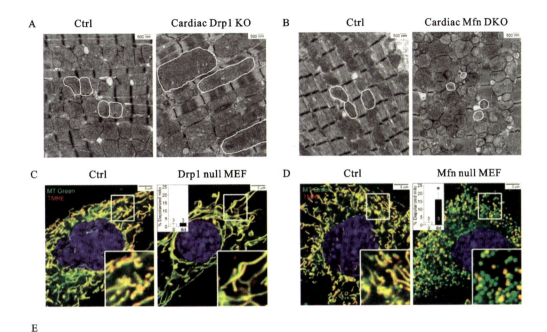

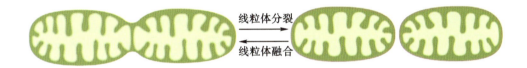

图 6.1 线粒体融合与分裂

电镜观察心肌组织线粒体及共聚焦显微镜观察离体细胞可见线粒体融合/分裂现象，通过融合过程，线粒体形成相互连接的网络状，线粒体形态增大、呈长杆状；而线粒体分裂过程使其形成不连接的碎片化状态，线粒体形态变小、长宽比减小。Drp1 KO，线粒体分裂蛋白 Drp1 敲除，线粒体呈现融合增加的状态；Mfn DKO，线粒体融合蛋白 Mfn1/Mfn2 双敲除，线粒体呈现碎片化的状态。实验结果图引自参考文献 1[1]。

激状态。哺乳动物细胞内线粒体融合的主要调控蛋白为线粒体融合蛋白 1（mitofusin 1，Mfn1）、线粒体融合蛋白 2（mitofusin 2，Mfn2）和视神经萎缩蛋白 1（optic atrophy 1，OPA1）；酵母菌中介导线粒体融合的主要调控蛋白为 Fzo1、Mgm1 和 Ugo1（表 6.1）。线粒体融合是一个复杂的生物学过程，主要步骤包括锚定、外膜融合、内膜融合和基质融合。Mfn1/Mfn2 是重要的外膜融合蛋白，在功能上可以互相替代。其存在于线粒体外膜，在不同组织中的表达存在一定差异，其中在心脏均为高表达。Mfn1/Mfn2 的结构高度相似，具有三磷酸鸟苷（guanosine triphosphate，GTP）酶活性域，其 N 末端有两个 GTP 酶结构域，C 末端跨膜区两侧各有一个疏水区，为七肽重复序列（heptad repeat region 1/2，HR1/HR2），线粒体的外膜融合正是通过此结构实现的。Mfn1 和 Mfn2 相互作用发生顺式二聚化（cisdimerization），形成 Mfn1/Mfn2 同源二聚体或 Mfn1 - Mfn2 异源二聚体，进而促进相邻线粒体外膜发生反式栓连。OPA1 首先在一种常染色体显性遗传性视神经萎缩中被发现，所以研究者称其为视神经萎缩蛋白 1。在人体，目前已知 OPA1 有 8 个剪切体，依据其剪切方式分为长、短两种亚型。长亚型(L-OPA1)定位于线粒体内膜，在调控线粒体内膜融合和线粒体嵴形态中发挥极其重要的作用；而短亚型(S-OPA1)位于线粒体膜间隙(IMS)。有研究认为，S-OPA1 与 L-OPA1 作用相反，促进线粒体分裂的发生；而另一些研究认为，在线粒体内膜融合过程中，L-OPA1 起着关键作用，S-OPA1 的加入显著提高了融合效率，可能在线粒体内膜融合过程中协助 L-OPA1 的 GTP 酶活性。研究证实，敲除 *OPA1* 基因并不影响线粒体外膜融合，但可以阻断内膜融合的发生，而 *Mfn1/Mfn2* 基因敲低后，线粒体内、外膜融合均显著受到抑制，说明线粒体内、外膜融合是相对独立的，其内在机制上也存在一定差异。OPA1 通过 Mfn1(而非 Mfn2)依赖的方式诱导线粒体内膜融合，提示在线粒体融合过程中，内、外膜之间可能存在信息传递，外膜蛋白 Mfn1 与内膜蛋白 OPA1 之间可能存在相互作用。研究发现，将调控酵母菌线粒体融合的 *Mgm1* 基因敲除可以缩短酵母菌的寿命，而敲除线粒体分裂相关的 *Dnm1* 基因则延长酵母菌的存活时间，提示线粒体融合状态更有利于细胞正常的生理活动。

表 6.1 线粒体融合与分裂的相关分子

分子种类	酵母	哺乳动物	备注
线粒体融合蛋白	Fzo1	Mfn1	—
	—	Mfn2	—
	Mgm1	OPA1	—
	Ugo1	—	无哺乳动物同源序列
线粒体分裂蛋白	Dnm1	Drp1	—
	Fis1	hFis1	—
	Mdv1	—	无哺乳动物同源序列
	Caf4	—	无哺乳动物同源序列
	—	MFF	无酵母同源序列
	—	MiD49/MiD51	无酵母同源序列

6.1.2 线粒体分裂

线粒体分裂(mitochondrial fission)的作用是使线粒体持续更新或分离受损的部分并以线粒体自噬的方式将其清除。哺乳动物细胞中介导线粒体分裂的调控蛋白主要有动力相关蛋白 1(dynamin-related protein 1, Drp1)和线粒体分裂蛋白 1(mitochondrial fission protein 1, Fis1)，酵母菌中介导线粒体分裂的蛋白为 Dnm1、Mdv1 和 Fis1(表 6.1)。Drp1 最早在酵母中发现，其 N 端具有 GTP 酶结构域，C 端为 GTP 酶效应结构域(GED)，中间是 Dynamin 同源结构域(又称中间区)和 Insert B 区。线粒体分裂是一系列蛋白精确调控的复杂的生物学过程，首先受线粒体外膜分子 hFis1 的趋化，Drp1 从细胞质转位至线粒体外膜，并富集于线粒体潜在的分裂位点,而多个 Drp1 分子可围绕线粒体形成收缩环结构,并依赖其 GTP 酶活性水解 GTP,改变分子的距离或角度,逐渐压缩直至线粒体断裂,产生两个独立的线粒体;线粒体分裂后,Drp1 可重新回到细胞质进行再利用。*Drp1* 基因在线粒体分裂中扮演重要角色,其缺失会抑制线粒体分裂,导致长杆状线粒体形成,从而提高线粒体的网络化程度;*Drp1* 基因过表达可以加速线粒体分裂,产生大量片段化的线粒体。hFis1 位于线粒体外膜,其 C 末端跨越线粒体内、外膜,而 N 末端则暴露在细胞质中,其过表达可以引起线粒体片段化,产生大量碎裂的线粒体,导致线粒体堆积。除了 hFis1,线粒体分裂因子(Mff)、线粒体动力蛋白(Mid59/51)等也可以辅助 Drp1 介导上述过程。

6.1.3 线粒体自噬

线粒体自噬(mitophagy)是一种进化上保守的细胞过程,在生理状态下可特异性清除受损的线粒体,是线粒体动力学参与线粒体质量控制的最后一环,与线粒体融合/分裂过程密切联系(图 6.2)。当某个线粒体因受到强烈或持久的损伤而难以修复时,线粒体会将其损伤部分分裂出去,细胞可以识别和清除这些受损或异常的线粒体形成特异的线粒体自噬小体并转移至溶酶体降解,这一过程就是线粒体自噬[5]。该过程受 30 多种自噬相关基因(autophagy associated gene,Atg)的精密调控,可以保护细胞自身免受线粒体代谢紊乱、促凋亡蛋白的释放、内源性凋亡途径激活等一系列损害。

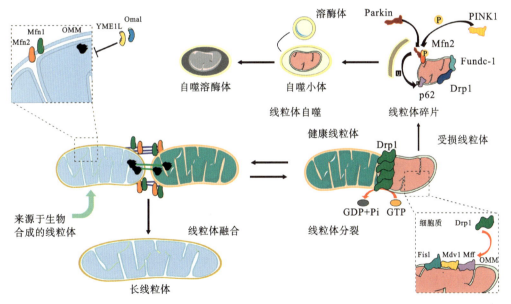

图 6.2 线粒体动力学及其分子机制

目前已阐明多条通路可介导线粒体自噬过程,以遏制损伤线粒体的累积。对于哺乳动物细胞,主要有以下几种途径。①PINK1/Parkin 通路:PTEN 诱导的假定激酶 1(PTEN induced putative kinase 1,PINK1/PARK6)是线粒体的一种丝/苏氨酸激酶，序列中含有一段线粒体靶向序列（mitochondrial targeting sequence, MTS）。正常细胞中 PINK1 由线粒体外膜转位因子（translocase of outer mitochondrial membrane, TOM）复合体介导转移至线粒体，PINK1 的 MTS 序列在线粒体基质金属蛋白酶（mitochondria matrix metalloproteinase, MMP）的作用下被切除，并进而在早老素相关菱形样蛋白（presenilin associated rhomboid like protein, PARL）的作用下被裂解，裂解的 PINK1 蛋白转位至细胞质被快速降解[6]。而当线粒体膜电位下降时，PINK1 不再转移而聚积在线粒体外膜上，而后募集 E3 泛素连接酶 Parkin（PARK2），使 Parkin 从细胞质特异性地转移到受损的线粒体外膜上，继而催化线粒体外膜上相关的蛋白被多聚泛素链泛素化[7]。泛素化后的线粒体在 VDAC1、p62/SQSTM1 等自噬调节蛋白的协助下，沿着微管转运到核周并形成线粒体聚集体，然后被自噬-溶酶体通路（ALP）降解，这样，PINK1 和 Parkin 联合作用使受损的线粒体以完整细胞器的形式选择性地被自噬清除。Mfn2 作为 Parkin 的受体，与线粒体再生和细胞器选择性剔除相关联，稳定在去极化线粒体上的 PINK1 通过磷酸化 Mfn2，后者作为受体募集并磷酸化激活 Parkin，从而介导上述线粒体自噬过程的发生。PINK1/Mfn2/Parkin 是心肌细胞清除无功能线粒体的一个重要通路。有研究显示，Parkin 敲除的小鼠败血症后心肌收缩力比野生型小鼠更难以恢复；且由于线粒体自噬受损，其心梗后较野生型小鼠死亡率更高，梗死面积更大。②线粒体外膜上的蛋白和脂质作为受体介导的线粒体自噬：例如心磷脂（cardiolipin），能直接结合自噬小体上的 LC3；ULK1 可促使 FUN14 结构域相关蛋白 1（FUNDC1）丝氨酸 17 位点发生磷酸化，从而促使 FUNDC1 与 LC3 结合，启动线粒体自噬。同样的，促凋亡蛋白 Nix（又名 BNIP3L）和 BNIP3 也可直接结合自噬小体上的 LC3 或 γ 氨基丁酸受体相关蛋白 GABARAP。阻碍 BNIP3 与 LC3 的结合可降低自噬水平但不能完全消除自噬；Nix 则可介导 ROS 引发线粒体自噬并促进 Parkin 转位。③线粒体融合/分裂蛋白介导的线粒体自噬：已证实一些分裂融合蛋白与线粒体自噬水平密切相关。Drp1 敲除小鼠心肌的大自噬和线粒体自噬水平均受到抑制，且研究者发现了心肌存在 Parkin 非依赖而 Drp1 依赖的线粒体自噬途径。另外，Mfn1/Mfn2 双敲除的小鼠胚胎成纤维细胞（MEF）也显示出线粒体自噬水平受到抑制。

6.1.4　线粒体的移动及线粒体之间的通信

线粒体的移动取决于细胞骨架，由动力蛋白驱动，主要沿微管移动。在哺乳动物中，微管丝由 α-tubulin 和 β-tubulin 亚基聚合形成细胞骨架，用细胞微管解聚剂处理，可使线粒体定位失调和重新分布。心肌细胞线粒体受限于粗、细肌丝及其高密度排列的结构，因此没有明显的随意运动。传统认为线粒体的融合/分裂建立在线粒体运动的基础上，通过线粒体间的相互碰撞实现，因此无显著运动的心肌线粒体被报道未观测到直接的线粒体融合/分裂运动[12]。但是，在心梗、心肌肥厚、心衰等心脏病理情况下可以观察到异常增多的线粒体，形态、大小异常，并且通过对线粒体分裂融合相关蛋白 Mfn1/Mfn2、Drp1 或 OPA1 进行调控能够影响心肌细胞或心脏功能，提示心肌细胞线粒体的融合/分裂参与并影响对心肌细胞功能的调控。

我国郑铭教授课题组通过构建线粒体外膜和基质定位的光激活荧光蛋白（photoactivable green fluorescent protein，PAGFP）观察并发现了线粒体间无论是线粒体膜蛋白还是基质都在缓慢而持续地进行着物质交换，这种物质交换可能是通过两种特殊的心肌线粒体间通信方式完成的，即线粒体吻合（kissing）与线粒体间纳米通道（nanotunneling）。线粒体吻合是指相邻线粒体的一种融合/分裂方式，而纳米通道是指距离比较远的两个线粒体之间的融合/分裂方式。

线粒体吻合，即紧密相邻的线粒体之间短暂通过膜的亲密接触进行物质交换，其吻合频率约为1‰，发生物质交换的线粒体约占吻合线粒体的1/2，交换指数为0.5。纳米通道，即线粒体通过延伸出双层膜的纳米管结构与相邻或远处线粒体发生物质交换，尽管没有明显观察到心肌线粒体的分裂/融合，但整个心肌细胞的线粒体群体以10小时为单位进行线粒体间的物质交换，构成动态的线粒体网络。心肌线粒体的吻合有快速融合与缓慢融合两类，快速融合后的线粒体在12秒内迅速发生物质交换，迅速但不完全；缓慢融合持续几十到上百秒，物质交换完全[13]。

线粒体间通信的分子机制尚不明确，但是线粒体间接触部位存在特异的结构，即相邻线粒体间接触区（inter-mitochondria junction，IMJ）。此处电子密度较高，线粒体嵴密度和嵴连接增加，嵴的排列方向具有明显的连贯性并与IMJ趋近垂直，有利于线粒体群体形成一个连贯的内膜系统，作为线粒体通信的结构基础。最新研究发现，钙信号参与调节心肌细胞线粒体间的通信，内质网钙释放通道 ryanodine 受体（RyR）突变小鼠的心肌细胞具有较对照组高2倍的带有纳米管的线粒体，纳米管介导的远距离线粒体间通信的发生频率也增高，但是物质交换速率较正常组缓慢，因此线粒体群体内物质传播速度反而降低，提示钙信号参与到心肌线粒体的纳米管道通信调节中[14]。另外，细胞骨架成分等也被报道参与线粒体通信的纳米管道构建。

6.1.5 线粒体与其他细胞器之间的通信

除了自身的动态联系外，线粒体与其他细胞器（如内质网）也存在交互作用（图6.3）。内质网-线粒体接触位点已被证实是线粒体发生分裂之处[15]。线粒体相关内质网膜（MAM）可通过突触融合蛋白17作为募集 Drp1 的位点，诱导静息状态下线粒体的分裂。然而在营养缺乏时，突触融合蛋白17可释放 Drp1，使线粒体为维持代谢而延长。此外，内质网 INF2（inverted formin 2）蛋白可锚定肌动蛋白微丝，提供驱动线粒体收缩所需的机械力。研究显示，大鼠心脏内质网-线粒体接触点与线粒体外膜-线粒体内膜接触点重合，因此内质网-线粒体交互作用可能促进 Ca^{2+} 穿过双层膜转运至线粒体基质。MAM 上形成钙通道复合体可调控 Ca^{2+} 在内质网和线粒体之间的转运。1型肌醇 1,4,5-三磷酸受体（IP3R1）是内质网的主要 Ca^{2+} 释放通道。反之，电压依赖性阴离子选择通道蛋白1（VDAC1）是线粒体外膜（OMM）的

Ca²⁺摄取通道。GRP75 通过它们的细胞质部分将两个通道连接起来，形成钙通道复合体。通过复合体，Ca²⁺直接从内质网腔释放到细胞质并通过线粒体外膜被摄取入线粒体基质。同样，RyR 也在 MAM 表达，在 Ca²⁺转运中发挥关键作用。RyR2 被认为是心肌内质网-线粒体交互作用中一个重要的分子。此外，线粒体融合蛋白也可在两种细胞器之间形成桥接复合体。线粒体融合蛋白 Mfn2 不仅位于线粒体外膜表面，连接相邻的线粒体，也存在于内质网表面，可与位于线粒体表面的 Mfn1 或 Mfn2 形成二聚体。Mfn1-Mfn2 复合体可调控内质网-线粒体之间的距离，也可调控它们的动力学变化。

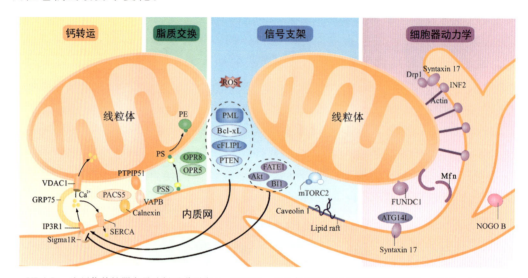

VDAC1—电压依赖性阴离子选择通道蛋白 1；GRP75—分子伴侣 75 kD 葡萄糖调节蛋白；IP3R1—1 型肌醇 1,4,5—三磷酸受体；Sigma 1R—Sigma 1 受体；SERCA—肌质网/内质网钙 ATP 酶；PACS5—磷酸弗林酸性簇分选蛋白 5；Calnexin—钙联蛋白；VAPB—囊泡相关膜蛋白相关蛋白 B；PTPIP51—蛋白酪氨酸磷酸酶相互作用蛋白 51；PSS—磷脂酰丝氨酸合成酶；PS—磷脂酰丝氨酸；PE—磷脂酰乙醇胺；OPR8—氧甾酮结合蛋白相关蛋白 8；OPR5—氧甾酮结合蛋白相关蛋白 5；PML—急性早幼粒细胞白血病蛋白；Bcl-xL—Bcl-2 家族抗凋亡蛋白；cFLIPL—细胞 FLICE 样抑制蛋白；PTEN—磷酸酯酶与张力蛋白同源物；Akt—蛋白激酶 B；FATE1—胎儿和成人睾丸表达转录蛋白；BI1—Bax 抑制蛋白-1；mTORC2—哺乳动物雷帕霉素靶蛋白复合体 2；Caveolin—小窝蛋白；Lipid raft—脂筏；FUNDC1—FUN14 结构域相关蛋白 1；ATG14L—自噬相关基因 14L；Syntaxin 17——突触融合蛋白 17；Mfn—线粒体融合蛋白；Drp1—动力相关蛋白 1；INF2—甲酸精蛋白倒甲酸精 2；Actin—肌动蛋白；NOGO B—神经突增生抑制蛋白。

图 6.3　内质网-线粒体交互作用及其分子机制

线粒体相关内质网膜(MAM)上的分子及其参与内质网-线粒体交互中钙转运和脂质交换等多种作用的机制。

磷脂转运和合成是内质网-线粒体交互作用的一个重要功能。MAM 上所含丰富的合成酶可在局部合成磷脂酰胆碱、磷脂酰乙醇胺和磷脂酰丝氨酸，这些物质都是生物膜的主要结构成分。内质网生成的磷脂酰丝氨酸转移到线粒体，通过脱羧反应转化为磷脂酰乙醇胺，这个过程是线粒体磷脂酰乙醇胺的主要来源。缺乏磷脂酰丝氨酸脱羧酶活性的小鼠即使存在一个替代的磷脂酰乙醇胺合成途径，也会在胚胎期死亡，同时伴随线粒体功能异常。内质网-线粒体磷脂酰丝氨酸转运是通过氧甾酮结合蛋白相关蛋白 5(oxysterol-binding protein-related protein 5，ORP5)和 ORP8

实现的，这些蛋白在 MAM 表达丰富。除了涉及磷脂合成的酶，甘油三酯、胆固醇和鞘糖脂合成所需要的酶也富集在内质网-线粒体接触面，使 MAM 成为脂质代谢平衡的核心调控因素。

Ca^{2+} 转运是内质网-线粒体交互作用的另一个重要功能。线粒体 Ca^{2+} 摄取在心肌细胞收缩调控中发挥作用。由电刺激或药物活化 RyR/IP3R1 信号诱发内质网释放 Ca^{2+} 可导致线粒体 Ca^{2+} 水平增加，而当线粒体膜电位被部分抑制时，尽管 Ca^{2+} 衰减改变轻微，但心肌收缩能力却减少为原本的 1/2，提示从内质网到线粒体的 Ca^{2+} 转运过程参与了心脏收缩。其他研究证实，在心肌细胞收缩过程中，在内质网诱发的自发性 Ca^{2+} 振荡数毫秒后即发生线粒体 Ca^{2+} 波动。然而，线粒体 Ca^{2+} 摄取是否调节心脏细胞质 Ca^{2+} 水平仍存有争议。Ca^{2+} 从内质网转运至线粒体主要是在二者邻近的区域进行的，且这些区域游离 Ca^{2+} 浓度较高。内质网、RyR 和线粒体外膜之间的距离近 40 nm，随着从肌小节的 Z 线和横小管到线粒体之间的距离增大，线粒体之内的 Ca^{2+} 浓度快速下降。因此，内质网-线粒体之间的 Ca^{2+} 转运可能通过心肌细胞的直接物理接触发生。Mfn2 可参与内质网-线粒体物理连接和交互作用。心肌特异性 Mfn2 敲除模型内质网和线粒体之间的接触长度减少，RyR 依赖的 Ca^{2+} 转运也减少。降低 Mfn2 水平导致线粒体 Ca^{2+} 转运和能量生成减少、ROS 生成增加，表明 Mfn2 水平可调节内质网-线粒体交互作用，并参与心肌能量代谢。

6.2 线粒体动力学与心血管生理和病理变化

近年来，随着在大鼠心肌细胞系 H9c2、小鼠心肌细胞系 HL-1、血管平滑肌细胞等心血管细胞系中关于线粒体动力学研究的进展，线粒体动力学在心血管系统中的重要作用被逐渐认识。线粒体的融合/分裂运动与细胞的代谢、增殖、凋亡等各种功能密切相关。

6.2.1 生理条件下的线粒体动力学

6.2.1.1 心肌

在成人心肌中，线粒体含量丰富，每个心肌细胞大约含有 6000 个线粒体，占心肌细胞总体积的 40%。心肌线粒体长 1~2 μm，根据其分布可分为肌纤维间线粒体、肌膜下线粒体及核周线粒体 3 种。肌纤维间线粒体的大小和形状相对一致，其沿着肌原纤维整齐排列，可为肌原纤维收缩及钙信号转导提供 ATP。肌膜下线粒体和核周线粒体的形态和大小差异较大[17]，肌膜下线粒体位于肌膜下，主要与离子通道及信号转导相关；核周线粒体位于细胞核周围，可能在核转录中发挥作用[18-19]。线粒体的分布和参与代谢功能的变化与心肌的发育水平密切相关。线粒体的分布和作用在心脏发育进程中并不相同，在新生个体心肌细胞中，线粒体呈现出网状分布的特征，可以在细胞质中自由移动，此时心脏优先以糖酵解和葡萄糖氧化获得能量；而在成年心肌细胞中，能量主要来源于脂肪酸的氧化[20]，线粒体规则排列，其运动受到限制。成年心肌中线粒体的半衰期大约只有肝脏线粒体的1/3，平均每2周心肌线粒体才出现一次更替。

近年来，心肌细胞的线粒体动力学研究有长足进展。新生心肌细胞中线粒体融合/分裂的现象非常明显，而线粒体融合/分裂的相关调控蛋白在成年心肌组织中呈高水平表达，提示心肌细胞中线粒体融合/分裂的重要作用。心肌细胞中线粒体呈条带状紧密地排列于肌原纤维之间，其分布与心肌细胞的长轴平行，线粒体同时与肌质网紧密接触，以便持续地为心肌收缩运动和肌质网钙离子转运提供能量。心肌细胞中线粒体融合/分裂相当活跃，线粒体总量过度增加会导致肌原纤维体积缩小，从而减弱心肌的收缩功能。因此，心脏中存在严格的线粒体融合/分裂调控机制，以保持线粒体与肌原纤维的体积比例相对恒定。早在1972年，成人心肌中的线粒体融合及分裂的现象便被报道。小鼠经运动训练后，左心室的超微结构显示有巨大线粒体存在，这种巨大线粒体被认为是多个线粒体融合的结果[21]。线粒体融合/分裂的动态平衡随着心肌细胞能量需求的改变而发生适应性变化，线粒体动力学的严密调控对于维持心肌细胞功能十分重要。线粒体彼此融合形成立体的网状结构更能适应心肌细胞的高能量需求状态，阻断细胞内线粒体融合可以导致严重的细胞功能缺陷，包括线粒体膜电位（$\Delta\Psi_m$）下降、氧化磷酸化障碍以及细胞生长不良。

目前对于线粒体动力学在心脏中作用的认识主要来自对参与该过程的蛋白质功能的研究。K. N. Papanicolaou等人的研究表明，Mfn1敲除小鼠心肌细胞内线粒体变小，呈球形，而心脏功能保持正常[22]。与Mfn1敲除相比，Mfn2敲除小鼠线粒体体积增大，可在凋亡刺激下发挥保护心肌细胞的作用。分离培养的小鼠心肌细胞敲低Mfn1/Mfn2后，线粒体破碎、线粒体嵴形态发生异常。这些形态学变化伴随着线粒体呼吸、线粒体自噬和线粒体生物合成的改变，最终导致心肌病。同样，OPA1杂合小鼠也存在线粒体形态学异常，其线粒体嵴异常增大，但并没有改变线粒体呼吸水平[23]。

1. 线粒体动力学与心肌细胞正常能量代谢

线粒体动力学对于心肌细胞正常的能量代谢至关重要，线粒体融合/分裂失衡可以造成线粒体功能受损和心肌细胞能量代谢障碍。H. Ashrafian等人[24]应用化学诱变剂乙基亚硝基脲（ethylnitrosourea，ENU）诱导 *Drp1* 基因突变，导致小鼠心肌细胞线粒体分裂障碍，线粒体呈长杆状，氧化磷酸化水平降低，心脏ATP生成减少，最终导致扩张型心肌病。应用流式细胞仪分析线粒体占心肌细胞体积的百分比，与野生型小鼠相比并无变化，但线粒体总数目显著减少。G. W. Dorn等人[25]将果蝇线粒体融合蛋白 *OPA1* 基因敲除后，发现心肌细胞线粒体形态发生改变，线粒体能量代谢障碍，心肌收缩功能受损，逐步进展为慢性充血性心力衰竭。线粒体融合对于氧化磷酸化极为重要，促进线粒体融合可以增加ATP合成，以满足细胞的高能量需求状态。心肌细胞为了保证足够的能量供给，需要有活跃的线粒体融合使ATP合成处于最佳状态，同时也需要有活跃的线粒体分裂，以保证健康的线粒体群体。心肌细胞线粒体分布存在特殊的空间约束，无法形成典型的网络结构，加之原代心肌细胞培养和转染的难度较大，导致研究心肌细胞融合-分裂机制的难度很大。有学者利用共焦显微镜研究成人心肌细胞的线粒体动力学，应用线粒体绿色荧光探针标记，观察到心肌细胞内线粒体荧光不断移动，但并未完全融合在一起。尽管没有直接观察到健康成人心肌细胞线粒体的融合/分裂过程，但越来越多的证据表明，线粒体融合-分裂的动态平衡在心血管疾病的发生和发展中发挥着重要作用。

2. 线粒体动力学与正常心脏分化

有研究显示，线粒体动力学和功能的维持是心脏分化过程中给干细胞提供足够养分的必要条件。糖酵解足以给胚胎干细胞（ESC）提供能量，而分化的心肌细胞需要更多的能量以维持心脏跳动，则需要线粒体氧化磷酸化提供能量，因此胚胎干细胞分化成心肌细胞的过程需要一个代谢转换，即从糖酵解为主转化为线粒体氧化磷酸化为主。更为重要的是，已有研究证实这一代谢变化需要线粒体的形态改变来应对，从分散的圆形线粒体（线粒体嵴较少）转变为相互关联的细长的线粒体（线粒体嵴发达），以此来配合分化的心肌细胞收缩。线粒体代谢的这种改变与线粒体分裂蛋白 Drp1 和融合蛋白 Mfn2、OPA1 表达，以及代谢转录组的变化密切相关[26]。

6.2.1.2　心肌成纤维细胞

心肌成纤维细胞在心脏细胞总数中占比较多，是维持细胞外基质（ECM）的关键细胞组分，因此也是维持心脏的形态结构和力学性能的关键所在。心肌成纤维细胞可分化为肌成纤维细胞，肌成纤维细胞具有更强的增殖、迁移和分泌的能力。在各种机械应力、激素、促炎因子和血管活性肽的刺激下，肌成纤维细胞先于其他细胞做出反应，可合成和分泌 ECM 蛋白及各种信号分子。S. A. Samant 等人的研究表明，SIRT3 直接结合到成纤维细胞 OPA1 并使其去乙酰化[27]。成人心肌成纤维细胞 SIRT3 表达增加、线粒体融合显著减少并伴随 $\Delta\Psi_m$ 下降，然而此领域相关研究较少，尤其是线粒体动力学在心肌成纤维细胞与心肌细胞的功能协调之中的作用仍有待进一步的研究。

6.2.1.3　血管平滑肌细胞

血管平滑肌细胞（vascular smooth muscle cell，VSMC）的主要功能是调节血管的张力，从而控制血压和血流。与心肌细胞不同的是，这些细胞在响应环境刺激时表现出可逆的表型变化。分化的平滑肌细胞呈现收缩表型，其特点是增殖少，细胞外基质分泌极少，表达特定的收缩蛋白，如平滑肌肌球蛋白重链和平滑肌 α 肌动蛋白。然而，当血管受损时，这些细胞将转化为合成表型，细胞增殖增加并迁移到损伤部位。这些事件伴随着 ECM 成分的分泌增加和其他蛋白质的表达，如波形蛋白（vimentin）和人原肌球蛋白-4（tropomyosin-4）。

VSMC 增殖可由多种因素诱发，包括血小板源性生长因子（PDGF）、胰岛素样生长因子 1（IGF-1）、血管紧张素 Ⅱ（Ang Ⅱ）和内皮素 1（endothelin-1）。VSMC 增殖可被一些因素抑制，如转录生长因子 β（TGF-β）和肝素。近年来有研究者提出，VSMC增殖表型可能与线粒体动力学有关。例如，高血压大鼠的肺动脉平滑肌细胞的高增殖性伴随着线粒体分裂增加[28]。另外的研究表明，血小板生长因子可促进线粒体分裂，并改变平滑肌的代谢谱，增加脂肪酸氧化并降低葡萄糖氧化水平。血小板生长因子通过降低Mfn2水平诱导线粒体碎片化，利用Drp1抑制剂Mdivi-1抑制线粒体分裂，可抑制VSMC增殖及葡萄糖和脂肪酸氧化的变化。因此，平滑肌细胞合成表型中线粒体分裂发挥着重要作用[29]。

线粒体分裂在动脉导管未闭时平滑肌的氧依赖性收缩中也发挥必不可少的作用。长时间暴露于有氧环境，未闭的动脉导管的平滑肌细胞（DASMC）Drp1水平和线粒体分裂程度明显增加，从而增加氧气消耗和有氧代谢。抑制Drp1活性可促进DASMC增殖，防止动脉导管未闭发生。

我国陈光慧教授课题组首先把*Mfn2*作为一种新的增殖抑制基因（hyperplasia suppressor gene，HSG）进行报道[30]，其利用差异显示技术对自发性高血压大鼠SHR和对照WKY大鼠血管平滑肌细胞cDNA文库进行筛选得到的一个新基因HSG，即*Mfn2*，发现*Mfn2*能够抑制各种血管增生条件下的VSMC增殖。然而作者认为，*Mfn2*抑制增殖的作用与促进线粒体融合的能力无关，而是依赖于*Mfn2*与Ras的结合以及Ras-Raf-MAPK-ERK1/2信号和PKA信号通路有关。

6.2.1.4 血管内皮细胞

在糖尿病状态下，高血糖诱导了大鼠冠状动脉和视网膜内皮细胞线粒体分裂，线粒体ROS生成增加，线粒体膜电位变化，耗氧量降低，同时细胞凋亡增加。而代谢相关血管异常中线粒体功能障碍的潜在机制并不清楚。有趣的是，高血糖在新生大鼠心肌细胞诱导线粒体破碎和线粒体功能障碍这一效应与OPA1的O-GlcNAc糖基化修饰有关。在培养人胚胎血管内皮细胞中线粒体Mfn1/Mfn2与血管生成之间的关系也正在被研究。J.J.Lugus等人发现，VEGF-A处理可激活人胚胎血管内皮细胞的Mfn1和Mfn2，而阻断Mfn1和Mfn2则减少血管生成反应，减少血清剥夺后的细胞存活，增加对过氧化氢诱导的线粒体膜去极化的敏感性。此外，在Mfn1缺乏的细胞中，VEGF-A不能激活Akt和eNOS，提示内皮信号通路受损[31]。

6.2.2 线粒体动力学对心血管病理生理的影响

1. 线粒体动力学改变与心肌细胞凋亡

线粒体动力学在心肌细胞凋亡等病理过程中扮演着至关重要的角色（图6.4）。其中，Mfn2是细胞凋亡的一个重要调节分子，然而Mfn2究竟发挥促凋亡还是抗凋亡作用，在不同实验模型中报道并不一致。在COS-7细胞中，M.Neuspiel等人[32]发现过表达Mfn2能防止细胞凋亡和MPTP开放。还有人研究指出，Mfn2可防止DNA损伤、氧化应激和低钾引发的细胞凋亡。相反的，在非心肌细胞的研究中发现，Mfn2可在线粒体外膜与Drp1和BAX组成一个功能单元介导细胞凋亡。在乳鼠心肌细胞中，Mfn2过表达抑制了Akt活性，增加了细胞凋亡，是氧化应激介导的细胞凋亡中的一个重要机制。另外，在血管平滑肌细胞中，Mfn2具有抗细胞增殖、促进细胞凋亡的作用，而使Mfn2沉默能够阻止细胞凋亡的发生[33]。综上所述，Mfn2在不同模型、不同条件下可发挥不同作用，其机制尚需进一步探讨。

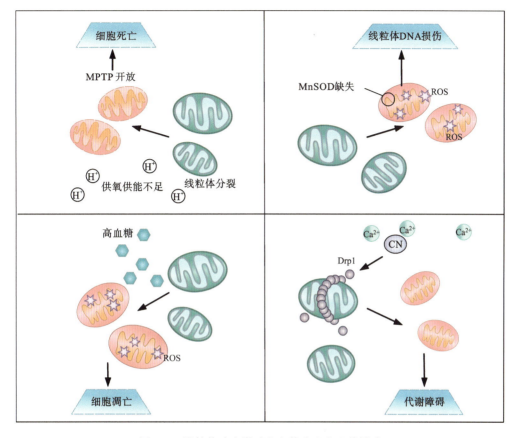

图6.4 线粒体动力学对心血管病理生理的影响

心肌梗死、糖尿病性心肌病、心肌肥大和动脉粥样硬化等心血管疾病具有线粒体分裂增加的相近特征。最终，线粒体形态改变导致代谢功能异常、线粒体DNA受损、活性氧释放增加和/或细胞死亡。

在细胞凋亡期间，线粒体网络破碎导致线粒体碎裂成数量更多、体积更小的组分。线粒体的分裂和融合的平衡被打破导致凋亡的激活，进而导致细胞死亡。线粒体分裂的增加、融合的减少或两者共同发生都可以诱导半胱氨酸蛋白酶活化，线粒体BAX易位和细胞色素释放。BAK可以通过与Mfn相互作用来调节细胞凋亡。这些研究表明，分裂融合和细胞凋亡的动态过程之间存在重要的机械联系。正如预期的那样，消除任何线粒体融合蛋白Mfn1、Mfn2或OPA1都会诱导线粒体断裂，因为融合和分裂之间的平衡被打破。通过RNA干扰（RNAi）下调细胞中OPA1的表达导致自发性细胞凋亡，而OPA1的过度表达增加了线粒体的伸长，但不能阻止缺血诱导的细胞凋亡，这表明OPA1水平在细胞中受到严格控制，打破了平衡就会进入病理过程[34]。因此，裂解和融合蛋白的平衡对维持细胞稳态和预防细胞凋亡至关重要。

在细胞凋亡过程中，介导线粒体分裂的 Drp1 与线粒体的结合增加，并有报道 Drp1 与 BAX 在线粒体断裂位点共定位。用 GTP 结合缺陷型显性负性蛋白（Drp1$_{K38A}$）抑制 Drp1 的 GTP 酶活性会产生细胞延长（分裂缺失）的线粒体，并延迟哺乳动物细胞中细胞死亡过程，表明 GTP 酶活性对 Drp1 在线粒体分裂和细胞凋亡中的作用至关重要。通过 RNAi 下调哺乳动物 Fis1 表达可导致线粒体延伸。同样，据报道，hFis1 的过度表达可诱导细胞凋亡[35]，再次暗示线粒体分裂在细胞凋亡中的参与。

2. 线粒体动力学与线粒体 DNA 质量控制

有研究者认为，线粒体融合/分裂可作为将线粒体 DNA（mtDNA）分配到哺乳动物细胞后代的手段。缺失分裂/融合相关蛋白的确导致线粒体 DNA 的丢失，在一定程度上支持了以上观点[36]。哺乳动物 Drp1 和 Mfn1/Mfn2 被发现是线粒体内线粒体 DNA 完整性和分布的间接贡献者[37]，而 Mfn1 和 Mfn2 的丧失会导致严重的线粒体功能障碍、代偿性线粒体增殖和肌肉萎缩，没有 Mfn1 和 Mfn2 的小鼠在肌肉萎缩的表型明显异常之前的肌肉中已有显著的 mtDNA 含量的下降。此外，基因突变的肌肉中线粒体基因组迅速积累点突变和碱基缺失[36]。有研究者报道，OPA1 外显子 4b 的沉默导致线粒体 DNA 复制受到抑制，进而导致线粒体 DNA 耗竭以及整个线粒体网络中线粒体 DNA 分布的显著改变。在一系列临床研究中，已经发现特异性 OPA1 突变患者骨骼肌中存在逐渐累积的 mtDNA 碱基缺失。总之，这些观察结果表明改变线粒体融合蛋白对于维持 mtDNA 完整性是必不可少的。

3. 线粒体动力学与线粒体老化

线粒体融合和分裂对心脏健康至关重要，融合或分裂任何一方面异常都是致命性的生物学改变。为了解在心脏表型变化中是融合或分裂本身重要还是其平衡更重要，研究者构建了 Mfn1/Mfn2（介导融合）和 Drp1（介导分裂）同时缺失的小鼠[38]。与融合缺陷的 Mfn1/Mfn2 心脏敲除小鼠或分裂异常的 Drp1 心脏敲除小鼠相比，Mfn1/Mfn2/Drp1 心脏敲除小鼠存活时间更长，然而表现出特殊的心肌肥大病理形态。随着时间的推移，线粒体分裂和融合的同时缺失引发了大量线粒体堆积，心肌细胞结构严重扭曲。在这种模型中，同时抑制融合和分裂使线粒体动力学平衡，并不能缓解分裂或融合单独缺失引起的心脏病理变化。相反，这种动力学缺陷的小鼠存在大量的在形态、大小、密度和呼吸功能等方面各异的线粒体堆积。由于线粒体生物发生未被诱导，线粒体自噬功能受损，这些特征表明线粒体的清除缺陷是线粒体堆积的原因，此时线粒体更新受损。因此，线粒体质量控制是线粒体动力学影响心脏表型的关键。在老年心脏中也观察到类似的改变，但程度较轻微。在腓骨肌萎缩症等神经退行性病变中也观察到线粒体分裂蛋白和融合蛋白的表达和功能障碍。因此，线粒体融合/分裂在线粒体更新中处于中心地位，分裂和融合障碍加速了线粒体衰老。

4. 线粒体动力学与线粒体能量代谢

线粒体分裂和融合蛋白在线粒体能量学和功能中具有关键作用。许多报道表明，线粒体融合与氧化磷酸化能力直接相关，抑制线粒体融合会导致氧耗减少。Mfn2 表达的下调可显著损害丙酮酸、葡萄糖和脂肪酸氧化的过程；与此相一致的是，肥胖人群和肥胖动物模型的骨骼肌 Mfn2 水平显著降低。稳定转染 Mfn2 反义序列的成纤维细胞显示出低水平的葡萄糖氧化和耗氧量。对 Mfn1 和 Mfn2 进行突变，细胞表现出线粒体膜电位丧失、内源呼吸减少，在添加离子载体 2,4-二硝基苯酚后仍无法增加呼吸，但通过过表达 Mfn2 可以恢复[39]。另一方面，Mfn2 过表达导致呼吸复合物活性增加，糖酵解和线粒体生物发生。有趣的是，Mfn2 表达在高能量需求（即运动或冷暴露）或受到促凋亡物刺激时，会出现快速的应激诱导的线粒体超融合，伴随着线粒体 ATP 产生的短暂增加。OPA1 的改变也影响线粒体代谢，在 MEF 中通过 RNAi 消耗 OPA1 导致基础呼吸降低，并且在解偶联剂 2,4-二硝基苯酚存在下不能增加氧气消耗[39]。对具有特定 OPA1 突变（c.2708delTTAG，c.1705+1G4T，c.1516+1G4，c.2819-2A4C，c.1346_1347insC）的患者的成纤维细胞的研究显示，由呼吸复合物Ⅰ底物驱动的 ATP 合成减缓，线粒体融合受损。相反，其他 OPA1 突变（c1410_144314del38，c.239A>G，c.2883A>C，c.2522A>G，c.2780T>A，c.1654delT，c.1929delC，c.2708delTTAG）不影响线粒体的活动与生物能量特性。这些结果表明，在 OPA1 中有关键区域决定线粒体功能，在对线粒体融合蛋白的翻译后修饰、蛋白质折叠和与 OPA1 相互作用的蛋白质的进一步研究能够提示 ADOA OPA1 突变导致疾病而不影响线粒体功能的机制。目前的证据表明，线粒体分裂蛋白的改变也会影响线粒体代谢。RNA 干扰 HeLa 细胞中 Drp1 的敲减降低了氧消耗的基础速率，减少了偶联呼吸，并降低了 ATP 合成速率。Drp1 的负显性突变体形式的表达也导致大鼠胰岛瘤（INS1）细胞的呼吸能力显著降低。高血糖诱导的线粒体分裂过程中，通过 Drp1 的显性负性突变体抑制这种分裂会显著地损害线粒体代偿增加呼吸速率的能力。RNA 干扰 Fis1 也降低了 INS1 细胞的最大呼吸率，通过 Fis1 的过表达可以一定程度恢复。

6.3 线粒体动力学与心血管疾病的发生

6.3.1 线粒体动力学改变与心肌细胞缺血再灌注损伤

心肌缺血再灌注损伤指心肌缺血所造成的心肌组织损伤以及心肌梗死，且心肌恢复血流供应后，造成功能障碍及结构损伤加重的现象。心肌缺血再灌注损伤是临床常见的现象，再灌注过程常与冠状动脉血管成形术、冠状动脉重建术、心脏移植等术后并发症密切相关，涉及的机制复杂。心肌细胞发生缺血时，心肌线粒体即处在缺氧、钠钙超载、酸中毒等环境下。当再灌注发生时，内环境的突然改变导致线粒体电子传递链产生氧自由基，线粒体膜电位变化引发钙离子转运至线粒体，pH 的迅速变化，线粒体通透性转换孔（mitochondrial permeability transition pore，MPTP）开放，进而导致了 ATP 耗竭和心肌细胞死亡的发生。通过药理学干预或基因技术沉默亲环蛋白 D，可减少 MPTP 开放，显著减少心肌梗死面积。因此，防止线粒体 MPTP 开放导致的线粒体功能障碍可以有效地预防心肌的缺血再灌注损伤。

近期研究发现，心肌缺血再灌注发生时线粒体动力学也发生明显变化。有学者在 HL1 心房肌细胞系上的研究表明，缺血 2 小时将导致 90% 的心肌细胞线粒体产生碎片化的现象，而线粒体的碎片化可持续至再灌注后 5 小时；通过 p38 有丝分裂原活化蛋白激酶（p38MAPK）抑制剂 SB203580 的作用，可以促进碎片化的线粒体恢复至椭圆状，这表明 p38MAPK 在心肌缺血再灌注损伤中可能起到重要作用，也为心肌缺血再灌注损伤的预防提供了新的思路。L. Chen 等人[34]对 H9c2 细胞系（大鼠心肌母细胞系）的研究显示，在缺血条件下的心肌细胞内，OPA1 表达明显下降，进而导致了线粒体片段化现象的发生。同时，对 HL1 细胞系的研究发现，转染 Drp1$_{K38A}$ 可预防缺血时线粒体碎片化的发生，提示线粒体碎片化的过程是 Drp1 依赖的，并在小鼠心肌梗死模型中得到了验证，但其机制尚不明确。另外，钙超载可在新生及成年大鼠的心肌细胞中导致线粒体碎片化，同时钙离子可通过活化钙调磷酸酶促进 Drp1 的去磷酸化，进而导致线粒体碎片化的发生。J. X. Wang 等人[40]发现，在心肌缺血再灌注损伤时，miRNA-499 表达含量的下降导致了钙调磷酸酶的活化，进而促进了 Drp1 的去磷酸化，引起了线粒体片段化的发生。以上研究表明，Drp1 引起的线粒体碎片化在心肌缺血再灌注损伤中的作用不容忽视，线粒体动力学也成为心肌缺血再灌注损伤新的治疗方向。

6.3.2 线粒体动力学改变与心肌肥大

心肌肥大是由多种原因导致的状态，包括长期压力负荷过重、神经体液因素的过度激活和心肌缺血等。当刺激因素发生时，心肌最初发生适应性变化，包括形态变化和功能变化，心肌细胞体积增大、心肌总量增加、收缩力加强，使心脏得以维持正常的血液循环并维持其储备力，而心肌肥大会导致需氧量的增加。另一方面，长期接触致病的刺激因素时，冠状动脉的供血量往往不能满足心肌所需，致使心肌收缩力减弱，导致心肌细胞的病理性改变、细胞死亡，甚至心力衰竭[41]。在整个过程中，由于心肌细胞需要大量的能量以保持其收缩性能、Ca^{2+} 稳态和离子转运，线粒体代谢对心肌泵功能的发挥是必不可少的。

在心肌肥大和心衰模型中，线粒体动力学发生了很大变化。研究人员观察到人类和大鼠心肌肥厚模型中的线粒体体积变小、形态破碎，其与 OPA1 水平的下降有关[34]。肾上腺素诱导的乳鼠心肌细胞模型中，Mfn2 mRNA 水平降低。J. Piquereau 等人[42]发现，小鼠 OPA1 缺失 50% 足以加速胸主动脉缩窄术（TAC）引发的心肌肥厚（增厚两倍）和左室射血分数（EF）下降，虽然机制尚不完全清楚，但值得关注的是，这种小鼠模型线粒体大小和线粒体嵴形态有显著变化。除此之外，OPA1 敲除使 MPTP 开放减少，这也是 Mfn1 和 Mfn2 敲除小鼠共同存在的特征。

钙调神经磷酸酶（calcineurin）是心脏肥大和心力衰竭的重要调节因子，也被报道参与 Drp1 去磷酸化对线粒体分裂的调控[43]。A 型和 B 型钙调磷酸酶均为 miR-

499 的直接靶分子，可增加 Drp1 于残基 Ser656 位点的磷酸化，从而减少线粒体分裂。在缺血再灌注后，miR-499 转基因小鼠表现出心脏体重比、心肌细胞横截面积、胶原含量、心腔尺寸和心脏功能评估等心肌肥大参数的降低和改善。相反，内源性 miR-499 的敲低加剧了心脏重构[40]。去甲肾上腺素能够以钙调神经磷酸酶和 Drp1 依赖性方式触发线粒体分裂。腺病毒介导的 Drp1 下调可抑制去甲肾上腺素介导的线粒体分裂和心肌细胞肥大。此外，腺病毒表达的 Mfn2 反义序列可增加线粒体的分裂，并在培养的心肌细胞中引发肥大反应。Mfn2 缺陷型小鼠可表现出适度的心脏肥大伴有轻微的心功能不全(表 6.2)。

表 6.2 线粒体融合/分裂障碍模型及其心脏表型

模型	表型	线粒体形态
系统性 OPA1、Mfn1、Mfn2 敲除	胚胎期致死	—
妊娠中期胚胎心肌特异性 Mfn1/Mfn2 双敲除	出生正常，出生后 7 天出现心肌病	球形，非均质
成年期心肌 Mfn1/Mfn2 双敲除	致死性扩张性心肌病、离心性心肌肥厚	碎片状
心肌 Mfn1 敲除	正常	球状，小
心肌 Mfn2 敲除	扩张性心肌病、心肌肥厚	变大
胚胎期心肌 Mfn1/Mfn2 双敲除	心脏发育障碍	碎片状
OPA1 敲除杂合子	正常	变大
心肌特异性 Yme1L 敲除	扩张性心肌病、心衰	碎片状
心肌特异性 Drp1 敲除	致命性心肌缺陷	变大，非均质
心肌 Drp1 敲除	心脏变大	—
他莫昔芬诱导的心肌 Drp1 敲除	心肌肥厚、纤维化	变长

6.3.3 线粒体动力学改变与心力衰竭

在啮齿类动物缺血性心衰模型和人缺血性心脏病样本中的研究发现，心脏线粒体形态发生了明显变化。缺血性心力衰竭心肌样本中 OPA1 蛋白的表达减少，同时电子显微镜可观察到线粒体碎片化[34]。然而，OPA1 蛋白表达减少是否能完全解释缺血性心力衰竭中线粒体形态变化尚有待进一步研究。另外，利用心力衰竭患者心脏样本的研究发现，Mfn2 及 Drp1 表达发生了明显减少。在冠脉结扎诱导的缺血性心衰模型中，Drp1 抑制剂 Mdivi-1 治疗可以减轻左室功能障碍。在 Drp1 突变小鼠中，Drp1 表达及其相互作用蛋白发生变化，线粒体分裂减少、形态变长，并伴有线粒体酶含量降低、ATP 生成减少、突变小鼠心脏衰竭。其可能的原因是扰乱线粒体分裂后改变了正常的线粒体质控途径，从而导致损伤的、功能失常的线粒体累积。由此可见，线粒体分裂增加在病理性心肌重塑中发挥了重要作用。

G. W. Dorn 等人最近研究了果蝇的心脏管中线粒体融合蛋白 MARF(mitochondrial assembly regulatory factor)和 OPA1 的作用。果蝇线粒体中只有一个线粒体外膜融合蛋白 MARF，其与哺乳动物的 Mfn 同源。心肌特异性 MARF 和 OPA1 沉默增加了线粒体形态异质性，减少了线粒体大小约 30%，并导致心脏管舒张功能受损和严重的收缩功能障碍。有意思的是，在果蝇中过表达人 Mfn1/Mfn2 或超氧化物歧化酶(SOD)可挽救 MARF 缺失导致的心肌病，提示线粒体融合受损及氧化应激是 MARF 缺失心肌病的发病机制[25]。另外，Mfn1 和 Mfn2 敲除具有胚胎致死性，而条件性心肌特异性敲除可致线粒体碎片化、线粒体呼吸功能受损和严重的舒张性心肌病，因此 Mfn1 和 Mfn2 在心脏发育和心衰发生和发展过程中发挥重要作用。另有研究表明，*Drp1* 基因(C452F)杂合突变也可致线粒体呼吸作用减弱、ATP 产生不足和舒张性心肌病。

体外培养乳鼠心室肌细胞，通过过表达 $Drp1_{K38A}$ 的显性失活突变体形式抑制线粒体分裂，可防止在高葡萄糖持续条件下 ROS 的过量产生、线粒体通透性转换孔形成和随后的细胞死亡[44]。毒胡萝卜内酯(thapsigargin，Tg)或氯化钾(KCl)诱导的细胞溶质 Ca^{2+} 超负荷可导致乳鼠和成鼠心肌细胞发生快速、短暂的线粒体破碎[45]。钙超载是心衰的常见特征，这可能会增加线粒体的分裂，从而进一步导致衰竭心脏能量的减少。G. W. Dorn 等人已经证明，果蝇心脏管特异性沉默 OPA1 和线粒体装配调节因子(MARF)可增加线粒体形态异质性并诱导心脏管扩张和深度收缩损伤。在这个模型中，人 Mfn1/Mfn2 改善了 MARF RNAi 诱导的心肌病[25]。与上述心脏样细胞类型不同，在成年哺乳动物心肌细胞中，线粒体在肌丝(纤维间)或紧邻肌膜(肌质网下)之间高度组织化和压缩。在心力衰竭期间，纤维间线粒体可能失去其正常的排列[34]。在啮齿类动物心力衰竭模型中，线粒体间线粒体的大小和密度也有所减小。心衰患者和心衰模型大鼠心肌中 OPA1 都有所下降[34]。此外，OPA1 的减少不论在基础状态还是给予细胞缺血、缺氧处理后都增加细胞凋亡，主要通过诱导 H9c2 细胞线粒体中细胞色素 c 的释放。电镜下观察，在结扎冠状动脉的大鼠心衰模型中线粒体的数量增加、尺寸减小。在另一项研究中，S. Javadov 等人发现心肌梗死后 12~18 周大鼠心脏中 Mfn2 下降，Fis1 增加，OPA1 表达无变化[46]。缺乏 Mfn2 的心肌细胞线粒体是多形的并且易于增大。Mfn2 缺陷型小鼠有轻度心脏肥大和心脏功能轻度下降。线粒体融合/分裂在心力衰竭病理过程中的研究非常有限，心脏疾病中异常线粒体形态的高发生率表明线粒体融合/分裂在心脏疾病中容易受到影响。未来仍需要进一步的研究来确定心衰发生和发展过程中异常的线粒体融合/分裂的作用，以积极探索影响线粒体融合/分裂过程的手段来改善线粒体功能。

6.3.4 线粒体动力学与代谢相关的心血管疾病

糖尿病是代谢紊乱性疾病，对心血管系统有重要影响，可诱发糖尿病相关心血管疾病，包括动脉粥样硬化、冠心病、高血压及心力衰竭等。心血管并发症是 2 型糖尿病(T2DM)患者发病和死亡的主要原因，线粒体功能障碍几乎参与了 2 型糖尿病所有并发症的发生和发展过程。参与加重心血管病患病风险的一个重要因素是高血糖引起的线粒体氧化应激,将导致细胞损伤和功能障碍。对 H9c2 细胞进行的体外实验数据表明,高糖会导致线粒体分裂增加。暴露于持续高糖的 H9c2 细胞表现出线粒体分裂和线粒体 ROS 积聚,从而导致细胞死亡。而过表达失活的 Drp1 突变体(Drp1$_{K38A}$)能够减弱细胞的损伤和线粒体分裂,提示这个过程是 Drp1 依赖的。此外,有人用 H9c2 细胞证实了 Drp1 和 ROS 之间的相互作用可促进线粒体功能障碍并抑制胰岛素信号,而用超氧化物歧化酶(SOD)模拟物 MnTMPyP 处理细胞可以部分恢复线粒体功能与胰岛素敏感性。A. Makino 等人报道,糖尿病心脏的冠状内皮细胞线粒体分裂增强,并与 OPA1 水平降低和 Drp1 水平升高相关,虽然用抗氧化剂预处理 4 周可以消除线粒体过度分裂,但 OPA1 和 Drp1 的蛋白质水平没有得到恢复[47]。这些数据提示,糖尿病带来的氧化应激能够诱导线粒体分裂显著增加。将乳鼠心肌细胞暴露于高水平的葡萄糖(35 mmol/L)会增加线粒体的碎片化并降低 $\Delta\Psi_m$ 和电子传递链活性。高糖处理可降低线粒体 OPA1 和 Mfn1 蛋白水平,Fis1 水平也显著增高。过表达 OPA1 能够一定程度上逆转高葡萄糖对心肌细胞的影响[48]。来自 T2DM 患者的心房组织切片显示线粒体片段化增加和 Mfn1 蛋白水平降低。值得注意的是,心脏特异性敲除蛋白酶 Yme1L 的小鼠,OPA1 蛋白剪切过程持续激活,心肌线粒体破碎并发展为心肌病。然而,尽管心肌和骨骼肌缺乏 Yme1L 的小鼠存在线粒体碎片化,但其线粒体呼吸功能基本保持正常。心肌特异性 Yme1L 缺失小鼠心脏代谢从脂肪酸向葡萄糖分解代谢转换,而高脂饮食(HFD)喂养可预防心脏特异性 Yme1L 敲除小鼠心肌病的发生;在压力超负荷模型中 HFD 饲养或腺相关病毒过表达 Yme1L 可减少线粒体碎片化和功能障碍[49]。

  胰岛素抵抗是代谢相关心血管疾病发生的"共同土壤"。大量的研究表明,胰岛素发挥心血管保护作用的机制很大程度上依赖于其对线粒体的调控。一方面,胰岛素通过 Akt 等信号分子调控线粒体的合成、代谢、氧化还原水平和线粒体信号,例如胰岛素可以通过增高过氧化物酶增殖体激活受体 γ 辅激活因子 1α(PGC1α)的水平促进线粒体的生物合成。胰岛素抵抗条件下胰岛素信号受损是导致线粒体功能障碍的原因之一。另一方面,线粒体也是胰岛素发挥生物学效应所必需的环节,比如线粒体产生的 ROS 被认为是胰岛素信号的第二信使,如果抑制线粒体的 ROS 信号,胰岛素的生物学效应就会降低。因此,线粒体功能紊乱也是胰岛素抵抗形成的一个普遍机制。胰岛素与线粒体之间的相互调控对于胰岛素和线粒体的生物学效应都至关重要。研究表明,胰岛素可以改善疾病条件下的线粒体生物合成和结构,从而改善线粒体和心血管功能。胰岛素调控线粒体功能发挥心血管保护作用的机制主要有促进线粒体的生物合成、抑制线粒体 MPTP 开放和线粒体途径的细胞凋亡、调控线粒体 K$_{ATP}$ 通道、改善线粒体能量代谢水平和效率、降低线粒体来源的 ROS 水平和调节线粒体 Ca^{2+} 稳态等。胰岛素对心肌细胞代谢的调节也与线粒体动力学相关。用胰岛素处理心肌细胞或骨骼肌细胞可以增高 OPA1 的水平并引发线粒体融合,增加 ATP 的产生和氧耗率,这一作用依赖于 Akt-mTOR-NF-κB 通路[50]。P. M. Quiros 等人也报道,*Oma1* 基因敲除小鼠 OPA1 蛋白水解过程发生改变,导致胰岛素抵抗、葡萄糖稳态受损和产热改变[51]。*Oma1*敲除小鼠的代谢缺陷与高脂喂养相似，突出了OPA1的重要性及其L亚型和S亚型相对含量对维持线粒体功能的作用。但是，胰岛素对线粒体代谢的调控在OPA1和Mfn2缺失的细胞中无法发挥作用[50]。这些发现与糖尿病患者线粒体功能受损并出现OPA1和Mfn2水平降低的临床结果相一致。

线粒体分裂过多是否直接参与代谢相关的心脏功能障碍的进展尚不完全清楚，线粒体融合是否可直接促进线粒体代谢和心脏功能也尚不清楚。然而，有研究表明，线粒体碎片化是心脏代谢疾病许多病理进程事件中的"起点"[52]。

不健康的生活方式，尤其是长期营养摄入过多且缺乏身体活动可导致代谢异常及胰岛素抵抗，而失去胰岛素的心血管保护作用，可致心血管发病风险增加。国内外多个实验室的研究均表明，有氧运动可调动内源性心血管保护机制，改善糖脂代谢、线粒体结构与功能以及增强心血管胰岛素敏感性等。美国运动医学学会于2007年明确提出了"运动是良医（exercise is medicine）"的理念，其主旨是将身体活动和运动作为疾病预防和常规治疗的一部分，并通过合理运动促进健康。运动所致心血管保护作用的主要机制除提高心血管功能、改善微循环、促进干细胞动员、提高免疫功能外，长期轻中度有氧运动可有效改善并维持代谢稳态；中高强度运动可激活机体"生存信号"，上调PI3K - Akt - eNOS信号系统、抑制炎症反应及改善胰岛素敏感性等。运动可调动机体内源性保护机制，具有多重保护效应，以及适时、适度、取之不竭等优点。运动作为改善代谢及生活方式的重要措施，耐力运动可逆转老年人和动物的线粒体动力学失衡。我国高峰教授课题组在老年（18月龄）小鼠上发现，坚持每天短时间（15分钟而非60分钟）的运动锻炼改善了心肌梗死后的心脏功能，这与其不同程度地缓解Drp1、Mfn1/Mfn2和OPA1的变化有关，可使线粒体形态结构趋于正常，并有效恢复线粒体自噬水平，消除损伤的线粒体，减少线粒体ROS生成[53]。改善线粒体动力学可能是运动有益作用的机制之一。

6.3.5 线粒体动力学改变与动脉粥样硬化

动脉粥样硬化是一种慢性炎症性疾病。动脉粥样硬化患者心脏、大脑和其他组织易损性增加。其发病过程中，动脉内皮表达的黏附分子水平升高，单核细胞浸润增加并分化和转化为高活性脂质负载的泡沫细胞，血管平滑肌细胞（VSMC）向内膜迁移也可能成为泡沫细胞[54]。在动脉粥样硬化动物模型和患者的血栓中均发现Mfn2水平降低，与此现象一致，Mfn2过表达能够减少兔动脉粥样硬化病变，抑制大鼠球囊损伤动脉的新生内膜形成（表6.3）。内皮功能障碍是动脉粥样硬化的一个重要标志。内皮细胞不仅是血管的屏障，且具有血管保护作用。内皮细胞可感受体液和血流动力学变化，从而调节局部血管张力和血管结构，调控血管平滑肌细胞生长和迁移以及白细胞黏附和渗出。因此，血管内皮功能损害是动脉粥样硬化、糖尿病血管病变、血管老化等疾病的主要病理机制[55]。研究者在糖尿病伴随血管功能降低的患者体内分离的内皮细胞中研究了线粒体动力学的变化，这些细胞显示出

Fis1 表达增加和线粒体碎片化，在体外实验中这种线粒体碎片化表型可被逆转。与之类似的是，视黄醇结合蛋白 4(RBP4)是一种在代谢综合征患者血液中发现的高表达脂肪因子，体外实验中用 RBP4 处理内皮细胞可使线粒体分裂增加和融合减少。

表 6.3 调控线粒体融合/分裂对动脉粥样硬化和缺血性卒中的作用

模型	线粒体动力学调控	表型变化
大鼠颈动脉球囊损伤	Mfn2 过表达	内膜生成减少
兔动脉粥样硬化	Mfn2 过表达	动脉粥样硬化病变和平滑肌细胞增生减少
血小板源性生长因子干预平滑肌细胞	Drp1 抑制	平滑肌细胞增生减少
大鼠颈动脉球囊损伤	Drp1 抑制	内膜生成减少
载脂蛋白 E 敲除糖尿病小鼠	Drp1 抑制	钙化减少
大脑中动脉结扎	Drp1 抑制	脑梗死减少

除了内皮细胞外，VSMC 的活化、增殖和迁移是动脉粥样硬化病变的必要条件。研究发现，血小板源性生长因子(PDGF)诱导的 VSMC 增殖与 Mfn2 减少有关，而抑制线粒体分裂则减少了 VSMC 的增殖。在体外大鼠颈动脉球囊损伤模型中，Drp1 抑制显著减少了 VSMC 的增殖、迁移和血管内膜的形成。研究还发现，抑制 Drp1 可减少载脂蛋白 E(apolipoprotein E，ApoE)敲除糖尿病小鼠的内皮功能障碍和动脉粥样硬化，并可减弱氧化应激介导的 VSMC 钙化[56]。

线粒体与血管疾病关系中目前阐述最清楚的机制是线粒体活性氧(ROS)的作用。ROS 也可作用于线粒体本身，损伤线粒体 DNA，而线粒体 DNA 损伤可直接促发动脉粥样硬化。S. W. Ballinger 等人用人主动脉标本和小鼠早期动脉粥样硬化(ApoE 敲除小鼠)模型发现线粒体 DNA 损伤与动脉粥样硬化的程度密切相关。ApoE 敲除小鼠动脉粥样硬化的进展与线粒体 DNA 损伤早期线粒体抗氧化酶缺失有关。动脉粥样硬化时，VSMC 在血小板源性生长因子作用下形成一个高度增生和合成的表型，暴露于 PDGF，导致 VSMC 线粒体分裂增加和 Mfn2 蛋白水平下降[29]。Mdivi-1 可抑制 PDGF 诱导的 VSMC 线粒体分裂，并促进细胞增殖。线粒体 ROS 的增加也导致内皮功能障碍、VSMC 和巨噬细胞的增殖和凋亡，进而动脉粥样硬化病变进展，斑块破裂可能性增大[58]。与此直接相关的是，在糖尿病的研究中发现，高血糖导致大鼠冠状动脉及视网膜血管内皮细胞的线粒体碎片化，ROS大量生成，异常的线粒体膜电位降低了氧的消耗，增加了细胞凋亡的倾向。有研究者报道了糖尿病患者的静脉内皮细胞中的线粒体分裂增加、Fis1 蛋白含量增加，同时，在高葡萄糖条件下培养的人主动脉内皮细胞中的 Fis1 和 Drp1 蛋白水平增高。线粒体动力学的变化增加了线粒体 ROS 产生，而用 siRNA 沉默 Fis1 或 Drp1 表达可防止高糖诱导的线粒体动力学变化和 ROS 产生。同时有研究表明，高血糖诱导产生的线粒体片段化和线粒体功能障碍与 OPA1 的糖基化修饰相关。一项观察了 91

位临床糖尿病患者的研究发现,糖尿病患者尤其是血糖控制不良的患者(HbA1c>6.5%)的白细胞活性氧增加,线粒体耗氧率降低,线粒体融合减少、分裂增多。此外,白细胞-内皮细胞的相互作用是发生在急、慢性炎症及创伤修复早期的重要事件,白细胞-内皮相互作用失调可致血管功能障碍和损伤,在动脉粥样硬化、糖尿病血管病变和高血压中均可观察到了白细胞-内皮相互作用障碍。该项研究表明,糖尿病患者白细胞-内皮细胞相互作用与线粒体融合减少和线粒体分裂增加有关,糖尿病患者的白细胞-内皮细胞相互作用增强[59]。

线粒体动力学变化也参与了缺血性脑卒中的发生和发展。在原发性高血压和自发性脑卒中模型中,增加线粒体自噬可减轻卒中易感性[60]。线粒体动力学在脑缺血期间的细胞死亡和存活中也起着重要作用,因为线粒体分裂被证明是小鼠大脑中动脉阻塞(MCAO)导致的缺血再灌注模型中神经元死亡前发生的早期事件。同样,在 MCAO 模型中,抑制 Drp1 可减小梗死体积,减少线粒体碎片化并改善线粒体功能。此外,研究发现,在永久性 MCAO 模型中存在 Mfn2 下调。因此,线粒体分裂增加被认为参与了缺血性脑卒中的病理生理过程。

总之,以上这些研究表明,抑制线粒体分裂或促进其融合可能作为一种有效的治疗策略,用于减缓动脉粥样硬化及其并发症的进展。

6.3.6 线粒体动力学改变与肺动脉高压

线粒体动力学与其影响的线粒体代谢重塑均与肺动脉高压(PAH)的发病机制相关。PAH 时血管细胞和右心室心肌细胞具有与癌症相似的线粒体代谢表型,包括增加对需氧糖酵解的供能的依赖,以及抑制线粒体呼吸造成转录因子 cMyc、Forkhead 转录因子(FoxO1)和缺氧诱导因子 1α(HIF1α)等的病理性激活[61]。

代谢过程具有一定可塑性,随着环境改变(如代谢底物利用率和机体的发育阶段等)和病理刺激(如缺氧、剪切应力、压力超负荷等)的变化,其代谢途径可能发生改变。此外,某一代谢途径活性的改变也影响其他代谢途径的活性。例如,脂肪酸氧化可通过 Randle 循环机制抑制葡萄糖氧化,这一现象以其发现者 Phillip Randle 命名。代谢重塑的另一个例子是糖酵解与葡萄糖氧化的解偶联,即需氧糖酵解(aerobic glycolysis),此时尽管存在足够的氧气使丙酮酸生成和线粒体葡萄糖氧化,但主要依赖糖酵解产生 ATP,此时 ATP 的产生效率仅为糖酵解与葡萄糖氧化正常偶联时的 1/16。Otto Warburg 在癌细胞中首先描述了这种现象,因此需氧糖酵解也被称为 Warburg 效应。Otto Warburg 等人指出,这种糖酵解的转变有助于癌细胞的增殖和生存,同时谷氨酰胺分解增强。PAH 血管细胞也显示出线粒体碎片化增加,这是由融合/分裂失衡引起的。一方面,线粒体分裂增加,线粒体分裂促使细胞转换为增殖和凋亡抵抗表型,通过 Mdivi-1 来抑制线粒体分裂,通过在肺动脉平滑肌细胞阻滞细胞周期的 G_2/M 期并促进细胞凋亡,逆转 PAH 动物模型。另一方面,PAH 时线粒体融合也减少,Mfn2 表达及其转录共激活物 PGC1α 均减少。在啮齿类动物 PAH 模型中,增加 Mfn2 的表达可以抑制细胞增殖和促进凋亡,改善血流动力学。虽然在 PAH 中报道线粒体动力学和代谢转换之间的直接证据较为缺乏，但在骨骼肌细胞等其他细胞中，Mfn2 减少会降低葡萄糖、丙酮酸、棕榈酸的氧化和耗氧量。因此，Mfn2 缺乏可能导致肺动脉平滑肌细胞能量代谢向糖酵解的改变。

PAH 患者的预后主要取决于右心室应对肺血管阻力（PVR）和平均肺动脉压（MPAP）增加的代偿或失代偿程度。PAH 导致的右心室肥厚及右心衰也存在心肌细胞和右心室成纤维细胞代谢转换、需氧糖酵解和谷氨酰胺分解增加等线粒体代谢功能障碍的现象，降低了能量的产生水平和心肌收缩力。在肺动脉平滑肌细胞和右室心肌细胞，代谢转换由丙酮酸脱氢酶激酶（PDK）的激活驱动，PDK 磷酸化并抑制线粒体葡萄糖氧化的关键酶丙酮酸脱氢酶（PDH）。缺氧诱导因子 1α（HIF1α）异常激活导致 PAH 时 PDK 上调，PDK 抑制剂二氯乙酸钠（DCA）可恢复线粒体葡萄糖有氧代谢，抑制肺动脉平滑肌细胞和右心室成纤维细胞增殖及凋亡抵抗，增加右室心肌收缩力。在野百合碱（MCT）诱导的肺动脉高压模型中，右心室成纤维细胞显示出增加的线粒体分裂、代谢重塑和 HIF1α 激活，这些改变促进了右心室纤维化，DCA 或 PDK siRNA 可逆转线粒体分裂和代谢重塑，DNA 甲基化所致的 HIF1α 激活是 PDK 上调的关键机制[62]。

6.3.7　线粒体动力学与心血管老化

线粒体网络结构的分裂与融合使线粒体结构不断适应变化的细胞环境，其在老化和衰老相关疾病所致的线粒体损伤和功能障碍发生中具有重要意义（图 6.5）。由于心脏收缩对高能量的持续需求，广泛联系的线粒体网络对心肌细胞至关重要。研究者在秀丽隐杆线虫中发现增加线粒体融合可使线粒体网络联系更加广泛。线粒体融合可保护线粒体质量，抵抗衰老等病理损伤[63]。CAND-1 和 SCF^{LIN-23} 调节线粒体融合增加可使线粒体形态延长，是线虫常见长寿信号通路（如 Sirtuin 激活和 AMPK 等）所必需的[64]，阻断线粒体融合则对线虫中位寿命有显著影响。另有研究显示，抑制线粒体分裂和线粒体翻译共同引起线粒体未折叠蛋白反应（UPR^{MT}），并通过与溶酶体生物合成信号发生相互作用调控线虫寿命[65]。健康老年人的成纤维细胞随着增龄过程，Mfn1 和 OPA1 表达增加，引起代谢过程从糖酵解向线粒体氧化的转变[66]。尽管线粒体融合是长寿所必需的，但维持线粒体融合和分裂之间的良好平衡对于包括心血管疾病在内的病理变化是至关重要的。在相对温和的应激条件下，中年期向线粒体融合增多的转变似乎暂时有益，却带来潜在的不利影响，这是由于线粒体分裂减少和线粒体自噬缺陷导致功能障碍线粒体的积累。研究者在神经退行性病变、代谢异常和心血管疾病等多种衰老相关疾病中均观察到线粒体自噬障碍。细胞衰老是组织和机体衰老的基础，细胞在一种或多种触发因素的作用下，细胞周期停滞，分泌多种衰老信息传递物质，最终不可逆地丧失生长和增殖能力的过程，呈现衰老相关分泌表型（senescence-associated secretory phenotype，SASP）。此时细胞随高代谢活动、促炎和促氧化信号分子的过度分泌，需要大量激活线粒

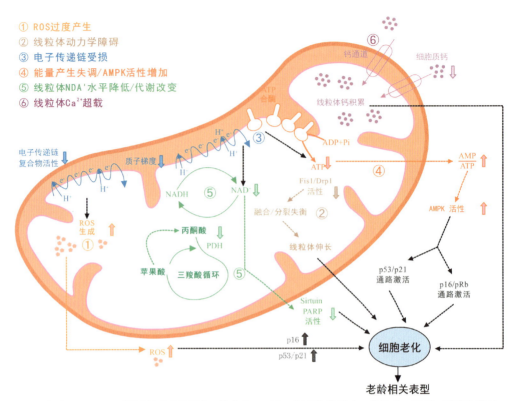

e⁻—电子；NADH—还原型烟酰胺腺嘌呤二核苷酸；NAD—烟酰胺腺嘌呤二核苷酸；PDH—丙酮酸脱氢酶；AMP—腺嘌呤核糖核苷酸；Pi—磷酸；Fis1/Drp1—线粒体分裂蛋白1/动力相关蛋白1；Sirtuin—沉寂信息调节因子；PARP—聚腺苷二磷酸核糖聚合酶；p16—周期蛋白依赖的激酶抑制剂；p53/p21—P53肿瘤抑制蛋白/细胞周期蛋白依靠性激酶抑制剂；AMPK—AMP活化的蛋白质激酶。

图 6.5 衰老相关的线粒体机制

体，呈现衰老相关线粒体功能障碍（senescence-associated mitochondrial dysfunction, SAMD），在 tRNA 甲基转移酶 ALKBH8 缺失小鼠胚胎成纤维细胞中表现出一系列细胞老化改变，包括 β-半乳糖苷酶、SASP、线粒体动力学紊乱和代谢重塑[67]。小鼠发生心肌梗死后，肌动蛋白结合蛋白 filamin A 在线粒体与 Drp1 共定位，结合 Drp1 的 GTPase 区从而激活 Drp1，介导了梗死区周围心肌线粒体高度分裂及与之相关的心肌老化，最终导致心衰发生。衰老血管也存在线粒体动力学的变化，Drp1 在衰老内皮细胞表达显著减少，伴随着线粒体呈现长管状、相互连接形态和血管生成能力受损[68]，同时自噬小体而非自噬溶酶体增加。有意思的是，在年轻内皮细胞中，Drp1 敲除或药物抑制使线粒体长管化、自噬流受抑、血管生成能力下降，出现提前衰老表型；反之，在衰老内皮中用腺病毒过表达 Drp1 则维持了自噬，提高了血管生成能力。

通过生活方式的改变（如热量限制和运动等），衰老相关的病理变化在一定程度上可逆[69]。运动锻炼可改善老年（18月龄）小鼠心肌梗死后的心脏功能和线粒体动力学，使线粒体形态结构和功能趋于正常[53]。因此，理解衰老及线粒体稳态调控机制的关系，早期对抗线粒体损伤，有望为预防和干预老龄化心血管病理改变提供依据。

综上所述,线粒体动力学改变与心脏发育和分化、缺血再灌注损伤、心肌肥厚和心力衰竭、血管平滑肌细胞增殖、内皮细胞损伤等生理、病理状态息息相关。Mfn2 对血管平滑肌细胞增殖的调控作用可能成为动脉粥样硬化和冠状动脉成形术后再狭窄治疗的潜在干预靶点。对心肌缺血再灌注损伤的线粒体动力学研究表明,抑制心肌缺血诱发 Drp1 介导的线粒体分裂可能成为心脏急性缺血再灌注治疗的新策略。从未分化的干细胞到分化成熟过程中线粒体形态逐渐拉长和相互交联,可能引导人们通过调节线粒体融合来促进干细胞稳定分化。鉴于线粒体融合-分裂在线粒体质量控制和线粒体新旧更替中的重要作用,线粒体动力学改变与诸多心血管系统生理、病理改变的密切关系,线粒体动力学必将是心血管疾病新的研究热点,深入探讨线粒体动力学在心血管系统中的作用机制将为保护心血管系统提供重要方向。然而,目前明确可用于药物开发的靶点有限,仍亟待建立更有效的体内药物筛选平台,开展更多的研究,筛选更多的靶向线粒体分裂或融合活性的小分子化合物,以期实现向临床治疗的转化[70]。

(邢文娟　张海锋)

参考文献

[1] SONG M, MIHARA K, CHEN Y, et al. Mitochondrial fission and fusion factors reciprocally orchestrate mitophagic culling in mouse hearts and cultured fibroblasts [J]. Cell Metab, 2015, 21(2): 273-286.

[2] KOSHIBA T, DETMER S A, KAISER J T, et al. Structural basis of mitochondrial tethering by mitofusin complexes[J]. Science, 2004, 305(5685): 858-862.

[3] CAO Y L, MENG S, CHEN Y, et al. Mfn1 structures reveal nucleotide-triggered dimerization critical for mitochondrial fusion[J]. Nature, 2017, 542(7641): 372-376.

[4] MATTIE S, RIEMER J, WIDEMAN J G, et al. A new mitofusin topology places the redox-regulated c terminus in the mitochondrial intermembrane space[J]. J Cell Biol, 2018, 217(2): 507-515.

[5] KUBLI D A, GUSTAFSSON A B. Mitochondria and mitophagy: the yin and yang of cell death control[J]. Circ Res, 2012, 111(9): 1208-1221.

[6] MATSUDA N, SATO S, SHIBA K, et al. Pink1 stabilized by mitochondrial depolarization recruits parkin to damaged mitochondria and activates latent parkin for mitophagy[J]. J Cell Biol, 2010, 189(2): 211-221.

[7] NGUYEN T N, PADMAN B S, LAZAROU M. Deciphering the molecular signals of pink1/parkin mitophagy[J]. Trends Cell Biol, 2016, 26(10): 733-744.

[8] LIU L, FENG D, CHEN G, et al. Mitochondrial outer-membrane protein fundc1 mediates hypoxia-induced mitophagy in mammalian cells[J]. Nat Cell Biol, 2012, 14(2): 177-185.

[9] NOVAK I, KIRKIN V, MCEWAN D G, et al. Nix is a selective autophagy receptor for mitochondrial clearance[J]. EMBO Rep, 2010, 11(1): 45-51.

[10] HANNA R A, QUINSAY M N, OROGO A M, et al. Microtubule-associated protein 1 light chain 3 (lc3) interacts with bnip3 protein to selectively remove endoplasmic reticulum and mitochondria via autophagy[J]. J Biol Chem, 2012, 287(23): 19094-19104.

[11] IKEDA Y, SHIRAKABE A, MAEJIMA Y, et al. Endogenous drp1 mediates mitochondrial autophagy and protects the heart against energy stress[J]. Circ Res, 2015, 116(2): 264-278.

[12] BERAUD N, PELLOUX S, USSON Y, et al. Mitochondrial dynamics in heart cells: very low amplitude high frequency fluctuations in adult cardiomyocytes and flow motion in non beating hl-1 cells[J]. J Bioenerg Biomembr, 2009, 41(2): 195-214.

[13] EISNER V, CUPO R R, GAO E, et al. Mitochondrial fusion dynamics is robust in the heart and depends on calcium oscillations and contractile activity[J]. Proc Natl Acad Sci USA, 2017, 114(5): E859-E868.

[14] LAVORATO M, IYER V R, DEWIGHT W, et al. Increased mitochondrial nanotunneling activity, induced by calcium imbalance, affects intermitochondrial matrix exchanges[J]. Proc Natl Acad Sci USA, 2017, 114(5): E849-E858.

[15] FRIEDMAN J R, LACKNER L L, WEST M, et al. Er tubules mark sites of mitochondrial division[J]. Science, 2011, 334(6054): 358-362.

[16] FILADI R, GREOTTI E, PIZZO P. Highlighting the endoplasmic reticulum-mitochondria connection: focus on mitofusin 2[J]. Pharmacol Res, 2018(128): 42-51.

[17] IGLEWSKI M, HILL J A, LAVANDERO S, et al. Mitochondrial fission and autophagy in the normal and diseased heart[J]. Curr Hypertens Rep, 2010, 12(6): 418-425.

[18] SHIMADA T, HORITA K, MURAKAMI M, et al. Morphological studies of different mitochondrial populations in monkey myocardial cells[J]. Cell Tissue Res, 1984, 238(3): 577-582.

[19] ONG S B, HAUSENLOY D J. Mitochondrial morphology and cardiovascular disease[J]. Cardiovasc Res, 2010, 88(1): 16-29.

[20] STANLEY W C, RECCHIA F A, LOPASCHUK G D. Myocardial substrate metabolism in the normal and failing heart[J]. Physiol Rev, 2005, 85(3): 1093-1129.

[21] COLEMAN R, SILBERMANN M, GERSHON D, et al. Giant mitochondria in the myocardium of aging and endurance-trained mice[J]. Gerontology, 1987, 33(1): 34-39.

[22] PAPANICOLAOU K N, NGOH G A, DABKOWSKI E R, et al. Cardiomyocyte deletion of mitofusin-1 leads to mitochondrial fragmentation and improves tolerance to ros-induced mitochondrial dysfunction and cell death[J]. Am J Physiol Heart Circ Physiol, 2012, 302(1): 167-179.

[23] PAPANICOLAOU K N, KIKUCHI R, NGOH G A, et al. Mitofusins 1 and 2 are essential for postnatal metabolic remodeling in heart[J]. Circ Res, 2012, 111(8): 1012-1026.

[24] ASHRAFIAN H, DOCHERTY L, LEO V, et al. A mutation in the mitochondrial fission gene dnm1l leads to cardiomyopathy[J]. PLoS Genet, 2010, 6(6): e1001000.

[25] DORN G W, CLARK C F, ESCHENBACHER W H, et al. Marf and opa1 control mitochondrial and cardiac function in drosophila[J]. Circ Res, 2011, 108(1): 12-17.

[26] CHUNG S, DZEJA P P, FAUSTINO R S, et al. Mitochondrial oxidative metabolism is required for the cardiac differentiation of stem cells[J]. Nat Clin Pract Cardiovasc Med, 2007, 4(Suppl 1): 60-67.

[27] SAMANT S A, ZHANG H J, HONG Z, et al. Sirt3 deacetylates and activates opa1 to regulate mitochondrial dynamics during stress[J]. Mol Cell Biol, 2014, 34(5): 807-819.

[28] MARSBOOM G, TOTH P T, RYAN J J, et al. Dynamin-related protein 1-mediated mitochondrial mitotic fission permits hyperproliferation of vascular smooth muscle cells and offers a novel therapeutic target in pulmonary hypertension[J]. Circ Res, 2012, 110(11): 1484-1497.

[29] SALABEI J K, HILL B G. Mitochondrial fission induced by platelet-derived growth factor regulates vascular smooth muscle cell bioenergetics and cell proliferation[J]. Redox Biol, 2013(1): 542-551.

[30] CHEN K H, GUO X, MA D, et al. Dysregulation of hsg triggers vascular proliferative disorders [J]. Nat Cell Biol, 2004, 6(9): 872-883.

[31] LUGUS J J, NGOH G A, BACHSCHMID M M, et al. Mitofusins are required for angiogenic function and modulate different signaling pathways in cultured endothelial cells[J]. J Mol Cell Cardiol, 2011, 51(6): 885-893.

[32] NEUSPIEL M, ZUNINO R, GANGARAJU S, et al. Activated mitofusin 2 signals mitochondrial fusion, interferes with bax activation, and reduces susceptibility to radical induced depolarization[J]. J Biol Chem, 2005, 280(26): 25060-25070.

[33] HUANG P, YU T, YOON Y. Mitochondrial clustering induced by overexpression of the mitochondrial fusion protein mfn2 causes mitochondrial dysfunction and cell death[J]. Eur J Cell Biol, 2007, 86(6): 289-302.

[34] CHEN L, GONG Q, STICE J P, et al. Mitochondrial opa1, apoptosis, and heart failure[J]. Cardiovasc Res, 2009, 84(1): 91-99.

[35] JAMES D I, PARONE P A, MATTENBERGER Y, et al. Hfis1, a novel component of the mammalian mitochondrial fission machinery[J]. J Biol Chem, 2003, 278(38): 36373-36379.

[36] CHEN H, VERMULST M, WANG Y E, et al. Mitochondrial fusion is required for mtDNA stability in skeletal muscle and tolerance of mtdna mutations[J]. Cell, 2010, 141(2): 280-289.

[37] CHEN H, MCCAFFERY J M, CHAN D C. Mitochondrial fusion protects against neurodegeneration in the cerebellum[J]. Cell, 2007, 130(3): 548-562.

[38] SONG M, FRANCO A, FLEISCHER J A, et al. Abrogating mitochondrial dynamics in mouse hearts accelerates mitochondrial senescence[J]. Cell Metab, 2017, 26(6): 872-883.

[39] CHEN H, CHOMYN A, CHAN D C. Disruption of fusion results in mitochondrial heterogeneity and dysfunction[J]. J Biol Chem, 2005, 280(28): 26185-26192.

[40] WANG J X, JIAO J Q, LI Q, et al. Mir-499 regulates mitochondrial dynamics by targeting calcineurin and dynamin-related protein-1[J]. Nat Med, 2011, 17(1): 71-78.

[41] BURCHFIELD J S, XIE M, HILL J A. Pathological ventricular remodeling: mechanisms: Part 1 of 2[J]. Circulation, 2013, 128(4): 388-400.

[42] PIQUEREAU J, CAFFIN F, NOVOTOVA M, et al. Down-regulation of opa1 alters mouse mitochondrial morphology, PTP function, and cardiac adaptation to pressure overload[J]. Cardiovasc Res, 2012, 94(3): 408-417.

[43] CEREGHETTI G M, STANGHERLIN A, MARTINS DE BRITO O, et al. Dephosphorylation by calcineurin regulates translocation of Drp1 to mitochondria[J]. Proc Natl Acad Sci USA, 2008, 105(41): 15803-15808.

[44] YU T, SHEU S S, ROBOTHAM J L, et al. Mitochondrial fission mediates high glucose-induced cell death through elevated production of reactive oxygen species[J]. Cardiovasc Res, 2008, 79(2): 341-351.

[45] HOM J, YU T, YOON Y, et al. Regulation of mitochondrial fission by intracellular Ca^{2+} in rat ventricular myocytes[J]. Biochim Biophys Acta, 2010, 1797(6-7): 913-921.

[46] JAVADOV S, RAJAPUROHITAM V, KILIC A, et al. Expression of mitochondrial fusion-fission proteins during post-infarction remodeling: the effect of nhe-1 inhibition[J]. Basic Res Cardiol, 2011, 106(1): 99-109.

[47] MAKINO A, SCOTT B T, DILLMANN W H. Mitochondrial fragmentation and superoxide anion production in coronary endothelial cells from a mouse model of type 1 diabetes[J]. Diabetologia, 2010, 53(8): 1783-1794.

[48] MAKINO A, SUAREZ J, GAWLOWSKI T, et al. Regulation of mitochondrial morphology and function by o-glcnacylation in neonatal cardiac myocytes[J]. Am J Physiol Regul Integr Comp Physiol, 2011, 300(6): 1296-1302.

[49] GUO Y, WANG Z, QIN X, et al. Enhancing fatty acid utilization ameliorates mitochondrial fragmentation and cardiac dysfunction via rebalancing optic atrophy 1 processing in the failing heart[J]. Cardiovasc Res, 2018, 114(7): 979-991.

[50] PARRA V, VERDEJO H E, IGLEWSKI M, et al. Insulin stimulates mitochondrial fusion and function in cardiomyocytes via the akt-mtor-nfkappab-opa-1 signaling pathway[J]. Diabetes, 2014, 63(1): 75-88.

[51] QUIROS P M, RAMSAY A J, SALA D, et al. Loss of mitochondrial protease oma1 alters processing of the gtpase opa1 and causes obesity and defective thermogenesis in mice[J]. EMBO J, 2012, 31(9): 2117-2133.

[52] MONTAIGNE D, MARECHAL X, COISNE A, et al. Myocardial contractile dysfunction is associated with impaired mitochondrial function and dynamics in type 2 diabetic but not in obese patients[J]. Circulation, 2014, 130(7): 554-564.

[53] ZHAO D, SUN Y, TAN Y, et al. Short-duration swimming exercise after myocardial infarction attenuates cardiac dysfunction and regulates mitochondrial quality control in aged mice[J]. Oxid Med Cell Longev, 2018(2018): 4079041.

[54] LIBBY P. Inflammation in atherosclerosis[J]. Nature, 2002, 420(6917): 868-874.

[55] GIMBRONE M A, GARCIA-CARDENA G. Endothelial cell dysfunction and the pathobiology of atherosclerosis[J]. Circ Res, 2016, 118(4): 620-636.

[56] ROGERS M A, MALDONADO N, HUTCHESON J D, et al. Dynamin-related protein 1 inhibition attenuates cardiovascular calcification in the presence of oxidative stress[J]. Circ Res, 2017, 121(3): 220-233.

[57] BALLINGER S W, PATTERSON C, KNIGHT-LOZANO C A, et al. Mitochondrial integrity and function in atherogenesis[J]. Circulation, 2002, 106(5): 544-549.

[58] MADAMANCHI N R, RUNGE M S. Mitochondrial dysfunction in atherosclerosis[J]. Circ Res, 2007, 100(4): 460-473.

[59] DIAZ-MORALES N, ROVIRA-LLOPIS S, BANULS C, et al. Are mitochondrial fusion and fission impaired in leukocytes of type 2 diabetic patients?[J]. Antioxid Redox Signal, 2016, 25(2): 108-115.

[60] FORTE M, PALMERIO S, BIANCHI F, et al. Mitochondrial complex i deficiency and cardiovascular diseases: current evidence and future directions[J]. J Mol Med (Berl), 2019, 97(5): 579-591.

[61] RYAN J J, ARCHER S L. Emerging concepts in the molecular basis of pulmonary arterial hypertension: metabolic plasticity and mitochondrial dynamics in the pulmonary circulation and right ventricle in pulmonary arterial hypertension[J]. Circulation, 2015, 131(19): 1691-1702.

[62] TIAN L, WU D, DASGUPTA A, et al. Epigenetic metabolic reprogramming of right ventricular fibroblasts in pulmonary arterial hypertension: a pyruvate dehydrogenase kinase-dependent shift in mitochondrial metabolism promotes right ventricular fibrosis[J]. Circ Res, 2020, 126(12): 1723-1745.

[63] WU N N, ZHANG Y, REN J. Mitophagy, mitochondrial dynamics, and homeostasis in cardiovascular aging[J]. Oxid Med Cell Longev, 2019(2019): 9825061.

[64] CHAUDHARI S N, KIPREOS E T. Increased mitochondrial fusion allows the survival of older animals in diverse c. Elegans longevity pathways[J]. Nat Commun, 2017, 8(1): 182.

[65] LIU Y J, MCINTYRE R L, JANSSENS G E, et al. Mitochondrial translation and dynamics synergistically extend lifespan in c. Elegans through hlh-30[J]. J Cell Biol, 2020, 219(6).

[66] SON J M, SARSOUR E H, KAKKERLA BALARAJU A, et al. Mitofusin 1 and optic atrophy 1 shift metabolism to mitochondrial respiration during aging[J]. Aging Cell, 2017, 16(5): 1136-1145.

[67] LEE M Y, LEONARDI A, BEGLEY T J, et al. Loss of epitranscriptomic control of selenocysteine utilization engages senescence and mitochondrial reprogramming[J]. Redox Biol, 2020(28): 101375.

[68] LIN J R, SHEN W L, YAN C, et al. Downregulation of dynamin-related protein 1 contributes to impaired autophagic flux and angiogenic function in senescent endothelial cells[J]. Arterioscler Thromb Vasc Biol, 2015, 35(6): 1413-1422.

[69] PARTRIDGE L, DEELEN J, SLAGBOOM P E. Facing up to the global challenges of ageing [J]. Nature, 2018, 561(7721): 45-56.

[70] CHENG J, WEI L, LI M. Progress in regulation of mitochondrial dynamics and mitochondrial autophagy[J]. Acta Physiologica Sinica, 2020, 72(4): 475-487.

第 7 章
线粒体钙信号与心血管疾病

Ca^{2+}是一种普遍存在的细胞内第二信使,能够控制基因表达,调节心脏收缩,激活多种代谢通路和引发细胞死亡等。最重要的是,Ca^{2+}是心脏兴奋收缩偶联的核心,能够刺激线粒体能量的产生,为收缩供能。

线粒体是除肌质网外第一个与Ca^{2+}调节联系起来的细胞器。每一个心室细胞中有1万~2万个线粒体,占心肌细胞体积的比例可达35%,这是目前所发现的哺乳动物各类细胞中线粒体所占的最大体积分数[1-3]。作为细胞中的重要双层膜细胞器,线粒体提供心肌收缩所需的大于90%的ATP,是心脏兴奋收缩偶联的核心。此外,线粒体不仅为细胞提供大部分ATP,而且通过Ca^{2+}诱导肿胀和解偶联来充当细胞信号转导途径的中枢关系。分离的线粒体的肿胀和解偶联首先在20世纪50年代和60年代使用电子显微镜和光散射被发现,在20世纪70年代,观察到了基质Ca^{2+}引起牛心脏内线粒体膜的通透性增加。

线粒体中的Ca^{2+}主要分布在膜间隙和线粒体基质当中,由于其外膜对Ca^{2+}具有高通透性,因此Ca^{2+}在膜间隙和细胞质内的浓度是相当的[4]。静息状态下,线粒体基质内的Ca^{2+}浓度约为100 nmol/L,与细胞质内的钙相当;当细胞兴奋时,细胞质内的Ca^{2+}浓度可达到2~3 μmol/L,此时线粒体基质内的Ca^{2+}浓度可以上升至10 μmol/L,甚至更高,可达500 μmol/L。线粒体外Ca^{2+}的饱和浓度约为200 μmol/L,半最大激活浓度约为10 μmol/L,希尔系数约为2[5]。线粒体受内膜负电势的驱使,其内膜上的Ca^{2+}单向转运体能够摄取Ca^{2+}进入线粒体中,线粒体的钙摄取速率与线粒体外Ca^{2+}浓度是S形曲线的依赖关系,而这一过程也受钌红和镧系元素抑制。线粒体中的Ca^{2+}信号转导可以驱动细胞代谢和死亡过程的发生,与心脏功能密切相关。因此,在心肌细胞中,线粒体Ca^{2+}的流入与流出是收缩、能量和凋亡的关键部分。

本章我们将对线粒体中Ca^{2+}相关信号及其对心脏系统的生理和病理功能调控进行讨论。

7.1 心肌细胞线粒体的钙转运系统概述

心脏是一个节律器官,伴随着心脏的节律性收缩与舒张,心肌细胞也进行着有规律的Ca^{2+}释放和清空的循环。肌质网作为心肌细胞内的主要钙库,距离线粒体仅有 5~30 nm，这两个细胞器中间的狭小空间的 Ca^{2+} 水平比细胞质的其他部分要高，可达 9~50 $\mu mol/L$，从而使线粒体摄取大量的 Ca^{2+}。

细胞溶质中的 Ca^{2+} 穿过线粒体外膜（outer mitochondrial membrane，OMM）进入膜间隙当中，主要依靠的是一个高通透性的大孔道——线粒体外膜电压依赖型阴离子选择性通道（voltage dependent anion-selective channel，VDAC），该通道允许 Ca^{2+} 内流进入膜间隙（intermembrane space）中；而膜间隙中的 Ca^{2+} 穿过内膜进入线粒体基质中则主要依赖一个高选择性、低电导率的钙通道，称为"线粒体钙离子单向转运体"（mitochondrial calcium uniporter，MCU），由高负电势所驱动（-180~-150 mV）；还有快速 Ca^{2+} 吸收（rapid mitochondrial calcium uptake，RaM）方式，这一模式可能针对细胞质中的快速 Ca^{2+} 瞬变；而线粒体雷诺丁受体（mitochondrial ryanodine receptor，mRyR）在大鼠心肌细胞中同样介导钙摄取等其他 Ca^{2+} 进入线粒体（图 7.1）。线粒体的 Ca^{2+} 通道生物物理性质的比较见表 7.1。

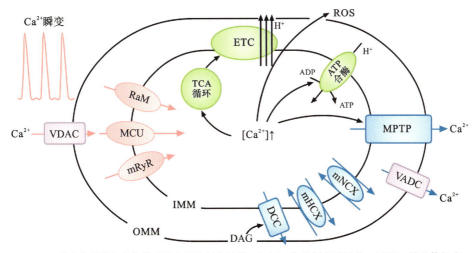

VDAC—线粒体外膜电压依赖型阴离子选择性通道；RaM—快速钙离子吸收；MCU—线粒体钙离子单向转运体；mRyR—线粒体雷诺丁受体；OMM—线粒体外膜；IMM—线粒体内膜；ETC—电子传递链；MPTP—线粒体通透性转换孔；mNCX—线粒体 $Na^+ - Ca^{2+}$ 交换体；mHCX—线粒体 $H^+ - Ca^{2+}$ 交换体；DCC—阳离子通道；DAG—二酰甘油。

图 7.1　线粒体内部的钙通道和相关转运蛋白

由于线粒体需要维持内部的钙稳态，防止基质内部钙超载而引发一系列病理反应，因此其内膜也存在 Ca^{2+} 释放通道，主要可分为两种：第一种是 Na^+ 依赖型 Ca^{2+} 外排，最典型的是线粒体 $Na^+ - Ca^{2+}$ 交换体（mitochondrial $Na^+ - Ca^{2+}$ exchanger，mNCX）；第二种是 Na^+ 非依赖型的 Ca^{2+} 释放（Na^+-independent calcium efflux，NICE）。因此基质中的 Ca^{2+} 浓度（$[Ca^{2+}]_m$）会因 Ca^{2+} 的这些进入和泵出途径而处在动态平衡中。

如图 7.1 所示，Ca^{2+} 进入线粒体一般是由线粒体单向转运体（MCU）、快速进入模式（RaM）和雷诺丁受体（mRyR 或 RyR1）主要承担；而 Ca^{2+} 的流出主要是由线粒体通透性转换孔（MPTP）、线粒体 $Na^+ - Ca^{2+}$ 交换体（mNCX）、线粒体 $H^+ - Ca^{2+}$ 交换体(mHCX)以及二酰甘油(DAG)激活的阳离子通道(DCC)主要承担。线粒体中Ca^{2+}的进入在线粒体功能维持方面具有重要意义。

(1) 对细胞质中钙信号的形成和通过增强 ATP 的合成而引发相关代谢偶联都有重要作用。

(2) 能够激活三羧酸循环当中钙依赖型脱氢酶，从而增加用于通过电子传输链(ETC)提供电子的 NADH/FADH 的产生。

(3) 能够激活 ATP 合酶。

(4) 线粒体 Ca^{2+} 也是产生活性氧(ROS)的关键调节剂，与生理氧化还原信号密切相关，然而，在病理条件下，线粒体 Ca^{2+} 过载会导致 ROS 的过度产生、MPTP 的活化和细胞死亡的发生。电压依赖性阴离子选择性通道(VDAC)为 Ca^{2+} 和代谢物通过线粒体外膜提供了转运途径。

表 7.1　线粒体的 Ca^{2+} 通道生物物理性质的比较[6]

Ca^{2+} 通道	单通道电导	离子选择性	电压依赖性	分子识别	抑制剂	激动剂	其他特性
MCU-MiCa	2.6~5.2 皮秒	Ca^{2+} 高选择性	内向整流	—	钌红, Ru360	—	—
MCU-mCa1	13.7 皮秒	Ca^{2+} 高选择性	内向整流	—	钌红, Ru360	精胺	—
MCU-mCa2	7.67 皮秒	Ca^{2+} 高选择性	内向整流	—	对 Ru360 的敏感度相对较低	精胺	—
mRyR	500~800 皮秒(225 皮秒)	阳离子选择性, $P_{Ca}/P_K=6/1$	线性	RyR1	>100 μmol/L 雷诺丁	<10 μmol/L 雷诺丁对应毒素 A	—
RaM	—	—	—	—	钌红	精胺	仅作为一种动力学模型
DCC	202 皮秒	少量阳离子选择性，对 Ca^{2+} 的选择性还没有鉴定	线性	—	1 mmol/L La^{3+}	DAG	—
VDAC	700 皮秒	阴离子或阳离子选择性 P_{Ca}/P_{Cl} = 0.02~0.38	在大于±40 mV 时关闭	VDAC1~VDAC3	DIDS, 钌红, Ru360	—	外膜

线粒体对 Ca^{2+} 的摄取和内部钙稳态的维持具有重要生理意义，线粒体 Ca^{2+} 是细胞内生物能量的重要调节因子，能够活化 ATP 合酶和三羧酸循环中的一些脱氢酶[7]，通过控制线粒体 ATP 的产生满足细胞质中动态变化的能量需求；线粒体对 Ca^{2+} 的摄取能够调节其与肌质网毗邻的微区域中的 Ca^{2+} 浓度，从而调节一系列钙信号，而两细胞器间的狭小空间距离也决定了 Ca^{2+} 从线粒体进入肌质网也是肌质网的钙重新填充的重要途径。除此之外，在心肌细胞中，线粒体能够调节细胞膜上 L 型 Ca^{2+} 通道的失活速率[8]。因此，线粒体的钙转运在调节许多重要的细胞生理功能方面发挥很大作用。

7.2 心肌细胞线粒体的 Ca^{2+} 摄取

7.2.1 Ca^{2+} 穿过线粒体外膜

位于线粒体外膜上的电压依赖性阴离子选择性通道（VDAC）受线粒体外膜电势调控，是位于线粒体外膜上受电势调控的一类选择性通道，能够转运多种阴离子、阳离子以及各种细胞相关代谢底物进入线粒体，为 Ca^{2+}、ATP 和 ADP 等提供了进入膜间隙的途径。

通过转化电镜观测可以看到，心肌细胞中 90% 的 Ca^{2+} 释放单元（Ca^{2+} release unit，CRU）与线粒体的距离非常近——肌质网终池（junctional sarcoplasmic reticulum，jSR）上的 RyR 足部（feet）与线粒体表面的平均距离为 30 多纳米。在线粒体-肌质网终池联系的区域，高度折叠的线粒体内膜（IMM）和外膜（OMM）之间总是有至少一个直接的接触点，而且接触点附近富含 VDAC 通道，这种 jSR - OMM - IMM 的排列结构为肌质网排放 Ca^{2+} 进入线粒体基质提供了一条高速通道。

在静息状态下，线粒体膜电位（$\Delta\Psi_m$）是线粒体 Ca^{2+} 流入的驱动力，由基质 Ca^{2+} 调节。最初认为，OMM 通过 VDAC 使 Ca^{2+} 自由通过。在 VDAC 的闭合状态下，在脂质双层中重建的 VDAC 有利于 Ca^{2+} 渗透性，且 VDAC 的门控状态与 Ca^{2+} 电导有关。另外，VDAC 在 HeLa 细胞中的过表达允许激动剂诱导的内质网释放的 Ca^{2+} 从胞质溶胶更快速地转移到线粒体内膜（IMM）通道[9]，增强基质 Ca^{2+} 的吸收。敲除 MCU 核心蛋白质不会改变基础 $\Delta\Psi_m$、线粒体基质 Ca^{2+} 含量及线粒体形态，或在静息条件下产生任何明显的表型[10-12]。

目前在人类线粒体中发现了构成该通道的三种蛋白形式 VDAC1～VDAC3，它们具有组织表达差异性，而且能够与不同调节蛋白相互作用。脂质体实验表明，开放状态的 VDAC 直径大小在 3～4 nm，允许分子量小于 5000 的分子自由通过。对小鼠 VDAC 进行晶体结构分析显示，VDAC1 中的两个谷氨酸即为 Ca^{2+} 结合位点[13]；此外，在骨骼肌细胞中过表达 VDAC1，则当利用激动剂诱导 SR 的 Ca^{2+} 释放时，线粒体内的 Ca^{2+} 浓度升高的幅度要高于对照组，而敲除 VDAC1 则线粒体内的 Ca^{2+} 浓度会降低[9]，说明 Ca^{2+} 能够通过 VDAC 进入线粒体中，VDAC 的表达数目能够决定线粒体外膜转运 Ca^{2+} 的能力。

线粒体外膜最初并不被看作是 Ca^{2+} 转运的重要屏障,然而实验表明,VDAC 的过表达会增强 ER 与线粒体间的 Ca^{2+} 转运,VDAC 提供了 Ca^{2+} 的跨外膜转运途径,且能够被钌红和镧系元素阻断[14];除此之外,Ca^{2+} 浓度还能够调节 VDAC 通道的开放和关闭。总而言之,线粒体的 Ca^{2+} 摄取由线粒体内膜和外膜上的相关 Ca^{2+} 渗透通道之间的复杂相互作用来调节。

7.2.2　线粒体钙离子单向转运体(MCU)

在可兴奋细胞中,Ca^{2+} 进入线粒体的主要途径是 MCU,是一类低亲和力、高选择性的 Ca^{2+} 通道。1950 年,研究人员就已经发现线粒体能够从周围溶液中摄取 Ca^{2+};1961 年,通过放射性 Ca^{2+}($^{45}Ca^{2+}$),研究人员第一次将线粒体摄取的 Ca^{2+} 定量表示出来;在 20 世纪 70 年代从线粒体中分离出 Ca^{2+} 结合糖蛋白,后来的实验表明 40 kD 糖蛋白在脂质双层中能够形成 Ca^{2+} 传导通道,并且针对该糖蛋白的抗体可抑制肝纤维细胞中 Ca^{2+} 的转运。

直到 2004 年,Y. Kirichok 的实验[15]发现了 MCU,线粒体的钙摄取机制才逐渐清晰。他通过膜片钳技术研究了 COS-7 细胞的线粒体内膜体中的钙通道,发现了线粒体内膜上确实存在一种 Ca^{2+} 高选择性的内向整流通道,称之为 MiCa(mitochondrial calcium),对这个通道进行动力学和抑制剂特征检测,认为 MiCa 就是 MCU。

在 2009 年进行的心脏实验中,人类心脏成纤维细胞中称为 mCa1 和 mCa2 的两个电压依赖性 Ca^{2+} 通道被电生理学表征[16],且都显示出高的 Ca^{2+} 选择性。mCa1 被纳摩尔级的 Ru360 抑制,并在负电压下开放概率增加。该通道具有较高的平均单位电导(13.7 皮秒),并表现出多个电导状态(10.1 皮秒、16.5 皮秒和 21.3 皮秒),具有长闭合时间和短暂开放时间的低通道开放概率($PO=0.053$)。mCa2 与 mCa1 共享相同的电压依赖性,但是 mCa2 通道显示较小的单位电导(7.67 皮秒),并且对纳摩尔浓度不敏感。1 型兰诺定受体(RyR1)抑制剂不改变 mCa1 或 mCa2 活性,表明它们与 mRyR 活性无关。重要的是,mCa1 和 mCa2 通道活动(减少 PO)和门控(延长关闭时间)在心衰心脏中减少,与心衰中线粒体 Ca^{2+} 摄取减少的过程一致。

而对 MCU 的基因筛查也是直到 2010 年才有了新的突破[17]。2010 年,研究人员利用 MitoCarta——一种鼠类多组织线粒体基因组数据库,配合基因定位的手段,筛选出了人类线粒体中的一个影响钙摄取的基因,称为 $MICU1$,其分子量为 54000,定位于线粒体内膜上,具有一次跨膜螺旋和两个 Ca^{2+} 结合区(EF hand),推测 $MICU1$ 本身不能形成孔道,但是对 MCU 的活动具有调节功能[17]。

在 2011 年 *Nature* 上发表的关于线粒体单向转运体 mitochondrial calcium uniporter(MCU)complex 的研究将这一领域的研究推向顶峰[10-11]。在线粒体内膜上发现了通过与 $MICU1$ 相互作用而介导线粒体吸收 Ca^{2+} 的 MCU[10],敲除 MCU 能够完全抑制分离线粒体的钙摄取,能够显著降低完整细胞中线粒体的内流 Ca^{2+} 量,同时能够抑制对钌红敏感的 Ca^{2+} 流。位于 10 号染色体上的核内基因 MCU 编码 40 kD 蛋白,其在线粒体输入期间失去其可切割的靶序列,形成 35 kD 成熟形式[10]。通过开发 APEX(一种用作电子显微镜标签的单体 28 kD 过氧化物酶)明确地解决了 MCU 的定向问题:MCU 的 Ca^{2+} 选择性通道位于高度保守的跨膜空间中,其 N 末端和 C 末端结构域跨越到进入线粒体基质中,包含多种亚基和两个跨膜螺旋,其中主要的通道形成亚基命名为 CCDC109A[11],螺旋间的连接处富含与转运 Ca^{2+} 相关的氨基酸,并且其 9 个氨基酸的接头(DIME 结构域)介于 2 个跨膜结构域之间,面向膜间隙[10]。仅推定的两个跨膜结构域的存在就能表明可以由 MCU 的寡聚体形成具有活性的功能性单向通道。预测的四级结构与四聚体一致,其中 8 个螺旋排列在推定的孔区域内,孔附近的残基产生有利于阳离子进入的负静电势。此外,DIME 基序内的 2 个带负电荷的残基(人类 MCU 中的 D261/E264,小鼠横向同源物中的 D260/E263)的突变会消除 MCU 的活性[10-11],表明该基序内的某些关键酸性残基对于 Ca^{2+} 转运是至关重要的。聚丙烯酰胺凝胶电泳实验已经证实,MCU 在线粒体内膜中寡聚化作为较大复合物的一部分,表观分子量为 480000[10],表明 MCU 复合物包括不同的调节亚基,并且这些亚基之一为 MICU1 蛋白。

研究表明,Ca^{2+} 通过 MCU 进入线粒体基质中,由电子传递链(ETC)产生的线粒体内膜上的电化学梯度驱动,是一个顺电化学梯度扩散的过程,并不需要额外的能量。MCU 的活性受细胞质中 Ca^{2+} 浓度的调节,其会随细胞质浓度上升而受到抑制;除此之外,还有一些离子或化合物也可调控 MCU 的通道活性,主要有:①有些转运竞争型离子,如锶离子(Sr^{2+})、锰离子(Mn^{2+})、钡离子(Ba^{2+})、亚铁离子(Fe^{2+})及镧系元素离子(La^{3+}、Gd^{3+} 和 Pr^{3+} 等),有趣的是,这些竞争性抑制剂在低浓度时也可起到激活作用。②不能被 MCU 所转运的某些抑制剂,比如 Mg^{2+}、H^+ 和聚氨类可能通过结合或屏蔽通道上的转运位点而抑制 Ca^{2+} 的转运[18],而最典型的钌红、Ru360 等强效抑制剂可直接结合 MCU 上的 Ca^{2+} 结合位点而起到抑制作用。目前,Ru360 被认为是该通道抑制效应最强,也是最为常用的抑制剂。③利尿类药物抑制剂也会对该通道有抑制作用。

在通道激活方面,已有实验表明无机磷酸可以增加 MCU 对 Ca^{2+} 的吸收速率(但机制尚不明确),精胺和亚精胺等多胺类化合物在线粒体外 Ca^{2+} 浓度较低的情况下对 MCU 有激活作用,而在线粒体外 Ca^{2+} 浓度高时反而对 MCU 有抑制作用。

总而言之,作为典型的线粒体摄取蛋白,MCU 显示了 Ca^{2+} 单向蛋白的所有典型特征(图 7.2)。

MCU 对 Ca^{2+} 具有低亲和性(生理条件下 KD 结合常数为 20~30 $\mu mol/L$)。在静息状态下,线粒体钙容量较小,但当细胞受细胞质 Ca^{2+} 增加兴奋剂(ATP 或组胺)影响时,线粒体能够通过 MCU 复合体积累 Ca^{2+}。

对线粒体内膜体(没有外膜的线粒体)使用膜片钳电生理学进行观察,MCU 已被证明是内膜上独特的 Ca^{2+} 门控通道[15],可通过降低 MCU 转录或增强其过度表达而产生线粒体 Ca^{2+} 电流的平行变化。此外,单点突变(位置 259 处的 S→A)消除

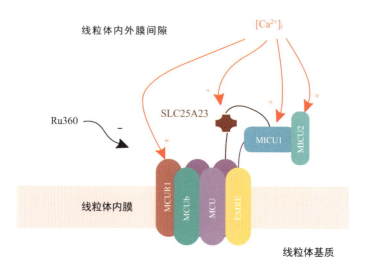

图 7.2　MCU 复合体及其相关调节蛋白

红色箭头表示对 Ca^{2+} 敏感，黑色箭头表示 MCU 受 Ru360 抑制。

了 MCU 对钌红的敏感性[10]，这些分析说明 MCU 编码单向转运体的亚单位，并且钌红可直接作用于通道。

所有离子通道需要至少两个跨膜结构域以发挥其活性。MCU 具有两个跨膜 α 螺旋，其在不同物种中是高度保守的。此外，MCU 在哺乳动物中均有表达。

MCU 在酵母 S. cerevisiae 中没有横向同源物[11]，其缺乏对钌红敏感的线粒体 Ca^{2+} 吸收系统。然而，MCU 在锥虫科中保守，拥有类似哺乳动物线粒体的 Ca^{2+} 摄取系统。最近还有人报道了 MCU 在调节布氏锥虫细胞的生物能量方面的重要作用[19]。这些都说明了 MCU 的表达和活性在不同物种中是有差别的。

MCU 的过表达在完整和透化细胞中几乎使线粒体 Ca^{2+} 含量加倍，由于线粒体缓冲活性增强，导致细胞质 Ca^{2+} 含量显著降低[11]。因此，MCU 的下调强烈抑制线粒体 Ca^{2+} 进入[10-11]，并且在敲低 MCU 表达的细胞中重新引入野生型蛋白质可以完全恢复 Ca^{2+} 的摄取[10]。然而，线粒体的其他经典特征，如细胞器形状、O_2 消耗和 ATP 合成，在 MCU 下调后显示不变。因此，MCU 对于大容量 Ca^{2+} 转运进入线粒体是必需的，但不改变任何其他的线粒体参数。

整体敲除大鼠或完整细胞中的 MCU 能够产生一个相对温和的表现型[20]，仍然能够在线粒体中检测出相当数量的 Ca^{2+}，说明 MCU 并不是线粒体的唯一钙摄取通道。根据这种推理，MCU 是用常规实验方法容易测量的线粒体的主要 Ca^{2+} 高容量吸收机制，而较慢途径的检测需要替代技术进行研究。

钙依赖型线粒体内膜 Ca^{2+} 进入的调节通路是非常重要的，因为心脏线粒体在每次心跳期间常规地浸润在 $[Ca^{2+}]_i$ 的升高水平中，而间质纤维状线粒体（IFM）的末端被浸润在高达 10 μmol/L 游离 $[Ca^{2+}]_i$ 中。但是，在生理水平的 $[Ca^{2+}]_i$ 条件下，MCU 调节因子会导致低 MCU 开放率，以及开放率的动态变化情况等机制都是未解之谜。近几年来的研究也发现，MCU 的开放概率受线粒体内膜蛋白调控，这些蛋白包括线粒体 Ca^{2+} 摄取蛋白 1（MICU1）、线粒体 Ca^{2+} 摄取蛋白 2（MICU2）、线粒体 Ca^{2+} 单向转运体调节蛋白 1（MCUR1）、SLC25A23 以及基本 MCU 调节蛋白（EMRE）等[21]。MCU 与这些调节蛋白一起组成了转运体复合物（uniporter complex，uniplex），是线粒体 Ca^{2+} 进入的主要通路，促进膜电位依赖性的 Ca^{2+} 通过线粒体内膜进入基质的转运，是一个高度复杂并受多种因素调节的过程。

1. 线粒体钙转运体 1

线粒体钙转运体 1（MICU1）的发现仅早于 MCU 几个月的时间[22]。Mootha 团队使用 MICU1 作为分子突破口来识别 MCU 的核心组件。MCU 和 MICU1 不仅在各种小鼠组织中显示出相同的进化模式的表达和相似的 RNA 表达，它们之间的物理相互作用也不容忽视[10]。

MICU1（以前称为 CBARA1 或 EFHA3）是包含两个高度保守的 EF 手性 Ca^{2+} 结合结构域的 54 kD 单通道膜蛋白。MICU1 的下调大大降低了线粒体 Ca^{2+} 含量，但并不显著损害线粒体呼吸或膜电位[22]，然而随之 2 年后的实验发现 MICU1 作为线粒体 Ca^{2+} 摄取的正调节因子，与以前的研究结果相反。降低 MICU1 表达的细胞不会改变组胺诱导型的线粒体 Ca^{2+} 摄取，但显著增加基础 Ca^{2+} 含量，因此当细胞内钙含量低时，在静息条件下或在弱激动剂刺激期间，MICU1 会限制 Ca^{2+} 通过 MCU 进入。当 MICU1 被敲除时，线粒体仍负载 Ca^{2+}，表明 MICU1 对依赖单向转运体的 Ca^{2+} 摄取过程是非必需的[23]。

最初提出的 MICU1 的作用与目前理解的截然不同：添加 Ca^{2+} 后，MCU 最初非常快速地吸收 Ca^{2+}，但是当基质内部的 Ca^{2+} 增加时，MICU1 结合 Ca^{2+} 通过其 EF 手性结构域对依赖 MCU 的 Ca^{2+} 进入施加抑制作用。这种情况与 Ca^{2+} 吸收的快速模式（RaM）一致，即在序列中每个 Ca^{2+} 脉冲开始时，分离的线粒体会快速螯合 Ca^{2+}。这些结果表明，MICU1 的 EF 手性区域必须面对着线粒体基质，使其能够感知线粒体内部 Ca^{2+} 的变化。实际上，最近的研究结果显示，MICU1 可能位于线粒体基质中内膜的侧面位置，并且 MICU1 与 MCU 的结合包括了 MICU1 N 末端多碱基结构域和 MCU 的两个相互作用的卷曲螺旋结构域[24]。

然而，目前新的实验对 MICU1 的拓扑和功能都进行了重新研究。首先，对线粒体内膜和外膜进行透化处理，表明 MICU1 定位于内膜的外表面，面向膜间隙而不是基质[25]，并且对线粒体基质蛋白质组的约 500 个蛋白质进行蛋白质组学图谱鉴定，显示 MICU1 是不在此列表中的，这说明 MICU1 主要是对细胞溶质中 Ca^{2+} 的变化产生响应，而不是对线粒体基质中的 Ca^{2+} 的变化产生响应；第二，G. Csordas 等人[25]表明 MICU1 参与在细胞溶质的高钙状态下激活单向转运体，同时几个开创性研究报道了 Mg^{2+} 控制单向转运体的变构激活[26]，MICU1 缺失对 MCU 协同性的影响已经在 Mg^{2+} 存在的条件下被检测到；第三，利用荧光染料 Ca^{2+} 指示剂检测了 MICU1 沉默细胞中线粒体 Ca^{2+} 水平的改变，小鼠肝脏中的 MICU1 的沉默对 MCU 蛋白的丰度具有主要影响，并且受损的线粒体 Ca^{2+} 处理可能与 MCU 稳定性的降低相关[25]。

总之，目前认为 MICU1 对 MCU 转运 Ca^{2+} 的调节作用存在两种可能。一方面，MICU1 对 MCU 复合物的闭合状态具有稳定作用，在静息条件下或[Ca^{2+}]略微升高期间限制线粒体 Ca^{2+} 的进入，以便维持基质内较低的 Ca^{2+} 浓度[23]；另一方面，MICU1 与 MCU 协同作用以帮助 Ca^{2+} 在基质内积累，敲除 MICU1 会显著降低线粒体的基础 Ca^{2+} 浓度[22]，而在同一细胞中进一步过表达 MICU1 又会恢复线粒体的钙摄取，说明 MICU1 对线粒体 Ca^{2+} 的吸收起激活作用，但是这种协同作用的程度仍然存在争论。

2. MICU2

MICU1 具有两个旁系同源物，即人类基因 *EFHA1* 和 *EFHA2* 的蛋白质产物，其与 MICU1 具有 25% 的序列同一性。这两种蛋白质具有 N 端线粒体靶向序列，并在多种小鼠组织中被检测到，已被分别重命名为 MICU2(mitochondrial calcium uptake 2)和 MICU3(mitochondrial calcium uptake 3)[27]。然而，MICU3 在线粒体中的定位并不明确，相比之下，MICU2 是定位在线粒体中的蛋白质，并且与 MICU1 类似，具有高度保守的 EF 手性区域，存在于线粒体内膜上。体内沉默的 MICU2 不影响线粒体膜电势或呼吸作用，但在 Ca^{2+} 增加时会降低线粒体 Ca^{2+} 的外泵率。

MICU1、MICU2 和 MCU 相互作用形成一个复合体结构。目前的实验在三种细胞环境中分析了 MICU1、MICU2 和 MCU 表达水平之间的相互关系：第一，在小鼠肝脏细胞中，MICU1 和 MICU2 的小干扰 RNA(small interfering RNA, siRNA)均会导致 MCU 蛋白表达量的下降和 MCU 复合体体积的改变（从约 480000 减小到约 350000）；第二，在 HEK293 细胞系中，敲除 MICU1 会导致 MICU2 水平的降低，反之亦然；此外，MCU 的过表达增加了 MICU1 和 MICU2 的表达，并且 MICU1 上调会导致更高水平的 MICU2；第三，在 HeLa 细胞系中，MICU1 下调导致 MICU2 蛋白水平的降低（反之亦然）；除此之外，为响应[Ca^{2+}]$_i$ 的变化，MICU1 和 MICU2 能发挥相反的作用来调节 MCU 的活动：当[Ca^{2+}]$_i$ 在基础水平时，MICU1 会限制 Ca^{2+} 的摄取，但当[Ca^{2+}]$_i$ 升高时会激活 Ca^{2+} 的摄取，而 MICU2 主要是作为 MCU 抑制剂而发挥作用。目前仍需要进一步的研究来阐明 MICU1、MICU2 和 MCU 之间是否相互调节蛋白质表达。

3. MCUb

CCDC109B(目前更名为 MCUb)是一个 MCU 异构体，是与 MCU 具有 50% 相似性的 33 kD 蛋白质，缺乏通道活性，具有两个跨膜结构域，其 N 末端和 C 末端面向膜间隙。MCUb 具有比 MCU 更低的表达水平和不同的表达谱，但 MCUb 在心脏、肺和脑中表达显著[28]。MCU 和 MCUb 可以相互作用，完整细胞中的 MCUb 过表达会减少线粒体 Ca^{2+} 摄取，一个或多个 MCUb 亚基在多聚体中的插入可能会改变 Ca^{2+} 渗透性。然而，比起 MCU，MCUb 的 mRNA 水平非常低。MCUb 的 mRNA 在心脏和肺中高度表达，在骨骼肌中最低限度表达。有趣的是，最近报道了组织依赖性线粒体 Ca^{2+} 摄取的变化，记录到骨骼肌的 Ca^{2+} 内流比心脏成纤维细胞中的浓度高 28 倍（在 -160 mV，100 μmol/L[Ca^{2+}]中测量）[29]。

4. MCUR1

线粒体 Ca^{2+} 单向转运体调节因子 1(MCUR1，以前称为 CCDC90A)，是 40 kD 蛋白，包含两个跨膜结构域和一个卷曲螺旋区，其 N 末端和 C 末端面向相同的区域。目前推测 MCUR1 位于线粒体内膜上并且在维持线粒体钙稳态方面发挥作用[14]，它的沉默导致线粒体基质中 Ca^{2+} 显著减少，而没有影响细胞质 Ca^{2+} 的含量。特殊的是，在 HEK293 细胞系中，MCUR1 敲低仅能引起较小的 Ca^{2+} 变化(与对照组相比约为 15%)。

MCUR1 可与 MCU 相互作用，但不与 MICU1 相互作用，并且这三种蛋白不存在于同一复合物中[14]。HeLa 细胞系中 MCUR1 的过表达可增强基质中的 Ca^{2+} 浓度，但当敲除 MCU 后，这种增强作用会被有效减弱；MCU 的过表达无法恢复 MCUR1 沉默细胞中的 Ca^{2+} 水平，表明 MCU 和 MCUR1 是 Ca^{2+} 通过单向转运体所必需的；MCU mRNA 和蛋白质表达水平在敲除 MCUR1 的细胞中上调，证实了这两种蛋白质之间的深度相互关系。除此之外，MCUR1 本身有一个同源物，即 CCDC90B，但其功能仍不清楚。

5. EMRE

通过在细胞培养中利用稳定同位素标记氨基酸，结合以质谱分析法为基础的蛋白质组学分析技术，Mooth 和他的团队鉴定出了 EMRE(一种必需的 MCU 调节因子，最早称为 C22ORF32)，作为单向转运体的一部分[30]。EMRE 是一个 10 kD 的单向膜蛋白，位于线粒体内膜上，有一个保守的含有丰富天冬氨酸的羧基端区域。重要的是，在植物、原生动物和真菌中均未发现该物质的同系物，说明它是后生动物独有的新蛋白。

EMRE 可与线粒体膜间隙中的 MICU1 和内膜上的 MCU 寡聚体相互作用，因此 EMRE 似乎充当了 MICU1/MICU2 的 Ca^{2+} 感应活性和 MCU 通道性质变化之间的桥梁。EMRE 的损失引起 Ca^{2+} 的摄入量下降，与敲除 MCU 的效果相同，这表明 MCU 的功能需要 EMRE。在 EMRE 沉默的细胞中，MCU 过表达并不能恢复线粒体 Ca^{2+} 摄取。此外，EMRE 蛋白表达严格依赖于 MCU 水平，这是一个可以类似于 MICU1/MICU2 的协同关系。事实上，在 MCU 耗尽的细胞中，尽管 mRNA 水平没有改变，但 EMRE 蛋白丰度显著降低(但不是反之亦然)。

总而言之，心肌 uniplex 的精确分子组成还不清楚，基于目前的研究成果，推测单向转运体复合物包括了 MCU、MCUb、MICU1、MICU2 及 EMRE[30]。MCU 是 uniplex 的中心，因为它低聚形成了复合物的 Ca^{2+} 转运孔；MICU1 和 MICU2 作为 Ca^{2+} 感受蛋白，在细胞质的高钙或低钙情况下均可调节通道开放，MCUR1 还没有在 uniplex 中明确定位，说明这个蛋白对 Ca^{2+} 的调节可能在复合物之外发挥作用；EMRE 通过连接 MCU 和 MICU1/MICU2 来调节 uniplex 的装配，而且也作为基质 Ca^{2+} 感受器来调节 uniplex 活动；SLC25A23 是一种内膜 Mg-ATP/Pi 转运体，通过与 MCU 和 MICU1 的相互作用来调节 Ca^{2+} 内流；MCUb 是 MCU 的横向同源物，与 MCU 有高度相似的序列和结构，但缺少具有 Ca^{2+} 转运能力的酸性

DIME motif 残基，可能作为一种 uniplex 依赖性 Ca^{2+} 转运的内源性抑制物存在于 MCU 低聚物孔道中；MCUR1 作为 uniplex 的调节因子发挥作用或作为呼吸链上 uniplex 的一种连接蛋白而起作用，但这些说法目前还有争议。

MCU 失活的小鼠模型已经揭示了 uniplex 在两种不同通路的调节作用：心肌代谢收缩偶联和钙超载诱导的坏死。心脏内线粒体钙信号与 uniplex 有多效性：①将心肌收缩的能量需要与线粒体能量供应联系起来，如心衰过程中，细胞质 Ca^{2+} 超载，uniplex 转运 Ca^{2+} 进入线粒体引发线粒体膜通透性转换孔开放，活化凋亡通路；②uniplex 功能有可能延伸到线粒体外，影响整个细胞的基因表达；③uniplex 可能将线粒体能量变化与总体生长进程联系起来，但仍有待确定 uniplex 是否能够控制心脏内的相似通路[31]。

使用靶向基因方法研究证明，MCU 和其复合物能够快速转换 Ca^{2+} 信号，允许线粒体增加能量输出以满足收缩需求，同时调节线粒体 Ca^{2+} 的流入以增强心脏功能。然而，一个重要的考虑因素是，当我们逐渐明晰对 MCU 在心脏生理学中作用的理解时，所用的许多知识是基于小鼠模型的，但小鼠的静息心率（450～750 次/分）要比其他大型动物快很多，如豚鼠（200～300 次/分）和人（60～100 次/分），因此鼠类心脏线粒体对 Ca^{2+} 的调节要比许多大型动物更加复杂，也说明线粒体 Ca^{2+} 信号转导的功能甚至 MCU 的活性和调节功能，可能在可兴奋组织与非可兴奋组织之间以及不同物种之间是大有差别的。事实上，已经证明 MCU 的活性在不同组织之间变化，并且与其他组织的线粒体相比，心脏线粒体显示低电流密度，这种降低的电流密度可能是一种保护机制，保证心脏线粒体可以经受 Ca^{2+} 循环升高的兴奋收缩偶联，以防止线粒体 Ca^{2+} 过载[32]。进一步来说，也有可能是心脏 MCU 及其复合物的活动和相关调控在物种之间不同，说明了心脏功能的物种特异性差异。来自小鼠模型的数据指出，MCU 的功能局限于控制线粒体 Ca^{2+} 急速内流，这为不依赖于 MCU 线粒体 Ca^{2+} 摄取机制提供了新的思路。目前，在敲除 MCU 细胞中检测其线粒体 Ca^{2+} 流，发现瞬态电位感受器（transient receptor potential canonical 3，TRPC3）和线粒体 RyR1 在线粒体 Ca^{2+} 内流方面起作用[33]，但仍需要额外研究来确定其具体结构和工作原理，以及这些通道蛋白与 MCU 有哪些相互作用关系。

7.2.3 线粒体的快速钙吸收模式

对小鼠肝脏线粒体在不同 Ca^{2+} 浓度下的钙吸收情况进行测定，并绘制相应吸收曲线，结果发现线粒体在每个钙信号（脉冲形式）开始的很短时间内会吸收大量 Ca^{2+}，其吸收速率为单向吸收的 1000 倍以上[34]，由此发现了 Ca^{2+} 的快速吸收模式（RaM）。目前已经在哺乳动物和鸟类离体的肝脏、心脏和脑线粒体中报道了 Ca^{2+} 摄取的快速模式，其具有比经典 MCU 活性快数百倍的动力学[34]。

RaM 依赖于线粒体的内膜电势，而且可被钌红等抑制。除此之外，不同于传统的 MCU，线粒体增加的高浓度外 Ca^{2+} 能够抑制 RaM 的 Ca^{2+} 摄取，而当 Ca^{2+} 浓度降低到一定值（在鼠类肝脏中为 100 nmol/L）时，RaM 又可以被再次激活[34]。因此，为了便于观察 RaM，脉冲之间的线粒体 Ca^{2+} 基础水平需要下降到低于 100 nmol/L 并保持一段时间，以允许从高亲和力外部结合位点去除 Ca^{2+}[35]，但不同来源的线粒体 RaM 存在差异性，相应抑制剂和激活剂对其的影响也不尽相同。

RaM 在心脏和肝脏线粒体之间表现出不同的特征。具体来说，与肝线粒体相比，单个脉冲后的 RaM 介导的 Ca^{2+} 摄取明显少于心脏；此外，第二 Ca^{2+} 脉冲的复位时间在心脏（＞60 秒）比肝脏线粒体（＜0.3 秒）更长，并且心脏线粒体中的 RaM 对钌红阻断不太敏感；精胺在心脏线粒体中可激活 RaM，但在肝脏中效果较差；ATP 和 GTP 在肝脏中但不在心脏线粒体中激活 RaM；最后，与肝脏不同，心脏线粒体中的 RaM 可被 ADP 激活并被 AMP 强烈抑制。目前，RaM 仅被描述为线粒体 Ca^{2+} 摄取的动力学模式。RaM 的蛋白质和分子鉴定及其与 MCU 的关系如何仍然是未知问题。

由于 RaM 的转运速率高，又能够被低浓度 Ca^{2+} 反复激活，因此有人推测一些线粒体如果不能利用 MCU 单向吸收 Ca^{2+}，可以利用 RaM 来调控 ATP 合成速率，以满足细胞的能量代谢需求[36]。也有人通过比较 RaM 与 MCU 的吸收动力学过程和相关抑制剂，提出 RaM 可能为 MCU 的不同构象。当然这些问题还有待更进一步的研究。

7.2.4　线粒体雷诺丁受体(mRyR)

RyR 作为一种 Ca^{2+} 通道，在肌质网上广泛存在，负责将肌质网中的 Ca^{2+} 释放进细胞质中，目前已经鉴定出三种亚型，即 RyR1、RyR2 及 RyR3[31]。在离体心脏线粒体中的一个对于 ryanodine 敏感的快速 Ca^{2+} 摄取机制首先在 2001 年由 G. Beutner 和其同事发现[37]，使用[^{3}H]标记的 ryanodine 结合法、免疫标记、蛋白质印迹分析和免疫电镜等方法，在鼠心脏线粒体内膜中鉴定出了分子量为 500000 的 RyR，与 RyR1 相似，能与[^{3}H]ryanodine 高亲和力结合（Kd＝9.8 nmol/L），显示双相 Ca^{2+} 调节，并可被 Mg^{2+} 和钌红抑制。研究人员认为，mRyR 在正常的生理条件下会行使钙吸收的功能[38]，而在线粒体钙过载的情况下则会反过来介导 Ca^{2+} 的释放。不同于普遍存在的 MCU，mRyR1 仅仅存在于心肌细胞和神经元中，在这些细胞中，mRyR1 被认为在线粒体钙摄取中起主要作用，负责低容量 Ca^{2+} 摄取的转运蛋白机制。但也有人提出质疑[39]，认为鼠的心脏线粒体上不存在 mRyR，因此这一点还需要进一步验证。

在心脏中，mRyR 是独特优化的肌质网（SR）和线粒体之间的生理 Ca^{2+} 转运途径，心脏线粒体中的 mRyR 活性对硝苯呋罗敏感，与骨骼肌 1 型 RyR 同种型（RyR1）相关，而不与位于心脏 SR 中的同种型（RyR2）相一致。低微摩尔浓度的 ryanodine 可使 mRyR 通道进入长时间的亚导电状态，而更高的 ryanodine 浓度则完全抑制 mRyR 通道活性，这是 RyR 通道的经典特征。这些结果表明，功能性 mRyR 存在于心脏线粒体的内膜中，高于 50 μmol/L 的线粒体 Ca^{2+} 浓度会抑制该通道的开放。值得注意的是，Ca^{2+} 结合线粒体 RyR(mRyR) 通道的 K_m（结合常数）远高于 MCU，而且 mRyR 具有比 MCU 更高的 Ca^{2+} 电导。该通道的高容量使其成为偶联心脏兴奋收缩与线粒体能量代谢以满足跳动心脏高能量需求的强有力的候选者。由于 mRyR 功能在心脏中显著，因此推测该转运蛋白可补偿 MCU 缺陷心脏中 Ca^{2+} 摄取的受损[20]。

mRyR 虽可介导快速动态线粒体 Ca^{2+} 摄取，然而在某些情况下（如线粒体 Ca^{2+} 过载、Ca^{2+} 电化学梯度的逆转），mRyR 通道的激活可导致快速的线粒体 Ca^{2+} 流出，在这些条件下，mRyR 介导的 Ca^{2+} 流出可以减少基质 Ca^{2+}，防止 MPTP 活化和细胞死亡，从而起到重要的保护作用。

具有相对低的 Ca^{2+} 选择性的高电导 mRyR 通道的激活可能会使线粒体膜电位去极化和解偶联氧化磷酸化。然而，通过 mRyR 的 Ca^{2+} 和 K^+ 运输对稳定线粒体能量代谢起作用，主要表现在以下几个方面：首先，由 Ca^{2+} 活化的 K^+ 通道开放，从而增加 K^+ 通透性，通过诱导中度线粒体肿胀和维持膜电位而增强线粒体能量性能，因此，在 mRyR 激活期间增加的 K^+ 通量可以发挥类似的线粒体能量增强的作用；第二，在 TCA 循环中 Ca^{2+} 依赖性的几种脱氢酶的活化和随后 NADH 产生的增加将用于抵消去极化；第三，增加的 K^+ 通量和 mRyR 活性可以调节 Ca^{2+} 通过线粒体内膜进入的电化学驱动力；第四，天然 mRyR 通道活性的峰值单通道电导仅为 −225 皮秒，此外，mRyR 主要打开到亚导电水平，并且细胞质 Mg^{2+} 的生理浓度将降低通道开放概率，这两者都显著限制净离子通量；最后，mRyR 结合位点的最大密度（B_{max}）为 (398.4±12) fmol/mg 蛋白质，仅约为 SR 水平的 10%，这将进一步限制线粒体去极化的程度。

对已知的三种线粒体内膜钙吸收方式进行比较，发现它们对 Ca^{2+} 的依赖是不同的：RaM 在线粒体低钙时会被激活，在高钙时则活性会被抑制；而 MCU 通道在低钙浓度下活性很低，在高浓度钙时会被激活；mRyR 只有在特定钙浓度的情况下才会开放，且通道活性还要受到线粒体内膜电势的调节。依据这些钙通道的特征，有猜测提出，在鼠心脏线粒体对钙的吸收过程中，在最初阶段因为 Ca^{2+} 浓度较低，Ca^{2+} 吸收以 RaM 为主；当线粒体外 Ca^{2+} 浓度逐渐升高时，RaM 会被抑制，此时就依赖 mRyR 和 MCU 为主进行 Ca^{2+} 摄取[34]。但是，由于线粒体上是否存在 mRyR 的问题还有待确定，因此这个模型是否成立有待商榷。

此外，线粒体 Ca^{2+} 摄取与膜电位（$\Delta\Psi_m$）相关：质子通过复合体Ⅰ、Ⅲ、Ⅳ由外膜进入膜间隙中，形成电势梯度。这些复合体是电子传递链（electron transport chain，ETC）的一部分，能够通过在线粒体内膜（inner mitochondrial membrane，IMM）上消耗能量产生大的负电势（$\Delta\Psi_m \approx -180$ mV），通过复合体Ⅴ生成 ATP，而这种负膜电势能够为 Ca^{2+} 进入线粒体基质提供驱动力。

7.2.5 线粒体 Ca^{2+} 缓冲系统

哺乳动物（人或老鼠）的心率为 1~10 Hz，心率的增加会引起 $[Ca^{2+}]_m$ 的增加，细胞质中的 Ca^{2+} 浓度（$[Ca^{2+}]_i$）从静息状态时的 100 nmol/L 上升到 0.5~1.0 μmol/L，

为 Ca^{2+} 进入基质中提供电化学梯度，同时增加了 MCU 的开放概率，可驱动 Ca^{2+} 由细胞质进入线粒体基质中，因此在心脏持续活动中，$[Ca^{2+}]_m$ 从 100 nmol/L 增加至 1~3 μmol/L[4]，同时线粒体内膜的跨膜电位（$\Delta\Psi_m \approx -180$ mV）也对 Ca^{2+} 进入线粒体基质有驱动作用。

虽然稳态 $[Ca^{2+}]_m$ 水平由线粒体 Ca^{2+} 流入途径和流出机制间的平衡决定，但是 $[Ca^{2+}]_m$ 的瞬时变化还取决于线粒体基质内的 Ca^{2+} 缓冲能力，特别是当心脏改变其速率或工作负荷时，这种缓冲效果更显著。线粒体基质中的 Ca^{2+} 缓冲水平是决定达到新稳态 $[Ca^{2+}]_m$ 所需时长的关键因素，对响应工作负荷变化的线粒体代谢调节具有重要意义。

过多的缓冲会延迟线粒体在能量需求旺盛时增加 ATP 产量的能力，而太少的缓冲可能产生高度可变的游离[ATP]，不利于 ATP 依赖型的进程。但现在许多对线粒体基质内 Ca^{2+} 缓冲的研究报道了非常不同的结果：早期研究表明，线粒体基质缓冲系统与细胞质相当[40]，而最近的研究则提出线粒体基质由不同"类"的缓冲液组成能力更大的缓冲系统[41]。下一步需要对线粒体$[Ca^{2+}]_m$ 和细胞质[ATP]进行高时空分辨率的定量研究，以进一步阐明基质 Ca^{2+} 缓冲的动力学。

7.3　心肌细胞线粒体的 Ca^{2+} 释放途径

由于线粒体内膜存在负电势（-180~-150 mV），因此 Ca^{2+} 的释放必须要克服电化学梯度，与其他放能过程相偶联。目前认为，线粒体有以下几种释放 Ca^{2+} 的方式。

(1) $Na^+ - Ca^{2+}$ 交换体，即依赖 Na^+ 的 Ca^{2+} 释放。

(2) 不依赖 Na^+ 的钙释放过程（NICE），如 $H^+ - Ca^{2+}$ 转运体。

(3) 线粒体通透性转换孔（MPTP）。

(4) DAG 激活的阳离子通道。

下面分别进行介绍。

7.3.1　线粒体 Na^+/Ca^{2+} 交换体

线粒体 $Na^+ - Ca^{2+}$ 交换体（mitochondrial $Na^+ - Ca^{2+}$ exchanger，mNCX）是在 1974 年由 E. Carafoli 首次于分离的大鼠心脏线粒体中发现的[42]；于 1992 年从大鼠的心脏线粒体中分离出了一种依赖 Na^+ 的 Ca^{2+} 释放蛋白，大小为 110000[43]；而 mNCX 的发现和确定是由 2004 年发现一种名为 NCLX 的基因所引起的[44]，这种基因具有 $Na^+ - Ca^{2+}$ 交换的活性且定位在线粒体嵴上，能够影响线粒体的钙释放，由此推测它为线粒体 mNCX 的基因。目前认为，NCLX 位于线粒体内膜上，是 Ca^{2+} 从兴奋性细胞的线粒体基质中泵出的主要方式，Na^+ 进入基质和离开基质回到细胞质中的过程也都要通过这一交换体。地尔硫䓬、氯硝安定及苯并硫氮杂䓬类化合物等通常作为 mNCX 的抑制剂。此外，K^+ 和质子通过膜电势对 mNCX 也具有调节作用。

NCLX 主要在心脏、大脑、骨骼肌等兴奋组织的细胞中活跃，与此相比，非兴奋性细胞在一定程度上依赖于 H^+/Ca^{2+} 交换。除此之外，线粒体 Na^+-Ca^{2+} 交换体和质膜上的 Na^+-Ca^{2+} 交换体的不同之处在于 Li^+ 能够代替 Na^+ 进入细胞，即 Li^+ 可以作为 Na^+ 的一价替代物而引起 Ca^{2+} 的外流。

目前 Na^+-Ca^{2+} 交换的离子运输机制还尚有不清楚的部分。比如说，在 Na^+-Ca^{2+} 交换过程中，是 2 个、3 个还是更多 Na^+ 与 2 个 Ca^{2+} 通过 Na^+-Ca^{2+} 交换器进行交换？如果是 3 个 Na^+，则交换过程就会产生电，因为有 1 个单电荷会通过内膜改变位置；而如果是 2 个 Na^+，mNCX 则会是电中性的。而 mNCX 的电致变性对 $\Delta\Psi_m$ 变化的敏感性具有深刻的意义：如果是生电的，mNCX 受内膜电势变化的调节，这种情况可能在应激或疾病的条件下发生，将会改变 $[Ca^{2+}]_i$，从而改变 Ca^{2+} 敏感蛋白的性质，而且 mNCX 也可能对细胞溶质和基质中的 $[Na^+]$ 和 pH 敏感。最新利用经过通透性处理的大鼠心室肌细胞研究表明，mNCX 是一种电压依赖性的生电性离子通道，一般是大于 3 个 Na^+ 来交换 1 个 Ca^{2+}，而且通道亲和性会随着线粒体膜去极化而降低[45]，因此认为 mNCX 主要以细胞质中的 Na^+ 浓度和线粒体膜电位为依据来调节线粒体 Ca^{2+} 浓度。

在稳态条件下，在每个 $[Ca^{2+}]_i$ 瞬变期间，进入线粒体基质的 Ca^{2+} 必须由 mNCX 同量泵出。$[Na^+]_i$ 的任何扰动变化将影响 mNCX 的 Ca^{2+} 流出，因此细胞质 $[Na^+]$ 的升高将增加 mNCX 的 Ca^{2+} 流出，减少线粒体基质中积累的 Ca^{2+} 量，这也将减少平均 $[Ca^{2+}]_m$。目前许多研究已经通过将 $[Na^+]_i$ 提高到病理条件下预期的水平（即 15 mmol/L）来探索这种可能性，其效果明显，比如突然转变为剧烈心脏活动后迟钝的生物能量反应，这主要归因于 $[Ca^{2+}]_m$ 动力学的改变；除此之外，实验表明，由 mNCX 介导的 Na^+ 依赖性 Ca^{2+} 流出对生理范围内（即 3～15 mmol/L）的 $[Na^+]_i$ 变化十分敏感。但目前对 $[Na^+]$ 的时间分辨率的校准测量十分有限，因此对 mNCX 的 Na^+ 依赖性调节的研究仍具有挑战性。

通过对负载 Ca^{2+} 指示剂 Fluo-4 的心肌细胞的细胞质 Ca^{2+} 进行线扫描，发现减少 mNCX 的表达会造成自发性动作电位和 Ca^{2+} 瞬变周期的延长，此外，SR 的 Ca^{2+} 容量和 SR 的 Ca^{2+} 重新摄取速率也会下降，表明 mNCX 减少引起的周期延长与 SR Ca^{2+} 变化的动力学相关。最近，H. A. S. Yaniv 等人发现线粒体 Na^+-Ca^{2+} 交换体的抑制剂 CGP-37157（一类苯并硫氮杂䓬类化合物）能够减慢兔子窦房结细胞自律性的形成[46]，因此推测它也与窦房结细胞自律性的形成相关，然而在这其中也不能忽略 CGP-37157 并不是特异性抑制剂，还会对通过质膜 L 型通道进入细胞的 Ca^{2+} 有作用，因此这一点仍有待研究。

7.3.2 不依赖 Na^+ 的 Ca^{2+} 释放途径（NICE）

研究人员在发现 mNCX 的同时发现了一种不依赖 Na^+ 的 Ca^{2+} 释放途径——NICE。研究发现，NICE 不仅仅能够释放 Ca^{2+}，还参与了线粒体 Sr^{2+}、Ba^{2+} 和

Mn^{2+}的释放，因此也有人认为NICE是线粒体中二价离子释放的共同途径之一[47]。NICE目前多认为是H^+/Ca^{2+}交换体，介导的是2个H^+和1个Ca^{2+}的相对转运，因此是一个电中性的过程。NICE能够被一些氧化抑制剂和钌红抑制[47]。

迄今为止，关于NICE的分子机制研究进展缓慢。1998年，研究人员在鼠肝脏线粒体中分离出了66 kD的H^+/Ca^{2+}交换体[48]，2009年又在果蝇和HeLa细胞的线粒体中发现Letm1(leucine zipper EF hand-containing transmembrane protein 1)可以介导H^+/Ca^{2+}交换[49]，它可以在低钙浓度下介导1个H^+和1个Ca^{2+}的交换。然而，这一研究仅观察到Letm1能够介导线粒体钙的吸收，即HeLa细胞中过表达Letm1可以在激动剂诱导下使线粒体内Ca^{2+}浓度升高，但对Letm1的研究还有很多争议性的问题需要解决。

*Letm1*在1999年被确定为对多系统Wolf-Hirschhorn综合征起作用的基因之一[50]，编码对线粒体具有靶向作用的且含有2个EF手性图案的膜结合蛋白。早期的工作表明，Letm1对线粒体的形状和功能维持十分关键，*Letm1*基因在酵母和原生动物中的下调会改变线粒体形态，可能负责维持K^+的体内平衡。

2009年，利用全基因组高通量RNA干扰(RNAi)筛选鉴定，Letm1是对钌红敏感的生电性的($1Ca^{2+}/1H^+$)蛋白质反向钙转运体[49]，使用这种方法，哺乳动物Letm1的果蝇同系物被确定为线粒体H^+/Ca^{2+}交换器[49]，RNAi的敲低、过表达和纯化蛋白的脂质体重建表明，Letm1介导pH依赖型线粒体Ca^{2+}的摄取和释放，相信这种高通量全基因组范围筛选方法可能会对未来对MCU和其他线粒体离子通道和转运体的分子鉴定有重要作用；除此之外，使用荧光探针pericam研究线粒体Ca^{2+}和pH的变化，证明使Letm1沉默会损害果蝇细胞中的Ca^{2+}/H^+交换[49]；也有实验表明，尽管存在MCU，但Letm1消融仍会抑制大量的Ca^{2+}进入线粒体[49]。

在2013年，使用重构的Letm1在脂质体中的研究发现，Letm1是对钌红不敏感的电中性($1Ca^{2+}/2H^+$)钙质子交换剂[51]。现有的证据表明，Letm1与哺乳动物Ca^{2+}/H^+交换体具有重要的遗传同一性。

在一些组织，如肝脏、肾脏、肺和平滑肌等细胞中，线粒体Na^+-Ca^{2+}交换体的活力下降，此时H^+-Ca^{2+}交换体就成为线粒体释放钙的主要途径，而H^+-Ca^{2+}交换体在心脏中也有作用，只是活性较弱[18]。H^+-Ca^{2+}交换体一般是2个H^+置换1个Ca^{2+}，然而在大鼠分离的肝脏细胞中发现，H^+-Ca^{2+}交换体的钙流出速率会随着细胞质中pH梯度的增加而下降，因此推测H^+-Ca^{2+}交换体中的离子交换是一个主动运输的过程，而不是被动转运。实验证明，Letm1作为$Ca^{2+}-H^+$反向转运体的一种，当线粒体基质中Ca^{2+}升高时，Letm1能够将Ca^{2+}泵出；当抑制Letm1时，线粒体钙摄取量会显著减少，而且Letm1对线粒体Ca^{2+}流入的抑制剂——钌红敏感，因此Letm1也被看作成调节线粒体Ca^{2+}内流的因子(至少在溶质低钙水平时)。使用A20B淋巴细胞检测Na^+-Ca^{2+}交换活性，当线粒体负载有较低浓度的Ca^{2+}时，线粒体的Ca^{2+}流出的大部分与细胞质Na^+无关，但也提出Letm1在线粒体低钙水平下也参与了Ca^{2+}的非线性摄取。Letm1对于正常的线粒体功能是重要的，但是阐明其功能的具体细节可能需要另外的定量实验。此外，已经有人提出 Letm1 在可兴奋细胞中的表达量很低[13]，因此其与心脏线粒体 Ca^{2+} 动力学是否相关还不确定。总而言之，对 Letm1 的作用仍有待研究。

7.3.3 线粒体通透性转换孔

根据目前线粒体的动力学研究，内膜上的 Ca^{2+} 释放速率要小于其吸收速率，因此肯定还存在其他的 Ca^{2+} 释放途径来避免线粒体钙超载。有人提出线粒体通透性转换孔（mitochondrial permeability transition pore，MPTP）能够参与线粒体 Ca^{2+} 的释放[36]。它是一种高通量、低选择性的激活通道，能够被高浓度 Ca^{2+} 激活而开放，但这一通道的持续开放会引起细胞凋亡，因此 MPTP 在正常情况下对线粒体的钙释放可能还需要多种过程的精确调控，需要进一步研究。

MPTP 开放的主要机制是由线粒体基质中的 Ca^{2+} 过载引起的，在牛的心脏中，引发该机制需要 Ca^{2+} 的量至少为 100~200 nmol/mg。苍术苷是目前最早已知的增加孔开放概率的试剂之一，其通过将 ANT 锁定在"C"构型中起作用，在线粒体内膜面向基质一侧显著产生净正电荷，同时减少 Ca^{2+} 流入，也可以减少 Ca^{2+} 从面向 IMM 的基质一侧解离的速率，产生较高的 Ca^{2+} 膜表面微区域并与 MPTP 触发位点相互作用。MPTP 开放也受线粒体形态的影响。线粒体的裂变由类动力蛋白 1(DLP1)调节，其可以增加 MPTP 的开放概率。在缺血再灌注模型中，显性失活的 DLP1、线粒体融合蛋白 2(Mfn2)或 mdivi(DLP1 的药理学抑制剂)的损伤、过表达都能够诱导线粒体伸长，减少梗死面积，并延迟 MPTP 的开放[52]。研究人员在高血糖模型中发现，线粒体破碎是过量的 ROS 产生、MPTP 开放和细胞死亡所必需的[53]。实际上，已经表明增加的细胞质 Ca^{2+} 可以诱导 DLP1 向线粒体的移位。然而，已经显示基质 Ca^{2+} 也是在 DLP1 转移发生后裂变进行所需要的，表明 Ca^{2+} 是线粒体形态、ROS 产生和 MPTP 活性的主要调节剂。第二信使，如 ROS 和活性氮物质(RNS)，也可以调节 MPTP 活性，通过增加细胞内 ROS 和 RNS 的水平来增加孔活性的药理学试剂包括叔丁基氢氧化物(TBH)、氧化胂(PhAsO)、二酰胺和过氧亚硝酸盐($ONOO^-$)、过氧化氢(H_2O_2)和超氧化物。ROS 和 RNS 可以通过调节电子传递链或直接改变孔来间接地增强 MPTP 开放，在完整的细胞中，ROS 可以通过调节细胞内 Ca^{2+} 水平来进一步增强 MPTP 的开放，调节细胞内 Ca^{2+} 的具体机制是通过激活血浆膜流入和肌质网上 IP_3 受体和 RyR 以及通过抑制肌质网 Ca^{2+}-ATPase(SERCA)泵来实现的[54]。

MPTP 是可以使离子和非离子底物通过的非选择性孔。使用不同大小的聚乙二醇凝胶实验证实，高达 1500 的溶质能够通过孔，其与 1.4 nm 的数学模拟孔径[55]密切相关。MPTP 显示多于 200~700 皮秒的多个子电导状态，大多数发生在 500~700 皮秒范围内，其最大电导状态为 1.0~1.3 纳秒[56]。MPTP 的多电导性质表明，孔的分子性质可能是多亚单位复合物，能够以不同程度低聚，导致观察到的电导范围大部分发生在部分低聚状态。除了 Ca^{2+} 作为活化剂外，低 $\Delta\Psi_m$ 也可以增加开放概率(从-40 mV开始)[56]。MPTP的一个重要特性是可添加ADP或恢复Mg^{2+}/Ca^{2+}比例[55],其开放是可逆的,这也导致$\Delta\Psi_m$的重新建立。这种可逆性在生理上是重要的,因为它允许MPTP具有持续开放和瞬时开放,可以分别启动细胞坏死信号通路或帮助维持正常的细胞功能。值得注意的是,MPTP在亚电导状态下工作,似乎仅允许不大于300~600的溶质通过,表明瞬时开口可能是孔较低寡聚化构型的结果[57]。

MPTP有两种开放方式,即瞬时开放和持续开放。作为生理流出途径的MPTP瞬时开放的证据开始于R. A. Altschuld等人的证明,他们在用同位素$^{45}Ca^{2+}$标记的情况下,用MPTP抑制剂CsA治疗心肌细胞,总细胞Ca^{2+}在15分钟内增加,而不引起超收缩,这可以通过MCU阻断剂钌红来防止。已经确定增加的线粒体Ca^{2+}是通过MPTP流出而损失,因为当用CsA处理预先负载$^{45}Ca^{2+}$的心肌细胞时,$^{45}Ca^{2+}$仍保留在细胞中[58];当用ATP或KCl分别处理来自对照和CypD敲除(ppif$^{-/-}$)小鼠的神经元以诱导Ca^{2+}流入时,用ATP或KCl单独处理的那些都显示线粒体内部Ca^{2+}的增加;然而,当同时用两种试剂处理时,ppif$^{-/-}$处理的线粒体具有更高的Ca^{2+}水平,这表明作为流出机制的MPTP仅在基质Ca^{2+}负载超过mNCX的能力时才发挥重要作用[59]。

目前有些证据已经表明,MPTP也可以保护线粒体和心肌细胞免受代谢功能障碍的影响[58]。最典型的例子是对亲环蛋白D失效小鼠(CypD$^{-/-}$)的研究[59-60]。CypD是唯一作为MPTP的常规分子组分的共有蛋白质,并且从CypD$^{-/-}$小鼠的心脏或肝脏分离的线粒体缺乏MPTP的一般属性。这些线粒体对标准超生理浓度的Ca^{2+}不敏感,并且可以在它们溶胀并释放其Ca^{2+}内容物之前摄取实质上更大量的Ca^{2+}。CypD不被认为是孔形成结构的元素,而认为是MPTP对$[Ca^{2+}]_m$开放敏感相互作用的调节剂。CypD$^{-/-}$小鼠显示它们以预期的孟德尔频率出生,正常发育,并且当在非胁迫条件下不显示任何表型。然而,在随后CypD$^{-/-}$小鼠的研究中,J. W. Elrod[60]报道了在剧烈活动期间或在心脏病期间缺乏CypD的反应仅在这些动物中发生。CypD$^{-/-}$小鼠心脏的血流动力学性能在全身性异丙肾上腺素输注(β肾上腺素能受体激动剂)后不增加,而一旦CypD$^{-/-}$小鼠进行游泳运动,它们就呈现出更显著的心脏肥大、肺水肿,并且由于疲劳最后超过40%的小鼠死亡(与野生型的10%相比)。此外,这些动物经历主动脉狭窄(TAC)手术后,由收缩主动脉引起的压力过载迅速发展成无补偿性心力衰竭,表明在CypD$^{-/-}$小鼠中没有关键的自适应补偿机制。这些代谢功能障碍归因于异常调节$[Ca^{2+}]_m$,并且提出CypD$^{-/-}$小鼠中失敏的MPTP是主要的基础机制,这表明在正常的野生型动物中,MPTP作为Ca^{2+}释放阀,其限制基质内的Ca^{2+}过度积累[60]。因此可以得出结论,在正常生理条件下,MPTP是Ca^{2+}泄漏通路。

然而,MPTP作为Ca^{2+}流出机制的生理作用仍在争论之中。在使用线粒体Ca^{2+}摄取组胺释放的Ca^{2+}时,过表达或用70% siRNA敲低F_0F_1-ATP合酶的c亚基(假定的孔组分)之前,使用mNCX阻断剂处理HeLa细胞会导致线粒体Ca^{2+}流出[61]。此外，使用线粒体 Ca^{2+} 单载体（MCU）过表达模型，然后使用 CsA 进行 MPTP 抑制或通过使用过氧化氢使 MPTP 敏感性增强，在 Ca^{2+} 过载期间观察到 Ca^{2+} 流出没有差异[61]。

7.3.4 二酰甘油激活的阳离子通道

在 PIP2 水解后，由磷脂酶 C 产生的二酰甘油（diacyl glycerol，DAG）能够诱导 Ca^{2+} 从负载 Ca^{2+} 的线粒体中释放。对人脑部线粒体内膜体的膜片钳实验表明，二酰甘油能够激活线粒体内膜中的新型 La^{3+} 敏感性阳离子通道[62]，说明在人源线粒体中存在 DAG 激活的阳离子通道。

但针对 DAG 激活的阳离子通道（DAG - activated cation - selective channel，DCC）的实验，体内实验和体外实验存在两种不同的结果，体内实验能够证明 DCC 确实参与线粒体释放 Ca^{2+}，但如果把 DCC 重组在体外脂质体中却并不表现出它具有钙转运活性，因此推测 DCC 对线粒体 Ca^{2+} 的释放过程还需要其他分子的参与[63]。值得注意的是，DCC 不是由 MCU、mRyR 或 MPTP 介导的，因为其不被钌红、农杆菌酸或环孢素 A 抑制。

7.4 线粒体钙信号相关的其他蛋白和通道

7.4.1 线粒体 ATP 敏感的 K^+ 通道

心肌缺血是一种临床常见的病理过程，常由冠心病导致的冠脉狭窄或闭塞引起。当发生心肌缺血时，供给心肌的血流量减少，细胞能够从血液中摄取的氧减少，导致心肌细胞的有氧代谢减弱，ATP 生成量减少，不能满足机体代谢的需要，同时代谢废物也不能被有效清除，引起组织酸中毒、钙超载、ROS 蓄积等，会导致心肌细胞损伤、心脏功能减退。

线粒体能够通过氧化磷酸化产生 ATP，是真核细胞能量产生的主要场所，并且线粒体还参与细胞分裂、细胞内 Ca^{2+} 调节、启动细胞转导通路等多种细胞活动。心脏是血液循环的动力器官，心肌细胞代谢旺盛，对能量需求较高，因此线粒体数量庞大，保证线粒体结构的完整和维持线粒体功能是心脏保护的重要部分。缺血、缺氧条件下，线粒体氧化磷酸化受阻，ATP 合成障碍，氧自由基与游离钙的蓄积引起线粒体膜磷脂成分和结构被破坏，最终引起线粒体损伤，从而导致细胞衰老、氧化应激损伤、细胞凋亡。因此，在抵抗心肌缺血、缺氧损伤中，防止线粒体发生功能障碍可能是一个有效的治疗策略。

线粒体 ATP 敏感性 K^+ 通道（mitoK_{ATP} 通道）广泛存在于线粒体内膜上，受细胞内 ATP 浓度调节，当细胞内 ATP 浓度明显降低时，如组织发生缺氧、代谢受到抑制、ATP 合成受阻或大量分解时，会促进 mitoK_{ATP} 通道的开放。目前的研究结果可以证明，开放 mitoK_{ATP} 通道能够保护心脏抵抗心肌缺血损伤，维持线粒体内 K^+

的平衡，调节线粒体容积，在线粒体氧化磷酸化过程中来维持跨膜电位差及 pH 的稳定；通过减少组织内 ROS 的蓄积以减轻细胞的氧化应激损伤，保护线粒体结构的完整和维持线粒体功能的稳定，使细胞在缺血、缺氧条件下的氧化磷酸化效能提高，减轻组织内的氧化应激水平，减少心肌细胞凋亡，从而发挥心脏保护作用。

ATP 敏感性 K^+ 通道（K_{ATP} 通道）于 1983 年由 A. Noma 首先在豚鼠的心肌细胞中发现[64]，随后他发现此通道除了分布于心肌细胞外，还广泛存在于（如胰岛 β 细胞、骨骼肌细胞等）不同组织或器官中，能够将细胞的能量代谢和生物电活动偶联起来，对调节心脏的功能、胰岛细胞释放胰岛素、神经及骨骼肌的兴奋性等都起到了重要的作用。

K_{ATP} 通道由受细胞内 ATP 浓度调节的内向整流钾通道的亚基及 ATP 结合蛋白超家族成员磺脲类受体的调节亚基所组成。不同组织上分布着不同类型的 K_{ATP} 通道，当细胞内 ATP 浓度显著降低，如组织因发生缺氧使代谢受到抑制而 ATP 大量分解或合成受阻时，会导致该通道开放。

进一步研究发现，K_{ATP} 通道不仅存在于细胞膜上，在线粒体内膜上也同样存在，且其构成与细胞膜上的 K_{ATP} 通道相似[65]，因此可以将 K_{ATP} 通道分为质膜 ATP 敏感性 K^+ 通道（$sarcK_{ATP}$ 通道）和线粒体 ATP 敏感性 K^+ 通道（$mitoK_{ATP}$ 通道）。

研究证明，K_{ATP} 通道在心肌缺血预处理（ischemic preconditioning，IPC）中参与并发挥了至关重要的心肌保护作用[66]。近几年的研究表明，与 $sarcK_{ATP}$ 通道相比，$mitoK_{ATP}$ 通道在 IPC 心肌保护作用中发挥着更为重要的作用[67]。有研究人员发现，当使用 $mitoK_{ATP}$ 通道特异性开放剂时，可以模拟 IPC 的心脏保护作用，并且这种保护作用可以被 $mitoK_{ATP}$ 通道的特异性阻滞剂所完全抵消[68]。J. D. Mc Cully 等人[69]研究发现，在缺血再灌注损伤模型中，预先给予选择性 $mitoK_{ATP}$ 通道开放剂 Diazoxide，可减少心肌梗死的面积，再灌注后心脏功能可得到明显的改善，起到了良好的心脏保护作用。所以，$mitoK_{ATP}$ 通道可能是 IPC 心脏保护作用的效应器。

$mitoK_{ATP}$ 通道的生理作用表现在两个方面：①维持线粒体内 K^+ 浓度的平衡，调节线粒体内 Ca^{2+} 含量，调节线粒体膜电位，控制线粒体的基质容积变化，进而保护细胞；②在线粒体氧化磷酸化过程中，维持线粒体跨膜电位差及 pH 梯度的稳定。

因此，基于 $mitoK_{ATP}$ 通道的生理功能，推测 $mitoK_{ATP}$ 通道对心肌缺血损伤的保护作用机制有以下几个方面。

1. **线粒体 ATP 敏感性 K^+ 通道与线粒体能量代谢**

线粒体作为真核细胞能量代谢的主要细胞器，能够通过氧化磷酸化产生 ATP，而线粒体基质容积的改变对能量代谢能够产生直接影响，K^+ 的循环则直接影响着线粒体容积的变化。$mitoK_{ATP}$ 通道开放，K^+ 进入线粒体，同时引起其他离子的出入，以达到渗透压和电位的平衡，离子的动态平衡使线粒体能够维持自身体积，发挥自我保护功能；另外，K^+ 进入线粒体使线粒体渗透压增高，这个过程增加了线粒体基质容积，激活了电子传递链，使氧化磷酸化效率提高，增加了 ATP 的合成，有利于在缺血、缺氧条件下线粒体功能的维持。所以，mitoK$_{ATP}$通道可能是通过保护线粒体的结构完整和维持线粒体功能，使细胞在缺血、缺氧条件时氧化磷酸化效能提高，从而起到保护心脏的作用。

2. 线粒体 ATP 敏感性 K$^+$ 通道与氧自由基

线粒体是 ROS 的主要来源场所，主要起源于复合物Ⅲ从辅酶 Q 中间体与分子氧在心脏线粒体中的反应，是线粒体能量代谢不可避免会产生的副产物。而在氧化应激状态下，线粒体的电子传递链出现功能障碍，导致氧自由基蓄积，从而使细胞遭受损伤。目前认为，电子传递链中电子传递速度越快，电子漏出越少，生成 ROS 越少，因此加强线粒体氧化磷酸化效能可减少 ROS 的生成。一些研究者认为[70]，mitoK$_{ATP}$通道对 ROS 的作用是双方面的：在心肌缺血初期，机体通过促进 ROS 的产生而发挥保护作用，ROS 能够通过激活蛋白激酶 C 产生一系列的信号转导，使热休克蛋白等一些保护性蛋白产生；而在 ROS 大量蓄积时，可通过抑制 ROS 的产生来保护心脏免受氧化应激的损伤。而 ROS 本身也可以诱导线粒体产生更多的 ROS，这种现象被称作 ROS 诱导 ROS 的释放（ROS induce ROS release，RIRR）[71]。

3. 线粒体 ATP 敏感性 K$^+$ 通道与钙超载

过量 Ca^{2+} 在细胞内和线粒体内聚积会引起细胞内以及线粒体内钙超载。开放 mitoK$_{ATP}$通道能够促进细胞质内 K$^+$ 内流进入线粒体，引起线粒体跨膜电发生变化，减弱了线粒体膜上 Ca^{2+} 通道对 Ca^{2+} 的内驱力，减轻了线粒体内 Ca^{2+} 的进一步蓄积；同时部分 Ca^{2+} 从线粒体内进入细胞质，从而降低了线粒体内 Ca^{2+} 浓度。除此之外，引起钙超载的原因一部分是由于 Na$^+$ - H$^+$ 交换增多，细胞内进入过多的 Na$^+$，进而激活了 Na$^+$ - Ca^{2+} 交换，使细胞内 Ca^{2+} 浓度升高，引起钙超载。目前，有研究运用 Na$^+$ - H$^+$ 抑制剂 EIPA 来减小心肌缺血的梗死面积，该作用可被 mitoK$_{ATP}$通道特异性抑制剂 5 - HD 抵消，因此认为开放 mitoK$_{ATP}$通道可以通过抑制 Na$^+$ - H$^+$ 交换从而达到对心肌保护的作用[72]；K. Imahashi 等人研究发现，mitoK$_{ATP}$通道是通过激活 Na$^+$/K$^+$ - ATPase 来减少 Na$^+$ 内流和细胞内 Na$^+$ 的浓度，从而减少 Na$^+$ - Ca^{2+} 交换来减轻钙超载，达到心肌保护的目的[73]。

4. 线粒体 ATP 敏感性 K$^+$ 通道与细胞凋亡

研究证明，开放 mitoK$_{ATP}$通道能够减少由于缺氧造成的乳鼠心肌细胞凋亡[74]。线粒体凋亡通路是细胞发生凋亡的主要过程，参与了大多数细胞凋亡的调控过程。线粒体的膜间隙和基质中存在着很多的促凋亡因子，尤其是位于线粒体膜间隙的细胞色素 c 从线粒体释放是细胞凋亡的关键步骤，细胞色素 c 经过 dATP 催化，与凋亡蛋白酶活化因子-1(Apaf-1)结合，生成多聚体，活化 procaspase 9，进而活化 caspase 3，引发 caspase 级联反应，诱导细胞凋亡。其中，活化的 caspase 3 是级联反应中的关键蛋白酶，会促发酶的级联反应，水解细胞中参与 DNA 修复、类固醇合成等的功能蛋白质，最终导致凋亡发生，是多种凋亡途经共同的下游效应部分。

总而言之，在缺血再灌注等情况下，线粒体会产生高水平的活性氧来活化相应信号通路，保护心肌免受缺血再灌注损伤。当膜电位高时，比如在含氧量正常的静息态心脏中，通过mitoK$_{ATP}$的K$^+$流入，引起基质碱化和线粒体产生的ROS增加；当膜电位下降时，比如在心脏缺血期间，mitoK$_{ATP}$开放增加了一条平行的K$^+$传导途径，以防止基质的收缩和膜间隙(IMS)的扩张。

7.4.2 Ca^{2+}-钙调蛋白依赖性蛋白激酶Ⅱ(CaMKⅡ)

心肌细胞的死亡是由过量Ca^{2+}进入线粒体引起的，从而导致线粒体内部钙超载，线粒体膜通透性转换孔开放以及内膜电势的逐渐消失，然而能够控制Ca^{2+}通过内膜上的单向转运体进入线粒体的信号通路目前还不清楚。功能多样的CaMKⅡ在心肌缺血再灌注、心肌梗死及神经元损伤过程中被激活，成为造成心肌死亡和心衰的共同诱因，表明CaMKⅡ能够将疾病应激状态和线粒体损伤结合在一起。

CaMKⅡ能够通过调节缺血再灌注的病理影响诱导细胞的凋亡和坏死来促进心衰。如果抑制细胞质内的CaMKⅡ，则由心肌梗死或缺血再灌注引起的细胞死亡影响会变弱。通过CaMKⅡ活动导致的细胞死亡增加涉及了线粒体前导死亡通路[75]。更进一步，线粒体基质中表达的能够特异性有效抑制CaMKⅡ的CaMKⅡN(抑制剂)，减少了心肌梗死、儿茶酚胺刺激压力以及缺血再灌注引起的细胞死亡[75]。因此，无论抑制细胞质内的CaMKⅡ还是线粒体中的CaMKⅡ，均能够使CaMKⅡ诱导的细胞死亡减弱。线粒体引发的细胞死亡主要是由线粒体内部的钙超载或过多的活性氧(ROS)引起的[18]，抑制或消除线粒体CaMKⅡ活动能够减少一系列病理模型下的细胞死亡[75]，减少线粒体钙超载引起的细胞死亡可能是通过减少Ca^{2+}的摄取或者减少线粒体通透性转换孔的形成来实现的[31,60]。线粒体的主要Ca^{2+}摄取和流出分别是通过线粒体Ca^{2+}单向转运体和Na$^+$-Ca^{2+}交换体完成的。除此之外，Ca^{2+}能够在基质中参与形成磷酸复合体，这些复合体决定了Ca^{2+}能够在高浓度细胞质Ca^{2+}的情况下在基质中积累Ca^{2+}。CaMKⅡ通过减少进入线粒体的Ca^{2+}来抑制MPTP的开放，能够影响线粒体Ca^{2+}摄取和通透性改变。

为了探究在缺血再灌注中CaMKⅡ的催化活性通过Ca^{2+}影响其下游反应的机制，以CaMKⅡ抑制的转基因小鼠为模型(表达线粒体膜靶向CaMKⅡ抑制剂CaMKⅡN，一种有效的CaMKⅡ特异性抑制蛋白)[40]，首先在其分离的线粒体中鉴定CaMKⅡN表达；其次，使用离体小鼠心脏直接测量对缺血再灌注损伤的心肌机械响应，以便确定CaMKⅡN转基因小鼠是否通过Ca^{2+}调节途径降低缺血再灌注过程中的损伤；为了检查CaMKⅡ对MCU的影响，对线粒体丝状体进行了膜片钳实验的研究；最后也探究了mtCaMKⅡN小鼠在心肌损伤和神经毒性实验中机体对疾病的拮抗作用以及对细胞的保护作用。研究结果最终确定CaMKⅡ是调节线粒体Ca^{2+}稳态、在缺血和神经毒性引起的心脏疾病中发挥作用的关键组成部分，而抑制CaMKⅡ会减少IMCU和MPTP开放，从而减少不良反应，在病理性心肌线粒体的应激反应中有多重保护作用，包括抑制IMCU和阻止MPTP的Ca^{2+}响应等。除此之外，还有实验证明[76]，CaMKⅡ通过增加 MCU 电流（IMCU）来促进 MPTP 开放和心肌细胞的死亡，而线粒体靶向的 CaMKⅡ抑制蛋白、环孢素A(CsA)和在缺血再灌注中具有临床功效的 MPTP 拮抗剂等都能有效地防止 MPTP 的打开、$\Delta\Psi_m$ 的变化以及减少线粒体的程序性细胞死亡，表明 CaMKⅡ是控制线粒体 Ca^{2+} 进入的关键环节。

1. CaMKⅡ对 MCU 的影响

线粒体主要通过 MCU 摄取 Ca^{2+} [10]。MCU 的孔形成通道由一个含 350 个氨基酸的蛋白质组成，有两个预测的跨膜螺旋结构（从 233 位赖氨酸到 255 位色氨酸，以及 266 位苏氨酸到 283 位甲硫氨酸），每个结构都跨越了线粒体内膜，且其 N 末端和 C 末端延伸到基质外。MCU 通道主要由两个孔形成蛋白组成，即 MCUa 和 MCUb；除此之外，还包括三类调节蛋白，即 MICU1、MICU2 和 EMRE[22,30]。虽然 MICU1 被认为参与了大量的翻译后修饰过程，但仍然不清楚它影响了 Ca^{2+} 流还是 CaMKⅡ磷酸化的任何辅助蛋白质或 MCUb。

大量的研究小组在利用膜片钳技术在线粒体丝状体（仅有内膜包被的线粒体）上测量离子流，例如通过内膜上的 MCU 的离子流。为了使膜电极顺利接入线粒体内膜上，线粒体必须肿胀、破裂线粒体外膜，但通过对内膜体电容和膜电极阻抗的交叉研究变化，内膜体的膜片钳技术仍不是十分标准化的。举例来讲，理论预测的离子电流的量级要比线粒体通道直接由膜片钳测量的电流要小[77]。除了这些公认的变化，CaMKⅡ的变化会直接影响到线粒体 Ca^{2+} 的摄取。比如，MCU 的 N 末端两个苏氨酸位点的磷酸化表现出表型突变。值得注意的是，CaMKⅡ诱导的大离子流能够通过 MCU 两个残基的丝氨酸到丙氨酸位点的突变来阻断。

为了对线粒体 CaMKⅡ通路中的相关蛋白进行鉴定，笔者推测 MCU 可能是 CaMKⅡ的一个作用靶点，因为在心脏细胞中已知的 CaMKⅡ靶点位于 Ca^{2+} 源的附近，更进一步来说，最近发表的研究结果表明，不论抑制 CaMKⅡ还是 MCU，Ru360 能够保护心脏免受缺血再灌注的损伤[78]。免疫沉淀技术表明，线粒体的 CaMKⅡ和 MCU 在同一个复合体中相互作用[75]，其他实验表明线粒体 Ca^{2+} 的积累是由 CaMKⅡ信号活化[79]。在处理过的线粒体内膜体上的膜片钳实验表明，通过 MCU 的 Ca^{2+} 流随着 CaMKⅡ的活化而增加，并且 CaMKⅡN 在基质中的表达能够减少线粒体的 Ca^{2+} 摄取[75]。此外还发现，CaMKⅡ抑制剂能够阻止 A23187 刺激引起的花生四烯酸释放，LDH 的释放和随后的 MPTP 形成的减少也归因于 MCU Ca^{2+} 流的减少[80]。总而言之，这些研究均表明，线粒体中 CaMKⅡ的激活对病理条件下的 Ca^{2+} 过量摄取起作用，能够在根本上导致细胞死亡水平的上升。相反的，在 MCU 缺失的情况下，X. Pan 等人[31]利用一个 MCU 通道缺失的基因敲除小鼠证明了缺血再灌注后对心脏坏死没有保护作用。这些研究均表明了 CaMKⅡ对蛋白的磷酸化不同于对 MCU 的磷酸化，成为通过 CaMKⅡ激活转化为细胞死亡的关键。

2. CaMKⅡ对 MPTP 的影响

CaMKⅡN 的表达能够抑制线粒体中 CaMKⅡ的活性，从而减少心肌梗死或缺血再灌注情况下的细胞死亡。正如上文所提出的，CaMKⅡ对 MCU 的磷酸化作用可能会加速在受压情况下的细胞死亡。然而，减少通过 MCU 的 Ca^{2+} 流对减少细胞凋亡无明显作用[31]，因此一种抑制 CaMKⅡ 的旁路途径可能会延缓 MPTP 的开放。线粒体通透性转运能够允许高达 1500 的分子流通过线粒体内膜，导致线粒体肿胀，最终致使细胞坏死或凋亡。内膜上通透性转运孔的开放是在病理条件下发生的，由过量的 Ca^{2+} 或 ROS 活性氧诱发[81]。内膜上的 ATP 合酶复合物是转运孔分子标志的主要竞争者[82]。除此之外，磷酸载体和辅助调节蛋白也是可能的部件。利用环孢素 A(CsA)能够阻断 MPTP 的开放，以此来减少由压力引起的细胞死亡以及患者在缺血再灌注后的梗死面积[76]。大量的线粒体激酶能够调节 MPTP 的开放。更进一步，像 CsA、CaMKⅡN 等抑制剂能够增加线粒体基质当中的钙容量，因为 CsA 以及线粒体基质中 CaMKⅡN 的表达能允许尽可能多的 Ca^{2+} 保留[75]，表明 CaMKⅡ和其他激酶在转运孔形成中的调节水平。

3. CaMKⅡ 对新陈代谢的影响

抑制 CaMKⅡ 的保护效应可能是通过转运孔的辅助蛋白来完成的。CaMKⅡ 通过调节肉毒碱棕榈酰基转移酶Ⅰ与其抑制剂丙二酰辅酶 A 间的相互作用来影响线粒体中的脂肪酸代谢，伴随着 MPTP 通道的可能开放。一种研究是通过敲低一些激酶来降低其表达（如 CaMKⅡ），表明 ATP 合酶活动的下降与激酶活动的下降有对应关系[83]。正如上面提出的，ATP 合酶复合物的组成成分可能会在压力条件下形成转运孔[82]。CaMKⅡ 的过度激活可能会通过其与能量产生和转运孔的形成之间的联系来促进线粒体细胞死亡。

总而言之，关于线粒体中的 CaMKⅡ 在生理状态和疾病状态下的功能研究仍处在研究的初级阶段。CaMKⅡ 可能是调节线粒体自稳态的中心，因为它的活动同时受 Ca^{2+} 和 ROS 信号通路的调节。线粒体中 CaMKⅡ 的作用可能很多，发现的靶位点有可能揭示调节心输出量的细胞反应的线粒体信号通路调节。CaMKⅡ 能够过度激活 Ca^{2+}，从而触发心肌死亡和心力衰竭。过量的 CaMKⅡ 活动可促进心肌 Ca^{2+} 稳态的多重紊乱，但通过 CaMKⅡ 抑制心肌保护的机制目前仍是不确定的。

7.4.3 聚羟基丁酸酯

天然存在的离子载体聚羟基丁酸酯（PHB）可以作为线粒体 Ca^{2+} 转运蛋白，是普遍存在于微生物和哺乳动物细胞中的一类生物高聚物。

PHB 主要由平均大小为 60HB 单体的较短 PHB 链和大约 100 个正磷酸盐的无机多磷酸盐（polyP）组成，可用作离子通道的络合物。虽然与 PHB 相关的线粒体蛋白仍不完全清楚，但已有证据表明 PHB 和 polyP 与 ATP 合酶的 C 亚基相关联。C 亚基在内线粒体膜中形成桶状寡聚体结构，通常认定 C 亚基低聚物内含有脂质来稳定整体结构，由于脂质不能传导离子，因此这种结构不可能形成功能通道，但如果 C 亚基被两亲分子（如 PHB）修饰，则会解决这一问题，因为 PHB 聚合物的疏水部分可以支持离子通过有带电基团的 C 亚单位低聚物。

在细菌中，PHB 存在于长形（高达 1000 个羟基丁酸残基）链状聚合物形式的致密颗粒内，其可用于能量储存。在真核细胞中的研究表明，低分子量形式的 120 个单 HB 基团的 PHB 存在于不同组织中，如肝、心、脑以及血液中；在哺乳动物细胞中也发现了类似的颗粒，但功能仍然有待确立。

PHB 可以起到许多分子功能，包括蛋白质的能量储存和结构支持，也可以作为离子载体。实验表明，含有 PHB 的人工脂质体可以积累 Ca^{2+}[84]，表明 PHB 本身是允许阳离子穿过脂质膜的离子载体。PHB 通过膜运输 Ca^{2+} 的能力可以通过该分子的两亲性质来解释：PHB 聚合物内部存在交替的疏水基团和亲水基团，因而允许其位于脂质双层内部，其中疏水基团面向膜脂质，而亲水基团形成带负电荷的核心，允许带正电离子通过。研究结果表明，PHB 的功能是允许 Ca^{2+} 通过与蛋白质组分络合形成通道而缓慢通过。

7.5 线粒体 Ca^{2+} 对心肌细胞功能的调控

线粒体 Ca^{2+} 是细胞内重要的调节因子，影响着线粒体代谢、细胞死亡等重要的细胞生理功能。

7.5.1 线粒体 Ca^{2+} 对线粒体代谢的调节

从休息状态到剧烈活动状态，心脏中的三磷酸腺苷（ATP）的消耗可随着能量需求而剧烈变化。心肌收缩的基础就是由 Ca^{2+} 瞬变引起横桥循环，肌球蛋白 ATP 酶引起 ATP 分解。线粒体 ATP 的产生正是心脏中众多重要反应的核心，因为心脏主要依赖氧化磷酸化作为其细胞内 ATP 的来源。线粒体基质中的 Ca^{2+} 浓度（$[Ca^{2+}]_m$）在调节线粒体 ATP 产生的过程中起关键作用。稳态 $[Ca^{2+}]_m$ 水平通过 Ca^{2+} 调节三羧酸循环（TCA）的线粒体酶、电子传递链（ETC）的蛋白质和 F_0F_1 - ATP 合酶来调节代谢能源供应（图 7.3）。

在生理条件下，线粒体内的 Ca^{2+} 作为一种信号分子，能够通过活化三羧酸循环中的三种脱氢酶（丙酮酸脱氢酶、异柠檬酸脱氢酶、α-酮戊二酸脱氢酶）以及 ATP 合酶来加强能量的产生。丙酮酸脱氢酶受钙依赖型磷酸酶调节，α-酮戊二酸脱氢酶和异柠檬酸脱氢酶能够与 Ca^{2+} 直接结合。这些钙敏感性脱氢酶的活性增加能够提高 NADH 的利用率，线粒体 NADH：NAD 比率增加，从而增加电子沿着呼吸链的流动，在兴奋细胞当中成为 ATP 快速合成的限速步。增加的电子进入呼吸链，允许产出的 ATP 的量增加[40]，但这种 Ca^{2+} 介导的有氧代谢活化在一些线粒体遗传疾病中受损，例如呼吸链缺陷会大大损害 Ca^{2+} 的传输，ATP 的产生受损。因此，在携带类似突变（如 tRNA 缺陷）的细胞系中，Ca^{2+} 信号（如使用线粒体 Ca^{2+} 流出的抑制剂）会显著增加 ATP 的产生。

研究发现，通过敲除 MCU 基因而建立的 MCU 缺失型小鼠模型能够抑制线粒体 Ca^{2+} 内流，从而调节细胞能量的产生。比如在 MCU 复合物敲除的大鼠模型中，

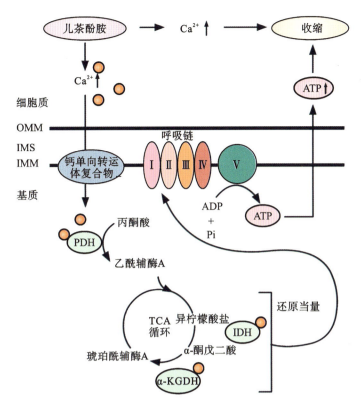

Pi—磷酸；OMM—线粒体外膜；IMS—线粒体膜间隙；IMM—线粒体内膜；PDH—丙酮酸脱氢酶；α-KGDH—α-酮戊二酸脱氢酶；IDH—异柠檬酸脱氢酶。

图7.3 线粒体 Ca^{2+} 信号参与心脏代谢收缩偶联过程

儿茶酚胺信号导致细胞质中的 Ca^{2+} 增加，从而增强收缩。这种增强收缩作用伴随着 Ca^{2+} 通过单向转运体进入线粒体基质，与线粒体增加的能量输出相偶合——进入基质中的 Ca^{2+} 激活 TCA 循环中的丙酮酸脱氢酶（PDH），异柠檬酸脱氢酶（IDH）和 α-酮戊二酸脱氢酶（α-KGDH）以及线粒体 ATP 合酶（复合物 V），从而导致线粒体 ATP 产生增加，促进收缩。

约30%显示体积更小，并且表现出丙酮酸脱氢酶活性抑制及慢性酸中毒症状，表明通过 MCU 信号通路的慢性抑制会导致范围更广的代谢变化，可与总体生长途径相互作用，但体内 MCU 缺失对基质 Ca^{2+} 的影响却有不同表现：单核细胞中，敲除 MCU 的线粒体基质 Ca^{2+} 含量下降，在心脏中敲除 MCU 的线粒体基质 Ca^{2+} 水平却没有变化；关于线粒体生物能方面，敲除 MCU 的心脏线粒体并不影响基础能量的产生，说明在正常状态的非刺激环境下 MCU 对线粒体功能并不是必需的，但在 Ca^{2+} 刺激条件下敲除 MCU 则会对线粒体能量的产生有影响，在 Ca^{2+} 的刺激下，缺失 MCU 的心肌细胞线粒体不会为响应钙信号而上调其 ATP 的合成，呼吸作用受损。

心脏在什么情况下会发生 Ca^{2+} 刺激的线粒体能量上调呢？在应激状态下，儿茶酚胺刺激引发一连串细胞内化学反应，从而导致细胞质内 Ca^{2+} 浓度升高，增强心肌细胞的收缩能力，也就意味着需要更多线粒体的能量输出来响应这种增强的收缩反应。MCU 复合体将细胞外增加的 Ca^{2+} 转运进入线粒体基质中，Ca^{2+} 可活化

TCA 循环中的 PDH、IDH 和 KGDH(complex V)，增强线粒体 ATP 合成，增加的 ATP 可为收缩供应能量。举例来说，dnMCU 转基因表达的研究揭示了 MCU 在心肌起搏功能细胞中占重要作用：使用 dnMCU 介导的 MCU 抑制模型，再用 β 肾上腺素受体激动剂——异丙肾上腺素刺激起搏细胞，导致线粒体 Ca^{2+} 内流受抑制，心脏节律加速功能受损[86]。除了起搏细胞，心肌细胞内 MCU 的特异性缺失会导致异丙肾上腺素诱导的线粒体基质内钙容量增加受损[87]，导致异丙肾上腺素刺激的呼吸作用响应迟缓[12,87]，减少异丙肾上腺素诱导的 NADH 产生量[12]降低了对急性异丙肾上腺素应答的心肌收缩性的增加[87]。应当注意，MCU 组成型敲除的动物在肾上腺素应激时没有表现出相似的功能缺陷[20]，说明组成性全局 MCU 缺失与诱导的急性 MCU 缺失的效应在成人心脏中是有差异的，但长期的儿茶酚胺刺激会使这种差异消失，因为长时间的作用会使敲除心脏 MCU 的动物线粒体基质 Ca^{2+} 积累，线粒体呼吸和心脏功能的控制受到影响，用 Ru360 和异丙肾上腺素处理分离的豚鼠心肌细胞可显示出细胞质 Ca^{2+} 含量下降。

线粒体 Ca^{2+} 在调节细胞氧化还原状态方面也起重要作用。Ca^{2+} 活化的三羧酸循环脱氢酶依赖线粒体 Ca^{2+} 调节的 NADH 氧化酶活化，控制 NADH 的产生，导致线粒体产生活性氧的增加，进而损害呼吸作用，影响细胞抗氧化再生能力，导致细胞毒性。

7.5.2 线粒体 Ca^{2+} 对细胞死亡途径的调节

线粒体 Ca^{2+} 也参与细胞死亡途径的调节。如果线粒体 Ca^{2+} 发生异常，则会导致相关疾病的发生。举例来讲，在缺血再灌注的情况下，肌细胞线粒体内的 Ca^{2+} 浓度会增加，但这种钙信号并不会上调代谢，而是实际上参与了心肌细胞死亡途径，线粒体钙超载-MPTP 通路就被认为是导致心肌细胞坏死的主要途径(图 7.4)；又比如，在心衰中，细胞质中的 Na^+ 和 Ca^{2+} 的变化会影响线粒体 Ca^{2+} 内流，使能量失调、ROS 产生异常，从而将线粒体 Ca^{2+} 的调节异常与心脏收缩异常紧密联系起来[88]。

研究人员认为[89]，在缺氧状态下，心肌细胞线粒体内 Ca^{2+} 浓度的升高是由于 mNCX 发生逆转而吸收 Ca^{2+}。更进一步的研究认为，由于心脏的缺血再灌注和神经元的兴奋性毒性，细胞和线粒体 Ca^{2+} 过载和活性氧的积聚有利于对环孢素 A 敏感的高电导通透性转换孔(PTP)的持续打开，这导致线粒体内膜的通透性增加并去极化，线粒体本身快速塌陷和肿胀，从而导致吡啶核苷酸损失，同时凋亡促进因子（如细胞色素 c 等）能够通过 PTP 释放到细胞质中，氧化磷酸化解偶联，随后生物能量产生障碍，ATP 持续消耗，线粒体功能紊乱，最终导致细胞死亡。

此外，在缺血再灌注和心肌梗死中高度活化的钙-钙调蛋白依赖性蛋白激酶Ⅱ(CaMKⅡ)能够增加通过 MCU 复合物的电流来促进心肌死亡[75]。CaMKⅡ驻留在基质中，可能通过催化丝氨酸 57 和丝氨酸 92 的磷酸化与 MCU 相互作用来促进线粒体 Ca^{2+} 进入[75]。因为 MCU 是线粒体 Ca^{2+} 内流的主要途径，抑制 MCU 会有效

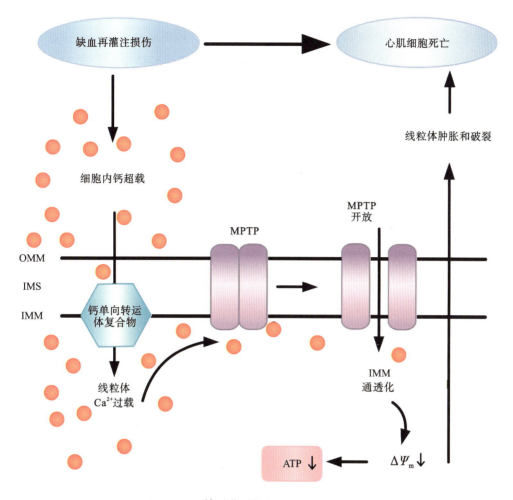

图 7.4 Ca^{2+} 过载引起心肌细胞死亡的机制

在心肌缺血再灌注损伤等病理条件下，细胞质 Ca^{2+} 过载，过量的 Ca^{2+} 单向转运到线粒体基质中，导致 MPTP 的活化和开放，MPTP 开放导致线粒体内膜(IMM)通透化，线粒体膜电位($\Delta\Psi_m$)的损失和 ATP 合成受阻，从而引起线粒体肿胀和破裂，最终导致心肌细胞死亡。

防止 Ca^{2+} 过度活化 MPTP 和随后的心脏细胞死亡。线粒体 Ca^{2+} 摄入过程可以被药物钌红及其衍生物 Ru360 抑制。多个实验已经证明，钌红和 Ru360 在许多模型中能有效抑制线粒体钙超载诱导的细胞死亡，如神经元兴奋性中毒及心脏缺血再灌注等病理模型。除此之外，心脏线粒体一氧化氮(NO)合酶也能够被线粒体 Ca^{2+} 激活，有助于 NO 介导的 PTP 开放的心脏保护功能。这些研究均为临床线粒体钙功能失调而引发的病理反应提供了治疗思路。

值得注意的是，线粒体上的通道能够作为心肌细胞的保护靶点，心肌缺血再灌注时，线粒体功能失常是诱导细胞凋亡和坏死的主要因素之一，而线粒体内、外膜上存在的诸多离子通道可能参与了心肌保护。MPTP 是存在于线粒体内、外膜之间的一种非特异性通道，参与对抗缺血再灌注损伤的心肌保护作用，是缺血再灌注损伤的终末效应器之一，但 MPTP 的活动可能受其上游的离子通道调节；线粒体钙单向转运体(MCU)是介导 Ca^{2+} 从线粒体外进入线粒体基质的重要途径,参与调节线粒体内、外 Ca^{2+} 的动态平衡;线粒体上的两种 K^+ 相关通道——线粒体敏感性钾通道、线粒体钙激活钾通道调节 K^+ 进入线粒体,维持线粒体容积,同时调节线粒体 Ca^{2+} 和氧自由基的活动,也参与心肌保护机制。

(谢文俊 张 伊 佟 婕)

参考文献

[1] MOHAMMED S A, AMBROSINI S, LUSCHER T, et al. Epigenetic control of mitochondrial function in the vasculature[J]. Front Cardiovasc Med,2020(7):28.

[2] CAO J L, ADANIYA S M, CYPRESS M W, et al. Role of mitochondrial Ca^{2+} homeostasis in cardiac muscles[J]. Arch Biochem Biophys,2019(663):276-287.

[3] WANG K, XU Y, SUN Q, et al. Mitochondria regulate cardiac contraction through atp-dependent and independent mechanisms[J]. Free Radic Res,2018,52(11-12):1256-1265.

[4] BOYMAN L, CHIKANDO A C, WILLIAMS G S, et al. Calcium movement in cardiac mitochondria[J]. Biophys J,2014,107(6):1289-1301.

[5] GUNTER T E, YULE D I, GUNTER K K, et al. Calcium and mitochondria[J]. FEBS Lett,2004,567(1):96-102.

[6] RYU S Y, BEUTNER G, DIRKSEN R T, et al. Mitochondrial ryanodine receptors and other mitochondrial Ca^{2+} permeable channels[J]. FEBS Lett,2010,584(10):1948-1955.

[7] DENTON R M. Regulation of mitochondrial dehydrogenases by calcium ions[J]. Biochim Biophys Acta,2009,1787(11):1309-1316.

[8] SANCHEZ J A, GARCIA M C, SHARMA V K, et al. Mitochondria regulate inactivation of l-type Ca^{2+} channels in rat heart[J]. J Physiol,2001,536(2):387-396.

[9] RAPIZZI E, PINTON P, SZABADKAI G, et al. Recombinant expression of the voltage-dependent anion channel enhances the transfer of Ca^{2+} microdomains to mitochondria[J]. J Cell Biol,2002,159(4):613-624.

[10] BAUGHMAN J M, PEROCCHI F, GIRGIS H S, et al. Integrative genomics identifies mcu as an essential component of the mitochondrial calcium uniporter[J]. Nature,2011,476(7360):341-345.

[11] DE S D, RAFFAELLO A, TEARDO E, et al. A forty-kilodalton protein of the inner membrane is the mitochondrial calcium uniporter[J]. Nature,2011,476(7360):336-340.

[12] LUONGO T S, LAMBERT J P, YUAN A, et al. The mitochondrial calcium uniporter matches energetic supply with cardiac workload during stress and modulates permeability transition[J]. Cell Rep,2015,12(1):23-34.

[13] PIZZO P, DRAGO I, FILADI R, et al. Mitochondrial Ca^{2+} homeostasis:mechanism, role, and tissue specificities[J]. Pflügers Archiv - European journal of physiology,2012,464(1):3-17.

[14] MALLILANKARAMAN K, CÁRDENAS C, DOONAN P J, et al. Mcur1 is an essential component of mitochondrial Ca^{2+} uptake that regulates cellular metabolism[J]. Nature cell biology,

2012, 14(12): 1336-1343.

[15] KIRICHOK Y, KRAPIVINSKY G, CLAPHAM D E. Kirichok y, krapivinsky g, clapham dethe mitochondrial calcium uniporter is a highly selective ion channel[J]. Nature, 2004, 427(6972): 360-364.

[16] MICHELS G, KHAN I F, ENDRES-BECKER J, et al. Regulation of the human cardiac mitochondrial Ca^{2+} uptake by 2 different voltage-gated Ca^{2+} channels[J]. Circulation, 2009, 119(18): 2435-2443.

[17] PEROCCHI F, GOHIL V M, GIRGIS H S, et al. Micu1 encodes a mitochondrial ef hand protein required for Ca^{2+} uptake[J]. Nature, 2010, 467(7313): 291-296.

[18] GUNTER T E, PFEIFFER D R. Mechanisms by which mitochondria transport calcium[J]. American journal of physiology, 1990, 258(5 Pt 1): C755.

[19] HUANG G, VERCESI A E, DOCAMPO R. Essential regulation of cell bioenergetics in trypanosoma brucei by the mitochondrial calcium uniporter[J]. Nat Commun, 2013(4): 2865.

[20] HOLMSTROM K M, PAN X, LIU J C, et al. Assessment of cardiac function in mice lacking the mitochondrial calcium uniporter[J]. J Mol Cell Cardiol, 2015(85): 178-182.

[21] KAMER K J, SANCAK Y, MOOTHA V K. The uniporter: from newly identified parts to function[J]. Biochem Biophys Res Commun, 2014, 449(4): 370-372.

[22] PEROCCHI F, GOHIL V M, GIRGIS H S, et al. Micu1 encodes a mitochondrial ef hand protein required for Ca^{2+} uptake[J]. Nature, 2010, 467(7313): 291-296.

[23] MALLILANKARAMAN K, DOONAN P, CÁRDENAS C, et al. Micu1 is an essential gatekeeper for mcu-mediated mitochondrial cauptake that regulates cell survival[J]. Cell, 2012, 151(3): 630-644.

[24] HOFFMAN N E, CHANDRAMOORTHY H C, SHAMUGAPRIYA S, et al. Micu1 motifs define mitochondrial calcium uniporter binding and activity[J]. Cell Rep, 2013, 5(6): 1576-1588.

[25] CSORDÁS G, GOLENÁR T, SEIFERT E L, et al. Micu1 controls both the threshold and cooperative activation of the mitochondrial Ca^{2+} uniporter[J]. Cell Metabolism, 2013, 17(6): 976.

[26] BRAGADIN M, POZZAN T, AZZONE G F. Kinetics of Ca^{2+} carrier in rat liver mitochondria[J]. Biochemistry, 1979, 18(26): 5972-5978.

[27] PLOVANICH M, BOGORAD R L, SANCAK Y, et al. Micu2, a paralog of micu1, resides within the mitochondrial uniporter complex to regulate calcium handling[J]. PLoS One, 2012, 8(2): e55785.

[28] RAFFAELLO A, STEFANI D D, SABBADIN D, et al. The mitochondrial calcium uniporter is a multimer that can include a dominant-negative pore-forming subunit[J]. Embo Journal, 2013, 32(17): 2362-2376.

[29] FIENI F, LEE S B, JAN Y N, et al. Activity of the mitochondrial calcium uniporter varies greatly between tissues[J]. Nat Commun, 2012, 3(4): 1317.

[30] SANCAK Y, MARKHARD A L, KITAMI T, et al. Emre is an essential component of the mitochondrial calcium uniporter complex[J]. Science, 2011, 342(6164): 1379-1382.

[31] PAN X, LIU J, NGUYEN T, et al. The physiological role of mitochondrial calcium revealed by mice lacking the mitochondrial calcium uniporter (mcu)[J]. Nature cell biology, 2013, 15(12): 1464-1472.

[32] FRANCESCA FIENI S B L, YUH NUNG JAN, YURIY KIRICHOK. Activity of the mitochon-

drial calcium uniporter varies greatly between tissues[J]. Nat Commun, 2012, 3(4): 1317.

[33] FENG S, LI H, TAI Y, et al. Canonical transient receptor potential 3 channels regulate mitochondrial calcium uptake[J]. Proc Natl Acad Sci USA, 2013, 110(27): 11011-11016.

[34] SPARAGNA G C, GUNTER K K, SHEU S S, et al. Mitochondrial calcium uptake from physiological-type pulses of calcium: a description of the rapid uptake mode[J]. J Biol Chem, 1995, 270(46): 27510-27515.

[35] GUNTER T E, YULE D I, GUNTER K K, et al. Calcium and mitochondria[J]. FEBS Lett, 2004, 567(1): 96.

[36] GUNTER T E, SHEU S S. Characteristics and possible functions of mitochondrial Ca^{2+} transport mechanisms[J]. Biochim Biophys Acta, 2009, 1787(11): 1291.

[37] BEUTNER G, SHARMA V K, GIOVANNUCCI D R, et al. Identification of a ryanodine receptor in rat heart mitochondria[J]. J Biol Chem, 2001, 276(24): 21482-21488.

[38] ZHAO F, LI P, CHEN S R W, et al. Dantrolene inhibition of ryanodine receptor Ca^{2+} release channels: molecular mechanism and isoform selectivity[J]. Journal of biological chemistry, 2001, 276(17): 13810-13816.

[39] SALNIKOV V, LUKYANENKO Y O, LEDERER W J, et al. Distribution of ryanodine receptors in rat ventricular myocytes[J]. J Muscle Res Cell Motil, 2009, 30(3-4): 161-170.

[40] MCCORMACK J G, HALESTRAP A P, DENTON R M. Role of calcium ions in regulation of mammalian intramitochondrial metabolism[J]. Physiol Rev, 1990, 70(2): 391.

[41] TEWARI S G, CAMARA A K, STOWE D F, et al. Computational analysis of Ca^{2+} dynamics in isolated cardiac mitochondria predicts two distinct modes of Ca^{2+} uptake[J]. J Physiol, 2014, 592(9): 1917-1930.

[42] CARAFOLI E, TIOZZO R, LUGLI G, et al. The release of calcium from heart mitochondria by sodium[J]. J Mol Cell Cardiol, 1974, 6(4): 361-371.

[43] LI W, SHARIATMADAR Z, POWERS M, et al. Reconstitution, identification, purification, and immunological characterization of the 110 kD Na^+/Ca^{2+} antiporter from beef heart mitochondria[J]. Journal of biological chemistry, 1992, 267(25): 17983-17989.

[44] CAI X, LYTTON J. The cation/Ca^{2+} exchanger superfamily: phylogenetic analysis and structural implications[J]. Molecular biology & evolution, 2004, 21(9): 1692-1703.

[45] KIM B, MATSUOKA S. Cytoplasmic Na^+-dependent modulation of mitochondrial Ca^{2+} via electrogenic mitochondrial Na^+-Ca^{2+} exchange[J]. J Physiol, 2008, 586(6): 1683-1697.

[46] YAEL YANIV H A S, ALEXEY E LYASHKOV, DONGMEI YANG, et al. Crosstalk between mitochondrial and sarcoplasmic reticulum Ca^{2+} cycling modulates cardiac pacemaker cell automaticity[J]. PLoS One, 2012, 7(5): e37582-e37582.

[47] GUNTER T E, BUNTINAS L, SPARAGNA G, et al. Mitochondrial calcium transport: mechanisms and functions[J]. Cell calcium, 2000, 28(5-6): 285.

[48] VILLA A, GARCÍASIMÓN M I, BLANCO P, et al. Affinity chromatography purification of mitochondrial inner membrane proteins with calcium transport activity[J]. Biochim Biophys Acta, 1998, 1373(2): 347-359.

[49] JIANG D, ZHAO L, CLAPHAM D E. Genome-wide RNAi screen identifies letm1 as a mitochondrial Ca^{2+}/H^+ antiporter[J]. Science, 2009, 326(5949): 144-147.

[50] ENDELE S, FUHRY M, SJ ZABEL B, et al. Letm1, a novel gene encoding a putative ef-hand

[50] ... Ca^{2+}-binding protein, flanks the wolf - hirschhorn syndrome (whs) critical region and is deleted in most whs patients[J]. Genomics, 1999, 60(2): 218-225.

[51] TSAI M F, JIANG D, ZHAO L, et al. Functional reconstitution of the mitochondrial Ca^{2+}/H^+ antiporter letm1[J]. Journal of general physiology, 2014, 143(1): 67-73.

[52] ONG S B, SUBRAYAN S, LIM S Y, et al. Inhibiting mitochondrial fission protects the heart against ischemia reperfusion injury[J]. Circulation, 2010, 121(121): 2012-2022.

[53] YU T, SHEU S S, ROBOTHAM J L, et al. Mitochondrial fission mediates high glucose-induced cell death through elevated production of reactive oxygen species[J]. Cardiovasc Res, 2008, 79(2): 341-351.

[54] O-UCHI J, RYU S Y, JHUN B S, et al. Mitochondrial ion channels/transporters as sensors and regulators of cellular redox signaling[J]. Antioxid Redox Signal, 2014, 21(6): 987.

[55] HAWORTH R A, HUNTER D R. The Ca^{2+}-induced membrane transition in mitochondria: ii. nature of the Ca^{2+} trigger site[J]. Archives of biochemistry & biophysics, 1979, 195(2): 460.

[56] ZOROV D B, KINNALLY K W, PERINI S, et al. Multiple conductance levels in rat heart inner mitochondrial membranes studied by patch clamping[J]. Biochim Biophys Acta, 1992, 1105(2): 263-270.

[57] LU X, KWONG J, MOLKENTIN J D, et al. Individual cardiac mitochondria undergo rare transient permeability transition pore openings[J]. Circ Res, 2015(115): 308093.

[58] ALTSCHULD R A, HOHL C M, CASTILLO L C, et al. Cyclosporin inhibits mitochondrial calcium efflux in isolated adult rat ventricular cardiomyocytes[J]. Am J Physiol, 1992, 262(2): 1699-1704.

[59] BARSUKOVA A, KOMAROV A, HAJNÓCZKY G, et al. Activation of the mitochondrial permeability transition pore modulates Ca^{2+} responses to physiological stimuli in adult neurons[J]. European journal of neuroscience, 2011, 33(5): 831.

[60] ELROD J W, WONG R, MISHRA S, et al. Cyclophilin d controls mitochondrial pore-dependent Ca^{2+} exchange, metabolic flexibility, and propensity for heart failure in mice[J]. Journal of clinical investigation, 2010, 120(10): 3680.

[61] DE M E, BONORA M, GIORGI C, et al. The mitochondrial permeability transition pore is a dispensable element for mitochondrial calcium efflux[J]. Cell Calcium, 2014, 56(1): 1.

[62] CHINOPOULOS C, STARKOV A A. Diacylglycerols activate mitochondrial cationic channel(s) and release sequestered Ca^{2+}[J]. J Bioenerg Biomembr, 2005, 37(4): 237-247.

[63] RYU S Y, BEUTNER G, DIRKSEN R T, et al. Mitochondrial ryanodine receptors and other mitochondrial Ca^{2+} permeable channels[J]. FEBS Lett, 2010, 584(10): 1948.

[64] NOMA A. Atp-regulated K^+ channels in cardiac muscle[J]. Nature, 1983, 305(5930): 147.

[65] GROSS G J, FRYER R M. Sarcolemmal versus mitochondrial atp-sensitive K^+ channels and myocardial preconditioning[J]. Circ Res, 1999, 84(9): 973-979.

[66] FINDLAY I. The ATP sensitive potassium channel of cardiac muscle and action potential shortening during metabolic stress[J]. Cardiovasc Res, 1994, 28(6): 760-761.

[67] SATO T, SASAKI N, SEHARASEYON J, et al. Selective pharmacological agents implicate mitochondrial but not sarcolemmal K_{ATP} channels in ischemic cardioprotection[J]. Circulation, 2000, 101(20): 2418-2423.

[68] JIN C, WU J, WATANABE M. Mitochondrial K^+ channels are involved in ischemic postcondi-

tioning in rat hearts[J]. The journal of physiological sciences, 2012, 62(4): 325-332.

[69] MC CULLY J D, WAKIYAMA H, COWAN D B, et al. Diazoxide amelioration of myocardial injury and mitochondrial damage during cardiac surgery[J]. Annals of thoracic surgery, 2002, 74(6): 2138-2146.

[70] STOWE D F, KEVIN L G. Cardiac preconditioning by volatile anesthetic agents: a defining role for altered mitochondrial bioenergetics[J]. Antioxid redox signal, 2004, 6(2): 439-448.

[71] BIARY N, XIE C, KAUFFMAN J, et al. Biophysical properties and functional consequences of reactive oxygen species (ros)-induced ros release in intact myocardium[J]. Journal of physiology, 2011, 589(21): 5167.

[72] MIURA T, LIU Y, GOTO M, et al. Mitochondrial atp-sensitive K^+ channels play a role in cardioprotection by Na^+-H^+ exchange inhibition against ischemia reperfusion injury[J]. J Am Coll Cardiol, 2001, 37(3): 957-963.

[73] IMAHASHI K, NISHIMURA T, YOSHIOKA J, et al. Role of intracellular Na^+ kinetics in preconditioned rat heart[J]. Circ Res, 2001, 88(11): 1176-1182.

[74] AKAO M, OHLER A, O'ROURKE B, et al. Mitochondrial ATP-sensitive potassium channels inhibit apoptosis induced by oxidative stress in cardiac cells[J]. Circ Res, 2001, 88(12): 1267-1275.

[75] JOINER M L A, KOVAL O M, LI J D, et al. Camkii determines mitochondrial stress responses in heart[J]. Nature, 2012, 491(7423): 269.

[76] PIOT C, CROISILLE P, STAAT P, et al. Effect of cyclosporine on reperfusion injury in acute myocardial infarction[J]. New England journal of medicine, 2008, 359(359): 473-481.

[77] KANE D A, PAVLOV E V. Calculation of ion currents across the inner membrane of functionally intact mitochondria[J]. Channels, 2013, 7(6): 426-431.

[78] GARCÍARIVAS G J, CARVAJAL K, CORREA F, et al. Ru360, a specific mitochondrial calcium uptake inhibitor, improves cardiac post-ischaemic functional recovery in rats in vivo[J]. Br J Pharmacol, 2011, 149(7): 829-837.

[79] TIMMINS J M, OZCAN L, SEIMON T A, et al. Calcium/calmodulin-dependent protein kinase ii links er stress with fas and mitochondrial apoptosis pathways[J]. Journal of clinical investigation, 2009, 119(10): 2925-2941.

[80] YUN B, LEE H, GHOSH M, et al. Serine hydrolase inhibitors block necrotic cell death by preventing calcium overload of the mitochondria and permeability transition pore formation[J]. Journal of biological chemistry, 2014, 289(3): 1491-1504.

[81] LEMASTERS J J, THERUVATH T P, ZHONG Z, et al. Mitochondrial calcium and the permeability transition in cell death[J]. Biochim Biophys Acta, 2009, 1787(11): 1395.

[82] GIORGIO V, VON S S, ANTONIEL M, et al. Dimers of mitochondrial ATP synthase form the permeability transition pore[J]. Proc Natl Acad Sci USA, 2013, 110(15): 5887.

[83] SUGAWARA K, FUJIKAWA M, YOSHIDA M. Screening of protein kinase inhibitors and knockdown experiments identified four kinases that affect mitochondrial ATP synthesis activity[J]. FEBS Lett, 2013, 587(23): 3843.

[84] FRITZ M G, WALDE P, SEEBACH D. Oligoesters of (r)-3-hydroxybutanoic acid: Transmembrane transport of Ca^{2+} across vesicle bilayers[J]. Macromolecules, 1999, 32(3): 574-580.

[85] PAN X, LIU J, NGUYEN T, et al. The physiological role of mitochondrial calcium revealed by mice lacking the mitochondrial calcium uniporter[J]. Nat Cell Biol, 2013, 15(12): 1464-1472.

[86] WU Y, RASMUSSEN T P, KOVAL O M, et al. The mitochondrial uniporter controls fight or flight heart rate increases[J]. Nat Commun, 2015(6): 7241.

[87] KWONG J Q, MOLKENTIN J D. Physiological and pathological roles of the mitochondrial permeability transition pore in the heart[J]. Cell Metab, 2015, 21(2): 206-214.

[88] MAACK C, O'ROURKE B. Excitation-contraction coupling and mitochondrial energetics[J]. Basic Res Cardiol, 2007, 102(5): 369-392.

[89] GRIFFITHS E J. Mitochondrial calcium transport in the heart: physiological and pathological roles[J]. J Mol Cell Cardiol, 2009, 46(6): 789-803.

第 8 章
线粒体自噬与心血管疾病

自噬(autophagy)是细胞依赖溶酶体途径降解自身内容物的一种机制,是清除受损细胞器、错误折叠蛋白、长寿命蛋白等细胞质成分的基本方式之一[1]。自噬既是维持细胞稳态的重要途径,也是对抗应激的重要反应[2-3]。例如,在能量应激(如缺氧或营养不足等)状态下,通过自噬途径降解细胞成分而产生的氨基酸、脂肪酸等小分子物质可被细胞回收再利用,用以产生维持生存所需的能量(ATP)[4-5]。

细胞自噬是分解代谢的过程,自噬被激活的程度由细胞自身状态和应激反应来调节,适度自噬有助于维持细胞自身的稳态,过度自噬也可引起细胞死亡。在生长因子和氨基酸充足的情况下,细胞通过哺乳动物雷帕霉素靶蛋白(mammalian target of rapamycin,mTOR)信号通路负向调控自噬;在 ATP 和营养减少等环境下,自噬则被激活。自噬不仅参与细胞的存活、免疫和发育,而且其失调还涉及多种疾病的发生和发展,包括神经退行性病变、肿瘤、感染、自身免疫病和心血管疾病等[6-7]。

8.1 自噬

通常根据自噬方式的不同将自噬分为三类:大自噬(macroautophagy)、小自噬(microautophagy)和分子伴侣介导的自噬(chaperone-mediated autophagy,CMA)[8]。大自噬是基因决定的、进化上保守的分解代谢过程,其主要特征是自噬体的形成。自噬体为吞噬了细胞器或蛋白等细胞内容物的双层膜结构,可与溶酶体融合,从而使内容物得以降解[8]。小自噬是指溶酶体或液泡等通过膜表面内陷直接包裹细胞内容物并进行降解的过程[9]。CMA 则是指蛋白在分子伴侣 Hsc70 的介导下直接转位到溶酶体内。C. D. Duve 于 1963 年首次使用"自噬"来描述大自噬的过程[10]。本文所介绍的自噬,如无特别指出,均为大自噬。

自噬的过程主要包括隔离膜(即自噬膜)萌生并聚集成点、自噬膜延伸并包裹细胞器或长寿命蛋白、自噬膜对接并融合(自噬体的形成)、自噬体与溶酶体融合、溶酶体降解内容物。自噬体形成的具体细节尚未完全清楚。自噬被激活后,自噬反应元件即协调双层自噬膜的形成和延伸以及形成自噬体,这些过程由自噬相关蛋白控制。自噬膜的起源也未完全明确,可能起源于内质网,也可能源于线粒体、质膜、高尔基体和核内体的膜成分。在酵母中已识别出 30 多种自噬相关基因(autophagy-related gene,Atg),参与自噬过程[11]。哺乳动物细胞中也发现多种 Atg 同源基因,如 UNC-51 样激酶 1(unc-51 like autophagy activating kinase 1，ULK1)是酵母中 Atg1 的同源基因。大部分 Atg 蛋白通过形成多分子复合物来调控自噬体的形成，包括 ULK1 复合物(ULK1、Atg13、Atg101 和 FIP200)、class Ⅲ phosphoinositide 3-kinase(PI3K)复合物(Beclin1、Atg14、Ambra1、Vps34 和 Vps15)、Atg9-Atg2-Atg18 复合物、Beclin1-Vps34 class Ⅲ phosphatidylinositol 3-kinase (PI3K)复合物、Atg9-Atg2-Atg18 复合物，以及 Atg5-Atg12-Atg16L 与 Atg8 结合系统等[12]。如图 8.1 所示，哺乳动物细胞在营养缺失等刺激状态下，ULK1 复合物脱离 mTOR 的抑制，从而被激活并调节 PI3K 复合物的活性，形成 phosphatidylinositol 3-phosphate(PI3P)，进一步招募 PI3P 结合蛋白 DFCP1 和 WIPI1/WIPI2，从而驱动双层自噬膜的萌生；Atg5-Atg12-Atg16L1 复合物和微管结合蛋白 1 轻链 3 A/B(microtubule-associated protein light chain 3 A/B，LC3 A/B)-磷脂酰乙醇胺(phosphatidylerhanolamine，PE)的结合物可调节自噬膜的延伸和闭合，从而形成自噬体；自噬体进而与溶酶体结合，形成自噬溶酶体，并进一步降解内容物[13]。在该过程中，LC3Ⅰ向 LC3Ⅱ转化，从而促进自噬膜的延伸和闭合，后者常作为自噬的标记分子。

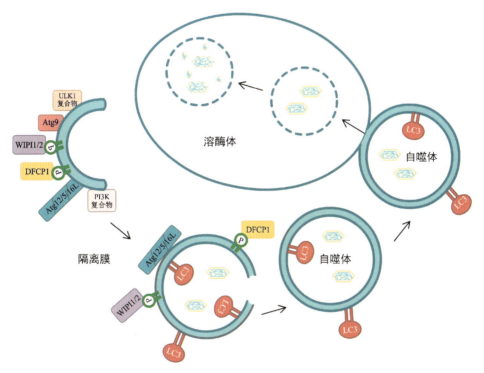

图 8.1 哺乳动物中线粒体自噬的主要分子机制

自噬膜形成的一个关键步骤是 Atg8 蛋白家族成员与 PE 结合，形成完整自噬膜的必需组分。在哺乳动物细胞中，Atg8 蛋白家族包括 LC3 和 GABARAP(gamma-aminobutyric acid receptor-associatedprotein)亚家族，不仅驱动自噬膜的延伸，也通过招募含有 LC3 结合区(LC3-interaction region，LIR)的自噬受体或适配器促进蛋白底物或细胞器的选择性清除。LIR结构域对于Atg8亚家族蛋白具有高度选择性[14]。LC3亚家族包括LC3A、LC3B、LC3B2和LC3C，GABARAP亚家族包括GABARAP、GABARAP-L1、GABARAP-L2/GATE-16和GABARAP-L3。有研究[15]认为，LC3亚家族蛋白参与自噬膜的延伸，而GABARAP亚家族则介导自噬体的成熟。

LC3家族成员通过其C末端的甘氨酸整合到自噬膜上，并与PE共价结合，其变化过程涉及两个泛素样反应。首先，Atg4作为一种半胱氨酸蛋白酶在LC3前体（pro-LC3）的C末端进行剪切，从而暴露其甘氨酸残基，形成LC3Ⅰ；随后，Atg7（作为E1泛素激活酶）和Atg3（作为E2泛素结合酶）将PE连接到LC3Ⅰ，形成LC3Ⅱ；同时发生另一个泛素样反应，Atg12被连接到Atg5，再通过Atg7（作为E1泛素激活酶）和Atg10（作为E2泛素结合酶）的作用，与Atg16形成复合物；Atg5-Atg12-Atg16复合物作为E3连接酶发挥作用，促进PE连接到LC3。LC3蛋白在自噬中的作用受到上游的磷酸化调节。例如，蛋白激酶A（PKA）对LC3B第12位点的丝氨酸磷酸化可抑制LC3B向自噬膜的整合；而STK3/STK4所介导的LC3B第50位苏氨酸的磷酸化则促进其有效参与自噬的形成过程。

自噬在心血管系统中已被广泛研究，如上所述的自噬分子机制为治疗心血管疾病提供了具体的治疗手段[16]。自噬活性与心血管的发育、心脏和血管的动态平衡以及多种心血管疾病的发生和发展都密切相关[17]。需要注意的是，自噬在心血管疾病中具有生存作用还是有害作用，仍然是一个需要讨论的问题。

8.2　线粒体自噬

尽管最初认为自噬是一种非选择性的过程，但是目前普遍认为存在非选择性自噬和选择性自噬两种类型。当细胞对饥饿或营养缺失等刺激做出应答时，非选择性自噬被激活，为细胞提供基本的氨基酸和营养成分，以维持细胞生存。而选择性自噬则是特异性地清除受损或多余的细胞器、蛋白聚集体，其无论营养条件充足与否都可发生。迄今为止，在有机生物体中，从酵母到哺乳动物，已经报道了几种底物特异的选择性自噬过程，包括对线粒体、过氧化物酶体、内质网、核糖体、脂肪滴、入侵的微生物和蛋白聚集体等的特异清除[18]。其中，线粒体自噬，即选择性地清除受损或多余的线粒体的过程，被广泛关注并深入研究。

线粒体是细胞内重要的细胞器，参与多种重要生命活动，包括能量生成、钙转运、细胞凋亡以及活性氧（ROS）的产生等[19]。线粒体是动态的细胞器，当细胞内、外环境改变时，线粒体形态、数量、细胞内分布以及能量/代谢物产生等会发生巨大改变[20]。生物体在转录、翻译及翻译后修饰等多种水平上，通过调节线粒体的生物生成、融合/分裂、降解等过程，从而调控线粒体的含量和完整性。上述过程受到干扰，可导致线粒体损伤或功能紊乱，而受损线粒体的累积则对细胞具有致命的危害。因此，严密把控线粒体质量和数量对于维持细胞的健康状态至关重要。其中，线粒体自噬是维持线粒体质量的关键代谢过程，通过清除受损或多余的线粒体以及实现代谢产物的回收利用，在维持细胞稳态中发挥重要作用[21]。

线粒体自噬最初是被学者在研究自噬时发现的。1966 年，C. D. Duve 等人[22]在以胰高血糖素刺激大鼠时发现包裹线粒体的自噬体数量显著增多。2005 年，J. J. Lemasters 等人[23]在撤除血清后用胰高血糖素处理大鼠肝细胞，可见线粒体与酸性溶酶体或 GFP－LC3 阳性的自噬体存在共定位，由此证实了哺乳动物细胞中存在的这种现象，并首次提出"线粒体自噬"来描述针对线粒体的选择性自噬过程[24]。早期对于线粒体自噬的研究主要在酵母中进行，因此线粒体自噬的分子机制在酵母中的研究较为明确。目前的研究已在酵母中识别了多个靶向线粒体的蛋白，如 Uth1、Aup1p 和 Atg32 等，这些蛋白通过标记受损的线粒体使其被选择性地自噬。

8.2.1 酵母线粒体自噬

2004 年，I. Kissova 等人[25]首次在酵母中发现调控线粒体自噬的基因。他们发现 Uth1p 蛋白是通过自噬途径降解线粒体所必需的。Uth1p 是 SUN 家族成员，该家族最初是在筛选参与调控酵母生命周期的蛋白时发现的。Uth1p 主要定位于线粒体外膜上，参与雷帕霉素刺激或氮饥饿时线粒体的清除。Aup1p 则被报道参与稳定期细胞的线粒体自噬[26]。Aup1p 是磷酸化蛋白家族的一员，定位于线粒体膜间隙。有趣的是，Uth1p 和 Aup1p 都不参与饥饿诱导的细胞自噬，提示它们仅特异性地参与线粒体自噬。Mdm38 是一种线粒体内膜蛋白，可调节线粒体 K^+/H^+ 交换系统[27]。有研究发现，缺失 Mdm38 导致线粒体去极化和碎片化，以及随后在囊泡中被降解。由于缺失 Mdm38 本身即可导致线粒体的自噬，提示受损线粒体本身也可有效激活自噬。值得注意的是，虽然 Mdm38 的缺失导致线粒体去极化并伴随线粒体自噬，但是线粒体自噬是否需要线粒体去极化还有待进一步研究。例如，以线粒体解偶联剂羰基氰化物间氯苯腙（carbonyl cyanide m-chlorophenylhydrazone，CCCP）处理野生型酵母，使其线粒体去极化，并不能诱导线粒体自噬的发生；相反，通过缺失促线粒体分裂基因 Drp1 阻断线粒体分裂，可抑制线粒体碎片化，也可抑制线粒体自噬[28]。由此看来，线粒体分裂可能参与介导线粒体自噬，此现象在哺乳动物细胞中也同样能观察到[29]。

通过全基因组筛查，研究者发现 Atg32 是酵母中介导线粒体自噬的线粒体受体[30-31]。与 Uth1p 和 Aup1p 蛋白类似，Atg32 是线粒体自噬所必需的，却并非非选择性自噬所必需的。Atg32 是 60 kD 的跨线粒体膜蛋白，其羧基末端具有一个结构域，位于线粒体内；其还具有一个位于细胞质内的四肽序列 WQAI 结构域，该序列在 Atg32 与 Atg8（哺乳动物细胞中 LC3 的同源物）的相互作用中至关重要，而 Atg8 是介导自噬膜延伸的关键分子。其他与 Atg8 结合且在线粒体自噬中发挥重要作用的分子伴侣也具有四肽序列 WxxL。此外，Atg32 的 N 端与 Atg11 的 C 端结合，从而进一步招募其他自噬相关蛋白，以形成自噬体。Atg11 也是选择性线粒体自噬所必需的受体，作为脚手架蛋白联结线粒体特异性受体 Atg32 和 Atg8，在自噬底物的选择和自噬体的形成中起重要作用。另一方面，Atg11可与线粒体分裂蛋白Drp1结合，招募分裂复合物聚集在线粒体上，从而促进线粒体分裂，后者也是线粒体自噬的关键步骤。因此，线粒体通过形成Atg32-Atg11-Atg8复合物被识别为自噬的目标。

Atg32与Atg11的相互作用受Atg32磷酸化水平的调节。在线粒体自噬发生时，Atg32的114位和119位丝氨酸发生磷酸化，尤其是114位丝氨酸的磷酸化，可介导Atg32和Atg11的相互作用和线粒体自噬。Atg32的磷酸化受到MAP激酶Hog1和Pbs2调控。缺失Hog1或Pbs2则导致Atg32去磷酸化，以及线粒体自噬受抑制。另一种MAP激酶Slt2虽与Hog1和Pbs2不同，不能特异性介导线粒体自噬，却参与酵母中蛋白激酶C-细胞壁完整性激酶信号通路，从而在线粒体和过氧化物酶体的降解过程中发挥作用。Slt2还参与调节线粒体向自噬膜聚集点的募集，这也是选择性自噬过程中识别及包装底物的关键步骤。此外，Atg32的114位和119位丝氨酸也可被CK2激酶磷酸化。抑制CK2激酶活性可特异性地阻断线粒体自噬。因此，CK2激酶也可通过直接磷酸化Atg32而调节线粒体自噬。自由基清除剂N-乙酰半胱氨酸(N-acetylcysteine，NAC)可抑制Atg32的表达和线粒体自噬，其抑制线粒体自噬的作用可能是作为抗氧化剂谷胱甘肽的前体，是通过为细胞谷胱甘肽(glutathione，GSH)池供给燃料而并非通过清除自由基来实现的。GSH如何准确调节酵母中线粒体自噬虽尚不清楚，但GSH水平的降低可能使线粒体功能受损，并随即导致线粒体自噬。

8.2.2 哺乳动物细胞线粒体自噬

在哺乳动物细胞中也发现了几个发挥脚手架蛋白和受体作用的分子，参与介导目标线粒体，被标记为自噬的靶点。这几种哺乳动物细胞中的线粒体自噬受体主要通过两种途径发挥作用：一种途径是定位于线粒体外膜的自噬受体通过其含有的保守的LC3结合区(LC3-interaction region，LIR)直接与LC3或其他Atg8家族成员结合，从而使自噬膜识别并包裹线粒体[33]。这类线粒体自噬受体蛋白包括BNIP3L/NIX、BNIP3、FUNDC1(FUN14 domain containing 1)等。如图8.2所示，在缺氧或线粒体膜电位下降的情况下，FUNDC1在Src激酶、PGAM5磷酸酶、CK2激酶等调节下，发生磷酸化状态的改变，从而使其LIR区与LC3紧密结合，介导选择性的线粒体自噬；代谢应激条件下，可能在一些激酶的作用下，NIX和BNIP3的LIR区与LC3紧密结合，从而介导线粒体自噬。另一种途径是PINK1/Parkin介导的线粒体自噬过程，即游离在细胞质的具有泛素结合域的线粒体自噬相关蛋白(包括p62/SQSTM1、NBR1和视神经蛋白等)[34]可以结合到被Parkin泛素化的线粒体上，从而介导线粒体自噬。此外，具有生物活性的鞘脂类分子神经酰胺以及线粒体内膜磷脂心磷脂(cardiolipin)等也可以直接与LC3结合，从而参与线粒体自噬过程[35-36]。除了上述途径，还存在一种不依赖于Atg5、Atg7或LC3的非典型的线粒体自噬途径。

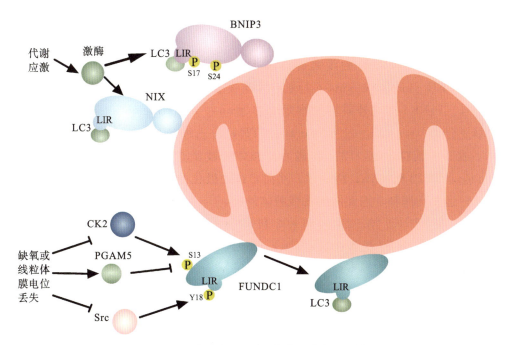

图 8.2　哺乳动物细胞线粒体外膜自噬受体

线粒体自噬作为线粒体质量控制的重要代谢活动，在富含线粒体的心肌细胞中发挥重要作用。心肌细胞持续收缩需要消耗大量 ATP，其线粒体含量丰富。心肌细胞线粒体的半衰期范围从数天到数周，而线粒体的更新、健康线粒体的维持对于心脏稳态至关重要。另外，心脏是人体能量消耗较大的器官，也是维持血液循环的复杂器官，心肌细胞线粒体不仅提供能量，还调控细胞的凋亡、Ca^{2+} 稳态、ROS 的产生等，并参与多种心血管疾病的发生和发展。心肌线粒体稳态失衡将导致功能障碍线粒体的累积、心肌 ROS 增加、心肌凋亡和心功能障碍等，所以适度的线粒体自噬对心肌具有保护作用。

线粒体自噬相关机制的研究在酵母中已取得很多进展，为探索哺乳动物细胞中线粒体自噬的机制提供了重要依据，但哺乳动物细胞和酵母的代谢等过程差异巨大，线粒体自噬的激活机制、功能和意义都不尽相同。本节后面的内容将以哺乳动物细胞的线粒体自噬为主。

8.3　线粒体自噬的分子机制

线粒体自噬的分子机制较为复杂，目前已知有几种识别受损线粒体的途径，本节主要介绍其中的 3 种。第一种途径为线粒体蛋白泛素化途径，以 PINK1 - Parkin 途径为代表。第二种途径是线粒体外膜蛋白，包括 BNIP3L/NIX、BNIP3、FUNDC1 等通过其所含的 LIR 结构域与 LC3 结合，促进自噬膜的延伸，从而特异性地介导线粒体自噬。第三种途径是以线粒体膜上的脂质受体作为 LC3 的识别受体，如神经酰胺和心磷脂与 LC3 相互作用，从而介导线粒体自噬。

8.3.1 PINK1-Parkin 系统

PINK1-Parkin 介导的线粒体自噬是目前研究最深入的线粒体自噬途径。PINK1(PTEN-inducible kinase 1)是一种丝氨酸/苏氨酸激酶，其 N 端具有线粒体定位信号。PINK1 通过外膜转位酶复合物(trans-outer membrane，TOM)和内膜转位酶复合物(trans-inner membrane，TIM)进入线粒体，并锚定在线粒体内膜上[37]。在正常线粒体中，PINK1 进入线粒体后被基质加工肽酶(matrix processing peptidase，MPP)和 PARL 所降解。然而，在去极化的线粒体中，PINK1 向线粒体内膜的转运受到抑制，因而滞留在线粒体外膜，与 TOM 形成分子量为 700000 的复合物。同时，PINK1 第 228 位和 402 位丝氨酸发生磷酸化而被激活。激活的 PINK1 招募细胞质 E3 泛素连接酶 Parkin 到受损的线粒体上并激活 Parkin，进一步使多种线粒体蛋白发生泛素化，即被泛素(ubiquitin，Ub)标记，从而使泛素链标记的线粒体被识别为自噬的底物[38]。除了线粒体发生去极化外，线粒体中未折叠蛋白增加时，PINK1 也可聚集在线粒体外膜，介导 Parkin 向线粒体转位，启动线粒体自噬，以清除受损线粒体。研究发现，Parkin 标记的线粒体主要在线粒体与内质网交联部位被识别为自噬底物并被逐渐清除。目前已识别的线粒体上 Parkin 的底物蛋白包括 VDAC、Mfn1/Mfn2、TOM、Fis1、Miro1/Miro2 以及线粒体己糖激酶等。在细胞中稳定表达 PINK1 本身也可募集 Parkin 到线粒体，以不依赖于线粒体膜电位的方式诱导线粒体自噬。此外，PINK1 在过氧化物酶体的异位表达也可招募 Parkin 到过氧化物酶体上，并伴随过氧化物酶体的泛素化和选择性自噬清除，说明 PINK1 作为 Parkin 的上游分子在 PINK1-Parkin 途径介导线粒体自噬过程中发挥关键性作用。

尽管最初研究提示 PINK1 在 Parkin 的泛素样区域磷酸化 Parkin，从而激活 Parkin 的 E3 连接酶活性，但是 Parkin 保守的丝氨酸/苏氨酸残基突变并不能完全抑制其活性，提示 PINK1 可能通过其他底物来介导 Parkin 的激活。例如，在心肌细胞中，PINK1 首先聚集在去极化的线粒体外膜，磷酸化线粒体外膜上的线粒体融合蛋白 2(Mfn2)[39]，然后招募 Parkin 到线粒体上并激活 Parkin，同时 PINK1 也使泛素分子(ubiquitin，Ub)发生磷酸化，Parkin 则发挥 E3 连接酶的作用，使线粒体外膜上的底物蛋白被泛素分子修饰，而 p62 作为适配蛋白同时结合泛素化的蛋白以及自噬膜上的 LC3，从而介导线粒体被自噬识别，如图 8.3 所示。在 Mfn2 缺陷的神经元中，可观察到 Parkin 转位的缺陷，提示在多种细胞中，Mfn2 在招募 Parkin 到线粒体的过程中发挥重要作用。同时，也进一步说明线粒体融合/分裂与线粒体自噬之间的密切关联。但在 Mfn1 和 Mfn2 缺失的小鼠胚胎成纤维细胞中，仍然能观察到 Parkin 向线粒体的转位，提示也存在其他招募 Parkin 的途径。

Parkin 介导的线粒体蛋白多聚泛素化也可招募 p62 蛋白。p62 蛋白可作为连接泛素和 LC3 的接头蛋白，使受损线粒体在核周聚集，但 p62 在 Parkin 介导的线粒体自噬中的具体作用仍存在争议。此外，K. Lu 等人[40]发现一类新的泛素-Atg8/

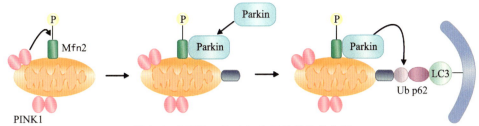

图 8.3　PINK1-Parkin 介导的线粒体自噬

LC3 接头蛋白，即 CUET 蛋白。CUET 蛋白在酵母中为 Cue5，在人类为 Tollip，通过 LIR 与 LC3 相互作用。CUET 蛋白通过 CUE 区与泛素结合，不同于 p62 通过泛素相关结构域（ubiquitin-associated domains，UBA）与泛素的结合。Tollip 与泛素的结合较 p62 更为紧密，在清除神经退行性病变蛋白 huntington 的多聚 Q 蛋白时，也较 p62 更为有效。

Parkin 不仅介导线粒体蛋白的泛素化，还通过与 Ambra1 相互作用激活 PI3K 复合物来促进非选择性自噬的发生。

除了直接介导线粒体自噬外，PINK1-Parkin 还通过其他的途径影响线粒体的质量控制。例如，PINK1 和 Parkin 也参与受损线粒体通过囊泡转运途径的清除，使线粒体派生的囊泡（MDV）包裹着线粒体蛋白被输送到溶酶体得以降解。PINK1 还可使介导线粒体运输的线粒体外膜蛋白 Miro 磷酸化而 Parkin 可介导 Miro 经蛋白酶体途径的降解，从而影响线粒体运动并促进受损线粒体通过线粒体自噬被清除。此外，Parkin 还通过蛋白酶体途径降解锌指蛋白 PARIS 解除 PARIS 对 PGC1α 的转录抑制，从而促进线粒体生物生成[41]。这些研究提示，PINK1-Parkin 系统可通过多种途径影响线粒体的质量控制和新陈代谢。

8.3.2　线粒体外膜蛋白作为线粒体自噬受体

目前已发现多种线粒体外膜蛋白作为线粒体自噬的受体介导线粒体自噬。在线粒体自噬过程中，线粒体外膜定位的自噬受体通过其所含的 LC3 相互作用结构域（LIR）与 LC3 结合，促进自噬膜的延伸，从而特异性地介导线粒体自噬。LC3 蛋白包含一个保守的疏水区，组成 W 型和 L 型口袋，通过疏水作用与线粒体自噬受体的 LIR 结构域连接[33]。LIR 结构域也被称为 AIM（Atg8-family-interacting motif）或 LRS（LC3 recognition sequence），由一个芳香族残基核心及疏水性残基组成。该序列以带负电荷的氨基酸残基为主，这是与 LC3 蛋白上带正电荷的残基相结合的关键。此外，LIR 上丝氨酸/苏氨酸残基也是磷酸化调节自噬受体活性的基础。

1. BNIP3

BNIP3 是包含 Bcl-2 同源 3（BH3）结构域和一个羧基末端跨膜区的线粒体蛋白，具有促细胞凋亡作用，在肝脏、骨骼肌、心脏、肾脏和大脑中均有表达。BNIP3 通过其 C 末端跨膜区插入线粒体外膜，而 N 端暴露在细胞质中。BNIP3 的 LIR 区附近丝氨酸位点的磷酸化可促进 BNIP3 与 LC3 的相互作用,从而诱导线粒体自噬[42]。BNIP3 的表达水平受缺氧诱导因子 1(hypoxia - inducible factor 1,HIF1)调节,后者作为转录因子结合于 BNIP3 的启动子区。在缺氧条件下,HIF1 稳定表达,并加强与 BNIP3 启动子区的结合,促进 BNIP3 的转录[43]。Y. Zhang 等人[44]发现,HIF1 - BNIP3 途径所介导的线粒体自噬在心肌缺血再灌注损伤过程中发挥心脏保护作用,BNIP3 的表达还受 Foxo3 转录因子的调节。在饥饿处理的骨骼肌细胞中,Foxo3 活性增加,从而与 BNIP3 启动子区结合,进而增加 BNIP3 的表达[45]。A. H. Chaanine 等人[46]发现在心脏应激状态下,Foxo3 上调 BNIP3 的表达是有害的,会导致线粒体膜电位下降、线粒体分裂、心肌凋亡等,而抑制心衰小鼠心脏中的 Foxo3 则可保护心脏的收缩和舒张功能,并改善线粒体的结构和功能。

BNIP3 作为 BH3 - only 促凋亡蛋白,还依赖其跨膜区发挥促进细胞凋亡的功能。在心肌细胞中,BNIP3 可通过促进线粒体外膜的通透性增加来促进心肌凋亡。除介导细胞凋亡外,BNIP3 也能在阿霉素处理下通过干扰关键的线粒体呼吸复合物的形成而促进心肌坏死。此外,BNIP3 也参与了自噬性细胞死亡,但 BNIP3 通过线粒体自噬促进细胞死亡或存活的具体机制仍待进一步阐明。

2. BNIP3L/NIX

BNIP3L/NIX 与 BNIP3 同属 Bcl - 2 家族,也是 BH3 - only 蛋白和促凋亡成员,与 BNIP3 具有 53%～56% 的氨基酸同源序列[47]。BNIP3L/NIX 也通过 C 末端跨膜区插入线粒体外膜,而 N 端暴露在细胞质中。与 BNIP3 相似,NIX 也通过 LIR 区与 LC3 结合,并且其结合强度也受丝氨酸磷酸化状态的调节。NIX 主要参与网织红细胞分化为成熟红细胞过程中的线粒体自噬,从而清除红细胞中的线粒体。研究发现[48],NIX 的蛋白水平在红细胞成熟晚期显著上调,NIX 缺陷小鼠网织红细胞中线粒体的清除受到显著抑制,NIX 的 LIR 区突变也可抑制红细胞中的线粒体自噬,这些证据提示,NIX 是在红细胞成熟过程中清除线粒体所必需的。NIX 基因缺陷不仅抑制线粒体自噬,还可抑制线粒体膜电位的下降,且 NIX 介导的线粒体膜电位的下降对于其介导线粒体自噬有重要作用。与 BNIP3 相似,在缺氧或饥饿条件下,NIX 也在 HIF1 或 Foxo3 的作用下表达上调。

BNIP3 和 NIX 是典型的 BH3 - only 促凋亡 Bcl - 2 蛋白家族成员,除了通过它们的 LIR 区与 LC3 相互作用外,还可通过 BH3 结构域与 Bcl - 2 发生结合,使 Bcl - 2 - Beclin1 复合物解离,从而诱导 Beclin1 介导自噬的启动。此外,BNIP3 和 NIX 能够通过 N 端与 mTOR 活化蛋白 Rheb 结合,降低 mTOR 活性,从而增强自噬。

3. FUNDC1

2012 年,中国科学院动物所陈佺教授实验室发现 Fun domain containing 1 蛋白作为线粒体自噬受体介导线粒体自噬的作用,并将之命名为 FUNDC1[49]。FUNDC1 蛋白定位于线粒体外膜,具有三次跨膜结构,主要介导缺氧条件下的线粒体自噬。FUNDC1 的氨基酸序列从果蝇到人类高度保守,在人类具有 155 个氨基酸。FUNDC1 蛋白含有典型的 LIR 结构域 Y(18)XXL(21),可与 LC3 结合,从而介导线粒体自噬；其 LIR 区突变则阻碍与 LC3 的结合，使线粒体自噬受到抑制。敲低 FUNDC1 可显著抑制缺氧诱导的线粒体自噬，而同时过表达 FUNDC1 可逆转此抑制作用，但过表达缺失 LIR 区的 FUNDC1 突变体则无法逆转，提示 FUNDC1 与 LC3 的结合是其介导线粒体自噬的前提。和 NIX 或 BNIP3 相比，尽管它们都通过 LIR 区介导线粒体自噬，但 FUNDC1 结合 LC3B 的作用更强。此外，缺氧条件下 NIX 和 BNIP3 在 HIF1 或 Foxo3 转录因子的作用下被上调；但 FUNDC1 的转录不受 HIF1 或 Foxo3 的调控，主要通过磷酸化水平的变化来调控其功能。

研究发现，FUNDC1 对于维持正常的心脏功能是必需的，且 FUNDC1 介导的线粒体自噬在心肌梗死过程中具有心脏保护作用[50]。

4. Bcl2L13/Bcl-Rambo

Bcl2L13(Bcl-like 13 or Bcl-Rambo)是典型的 Bcl-2 家族成员，包含 4 个 BH 结构域。但 Bcl2L13 并不通过结合促凋亡或促生存的 Bcl-2 成员发挥作用，而是通过靶向线粒体外膜的 C 端跨膜区发出凋亡信号。由于 Bcl2L13 与酵母线粒体自噬受体 Atg32 的相似性，即均具有 LIR 结构域 WxxL，因此也被认为是线粒体自噬受体。过表达 Bcl2L13 可诱导线粒体分裂，并且分裂的线粒体被靶定到自噬体和溶酶体。Bcl2L13 的所有 BH 结构域都是其诱导线粒体分裂所必需的，但其诱导线粒体分裂的作用不依赖于 Drp1 蛋白。在 CCCP 诱导下，Bcl2L13 蛋白水平增加，并通过磷酸化激活其 LIR 区来介导线粒体自噬，该过程不依赖 Parkin，且不介导线粒体蛋白的泛素化。

8.3.3 脂质受体

除线粒体外膜蛋白外，线粒体膜上的脂类（如神经酰胺和心磷脂）也可直接结合 LC3，成为线粒体自噬受体，参与线粒体自噬。

1. 神经酰胺

线粒体外膜上的神经酰胺可在外源添加物或神经酰胺合酶 1（ceramide synthase1，CerS1）的作用下内源性生成 C18-神经酰胺，通过特异性地结合 LC3，从而介导线粒体自噬[35]。有趣的是，在促神经酰胺产生的条件下，敲低 LC3B 可促使肿瘤的生长，提示神经酰胺所介导的线粒体自噬可促细胞死亡。与此一致，抗癌剂亚硒酸钠也可通过上调 CerS1 来激活线粒体自噬，从而促进癌细胞死亡。这种通过增强线粒体自噬促进细胞死亡的模式是不依赖于线粒体凋亡信号的，有助于阐明自噬性细胞死亡的分子基础。

2. 心磷脂

心磷脂是带负电荷的磷脂，正常情况下主要定位于线粒体内膜。而在线粒体磷脂混杂酶 3（phospholipid scramblase 3，PLS3）的作用下，心磷脂可转位于线粒体外膜并结合 LC3B。研究发现，在损伤的线粒体中，心磷脂转位到线粒体外膜，直接与 LC3 相互作用，诱导线粒体自噬。抑制 PLS3 的活性可减少线粒体向自噬体的运输，而突变 LC3 与心磷脂相互作用的位点也可抑制线粒体自噬。由于过氧化的心磷脂可使线粒体膜间隙的凋亡因子向细胞质释放，因此推测，当受损线粒体不能被及时清除时，心磷脂通过被氧化而促进细胞凋亡。在心肌细胞 H9c2 中过表达脂酰基辅酶 A 溶血心磷脂酰基转移酶 1(Acyl‐CoA lysocardiolipin acyltransferase 1, ALCAT1)可通过催化心磷脂的病理性重塑促进线粒体氧化应激反应，导致线粒体自噬及线粒体被清除[51]。心磷脂过氧化反应是直接影响线粒体自噬还是通过线粒体功能紊乱/氧化应激间接调节线粒体自噬有待进一步阐明。

8.3.4 参与线粒体自噬的其他分子

1. HMGB1(high mobility group box 1)

HMGB1 是一种染色质关联蛋白，在线粒体自噬的诱导过程及线粒体降解过程中均发挥作用。在刺激 ROS 产生增加的情况下，细胞质 HMGB1 可直接与自噬相关蛋白 Beclin1 相互作用，促进自噬的产生。而细胞核中 HMGB1 则可调节心脏热休克蛋白 β‐1(heat shock protein beta‐1, HSPB1)的表达，后者是一种细胞骨架调节蛋白，在非选择性自噬及线粒体自噬过程中均发挥运输细胞器的作用。缺失 HMGB1 或 HSPB1 后，可观察到线粒体分裂增加及 ATP 产生减少等伴随现象。但与前述线粒体自噬受体介导线粒体的作用不同，HMGB1 或 HSPB1 通过调节肌动蛋白等细胞骨架结构影响受损线粒体向自噬体的运输，从而影响线粒体自噬。

2. Atg13

研究发现，自噬过程中 ULK1 复合物被激活后，Atg13 在 318 位的丝氨酸可被 ULK1 磷酸化，并从复合物中释放出来；磷酸化的 Atg13 随之被募集到受损线粒体上，参与介导线粒体自噬。而 Atg13 介导的线粒体自噬可能需要 Parkin 的参与，提示 Atg13 是 Parkin 途径的下游分子。

3. Smad 泛素调节因子 1(Smad ubiquitination regulatory factor 1, Smurf1)

为检测介导 Sindbis 病毒衣壳蛋白与自噬溶酶体共定位所需的基因，A. Orvedahl 等人[52]进行了高通量、全基因组的小干扰 RNA 筛查，共识别出 141 个介导病毒自噬所必需的候选基因。在这些基因中，有 96 个也是 Parkin 介导线粒体自噬所必需的，提示以病毒衣壳蛋白为靶标的自噬与以受损线粒体为靶标的自噬可能具有共同的分子机制。该研究团队发现，*Smurf1* 基因缺失的小鼠，心脏、大脑、肝脏中均有受损线粒体的累积，提示 *Smurf1* 可能是受损线粒体自噬及清除所必需的。说明除 Parkin 外，其他 E3 泛素连接酶(如 Smurf1)也可能在选择性自噬中扮演重要角色，且此过程可能具有组织特异性。

8.3.5 非典型线粒体自噬

经典的自噬途径由自噬相关基因编码的进化保守的信号分子所调控，这些分子包括 Atg4、Atg5、Beclin1(酵母中同源基因为 Atg6)、Atg7、Atg12 和 Atg16 等。而越来越多的数据提示，可能还存在非典型的自噬通路。Y. Nishida 等人[53]发现，*Atg5* 和 *Atg7* 基因双敲除小鼠在特定应激下依然可产生自噬并降解自噬体中的底物。这种 Atg5/Atg7 非依赖的自噬（或称"另类自噬"）过程并未发生 LC3 的脂化，反而一种小 GTP 酶 Rab9 参与了自噬膜的运输及降解，从而在此类自噬过程中发挥关键作用。在 COS7 细胞中的研究发现，氧化应激可诱导一种膜泡运输通路，将线粒体蛋白输送到溶酶体，进而选择性地清除线粒体，而此过程并不需要线粒体的去极化，也不依赖 Atg5 和 LC3，从而区别于一般的非选择性自噬或者选择性线粒体自噬。因此，研究人员推测生物体同时存在多种机制参与调节线粒体自噬及其降解。

8.4 线粒体自噬的调控

8.4.1 线粒体通透性转换孔

基于线粒体特有的结构和功能特征，在线粒体自噬过程中，线粒体自身也发生一系列变化。线粒体通透性转换（mitochondrial permeability transition，MPT）在线粒体去极化所致的自噬中发挥重要作用，由线粒体通透性转换孔（mitochondrial permeability transition pore，MPTP）实现，参与调控细胞凋亡和坏死。MPTP 的分子实质尚不完全明确，其主要成分包括线粒体外膜的电压依赖性阴离子通道（voltage-dependent anion channel，VDAC）、内膜的腺嘌呤核苷酸转位酶（adenine nucleotide translocase，ANT）和线粒体基质中的亲环蛋白 D（CypD）等，并受 CypD 调控。此外，与线粒体通透性转换孔相关的蛋白还包括线粒体膜间隙的肌酸激酶，线粒体外膜的己糖激酶和凋亡相关蛋白 Bax。MPTP 开放可使线粒体膜对分子量为 1500 以下的溶质具有通透性，导致线粒体去极化。MPTP 持续开放使线粒体膜间隙的促凋亡蛋白（如细胞色素 c、凋亡诱导因子 Smac 等）释放到细胞质，启动细胞凋亡。免疫抑制剂复合物环孢素 A（CsA）通过与 CypD 相互作用，可以抑制 MPTP 开放。在体外饥饿培养的肝细胞中可观察到去极化的线粒体与酸性囊泡共定位，而 CsA 可以抑制此现象，提示 MPTP 可能参与营养缺乏所致的线粒体自噬。辅酶 Q（coenzyme Q，CoQ）是小的亲脂分子，在线粒体呼吸链复合物Ⅰ和Ⅱ到复合物Ⅲ的传递电子过程中发挥关键作用。CoQ 缺陷患者的纤维母细胞中可见去极化线粒体数目增多、线粒体自噬增加，而补充 CoQ 或 CsA 则可减少线粒体自噬，提示 CoQ 缺陷的纤维母细胞线粒体损伤和线粒体自噬是由 CoQ 缺陷所导致的，而且 MPTP 参与调节此过程[54]。然而，与此相反，体外培养的人初级肾小管细胞、活体大鼠肾脏，以及Ⅳ型胶原蛋白缺陷的小鼠肌肉中，CsA 则诱导细胞自噬，其可能机制是内质网应激以及对 Beclin1 和 BNIP3 的表达调控。由此推测，CsA 抑制线粒体自噬可能是通过抑制 MPTP 开放所导致的线粒体损伤和线粒体去极化，并非通过诱导细胞的非选择性自噬。

8.4.2 线粒体融合与分裂

线粒体是动态变化的细胞器，不断地进行运动、融合、分裂。研究发现，调控线粒体动力学变化的体系与调控线粒体自噬启动的体系具有高度重合性。线粒体的融合主要由定位于线粒体外膜的 Mfn1 和 Mfn2 以及定位于线粒体内膜的 OPA1 调节，而分裂主要由 Drp1、Fis1 等调节。Drp1 是胞质蛋白，在线粒体分裂时募集到线粒体表面，与 Fis1 相互作用[55]，从而介导线粒体分裂，产生一个极化和一个去极化的两个子线粒体。极化的线粒体可以再参与线粒体融合，而去极化的线粒体则成为线粒体自噬的靶标。当细胞线粒体分裂活动减少时，如细胞 Drp1 缺陷或显性失活、敲低 Fis1 等，线粒体自噬也减少，而抑制线粒体融合或增加线粒体分裂则促进线粒体自噬的增加。例如，过表达 Fis1 可促进 MEF 细胞中线粒体分裂和线粒体自噬；在 Mfn1/Mfn2 缺陷或 OPA1 缺陷的 MEF 细胞中，饥饿诱导的线粒体分裂和线粒体自噬均进一步增加；而下调 Drp1 则导致线粒体的融合增加且抑制线粒体自噬。同样，在饥饿诱导自噬的过程中，抑制 Drp1 向线粒体转位，从而抑制线粒体分裂，可使线粒体网络呈融合增强状态，线粒体呈现高度延长状。这些延长的线粒体则可以免受自噬体的吞噬，进一步支持了线粒体分裂促进线粒体自噬的观点。在 Parkin 介导线粒体自噬的过程中，也可通过泛素化降解 Mfn1 和 Mfn2 促进线粒体分裂，从而促进线粒体自噬的增加。心肌细胞中线粒体自噬受体 BNIP3 介导线粒体自噬的过程也需要 Drp1 所介导的线粒体分裂，提示线粒体分裂是线粒体自噬的前提条件，使受损的线粒体部分分裂出来，从而被自噬所清除。总之，线粒体自噬与线粒体分裂密切相关，然而改变线粒体分裂和融合的干预措施也可以独立于分裂和融合的途径，直接或间接影响线粒体自噬。例如，心肌细胞中的 Drp1 可通过与 Bcl-xL 的相互作用直接影响自噬过程。

对参与线粒体分裂的蛋白进行基因修饰会导致心肌细胞中线粒体形态的改变以及功能的受损。例如，Python 突变体小鼠在 *Drp1* 基因的第 11 位外显子上有突变，则表现为线粒体细长，提示线粒体的分裂受损，而这些小鼠心脏中 ATP 大约下降 50%，并且发生扩张型心肌病[56]。虽然心脏特异敲除 *Drp1* 的小鼠基础心功能受损，但是这些小鼠心肌对受损线粒体的自噬清除是否受到抑制还没有一致的结论。过表达 BNIP3 诱导的线粒体分裂和自噬在 *Drp1* 显性失活的成年心室细胞中受到显著抑制。Y. Ikeda 等人[57]报道了活体小鼠心脏中 *Drp1* 基因的缺失可抑制非选择性自噬和线粒体自噬。然而，M. Song 等人[20]发现，*Drp1* 缺失会导致 MPTP 开放及线粒体自噬的增加，进而导致线粒体的普遍减少。

线粒体融合在调节自噬以及心功能中的作用机制更复杂。尽管 OPA1 的纯合突变是胚胎致死的原因，但是 OPA1$^{+/-}$ 杂合小鼠则出现迟发的心肌病，并伴随线粒体 DNA(mitochondrial DNA，mtDNA)拷贝数减少以及线粒体功能障碍。在这些模型中，线粒体自噬是否增强尚未知。下调 Mfn1 的心肌中会增加小的、球形线粒体的数量，而下调 Mfn2 则增加心肌中多边形的、长的线粒体，但无论是下调 Mfn1 还是下调 Mfn2，心肌细胞在应激状态下都是受保护的。而成年心脏中联合缺失 Mfn1 和 Mfn2 可导致线粒体分裂障碍和线粒体呼吸功能障碍，并发生扩张型心肌病。对于线粒体自噬的研究发现，下调 Mfn2 可抑制 Parkin 介导的线粒体自噬，然而下调 Mfn1 或 Mfn2 导致的线粒体分裂不受控制，从而能够正向调控非选择性的自噬。因此，下调 Mfn1/Mfn2 对线粒体自噬的整体效应还不清楚。此外，在果蝇中抑制线粒体融合可以缓解 Parkin 缺陷诱导的心肌症。

8.4.3 线粒体自噬受体的调节

1. 线粒体自噬受体的磷酸化调节

BNIP3 和 BNIP3L/NIX 是典型的 BH3 - only 促凋亡 Bcl - 2 蛋白家族成员。BNIP3 介导线粒体自噬的功能主要通过其邻近 LIR 结构域的丝氨酸位点磷酸化状态所调控。BNIP3 LIR 区两端的 17 位和 24 位丝氨酸的磷酸化可特异性地促进其与 LC3 结合[42]。并且，BNIP3 在 17 位丝氨酸位点的磷酸化是 BNIP3 与 LC3 结合的前提，而 24 位丝氨酸的磷酸化则进一步增强 BNIP3 与 LC3 结合的紧密性。与 BNIP3 相似，NIX 也含有 LIR 结构域，并且其 LIR 活性也受丝氨酸磷酸化状态调节。

FUNDC1 也主要通过磷酸酶或激酶对其磷酸化状态的调节来介导线粒体自噬。正常生理条件下，Src 激酶使 FUNDC1 LIR 区 18 位点酪氨酸磷酸化，从而使 FUNDC1 处于非活化状态[49]。缺氧时，Src 激酶失活，FUNDC1 第 18 位酪氨酸去磷酸化，从而改变了 FUNDC1 与 LC3 之间的亲和力，使 FUNDC1 与 LC3 Ⅱ 的结合增强，进而使自噬膜选择性地包裹线粒体并通过溶酶体清除。此外，FUNDC1 第 13 位丝氨酸受 CK2 激酶和 PGAM5 磷酸酶调节[58]。正常生理条件下，CK2 激酶与 FUNDC1 相互作用并使其 13 位丝氨酸磷酸化，而 PGAM5 磷酸酶的活性因与 Bcl2L1 结合而受到抑制。缺氧或线粒体膜电位下降时，FUNDC1 与 CK2 激酶分离，同时 Bcl2L1 被降解并导致 PGAM5 磷酸酶激活，PGAM5 磷酸酶与 FUNDC1 结合，从而催化 FUNDC1 在 13 位丝氨酸去磷酸化，进而加强其与 LC3 的结合。另外，FUNDC1 的 17 位丝氨酸在常氧条件下处于去磷酸化状态，而缺氧或线粒体膜电位下降时，ULK1 上调并且与片段化的线粒体相结合，从而促进 FUNDC1 第 17 位丝氨酸的磷酸化，进而增强 FUNDC1 与 LC3 之间的结合，促进目标线粒体被自噬膜包裹[59]。

2. 线粒体自噬受体的转录调节

线粒体自噬过程受到多种转录因子的调节。抑癌基因 *p53* 对于 Parkin 的转录和分布均有调控，如在细胞核内的 *p53* 可上调 Parkin 表达，细胞质内的 *p53* 则可抑制 Parkin 向线粒体的转移；反之，Parkin 也可抑制 *p53* 的表达，提示 Parkin 途径存在多层面的反馈调节以维持稳定[60]。缺氧条件下，线粒体自噬受体 BNIP3 和 NIX 的转录可被缺氧诱导因子 HIF1 上调。而饥饿刺激下，激活的 Foxo3 也可诱导 BNIP3 和 NIX 的表达。然而，缺氧条件下，Foxo3a 则通过转录辅因子 CITED2 抑制 HIF1 介导的 NIX 表达，提示在缺氧条件下 NIX 的表达存在负反馈调节。此外，J. Shaw 等人[61]发现在正常情况下 NF - κB 和 E2F - 1 可竞争性结合 BNIP3 启动子区，从而抑制 BNIP3 的转录；但在缺氧等应激条件下，NF - κB 减少，从而 E2F - 1

促进 BNIP3 的转录上调。

新近研究发现，部分 microRNA 对细胞的线粒体自噬活性有负性调节作用。在红细胞成熟过程中，miR-351 和 has-miR-125a-5p 可抑制 NIX 表达及其介导的线粒体自噬，而转录抑制因子 KAP1 则抑制 miR-351 和 has-miR-125a-5p 的表达。在心梗过程中，miRNA-105 通过抑制 BNIP3 的表达来减少 BNIP3 所诱导的心肌凋亡，从而保护心脏功能[62]。在心衰过程中，miRNA-183-3p 通过下调 BNIP3L/NIX 介导的线粒体自噬为心脏提供治疗靶点[63]。此外，miR-137 可负向调节 NIX 和 FUNDC1 的表达[64]。因此，缺氧时 miR-137 的下调使线粒体自噬受体表达增多。在前列腺癌中，p53 诱导的 miR-145 可以抑制 BNIP3 的表达，从而与 HIF1 的上调作用相对抗，共同调节线粒体自噬过程。

3. 线粒体自噬受体间的相互作用

不同的线粒体自噬受体系统之间存在相互作用。例如，NIX 和 Parkin 途径相互关联，NIX 可促进 Parkin 向线粒体募集，从而增强 Parkin 介导的线粒体自噬；而 Parkin 又可对 NIX 进行泛素化并招募线粒体自噬受体 NBR1。此外，对于线粒体受体 LIR 结构域磷酸化的调控是否存在竞争性等，也是需要进一步明确的问题。

8.5 线粒体自噬的检测

线粒体自噬的检测方法有很多，每一种方法都有其优势和局限性，为准确判断线粒体自噬，需要结合多种检测手段。

8.5.1 电子显微镜技术

自从 1956 年首次用透射电子显微镜（transmission electron microscope，TEM）观测到自噬现象以来，通过 TEM 直接观察被自噬膜包裹的线粒体仍然是提供线粒体自噬直接证据的最好方法之一。自噬的形态学特点是双层自噬膜的形成，双层自噬膜内包含细胞质基质和/或不同降解时期的细胞器。自噬体最终与溶酶体融合形成成熟的自噬溶酶体时，通常只有一层膜结构。电镜观察线粒体自噬时，早期自噬体的内容物含有独特的线粒体结构（如嵴），晚期自噬体则为含有残余线粒体（与线粒体电子密度一致）的单层膜自噬溶酶体。此外，还可通过对线粒体蛋白（如 Tom20 或 CypD）标记进行免疫电镜观察，更好地证实晚期线粒体自噬中的线粒体特征。

8.5.2 荧光标记技术

目前广泛应用的观察线粒体自噬的方法是 LC3 与线粒体蛋白的共定位。通过在细胞内过表达与荧光蛋白（如 GFP、mRFP 或 mCherry）融合的 LC3 蛋白，可较为容易地观察到 LC3 聚集体。通过活细胞成像显微镜观察线粒体自噬时，可以选择 Mito Tracker 而不是膜电位敏感的染料（如 TMRM）来标记线粒体。观察 Mito Tracker Red 和 GFP-LC3 的荧光定位可以明确线粒体与 GFP-LC3 阳性的自噬体结构之间的定位关系。通过延时观察，可以看到自噬膜延伸、线粒体被包裹、自噬体形成的过程。观察固定后细胞中的线粒体自噬情况时，可以对线粒体蛋白进行免疫荧光染色，如 Tim23、VDAC 或呼吸复合物Ⅳ等，以标记线粒体。当然，此类评估线粒体与 LC3 共定位的方法有可能忽略了 LC3 非依赖性机制所介导的线粒体自噬。

由于线粒体自噬体最终要与溶酶体融合进行降解，因此线粒体与溶酶体的共定位也可用于检测线粒体自噬。进行活细胞成像显微镜观察时，可以通过 Mito Tracker 染色的线粒体和 Lyso Tracker 染色的溶酶体来显示这一过程。需要注意的是，Lyso Tracker 并非特异地标记自噬溶酶体，而是标记所有的酸性膜机构。固定细胞观察时，可以用线粒体蛋白抗体和溶酶体相关膜蛋白 1（lysosomal associated membrane protein 1，LAMP-1）或 LAMP-2 抗体来分别标记线粒体和溶酶体。两种荧光信号的共定位反映了包含线粒体的自噬体与溶酶体的成功融合，从而标志线粒体自噬的发生。

在分析自噬流以区别自噬体和自噬溶酶体时，不能仅使用 GFP-LC3，因为 GFP 荧光在自噬溶酶体的酸性条件下会淬灭，而 mRFP 或 mCherry 的荧光在溶酶体的酸性环境不会消失，所以应在细胞过表达 mRFP 荧光蛋白和 GFP 荧光蛋白串联标记的 LC3 中通过分析 GFP 和 mRFP 荧光的比值，区别自噬体或自噬溶酶体。此外，可借助药理学方法分析自噬流，例如使用溶酶体抑制剂氯喹或抑肽素 A 加 E64D 等抑制自噬体与溶酶体的融合，看线粒体与 LC3 共定位的自噬体数目是否增加，据此推测线粒体自噬体形成过程抑或自噬溶酶体的形成过程是否出现异常。

新型荧光蛋白 Keima 来源于珊瑚，是一种 pH 敏感的双激发荧光蛋白，对溶酶体蛋白酶具有抵抗力。以 Keima 标记线粒体，在线粒体的生理环境（pH 值为 8.0）下，较短波长的激发占优势；在线粒体与溶酶体融合后，因溶酶体的酸性环境（pH 值为 4.5），Keima 则需要更长波长的激发。通过检测不同波长的发射光，可以量化分析线粒体自噬。例如，可通过转染带有线粒体定位序列表达 Keima 蛋白的 mito-Keima 病毒来观察心肌中的线粒体自噬[65]。单独利用 Keima 这种荧光指示剂不能证明线粒体蛋白转运到溶酶体是通过线粒体自噬发生的，可结合使用自噬抑制剂，如果这种转运能够通过抑制线粒体自噬而受到抑制，则可以表明线粒体向溶酶体的转运是由自噬或线粒体自噬引起的。

8.5.3 线粒体含量分析

线粒体自噬的结果是线粒体被清除、数量减少，因此分析线粒体含量可被用作线粒体自噬的定量方法。理论上，线粒体含量可以通过电镜断层摄影分析而定量。但在实际操作中，利用这种方法评估细胞中线粒体数量非常费力并且不切实际，通常通过免疫印记或免疫荧光检测线粒体蛋白的含量。然而，这种方法应用时仍有局限性，线粒体各部位的蛋白，包括外膜蛋白和内膜蛋白、膜间隙和基质蛋白降解的方式不尽相同，其中大部分线粒体外膜蛋白主要通过泛素蛋白酶体系统被降解，而基质蛋白则通过自噬被降解，若仅监测线粒体膜蛋白（如 Tom20、VDAC 和 Mfn1/Mfn2 等）可能由于此类蛋白优先被蛋白酶体系统降解，导致结果的误差。因此，对线粒体基质蛋白的免疫印记分析可能更适合反映线粒体自噬状态。除了分析线粒体蛋白，通过定量 PCR 检测 mtDNA，如 12S rRNA 以及核 DNA（Lpl 的拷贝数）的比值也可以反映线粒体含量。但是 mtDNA 拷贝数在动物个体之间差异相当大，并且线粒体自噬并不总是伴随 mtDNA 降低，所以 mtDNA 并不是一种可靠的生物标志物。此外，还可以通过 Mito Tracker 对线粒体染色后利用荧光激活的细胞分选术来检测线粒体数量，此技术已成功用于监测红细胞成熟期对线粒体的清除。需要注意的是，分析线粒体含量时应考虑来源和去路两个方向，线粒体自噬可导致线粒体减少，而线粒体的生物生成则导致线粒体增多，然而线粒体自噬所降解的线粒体多为功能受损的线粒体，所以可结合功能分析来判断线粒体自噬的变化。总之，在分析线粒体自噬时，应综合使用多种方法，如线粒体蛋白的含量、线粒体 DNA 的变化、线粒体膜电位的变化、线粒体呼吸能力的变化等。

8.5.4 柠檬酸合酶活性分析

线粒体作为细胞的能量工厂，含有许多参与三羧酸循环和氧化磷酸化的酶，通过分析这些线粒体代谢相关酶的活性来反映线粒体的含量，从而了解线粒体自噬状态。例如，柠檬酸合酶（一种柠檬酸循环酶）已用于检测细胞和组织中的线粒体含量。而线粒体功能损伤时，如电子传递链受到抑制，通常并不影响柠檬酸合酶活性。因此，柠檬酸合酶活性的改变是反映线粒体含量的可靠指标。例如，在过表达 Parkin 的 SH-SY5Y 细胞中，用 CCCP 诱导线粒体自噬会导致线粒体含量和柠檬酸合酶活性都降低，且线粒体蛋白水平的降低与柠檬酸合酶活性的变化呈强相关关系。

8.5.5 流式细胞术

基于流式细胞术的线粒体自噬检测技术需要稳定表达融合了线粒体基质蛋白（如 Su9-GFP）或线粒体膜蛋白（如 GFP-Omp25）的荧光蛋白的细胞，通过检测荧光信号来判断线粒体自噬的强度。例如，用 CCCP 处理 MEF 细胞后，在未转染 Parkin 的细胞中，Su9-GFP 和 GFP-Omp25 的信号在很大程度上不受影响，而转染 Parkin 后，Su9-GFP 和 GFP-Omp25 的信号显著减少。在敲除自噬关键基因 Atg5 的 MEF 细胞中，CCCP 诱导后 Su9-GFP 信号的减少受到显著抑制，而 GFP-omp25 信号的减少没有受到显著影响，提示基质蛋白的降解依赖于自噬，而外膜蛋白的降解不完全依赖于自噬。

8.5.6 其他

Mito Timer 是一种定位于线粒体的荧光蛋白，其由绿色荧光转为红色荧光需要经历 48 小时，此性能可用于评估由线粒体自噬所促进的线粒体更新。例如，在自噬缺陷的细胞中，线粒体更新速率降低，Mito Timer 则趋于红色多于绿色。

目前因为没有一种方法能够单独证明自噬体中特异性地包含线粒体，所以尚无单独的实验方法可以用于有效评定线粒体自噬。因此，上述单独实验方法所得的结果应当谨慎解释。

8.6 线粒体自噬与心血管疾病的发生和发展

在终末分化和长寿命细胞（如心肌细胞）中，自噬的作用可能较更新频繁的细胞更为重要，因为错误折叠的长寿命蛋白和受损细胞器不会通过细胞增殖而相对减少，而自噬可以帮助清除这些损伤的蛋白或细胞器。此外，心肌细胞持续收缩需要维持恒定水平的 ATP，并需要细胞多种机制的精细调控，而自噬也是其中的一种调控机制。研究表明，自噬障碍与多种心肌疾病相关，例如成年小鼠心脏中 Atg5 缺失可引起心肌肥厚、心室扩张、收缩功能障碍[66]。溶酶体膜重要组分 LAMP-2 缺失的小鼠，自噬泡在心脏中大量累积，心功能显著降低，心脏表型类似于溶酶体储积症的心脏。这些研究均提示自噬在心脏正常功能的维持中发挥重要作用[67-68]。

心脏疾病以及中毒、感染或自身免疫反应引起的心肌损伤可激活心肌自噬。在仓鼠心肌病模型中，心肌细胞自噬体增加，伴随溶酶体与自噬体融合增加，以及通过自噬促进了 Rab7 和组织蛋白酶 D(cathepsin D)的降解[69]。心肌梗死早期自噬增加，随后出现自噬减少；而饥饿、雷帕霉素（rapamycin）等能激活自噬，可部分保护心梗模型引起的心功能紊乱以及心室重塑[70]；敲除 Parkin 等自噬关键因子以及用甲基腺嘌呤(3-methyladenine，3-MA)抑制自噬，可加重心梗手术引起的心功能紊乱和心室重塑[71]。细胞水平的实验表明，敲减 Atg5 和 LAMP-2 等自噬关键因子，则缺氧引起的细胞凋亡增多。虽然增强自噬在心肌缺血期间具有保护作用，但是在再灌注期间往往是有害的，而且增加自噬在心脏压力负荷升高的模型中也可能是有害的。因此，自噬在心脏应激状态下扮演的角色较为复杂，需要谨慎识别其所具有的保护抑或损害作用。

线粒体自噬是 J.J. Lemasters 在 2005 年首次提出的[23]，是指损伤的线粒体被特异地包裹进自噬体中，并与溶酶体融合，从而完成对受损线粒体的清除和降解，以维持细胞内环境的稳定。线粒体自噬不仅通过清理功能紊乱的线粒体减少细胞毒性，而且为细胞提供降解产物，对于合成新的线粒体也很重要，因此线粒体自噬对于维持正常和应激状态下的心脏功能具有重要意义。在病理状态下，心肌线粒体动力学失衡，产生较多功能障碍的线粒体，这类线粒体产生的 ROS 甚至是健康线粒体的数倍，而过量 ROS 更进一步攻击线粒体蛋白和 DNA，导致更多线粒体受损，从而形成恶性循环。因此心肌细胞线粒体自噬可及时清除受损的个体，减少其危害，为心肌健康提供重要保障。线粒体自噬还能预防或减少受损线粒体对凋亡程序的启动，减少促凋亡因子的释放，抑制病理状态下的心肌凋亡[54]。在生理状态下，线粒体自噬也保持在一定水平，可及时清除功能缺陷的线粒体，并为线粒体生物合成提供原料。

8.6.1 心脏基础状态的线粒体自噬

自噬对基础状态下心脏功能的影响可通过自噬相关基因敲除小鼠模型进行研究。心肌特异性 Atg5 敲除小鼠可出现未折叠蛋白和受损细胞器(包括线粒体)的累积,以及心脏功能紊乱[66],说明自噬所介导的蛋白/细胞器质量控制对于维持心肌细胞正常功能的重要性,也提示自噬在维持心脏基础生理功能过程中发挥重要作用。而另一种自噬基因 $Beclin1$ 半敲除($Beclin1^{+/-}$)小鼠模型在基础状态下并未出现任何心脏表型,但在应激状态(如心肌缺血)时,心脏自噬的增加受到显著抑制且心功能紊乱进一步加重[72]。因此,在基础状态下,需要一定水平的自噬维持正常心脏功能。

非选择性自噬对于维持基础状态下心肌细胞蛋白质/细胞器质量控制和心脏功能具有重要作用,那么线粒体自噬在其中的作用如何呢?研究发现,$Parkin$ 基因敲除小鼠心肌细胞中出现形态各异的线粒体,并伴随线粒体功能的紊乱,但基础状态下心功能仍维持正常[71]。值得注意的是,$Parkin$ 基因敲除小鼠心肌细胞中线粒体自噬仍然存在,但维持在较低的基线水平,提示心肌细胞中可能存在其他 E3 连接酶,从而代偿了 Parkin 这一 E3 连接酶活性的缺失;或者心肌细胞通过 Parkin 非依赖的线粒体自噬途径进行代偿,从而维持心肌细胞低水平的线粒体自噬状态。在果蝇心脏中,$Parkin$ 缺陷则引起显著的心脏收缩障碍,可能由于果蝇心肌细胞中其他 E3 连接酶活性的缺乏。然而,虽然 PINK1 和 Parkin 通过互相协作介导线粒体自噬,但是 $PINK1$ 基因缺失小鼠出现了更严重的心脏功能障碍,可能是由于 $PINK1$ 还具有其他的功能[73]。以上结果证实,线粒体自噬在维持心肌正常功能过程中发挥重要作用。此外,M. Song 等人[20]研究发现,心脏特异性敲除 $Mfn2$ 基因的小鼠中,Parkin 介导的线粒体自噬缺失,可通过激活心肌中非选择性自噬进行功能代偿,从而使心肌细胞能够维持线粒体质量,提示线粒体自噬和非选择性自噬共同参与调控心肌线粒体的稳态。

8.6.2 心血管疾病过程中的线粒体自噬

线粒体自噬除参与维持心脏正常功能外,也参与多种心血管疾病的发生和发展过程,如心肌肥厚、扩张型心肌病、心衰等相关心血管疾病和心脏衰老。在病理情况下,加强线粒体自噬可能减轻细胞毒性,从而起到保护作用,也可能因降解过多的线粒体使能量供应不足,最终导致器官衰竭。因此,适度的线粒体自噬对于维持心血管的功能至关重要。

1. 心肌梗死

急性心肌梗死早期,梗死危险区的自噬被显著激活。梗死危险区出现的自噬体大而且包含细胞器(如线粒体),但心梗后期梗死远端区的自噬体也是增多的。A. Hoshino 等人[74]利用 GFP - LC3 转基因小鼠检测心肌细胞自噬状态,发现心梗危险区在早期出现自噬的高峰；在此小鼠模型中，同时期也发现线粒体自噬的发生。在冠脉结扎致心肌梗死的模型中，两周后以雷帕霉素促进自噬，可改善心功能及心室的重塑，而以巴弗洛霉素 A1 抑制自噬，则加重心功能紊乱及心室的重塑，说明心梗后自噬活性增强对心脏功能起保护作用[70]。Beclin 1[+/−] 小鼠心梗模型也证实，抑制自噬会加重心梗后的心脏纤维化[72]。上述研究提示，自噬在心肌梗死过程中被激活，对心脏起保护作用。

心梗早期，可观察到 Parkin 蛋白向线粒体转移，并伴随线粒体蛋白的泛素化，说明心梗也激活了 Parkin 途径介导的线粒体自噬[71]。Parkin 基因敲除小鼠表现为线粒体自噬的下降、功能障碍线粒体的累积，以及心梗后小鼠生存率下降，而过表达 Parkin 可减轻心梗缺氧引发的心肌凋亡。在冠脉结扎术诱导小鼠心肌梗死的模型中，p53 以及 TP53 诱导的糖酵解和凋亡调节因子（TP53 induced glycolysis and apoptosis regulator, TIGAR）都显著上调；而敲除 p53 和 TIGAR 基因可促进线粒体自噬，从而减少受损线粒体的累积和心肌细胞凋亡，此作用可被自噬抑制剂氯喹所抑制，提示敲除 p53 和 TIGAR 所引起的心肌保护作用是线粒体自噬所介导的[74]。S. Wu 等人[50]发现，心肌特异性敲除 FUNDC1 可抑制心肌中线粒体自噬，并加重心梗后心肌纤维化。总之，心梗本身诱导的心肌细胞线粒体自噬激活可能是一种保护机制，能减少细胞死亡；在心梗模型中，提高心肌细胞线粒体自噬可以有效清除受损线粒体，抑制心室病理性重塑的发展。

2. 心肌缺血再灌注

对心肌缺血再灌注的研究发现，自噬在心肌缺血期活性升高，而且其在心肌再灌注期进一步增强。缺血期自噬增强对心脏具有保护作用，再灌注期自噬的进一步增强则可能诱导细胞死亡，从而对心脏具有损害作用。已有研究发现，缺失 PINK1 的小鼠，心肌缺血再灌注后心肌坏死面积增加[75]。而缺血预处理诱导 Parkin 向线粒体转位，对缺血再灌注后心肌起保护作用，但这种保护作用在 Parkin 基因敲除小鼠中减弱，提示 Parkin 在缺血预处理过程中诱导线粒体自噬，从而为心肌提供保护作用[76]。在心肌缺血再灌注损伤过程中，Drp1 从细胞质向线粒体的转位增加，提示线粒体分裂及线粒体自噬可能在缺血再灌注损伤过程中发挥作用；而心脏特异性 Drp1 基因敲除小鼠的心肌线粒体分裂和自噬均受到抑制，且心肌缺血再灌注后损伤加重[57]。Y. Matsui 等人[77]发现，小鼠心肌细胞自噬在缺血期被显著激活并伴随 AMPK 自噬信号增强，再灌注期自噬被进一步激活，同时 Beclin1 表达显著提高，故认为提高心肌细胞自噬可有效降低小鼠缺血后心肌损伤，提示增强自噬可降低心肌缺血再灌注的病理损伤。但研究也发现，再灌注期更多依赖 Beclin1 激活心肌自噬，且引发了过度的自噬，认为自噬在缺血期和再灌注期的作用可能不同，缺血阶段自噬激活是保护效应，再灌注期高水平自噬可能有害，应谨慎区别。

另有研究持不同意见，如 N. Hariharan 等人[78]认为，缺血后过量的氧化应激加强了心肌细胞的自噬流，应用 2-巯基丙酰甘氨酸抑制过量 ROS 的同时可有效抑制心肌自噬流，并减轻缺血再灌注后心肌损伤，而且 Beclin1[+/−] 小鼠缺血再灌注后心肌梗死面积更小，认为缺血再灌注模型激活的心肌自噬是有害的。L. Valentim 等人[79]的报道同样发现无论是乳鼠心肌还是成年鼠心肌，抑制 Beclin1 可以有效降低缺血后心肌细胞的自噬水平，并可提高心肌细胞生存能力，认为缺血后心肌细胞自噬激活对细胞有害。P. Yu 等人[80]发现，七氟醚麻醉具有心肌保护效应，缺血后进行七氟醚处理抑制了大鼠心肌细胞 LC3Ⅱ/LC3Ⅰ值以及 Beclin1 和 Atg5 的升高，认为七氟醚的心肌保护效应与降低过高自噬(包括线粒体自噬)有关。而 X. Wang 等人[81]的研究则发现，缺血后心肌 Beclin1 显著提高，预示心肌自噬水平提高，但实际上却发现以 LAMP-2 为代表的自噬流下降，LAMP-2 蛋白连接自噬体和溶酶体是心肌自噬不可缺少的环节。缺血后 Beclin1 表达上调与自噬水平的变化并不一致，提示机体对于 Beclin1 介导的过度自噬可能存在负反馈调节，抑制缺血引起的过度自噬对保护心肌起到一定的作用。

以上研究关于心肌缺血再灌注能引起心肌自噬的上调已经形成共识，但其生理意义如何，是保护心肌的反馈机制，还是引起病理损伤的机制，仍存在争议。总之，模型本身差异较大，缺血程度及持续时间和再灌注时间不同，其诱导的心肌自噬水平自然不同，生理意义可能也不一样。

3. 心肌肥厚

病理性心肌肥厚是心脏对各种生物力学以及生理和病理刺激的响应，例如衰老、心肌缺血和高血压，但长期承受压力会使心脏发展为心力衰竭。越来越多的证据表明，心肌细胞自噬与心脏肥大之间存在紧密的联系。通过主动脉弓缩窄术(transverse aortic constriction，TAC)构建压力后负荷增加致心肌肥厚的模型，发现在 TAC 1 周后肥大的心脏中自噬被抑制，在 TAC 4 周后衰竭的心脏中自噬被上调。心脏特异性敲除 Atg5 的小鼠在 TAC 1 周后表现为更加严重的心脏功能障碍和左心室扩张。在缺失组织蛋白酶-L(cathepsin-L)的小鼠中，心脏自噬受到抑制，且 TAC 诱导的心室重构和心力衰竭也进一步恶化，提示自噬在心肌肥厚过程中发挥心脏保护作用。然而，有关 Beclin1 的研究得出了相反的结论，他们发现在 TAC 后 1 天至 3 周内自噬活性增强，半敲除 Beclin1 能够抵抗 TAC 诱导的左心室病理重塑，Beclin1 的心肌细胞特异性过表达则促进了 TAC 诱导的自噬增加和病理性心室重构的加重。

对选择性的线粒体自噬的研究发现，在人类心衰晚期，PINK1 蛋白水平下降，而 *PINK1* 基因敲除小鼠呈现年龄依赖性心肌肥厚及心功能障碍、线粒体功能障碍等表型，提示心肌肥厚时 PINK1 蛋白水平的下降可抑制线粒体自噬，加重心脏功能损伤。在压力负荷增加心肌肥厚失代偿所致心衰小鼠中，心肌特异性敲除线粒体自噬受体 *NIX* 基因则可改善心肌纤维化，并对心脏收缩功能起保护作用，提示线粒体自噬对肥厚失代偿性心衰具有促进作用，但是并不能排除 NIX 的损伤作用也通过线粒体自噬非依赖的途径介导。

4. 心肌衰老

越来越多的证据表明，线粒体自噬失调与衰老和衰老相关性疾病密切相关，其与心血管疾病的关系也越来越引起人们的重视。心脏是心血管系统的重要器官，而心肌细胞是构成心脏的最基本单位。心脏衰老是心肌细胞衰老的器官体现。研究表明，线粒体稳态的丧失是心肌细胞功能障碍和死亡的标志[82]。因此，有效地进行线粒体的质量控制，使心肌细胞维持一定数量的、结构和功能完整的线粒体是维持心肌细胞内环境稳态和心脏功能正常行使的最基本前提[83]。

线粒体受损可导致能量生成的缺乏，同时会增加有害物质 ROS 的产生，这极大地增加了诱导细胞凋亡发生的可能。而心肌细胞中含有丰富的线粒体，以满足其高水平的能量需求，因此特别容易受到来自线粒体损伤的危害[84]。研究表明，严重损伤的线粒体通过自噬被选择性地清除，即线粒体自噬参与维持了细胞中线粒体种群的动态性质[85]。线粒体功能失调学说是衰老的主要理论之一，即线粒体功能和线粒体的 DNA 质量在有丝分裂后的组织中会随着年龄的增长而降低[60]，这提示心肌细胞作为富含线粒体的有丝分裂后细胞，在其衰老的过程中，因为线粒体自噬水平下降，线粒体的功能和线粒体 DNA 质量可能也随之降低，进而使线粒体出现损伤，最终导致心肌衰老。

多项研究表明，线粒体是衰老心脏中 ROS 的主要来源，其功能的失常可以促进衰老的进程。因此，阐明线粒体自噬在衰老的心脏中的变化和调节机制对于加深心肌衰老的理解具有重要的意义[86]。同时，线粒体 DNA 突变的发生频率随着年龄的增长以指数的方式增长，促进了细胞衰老的过程[87]。ROS 主要是指需氧细胞在代谢过程中产生的一系列活性氧簇。ROS 水平的升高是衰老细胞的典型标志之一[88]。衰老细胞中过多的 ROS 可促进自噬过程的损伤，ROS 可通过修改一种或数种参与调节自噬过程的蛋白质来导致自噬受损。在青年健康的心脏中，异常的线粒体会被自噬体迅速地清除；而在衰老过程中，心脏中的自噬水平是下调的[89]，随着年龄的增长，这种自噬活性的降低会导致清除功能失常线粒体的能力下降，进而引起衰老心肌细胞中功能失常线粒体的堆积。因此我们可以推测，在心肌增龄过程中存在着一个线粒体自噬水平降低—受损线粒体堆积—ROS 产生增多—线粒体自噬进一步受损的"恶性循环"，适当降低衰老心肌中 ROS 水平可能成为增强线粒体自噬、延缓心肌衰老的潜在靶点。

除此之外，A. Nakai 等人[66]通过敲除小鼠心肌 *Atg5* 基因制造了心肌细胞自噬抑制模型，进行主动脉缩窄手术，发现自噬抑制小鼠 1 周后左心室扩张显著，输出能力下降，出现心衰，认为激活心肌自噬可有效减少心脏超压力负荷引发的心衰。溶酶体组织蛋白酶 L 参与自噬反应，组织蛋白酶 L 缺乏会引起溶酶体活力下降，自噬体大量积累。M. Sun 等人[90]制造了组织蛋白酶 L 缺乏小鼠模型，相比对照野生小鼠，组织蛋白酶 L 缺乏小鼠在心脏超压力负荷下出现病理性肥大，引发心衰。由此可见，心肌细胞整体自噬水平低下易导致心肌细胞病理性肥大，而且易出现心衰。

线粒体自噬水平低下同样会影响心肌衰老。线粒体自噬受体 *NIX* 基因敲除小鼠会随年龄增长逐渐出现心肌肥厚和心功能下降等心肌衰老的表型，*BNIP3* 和

NIX 基因双敲除小鼠则出现异常线粒体的累积以及心功能障碍,发病率为 NIX 基因敲除小鼠的两倍,进一步证实抑制线粒体自噬可促进心脏的衰老过程。衰老小鼠心脏中 p53 上调且使 Parkin 滞留在细胞质中,从而抑制了线粒体自噬,而衰老所致线粒体完整性降低及心功能下降在 p53 缺陷小鼠均得到改善,提示 Parkin 介导的线粒体自噬在衰老心脏的功能维持中发挥重要作用。A. Hoshino 等人[60]的研究也支持以上观点,发现 p53 可抑制心肌细胞线粒体自噬水平,过量的 p53 可以与 Parkin 结合,阻止其定位于线粒体膜,导致心肌细胞线粒体自噬障碍,进而引发小鼠出现心衰,认为衰老心肌降低 p53 表达可减少心衰的发生概率。在最近治疗心肌病的研究中,有学者证实了细胞内 SIRT3(Sirtuin 酶)在线粒体乙酰化调控和线粒体生物合成的代谢过程中发挥了重要作用。心肌细胞中 SIRT3 通过 p53 - Parkin 途径来调控细胞内线粒体自噬水平,实现心肌保护作用;上调 SIRT3 表达水平,改善衰老心肌线粒体自噬水平,从而减缓衰老心肌受损,实现保护心肌的作用。S. Givvimani 等人[91]发现,在压力负荷过度诱导的心肌衰老模型中,线粒体自噬异常增强,且细胞凋亡也异常增加;而以线粒体自噬抑制剂处理,可改善心肌衰老的状态。

5. 心力衰竭

2009 年,研究人员[92]对心力衰竭患者的心脏活组织检查发现,自噬特异性基因 Beclin1 和 LC3Ⅱ表达增加,当使用左心室辅助装置减轻心脏负荷后发现 Beclin1 和 LC3Ⅱ表达均降低,这一发现提示自噬可能与心力衰竭有关。而线粒体自噬的不足在心力衰竭模型中可能加重心脏损伤[93]。J. Mori 等人[94]发现,线粒体 Mfn2 可能通过调节线粒体自噬参与心力衰竭的发生及发展。在小鼠模型中,E3 泛素连接酶 Parkin 的缺失导致心室肌细胞中线粒体功能失调、心力衰竭,并增加心律失常后的死亡率[71]。F. Billia 等人[73]的研究发现,心衰晚期患者心肌细胞 PINK1 表达水平很低,预示 PINK1 调节的线粒体自噬是心衰的发病机制。另外,PINK1 敲除的小鼠更易受到来自体外心肌缺血再灌注的损伤以及由压力过载导致的心力衰竭[75]。T. J. Cahill 等人[56]在 Python 单基因扩张型心肌病模型的研究中发现,突变 Drp1 可抑制线粒体自噬,导致线粒体去极化、钙处理异常、ATP 合成异常及无菌性心肌炎的激活等下游联级效应,并导致心力衰竭。然而,过度上调线粒体自噬水平将使线粒体被过度清除,导致心肌细胞只留下较少的线粒体而不能产生足够的 ATP,这对心力衰竭的患者来说是也是有害的。

针对炎症介导的心力衰竭,P. A. Fordjour 等人[95]在最新研究中提出了一种新的治疗概念,即靶向 BNIP3,论证了在炎症介导的心力衰竭中 BNIP3 蛋白表达水平的变化。研究表明,在炎症介导的心力衰竭过程中,采用干预的方法在功能上调节 BNIP3 活性有益于预防心力衰竭。通过原代培养心肌细胞建立心力衰竭模型,探讨脂联素(APN)对衰老心肌细胞的影响及线粒体自噬在其中可能的参与作用,发现 APN 可抑制氧化应激诱导的心肌细胞衰老,同时可增强心肌细胞的线粒体自噬作用;加入腺苷酸活化蛋白激酶(AMPK)阻滞剂抑制线粒体自噬后,脂联素抗心肌细胞衰老的作用减弱,说明脂联素可能通过 AMPK 途径激活线粒体自噬,从而发挥抑制心力衰竭的作用。

6. 心肌病

近年研究表明,线粒体自噬与扩张型心肌病和糖尿病心肌病的致病原因息息相关,同时也从调节线粒体自噬的角度提出了心肌病治疗的新方向[96]。M. Tong 等人[97]认为,线粒体功能失调能够导致心肌细胞死亡或者心肌病。在对铁过载和缺铁有关的心肌病研究[98]中发现,缺少 Tfr1(transferrin receptor protein 1)的小鼠,在出生的第 2 周出现死亡,并具有线粒体呼吸功能障碍和线粒体自噬减少等现象。H. Chen 等人[99]在对巨噬细胞纤维化因子(Mff)缺陷的心肌病救治研究中发现,Mff 基因缺失的小鼠在第 13 周死于严重的扩张型心肌病,伴随线粒体密度减少和呼吸链活性的降低以及线粒体自噬的增加。

研究[100]发现,在 1 型糖尿病心肌组织中自噬以及 PINK1 - Parkin 介导的线粒体自噬水平均下降,提示减弱的自噬可能会进一步激活非经典的自噬,从而有助于清除线粒体。在心脏缺失 Mfn2 的小鼠模型中,M. Song 等人[101]发现,Parkin 介导的线粒体自噬受损导致了 ROS 的产生增加,而通过表达高水平的氯霉素抗性基因(cat 基因)抑制线粒体 ROS 的产生并未能改善心肌病,提示线粒体自噬在糖尿病心肌病中的心脏保护作用不单单依赖于降低线粒体 ROS 的水平。2019 年,M. Tong 等人[102]发现破坏线粒体自噬可导致线粒体功能紊乱和脂质累积,从而加速糖尿病心肌病的恶化;相反,激活线粒体自噬则保护机体对抗高脂饮食诱导的糖尿病心肌病。在药物方面,二甲双胍作为治疗糖尿病的药物,可诱导线粒体自噬,并减少心肌细胞凋亡,从而阻止糖尿病心肌病的发展。

7. 动脉粥样硬化

动脉粥样硬化是缺血性冠心病的主要原因,其主要特征是从血管内皮损伤开始,血液中的低密度脂蛋白胆固醇进入内皮下,逐渐形成粥样斑块,斑块逐渐扩大,会引起血管的狭窄,巨噬细胞可以摄取氧化型低密度脂蛋白并形成泡沫细胞,在动脉粥样硬化的形成和发展过程中起着至关重要的作用。大量证据提示,动脉粥样硬化斑块中存在着自噬现象。K. Ishimaru 等人[103]发现,通过自噬清除巨噬细胞内的脂滴可抑制动脉粥样硬化的发展。I. Sergin 等人发现,在巨噬细胞中,p62 可通过自噬来清除具有细胞毒性的泛素化蛋白,从而改善动脉粥样硬化[104]。由于作为心肌细胞能量供应中枢的线粒体在心肌保护机制中扮演了重要角色,因此以线粒体自噬为切入点也成为近年来研究的热点。抑制细胞自噬后,动脉硬化斑块内受损伤的蛋白不能被适当地清除,进一步激活炎症体和凋亡信号。同时,线粒体自噬不足导致细胞内 ROS 显著增加、细胞损伤加重,损伤的线粒体破裂后引起细胞色素 c 释放,进一步促进斑块的形成。对线粒体功能障碍参与动脉粥样硬化的分子机制的研究表明,线粒体 ROS 过量能直接激活类炎症反应。在斑块巨噬细胞中,Parkin 依赖的线粒体自噬可以通过移除受损的线粒体和抑制内源性凋亡来抑制动脉粥样硬化的进一步发展。然而也有研究[105]发现,PINK1 - Parkin 介导的线粒体自噬通过激活磷酸化的 AMPKα 促进了 apelin - 13 诱导的血管平滑肌细胞增殖并加剧动脉粥样硬化病变。因此,线粒体自噬在动脉粥样硬化中的作用还有待进一步研究。

综上所述,基础水平的线粒体自噬对于维持正常心功能必不可少。在心脏应激状态或病理情况下,适时及适度激活线粒体自噬可能对心脏具有保护作用,但是长期或过度激活线粒体自噬则可能会增加心脏损伤。此外,非选择性自噬及线粒体自噬的不同激活状态也可能对心肌细胞的功能有不同影响。因此,还需更多证据以明确线粒体自噬对心脏的生理及病理作用及作用机制。近年来对有关线粒体自噬和心血管疾病之间关系的研究发现,线粒体自噬参与心力衰竭、心肌病、冠状动脉粥样硬化、心肌梗死等心血管疾病的发生和发展过程。然而,目前对于线粒体自噬与室性心律失常、心脏神经症等心血管疾病方面的研究较少,今后在研究过程中,需进一步深入研究线粒体自噬与各种心血管疾病之间的相互关系,完善二者间的理论及临床研究成果,从线粒体自噬角度揭示心血管疾病成因的分子机制,有助于进一步研发新药物并发现疾病治疗的新靶点。

(徐春玲　郑　铭)

参考文献

[1] KROEMER G, MARIÑO G, LEVINE B. Autophagy and the integrated stress response[J]. Molecular cell, 2010, 40(2):280-293.

[2] YANG Y, KLIONSKY D J. Autophagy and disease: unanswered questions[J]. Cell death and differentiation, 2020, 27(3):858-871.

[3] LEE J, GIORDANO S, ZHANG J. Autophagy, mitochondria and oxidative stress: cross-talk and redox signalling[J]. Biochemical journal, 2012, 441(2):523-540.

[4] HE L, ZHANG J, ZHAO J, et al. Autophagy: the last defense against cellular nutritional stress[J]. Adv Nutr, 2018, 9(4):493-504.

[5] FENG Q, SHAO Y, JIAO R, et al. Effects of hypoxia on oxidative stress, autophagy and apoptosis in cardiomyocytes[J]. Advances in biological chemistry, 2019, 9(2):54-67.

[6] KUNDU M, THOMPSON C B. Autophagy: basic principles and relevance to disease[J]. Annual review of pathology-mechanisms of disease, 2008(3):427-455.

[7] LEVINE B, KROEMER G. Autophagy in the pathogenesis of disease[J]. Cell, 2008, 132(1):27-42.

[8] YU L. Recent progress in autophagy[J]. Cell research, 2014(24):1-2.

[9] KALACHEV A V, YURCHENKO O V. Microautophagy in nutritive phagocytes of sea urchins[J]. Protoplasma, 2017, 254(1):609-614.

[10] KLIONSKY D J. Autophagy revisited: a conversation with christian de duve[J]. Autophagy, 2008, 4(6):740-743.

[11] YANG Z, KLIONSKY D J. Eaten alive: a history of macroautophagy[J]. Nature cell biology, 2010, 12(9):814-822.

[12] GATICA D, CHIONG M, LAVANDERO S, et al. Molecular mechanisms of autophagy in the

cardiovascular system[J]. Circulation research, 2015, 116(3): 456-467.

[13] HURLEY J H, SCHULMAN B A. Atomistic autophagy: the structures of cellular self-digestion [J]. Cell, 2014, 157(2): 300-311.

[14] WIRTH M, ZHANG W, RAZI M, et al. Molecular determinants regulating selective binding of autophagy adapters and receptors to atg8 proteins[J]. Nature communications, 2019, 10(1): 2055.

[15] WEIDBERG H, SHVETS E, SHPIKA T, et al. Lc3 and gate-16/gabarap subfamilies are both essential yet act differently in autophagosome biogenesis[J]. The EMBO journal, 2010, 29(11): 1792-1802.

[16] MORALES P E, ARIAS-DURAN C, AVALOS-GUAJARDO Y, et al. Emerging role of mitophagy in cardiovascular physiology and pathology[J]. Mol Aspects Med, 2020, 71: 100822.

[17] HOU J, RAO M, ZHENG W, et al. Advances on cell autophagy and its potential regulatory factors in renal ischemia-reperfusion injury[J]. DNA Cell Biol, 2019, 38(9): 895-904.

[18] MIZUMURA K, CHOI A M, RYTER S W. Emerging role of selective autophagy in human diseases[J]. Front pharmacol, 2014(5): 244.

[19] KUBLI D A, GUSTAFSSON A B. Mitochondria and mitophagy: the yin and yang of cell death control[J]. Circulation research, 2012, 111(9): 1208-1221.

[20] SONG M, MIHARA K, CHEN Y, et al. Mitochondrial fission and fusion factors reciprocally orchestrate mitophagic culling in mouse hearts and cultured fibroblasts[J]. Cell metabolism, 2015, 21(2): 273-285.

[21] ASHRAFI G, SCHWARZ T L. The pathways of mitophagy for quality control and clearance of mitochondria[J]. Cell death and differentiation, 2013, 20(1): 31-42.

[22] DUVE C D, WATTIAUX R. Functions of lysosomes[J]. Annual review of physiology, 1966(28): 435-492.

[23] LEMASTERS J J. Selective mitochondrial autophagy, or mitophagy, as a targeted defense against oxidative stress, mitochondrial dysfunction, and aging[J]. Rejuvenation research, 2005, 8(1): 3-5.

[24] KIM I, RODRIGUEZ-ENRIQUEZ S, LEMASTERS J J. Selective degradation of mitochondria by mitophagy[J]. Archives of biochemistry and biophysics, 2007, 462(2): 245-253.

[25] KISSOVA I, DEFFIEU M, MANON S, et al. Uth1p is involved in the autophagic degradation of mitochondria[J]. The journal of biological chemistry, 2004, 279(37): 39068-39074.

[26] TAL R, WINTER G, ECKER N, et al. Aup1p, a yeast mitochondrial protein phosphatase homolog, is required for efficient stationary phase mitophagy and cell survival[J]. The journal of biological chemistry, 2007, 282(8): 5617-5624.

[27] NOWIKOVSKY K, REIPERT S, DEVENISH R J, et al. Mdm38 protein depletion causes loss of mitochondrial K^+-H^+ exchange activity osmotic swelling and mitophagy[J]. Cell death and differentiation, 2007(14): 1647-1656.

[28] FRANK M, DUVEZIN-CAUBET S, KOOB S, et al. Mitophagy is triggered by mild oxidative stress in a mitochondrial fission dependent manner[J]. Biochim Biophys Acta, 2012, 1823(12): 2297-2310.

[29] CHEN M, CHEN Z, WANG Y, et al. Mitophagy receptor fundc1 regulates mitochondrial dynamics and mitophagy[J]. Autophagy, 2016, 12(4): 689-702.

[30] KANKI T, WANG K, CAO Y, et al. Atg32 is a mitochondrial protein that confers selectivity during mitophagy[J]. Developmental cell, 2009, 17(1): 98-109.

[31] OKAMOTO K, KONDO-OKAMOTO N, OHSUMI Y. Mitochondria-anchored receptor Atg32 mediates degradation of mitochondria via selective autophagy[J]. Developmental cell, 2009, 17(1): 87-97.

[32] KANKI T, KLIONSKY D J. Mitophagy in yeast occurs through a selective mechanism[J]. The journal of biological chemistry, 2008, 283(47): 32386-32393.

[33] WILD P, MCEWAN D G, DIKIC I. The LC3 interactome at a glance[J]. Journal of cell science, 2014(127): 3-9.

[34] SHAID S, BRANDTS C H, SERVE H, et al. Ubiquitination and selective autophagy[J]. Cell death and differentiation, 2013, 20(1): 21-30.

[35] SENTELLE R D, SENKAL C E, JIANG W, et al. Ceramide targets autophagosomes to mitochondria and induces lethal mitophagy[J]. Nature chemical biology, 2012, 8(10): 831-838.

[36] CHU C T, JI J, DAGDA R K, et al. Cardiolipin externalization to the outer mitochondrial membrane acts as an elimination signal for mitophagy in neuronal cells[J]. Nature cell biology, 2013, 15(10): 1197-1205.

[37] MATSUDA N, SATO S, SHIBA K, et al. Pink1 stabilized by mitochondrial depolarization recruits parkin to damaged mitochondria and activates latent parkin for mitophagy[J]. The journal of cell biology, 2010, 189(2): 211-221.

[38] NARENDRA D, TANAKA A, SUEN D F, et al. Parkin is recruited selectively to impaired mitochondria and promotes their autophagy [J]. The journal of cell biology, 2008, 183(5): 795-803.

[39] CHEN Y, DORN Ⅱ G W. Pink1-phosphorylated mitofusin 2 is a parkin receptor for culling damaged mitochondria[J]. Science, 2013(340): 471-475.

[40] LU K, PSAKHYE I, JENTSCH S. Autophagic clearance of polyq proteins mediated by ubiquitin-Atg8 adaptors of the conserved cuet protein family[J]. Cell, 2014, 158(3): 549-563.

[41] CASTILLO-QUAN J I. Parkin' control: regulation of pgc-1alpha through paris in Parkinson's disease[J]. Disease models and mechanisms, 2011, 4(4): 427-429.

[42] ZHU Y, MASSEN S, TERENZIO M, et al. Modulation of serines 17 and 24 in the LC3-interacting region of bnip3 determines pro-survival mitophagy versus apoptosis[J]. The journal of biological chemistry, 2013, 288(2): 1099-1113.

[43] SOWTER H M, RATCLIFFE P J, WATSON P, et al. Hif-1-dependent regulation of hypoxic induction of the cell death factors bnip3 and nix in human tumors[J]. Cancer research, 2001(61): 6669-6673.

[44] ZHANG Y N, LIU D W, HU H J, et al. Hif-1α/bnip3 signaling pathway-induced- autophagy plays protective role during myocardial ischemia-reperfusion injury[J]. Biomedicine and pharmacotherapy, 2019(120): 109464.

[45] MAMMUCARI C, MILAN G, ROMANELLO V, et al. Foxo3 controls autophagy in skeletal muscle in vivo[J]. Cell metabolism, 2007, 6(6): 458-471.

[46] CHAANINE A H, KOHLBRENNER E, GAMB S I, et al. Foxo3a regulates bnip3 and modulates mitochondrial calcium, dynamics, and function in cardiac stress[J]. Am J Physiol Heart Circ Physiol, 2016, 311(6): 1540-1559.

[47] NOVAK I, KIRKIN V, MCEWAN D G, et al. Nix is a selective autophagy receptor for mitochondrial clearance[J]. The EMBO reports, 2010, 11(1): 45-51.

[48] SCHWEERS R L, ZHANG J, RANDALL M S, et al. Nix is required for programmed mitochondrial clearance during reticulocyte maturation[J]. Pnas, 2007, 104(49): 19500-19505.

[49] LIU L, FENG D, CHEN G, et al. Mitochondrial outer-membrane protein fundc1 mediates hypoxia-induced mitophagy in mammalian cells[J]. Nature cell biology, 2012, 14(2): 177-185.

[50] WU S N, LU Q L, WANG Q L, et al. Binding of fun14 domain containing 1 with inositol 1, 4, 5-trisphosphate receptor in mitochondria-associated endoplasmic reticulum membranes maintains mitochondrial dynamics and function in hearts in vivo[J]. Circulation, 2017, 136(23): 2248-2266.

[51] LIU X L, YE B L, MILLER S, et al. Ablation of alcat1 mitigates hypertrophic cardiomyopathy through effects on oxidative stress and mitophagy[J]. Mol Cell Biol, 2012, 32(21): 4493-4504.

[52] ORVEDAHL A, SUMPTER R, XIAO G H, et al. Image-based genome-wide siRNA screen identifies selective autophagy factors[J]. Nature, 2011, 480(7375): 113-117.

[53] NISHIDA Y, ARAKAWA S, FUJITANI K, et al. Discovery of Atg5/Atg7- independent alternative macroautophagy[J]. Nature, 2009, 461(7264): 654-658.

[54] DING W X, YIN X M. Mitophagy: mechanisms, pathophysiological roles, and analysis[J]. Biol Chem, 2012, 393(7): 547-564.

[55] SHARP W W, FANG Y H, HAN M, et al. Dynamin-related protein 1 (drp1)-mediated diastolic dysfunction in myocardial ischemia-reperfusion injury: therapeutic benefits of drp1 inhibition to reduce mitochondrial fission[J]. The FASEB journal, 2014, 28(1): 316-326.

[56] CAHILL T J, LEO V, KELLY M, et al. Resistance of dynamin-related protein 1 oligomers to disassembly impairs mitophagy, resulting in myocardial inflammation and heart failure[J]. The journal of biological chemistry, 2015, 290(43): 25907-25919.

[57] IKEDA Y, SHIRAKABE A, MAEJIMA Y, et al. Endogenous drp1 mediates mitochondrial autophagy and protects the heart against energy stress[J]. Circulation research, 2015, 116(2): 264-278.

[58] CHEN G, HAN Z, FENG D, et al. A regulatory signaling loop comprising the pgam5 phosphatase and ck2 controls receptor-mediated mitophagy[J]. Molecular cell, 2014, 54(3): 362-377.

[59] WU W, TIAN W, HU Z, et al. Ulk1 translocates to mitochondria and phosphorylates fundc1 to regulate mitophagy[J]. The EMBO reports, 2014, 15(5): 566-575.

[60] HOSHINO A, MITA Y, OKAWA Y, et al. Cytosolic p53 inhibits parkin-mediated mitophagy and promotes mitochondrial dysfunction in the mouse heart[J]. Nature communications, 2013(4): 2308.

[61] SHAW J, YURKOVA N, ZHANG T, et al. Antagonism of e2f-1 regulated bnip3 transcription by nf-kappab is essential for basal cell survival[J]. Pnas, 2008, 105(52): 20734-20739.

[62] SHIN S, CHOI J W, MOON H, et al. Simultaneous suppression of multiple programmed cell death pathways by miRNA-105 in cardiac ischemic injury[J]. Molecular therapy nucleic acids, 2019(14): 438-449.

[63] OUYANG S, CHEN W, ZENG G, et al. MicroRNA-183-3p up-regulated by vagus nerve stimulation mitigates chronic systolic heart failure via the reduction of bnip3l-mediated autophagy[J]. Gene, 2020(726): 144136.

[64] LI W, ZHANG X, ZHUANG H, et al. MicroRNA-137 is a novel hypoxia-responsive microRNA

that inhibits mitophagy via regulation of two mitophagy receptors fundc1 and nix[J]. The journal of biological chemistry, 2014, 289(15): 10691 – 10701.

[65] SHIRAKABE A, FRITZKY L, SAITO T, et al. Evaluating mitochondrial autophagy in the mouse heart[J]. Journal of molecular and cellular cardiology, 2016(92): 134 – 139.

[66] NAKAI A, YAMAGUCHI O, TAKEDA T, et al. The role of autophagy in cardiomyocytes in the basal state and in response to hemodynamic stress [J]. Nature medicine, 2007, 13(5): 619 – 624.

[67] TANAKA Y, GUHDE G, SUTER A, et al. Accumulation of autophagic vacuoles and cardiomyopathy in lamp-2-deficient mice[J]. Nature, 2000, 406(24): 902 – 906.

[68] NISHINO I, FU J, TANJI K, et al. Primary lamp-2 deficiency causes x-linked vacuolar cardiomyopathy and myopathy (danon disease) [J]. Nature, 2000, 406(24): 906 – 910.

[69] MIYATA S, TAKEMURA G, KAWASE Y, et al. Autophagic cardiomyocyte death in cardiomyopathic hamsters and its prevention by granulocyte colony-stimulating factor [J]. American journal of pathology, 2006, 168(2): 386 – 397.

[70] KANAMORI H, TAKEMURA G, GOTO K, et al. Autophagy limits acute myocardial infarction induced by permanent coronary artery occlusion[J]. Am J Physiol Heart Circ Physiol, 2011, 300(6): 2261 – 2271.

[71] KUBLI D A, ZHANG X, LEE Y, et al. Parkin protein deficiency exacerbates cardiac injury and reduces survival following myocardial infarction[J]. The journal of biological chemistry, 2013, 288(2): 915 – 926.

[72] MAEJIMA Y, KYOI S, ZHAI P, et al. Mst1 inhibits autophagy by promoting the interaction between beclin1 and bcl-2[J]. Nature medicine, 2013, 19(11): 1478 – 1488.

[73] BILLIAA F, HAUCK L, KONECNY F, et al. Pten inducible kinase 1 (pink1)/park6 is indispensable for normal heart function[J]. Pnas, 2011, 108(23): 9572 – 9577.

[74] HOSHINO A, MATOBA S, IWAI-KANAI E, et al. P53-tigar axis attenuates mitophagy to exacerbate cardiac damage after ischemia[J]. Journal of molecular and cellular cardiology, 2012, 52(1): 175 – 184.

[75] SIDDALL H K, YELLON D M, ONG S, et al. Loss of pink1 increases the heart's vulnerability to ischemia-reperfusion injury[J]. Plos One, 2013, 8(4): e62400.

[76] HUANG C, ANDRES A M, RATLIFF E P, et al. Preconditioning involves selective mitophagy mediated by parkin and p62/sqstm1[J]. PLoS One, 2011, 6(6): e20975.

[77] MATSUI Y, TAKAGI H, QU X, et al. Distinct roles of autophagy in the heart during ischemia and reperfusion: roles of amp-activated protein kinase and beclin 1 in mediating autophagy[J]. Circulation research, 2007, 100(6): 914 – 922.

[78] HARIHARAN N, ZHAI P, SADOSHIMA J. Oxidative stress stimulates autophagic flux during ischemia/reperfusion[J]. Antioxidants and redox signaling, 2011, 14(11): 2179 – 2190.

[79] VALENTIM L, LAURENCE K M, TOWNSEND P A, et al. Urocortin inhibits beclin1-mediated autophagic cell death in cardiac myocytes exposed to ischaemia reperfusion injury[J]. Journal of molecular and cellular cardiology, 2006, 40(6): 846 – 852.

[80] YU P, ZHANG J, YU S, et al. Protective effect of sevoflurane postconditioning against cardiac ischemia reperfusion injury via ameliorating mitochondrial impairment, oxidative stress and rescuing autophagic clearance[J]. PLoS One, 2015, 10(8): e0134666.

[81] WANG X, SUN D, HU Y, et al. The roles of oxidative stress and beclin-1 in the autophagosome clearance impairment triggered by cardiac arrest[J]. Free radical biology and medicine, 2019(136): 87-95.

[82] CAMPOS J C, BOZI L H, BECHARA L R, et al. Mitochondrial quality control in cardiac diseases[J]. Front Physiol, 2016(7): 479.

[83] LIANG W J, GUSTAFSSON A B. The aging heart: mitophagy at the center of rejuvenation[J]. Front Cardiovasc Med, 2020(7): 18.

[84] MA X, LIU H, FOYIL S R, et al. Impaired autophagosome clearance contributes to cardiomyocyte death in ischemia reperfusion injury[J]. Circulation, 2012, 125(25): 3170-3181.

[85] TWIG G, ELORZA A, MOLINA A J, et al. Fission and selective fusion govern mitochondrial segregation and elimination by autophagy[J]. The EMBO journal, 2008, 27(2): 433-446.

[86] SHIRAKABE A, IKEDA Y, SCIARRETTA S, et al. Aging and autophagy in the heart[J]. Circulation research, 2016, 118(10): 1563-1576.

[87] BIALA A K, DHINGRA R, KIRSHENBAUM L A. Mitochondrial dynamics: orchestrating the journey to advanced age[J]. Journal of molecular and cellular cardiology, 2015(83): 37-43.

[88] LESNEFSKY E J, CHEN Q, HOPPEL C L. Mitochondrial metabolism in aging heart[J]. Circulation research, 2016, 118(10): 1593-1611.

[89] KUBLI D A, YCAZA J E, GUSTAFSSON A B. Bnip3 mediates mitochondrial dysfunction and cell death through bax and bak[J]. Biochem J, 2007, 405(3): 407-415.

[90] SUN M, OUZOUNIAN M, COUTO G D, et al. Cathepsin-1 ameliorates cardiac hypertrophy through activation of the autophagy-lysosomal dependent protein processing pathways[J]. Journal of the American Heart Association, 2013, 2(2): e000191.

[91] GIVVIMANI S, MUNJAL C, TYAGI N, et al. Mitochondrial division/mitophagy inhibitor (mdivi) ameliorates pressure overload induced heart failure[J]. PLoS One, 2012, 7(3): e32388.

[92] KASSIOTIS C, BALLAL K, WELLNITZ K, et al. Markers of autophagy are downregulated in failing human heart after mechanical unloading[J]. Circulation, 2009, 120(11_Suppl_1): 191-197.

[93] SHIRES S E, GUSTAFSSON A B. Mitophagy and heart failure[J]. J Mol Med (Berl), 2015, 93(3): 253-262.

[94] MORI J, ZHANG L, OUDIT G Y, et al. Impact of the renin-angiotensin system on cardiac energy metabolism in heart failure[J]. Journal of molecular and cellular cardiology, 2013(63): 98-106.

[95] FORDJOUR P A, WANG L, GAO H, et al. Targeting bnip3 in inflammation- mediated heart failure: a novel concept in heart failure therapy[J]. Heart Fail Rev, 2016, 21(5): 489-497.

[96] RABINOVICH-NIKITIN I, DHINGRA R, KIRSHENBAUM L A. Activation of mitophagy in high-fat diet-induced diabetic cardiomyopathy[J]. Circulation research, 2019(124): 1288-1290.

[97] TONG M, SADOSHIMA J. Mitochondrial autophagy in cardiomyopathy[J]. Current opinion in genetics and development, 2016(38): 8-15.

[98] XU W, BARRIENTOS T, MAO L, et al. Lethal cardiomyopathy in mice lacking transferrin receptor in the heart[J]. Cell reports, 2015, 13(3): 533-545.

[99] CHEN H, REN S X, CLISH C, et al. Titration of mitochondrial fusion rescues mff-deficient cardiomyopathy[J]. The journal of cell biology, 2015, 211(4): 795-805.

[100] XU X M, KOBAYASHI S, CHEN K, et al. Diminished autophagy limits cardiac injury in

mouse models of type 1 diabetes[J]. The journal of biological chemistry, 2013, 288(25): 18077-18092.

[101] SONG M S, CHEN Y, GONG G H, et al. Super-suppression of mitochondrial reactive oxygen species signaling impairs compensatory autophagy in primary mitophagic cardiomyopathy[J]. Circulation research, 2014, 115(3): 348-353.

[102] TONG M M, SAITO T, ZHAI P Y, et al. Mitophagy is essential for maintaining cardiac function during high fat diet-induced diabetic cardiomyopathy[J]. Circulation research, 2019, 124(9): 1360-1371.

[103] ISHIMARU K, YOSHIOKA K, KANO K, et al. Sphingosine kinase-2 prevents macrophage cholesterol accumulation and atherosclerosis by stimulating autophagic lipid degradation[J]. Sci Rep, 2019, 9(1): 18329.

[104] SERGIN I, BHATTACHARYA S, EMANUEL R, et al. Inclusion bodies enriched for p62 and polyubiquitinated proteins in macrophages protect against atherosclerosis[J]. Sci Signal, 2016, 9(409): 2.

[105] HE L, ZHOU Q L, HUANG Z, et al. Pink1/parkin-mediated mitophagy promotes apelin-13-induced vascular smooth muscle cell proliferation by AMPK-α and exacerbates atherosclerotic lesions[J]. Journal of cellular physiology, 2018, 234(6): 8668-8682.

第 9 章

线粒体 Sirtuin 与心血管疾病

线粒体具有异质性，对细胞功能和组织稳态具有重要的调控作用。线粒体功能障碍会损害细胞功能，造成组织损伤并导致疾病的发生与发展。近年来，线粒体分子生物学的研究加深了人们对其形态结构、代谢稳态、氧化还原平衡及其在心血管疾病（cardiovascular disease，CVD）生理和病理过程中的作用的理解。线粒体的能量转化、三羧酸循环和氧化磷酸化等生物学功能依赖于其基质中的代谢酶活性。其中，Sirtuin（SIRT）是一类依赖于烟酰胺腺嘌呤二核苷酸（nicotinamide adenine dinucleotide，NAD^+）的去酰化酶和 ADP-核糖转移酶。Sirtuin 家族中 SIRT3、SIRT4、SIRT5 这三个成员主要位于线粒体中。这些线粒体 Sirtuin 可调节能量代谢、氧化应激以及线粒体形态，维持心血管系统稳态和参与心血管疾病发生。在本章中，我们将主要介绍线粒体 Sirtuin 在线粒体生物学和心脏重塑、肺动脉高压和血管功能障碍等心血管疾病中的功能与作用机制，并简要介绍靶向线粒体 Sirtuin 来改善线粒体的功能进而干预心血管疾病的策略。

9.1 线粒体 Sirtuin 与心血管疾病概述

心血管疾病是严重威胁人类身体健康的疾病。代谢异常是心血管疾病的独立危险因素，心血管系统的代谢异常与其他器官的代谢异常密切关联、相互依存。代谢综合征患者易发生糖尿病及心血管事件，增加心血管疾病风险，被称为心血管代谢综合征（cardio metabolic syndrome，CMS）。因此，改善代谢异常和防治代谢综合征是维持心血管系统生理功能稳态的有效途径[1]。

线粒体是真核细胞中核心的能量代谢细胞器。线粒体被认为是真核细胞的能量工厂，但其作用远不止于产生三磷酸腺苷（ATP）。线粒体可调节多种细胞生物学过程，包括细胞增殖、凋亡、自噬、衰老与死亡、氧化还原平衡、代谢稳态、Ca^{2+}稳态以及线粒体自身形态结构的动态平衡等[2]。线粒体形态的动态平衡、代谢稳态调节和氧化还原平衡等共同维持线粒体的结构和功能。线粒体损伤可促进包括心力衰竭、动脉粥样硬化、糖尿病和高血压在内的多种心血管代谢相关疾病的发生和发展。因此，改善线粒体功能有望成为防治心血管疾病的重要策略[3]。

线粒体具有异质性，其形态结构与功能在生理状态下处于动态平衡中。线粒体形态结构和功能的动态平衡除了受到细胞核中核心转录因子的调控以外，很大程度上依赖于线粒体中众多的代谢酶来调控，其中比较关键的代谢调节酶是 Sirtuin 家族成员(图 9.1)。

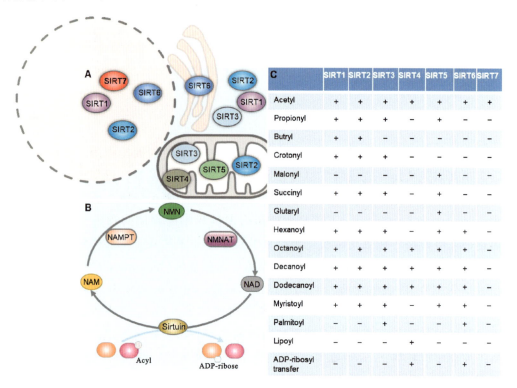

NMN—烟酰胺单核苷酸；NMNAT—NMN 腺苷酰转移酶；NAD—烟酰胺腺嘌呤二核苷酸；NAM—N-乙酰胞壁酸；NAMPT—烟酰胺磷酸核糖转移酶；Acyl—酰基；ADP-ribose—ADP-核糖基转移酶；Acetyl—乙酰基；Propionyl—丙酰基；Butryl—丁酰基；Crotonyl—巴豆酰基；Malonyl—丙二酰基；Succinyl—琥珀酰基；Glutaryl—戊二酰基；Hexanoyl—己酰基；Octanoyl—辛酰基；Decanoyl—癸酰基；Dodecanoyl—十二酰基；Myristoyl—豆蔻酰基；Palmitoyl—棕榈酰基；Lipoyl—硫辛酰基；ADP-ribosyl transfer—ADP-核糖基转移酶。

图 9.1 Sirtuin 定位与酶活性

A. Sirtuin 家族成员亚细胞定位；B. NAD 代谢参与 Sirtuin 酶催化过程；C. 不同 Sirtuin 成员的酶活性总结。

从低等的酵母到高等的人类，Sirtuin 的结构和功能都具有高度保守性[4]。在哺乳动物细胞中，Sirtuin 家族有 7 个成员，分别是 SIRT1～SIRT7，即定位于细胞核的 SIRT1、SIRT6、SIRT7，以及定位于细胞质的 SIRT2 和线粒体的 SIRT3～SIRT5。这种定位并不是绝对的，在某些应激状态下，Sirtuin 可能会在细胞内穿梭。在 Sirtuin 家族成员中，SIRT3～SIRT5 主要位于线粒体中，称为线粒体 Sirtuin[4]。线粒体 Sirtuin 包含一个 N 端线粒体定位序列，该序列指导这些 Sirtuin 转位到线粒体中，从而协调线粒体中多个生物学过程。线粒体 Sirtuin 在线粒体生物学中起着核心调控作用，其可能具有感受外界环境因素刺激做出应答并对下游线粒体蛋白质进行修饰等作用，调控线粒体氧化还原平衡、代谢稳态、Ca^{2+}稳态、线粒体形态的动态平衡等[3]。线粒体 Sirtuin 在线粒体中调控蛋白组的多样性决定了它们在线粒体中具有丰富的功能(图 9.2)。

线粒体中 3 个 Sirtuin 成员结构具有保守性，但功能存在很大的差异(表 9.1)。

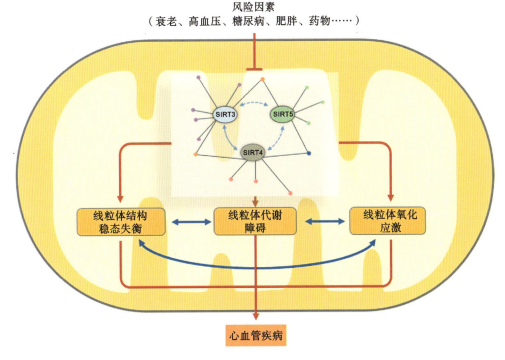

图 9.2 线粒体 Sirtuin 响应危险因素刺激，调节线粒体生物学，参与心血管疾病

在衰老、高血压等疾病状态下，线粒体 Sirtuin 发生变化，影响线粒体结构和功能蛋白的修饰状态和/或功能，调节线粒体结构稳态、能量代谢和氧化应激等多个生物学过程，进而参与心血管疾病的发生和发展。

一方面，虽然 SIRT3~SIRT5 都表现有去乙酰化酶活性，但是 SIRT3 的去乙酰化酶活性远远高于 SIRT4 和 SIRT5，提示不同的线粒体 Sirtuin 具有不同的酶活性。SIRT3 是维持线粒体中蛋白质去乙酰化状态的主要决定因素，SIRT3 的去乙酰化酶活性对于其在线粒体生物学中的功能至关重要。SIRT4 是线粒体中唯一的 ADP-核糖基转移酶（ADP-ribotransferase）。SIRT4 还具有去乙酰化酶活性和去长链脂肪酰基酶活性。SIRT4 可去酰基化的长链脂酰基包括甲基戊二酰（methyl glutaryl）、羟甲基戊二酰（hydroxymethyl glutaryl）和 3-甲基戊二酰（3-methyl glutaryl）。但是，与其他 Sirtuin 成员相比，SIRT4 的酶活性相对较低，其主要酶活性特征还存在争议。在某些应激条件下，SIRT4 的生物学功能也可能不依赖其酶活性[5]。与 SIRT4 相似，SIRT5 的去乙酰化酶活性也相对较低。SIRT5 是一种赖氨酸去琥珀酰化酶（desuccinylase）、去丙二酰化酶（demalonylase）和去戊二酰化酶（deglutarylase）。SIRT5 是线粒体中赖氨酸琥珀酰化的主要调控因子，其主要以脂肪酸氧化和酮体生成中的酶为靶蛋白。SIRT5 也是赖氨酸丙二酰化的主要调控因子，调节糖酵解相关的代谢酶的丙二酰化修饰，从而控制细胞糖酵解水平。

另一方面，线粒体 Sirtuin 成员间的相互作用的蛋白质（即蛋白相互作用组）是不同的。其中，SIRT3 相互作用的蛋白质主要是参与氧化还原平衡、脂肪酸氧化、糖酵解、氨基酸代谢、三羧酸（TCA）循环、电子传递链（electron transporter chain,

ETC)复合物等。与 SIRT3 相互作用的蛋白质还包括参与线粒体 DNA 复制、转录和翻译相关的蛋白质。相比之下，目前鉴定到的与 SIRT4 和 SIRT5 相互作用的蛋白质较少，主要是参与氧化还原平衡、脂肪酸代谢、糖酵解、氨基酸分解代谢、生物素转运和代谢等生物学过程中的一些代谢酶。很少有研究涉及这些靶蛋白与 SIRT4 的相互作用以及在生理或病理过程中如何发挥生物学功能。SIRT5 是赖氨酸琥珀酰化和丙二酰化的主要调控因子。和 SIRT4 类似，与 SIRT5 相互作用的蛋白质相对较少[3]。总而言之，酶活性与相互作用蛋白质的不同可能决定了不同的 Sirtuin 在线粒体中具有不同的功能。

表 9.1 线粒体 Sirtuin 酶活性及底物

Sirtuin	分子量	主要酶活性	参与线粒体代谢过程及靶蛋白
SIRT3	43000/28000	去乙酰化酶	氧化应激(MnSOD) 脂肪酸代谢(LCAD) 丙酮酸代谢(PDH 复合物) 酮体代谢(HMGCS2) 谷氨酰胺代谢(GDH、GOT2) TCA 循环(SDHA、IDH2、AceCS2) 氧化磷酸化(ATP 合酶 β、NDUFA9 ATP5O) 线粒体动力学(亲环素 D、OPA1) 线粒体转录和翻译(LRP130、MRPL10) 尿素循环(OCT)
SIRT4	35000	去乙酰化酶	脂肪酸代谢(MCD、ECHA)
		ADP-核糖转移酶	谷氨酰胺代谢(GDH)
		脂酰胺酶	丙酮酸代谢(DLAT)
		去酰基酶	支链氨基酸代谢(MCCC)
SIRT5	34000	去乙酰化酶	尿素循环(CPS1、UOX)
		去丙二酰化酶	糖酵解(GAPDH)
		去琥珀酰化酶	氧化应激(CuZnSOD) 脂肪酸代谢(ECHA) 谷氨酰胺代谢(GL) 酮体代谢(HMGCS2) TCA 循环(SDH、IDH2) 尿素循环(CPS1)
		去戊二酰化酶	尿素循环(CPS1)

越来越多的证据表明，线粒体 Sirtuin 参与了心血管疾病的发生和发展。本章将重点介绍线粒体 Sirtuin 在线粒体生物学和心脏重构、肺动脉高压与血管功能障碍等心血管疾病中的功能与机制的研究进展，还将介绍靶向线粒体 Sirtuin 来改善线粒体功能在心血管疾病中的潜在应用，并提出一些目前亟待解决的问题。

9.2 线粒体 Sirtuin 在氧化应激、代谢稳态和线粒体动态平衡中的作用

9.2.1 线粒体 Sirtuin 调节氧化应激

氧化应激(oxidative stress)是应激或衰老引起的心血管疾病的核心机制。所有线粒体 Sirtuin 都直接或间接地参与了线粒体内氧化还原调节(图 9.2)。

SIRT3 可以抑制细胞质和线粒体中的氧化应激。在心肌细胞中，SIRT3 与转录因子 FoxO3a 结合并将其去乙酰化。FoxO3a 被去乙酰化后，进入细胞核中，可增加抗氧化剂锰超氧化物歧化酶(manganese-dependent superoxide dismutase, MnSOD)和过氧化氢酶(catalase)的表达，促进超氧化物转化为 H_2O，从而抑制氧化应激对细胞造成的损伤；也有研究报道称 FoxO3a 也可以定位于线粒体中，SIRT3 可以直接在线粒体中去乙酰化 FoxO3a，促进其向细胞质和细胞核的移位，从而促进抗氧化酶的表达[6]。在线粒体中，SIRT3 可直接结合和去乙酰化 MnSOD，维持 MnSOD 的低乙酰化状态，增加 MnSOD 清除活性氧(ROS)的活性，从而抑制氧化应激[5]。SIRT3 还可通过促进三羧酸循环和电子传递链中电子传递效率等间接方式控制线粒体中 ROS 的产生[3]。此外，SIRT3 可通过直接去乙酰化并激活异柠檬酸脱氢酶(isocitrate dehydrogenase 2, IDH2)促进谷胱甘肽(glutathione)的产生。而异柠檬酸脱氢酶是三羧酸循环中的一个关键酶，可增加还原型烟酰胺腺嘌呤二核苷酸磷酸(nicotinamide adenine dinucleotide phosphate, NADPH)水平和还原型/氧化型谷胱甘肽的比例。过表达 SIRT3 可升高 NADPH 水平，保护细胞免受氧化应激诱导的损伤[3]。此外，SIRT3 可去乙酰化所有电子传递链复合物中的蛋白质以促进有效的电子传输，从而减少 ROS 的产生，并最大限度地增加 ATP 的产生[7]。

除了 SIRT3 以外，SIRT5 也具有抗氧化能力。SIRT5 能调节心肌细胞的氧化应激反应。铜/锌超氧化物歧化酶(copper zinc superoxide dismutase, CuZnSOD)是将细胞质或线粒体中超氧化物转化为 H_2O_2 的关键抗氧化酶。SIRT5 去琥珀酰化并激活 CuZnSOD 后，会导致细胞内 ROS 水平的降低。此外，SIRT5 可通过去琥珀酰化异柠檬酸脱氢酶和去戊二酰化葡萄糖-6-磷酸脱氢酶(glucose-6-phosphate dehydrogenase, G6PD)来激活这两种 NADPH 生成酶，维持心肌细胞中氧化还原的内稳态。SIRT5 还可通过调节三羧酸循环和电子传递链的关键酶——琥珀酸脱氢酶(succinate dehydrogenase, SDH)的活性，从而间接抑制线粒体的氧化应激。

SIRT4 是 Sirtuin 成员中唯一促进氧化应激的成员。与 SIRT3 和 SIRT5 不同，SIRT4 是一种在应激条件下促进 ROS 生成的酶。研究表明，SIRT4 通过抑制 SIRT3 调节的 MnSOD 去乙酰化活性增加线粒体 ROS 的累积。例如，SIRT4 介导的对 MnSOD 的抑制作用促进了血管紧张素 Ⅱ 诱导的线粒体 ROS 的累积。此外，SIRT4 可以与多种氧化应激相关的代谢酶相互作用，表明 SIRT4 可能直接调控这

些氧化应激相关的代谢酶。然而，SIRT4 在调节线粒体氧化应激中的具体靶点仍有待确定[9]。

综上所述，线粒体 SIRT3 和 SIRT5 通过修饰氧化应激相关的酶从而抑制 ROS 产生并促进 ROS 的清除；而 SIRT4 则抑制线粒体中 ROS 的清除并促进氧化损伤。

9.2.2 线粒体 Sirtuin 调节物质与能量代谢

线粒体 Sirtuin 几乎参与了所有的线粒体相关的代谢过程，如图 9.3 所示。图中，VDAC 为线粒体外膜电压依赖型阴离子选择性通道，OPA1 为视神经萎缩因子 1，GLS 为谷氨酰胺酶，LCAD 为长链酰基辅酶 A 脱氢酶，ECHA 为烯酰辅酶 A 水合酶 α 亚基，MCD 为丙二酰辅酶 A 脱羧酶，MCCC 为甲基巴豆酰基辅酶 A 羧化酶复合物，PDC 为丙酮酸脱氢酶复合物，AceCS2 为乙酰辅酶 A 合成酶 2，HADHA 为羟烷基辅酶 A 脱氢酶 α 亚基，Citrate 为柠檬酸盐，Isocitrate 为异柠檬酸盐，IDH2 为异柠檬酸脱氢酶，NADH 为还原型烟酰胺腺嘌呤二核苷酸，NAD 为烟酰胺腺嘌呤二核苷酸，α-ketoglutarate 为 α-酮戊二酸，Succinyl-CoA 为琥珀酰辅酶 A，Succinate 为琥珀酸，Fumarate 为延胡索酸，Malate 为苹果酸，SDH 为琥珀酸脱氢酶，Pi 为磷酸，ATP synthase 为三磷酸腺苷合酶，Glutamate 为谷氨酸，GDH 为谷氨酸脱氢酶，GOT2 为谷氨酸-草酰乙酸转氨酶 2，Aspartate 为天门冬氨酸，Catalase 为过氧化氢酶，OTC 为鸟氨酸氨甲酰基转移酶，CPS1 为氨基甲酰磷酸合酶 1，FoxO3a 为叉头盒 O3a 转录因子。

本节主要介绍与心血管疾病相关的主要物质与能量代谢过程。

1. 脂肪酸氧化

线粒体 Sirtuin 在脂肪酸氧化中的作用已经被广泛研究。SIRT3 可以通过去乙酰化脂肪酸氧化相关的代谢酶从而促进脂肪酸氧化。其中，具有代表性的是长链酰基辅酶 A 脱氢酶(long-chain acyl-CoA dehydrogenase，LCAD)。在没有 SIRT3 的情况下，LCAD 的第 42 位赖氨酸处呈现高度乙酰化状态。在饮食限制或者饥饿过程中，小鼠肝脏中的 LCAD 被 SIRT3 去乙酰化以增加其酶活性。与野生型小鼠相比，SIRT3 敲除小鼠在饥饿期间表现出脂肪酸氧化紊乱的特征，包括 ATP 水平降低和对冷暴露的不耐受[10]。SIRT3 也作用于脂肪酸氧化过程中的其他酶，包括中链特异性酰基辅酶 A 脱氢酶(medium-chain specific acyl-CoA dehydrogenase，ACADM)和酰基甘油激酶(acylglycerol kinase，AGK)。除了 SIRT3 以外，SIRT5 也促进脂肪酸氧化。SIRT5 靶向烯酰辅酶 A 水合酶 α 亚基(enoyl-CoA hydratase alpha subunit，ECHA)，也称为羟烷基辅酶 A 脱氢酶 α 亚基(hydroxyacyl-CoA dehydrogenase alpha subunit，HADHA)。ECHA 参与了支链氨基酸(branched-chain amino acid，BCAA)的脂肪酸氧化和分解代谢。SIRT5 通过去琥珀酰化 ECHA 增加其活性，促进长链酰基辅酶 A(long-chain acyl coenzyme A)的氧化，进而增加 ATP 的产生。与 SIRT3 和 SIRT5 不同，SIRT4 是脂肪酸氧化的抑制因子。SIRT4 可以去乙酰化 ECHA 并抑制其活性，从而抑制脂肪酸氧化。SIRT4 还

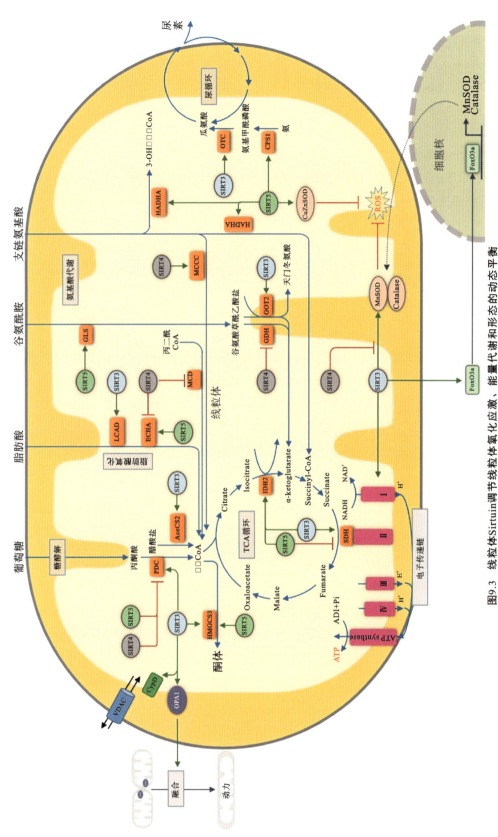

图9.3 线粒体Sirtuin调节线粒体氧化应激、能量代谢和形态的动态平衡

图中所示内容为线粒体中的初级代谢、氧化还原和动态途径以及线粒体Sirtuin在这些途径中发挥的不同作用。绿色箭头表示激活效果；红色条表示抑制功能；蓝色箭头表示代谢通路。

可去乙酰化并抑制丙二酰辅酶 A 脱羧酶（malonyl CoA decarboxylase，MCD）的活性，而后者可以将乙酰丙二酰辅酶 A(acetyl malonyl coenzyme A)转换为乙酰辅酶 A(acetyl coenzyme A)[11]。在营养丰富的条件下，SIRT4 的活性较高，通过去乙酰化 MCD，抑制脂肪酸的氧化代谢，促进脂肪酸的合成代谢。SIRT4 也可间接地控制过氧化物酶体增殖物激活受体 α(peroxisome proliferator - activated receptor α，PPARα)并抑制与脂肪酸分解代谢相关基因的表达[3]。

2. 葡萄糖代谢

线粒体 Sirtuin 调节丙酮酸脱氢酶复合物（pyruvate dehydrogenase complex，PDC)是控制糖酵解的最后一个步骤，即丙酮酸转化为乙酰辅酶 A。丙酮酸脱氢酶 E1α(pyruvate dehydrogenase E1α，PDHA1)是丙酮酸脱氢酶的关键成分，SIRT3 可去乙酰化 PDHA1 并提高其活性。SIRT3 还可以去乙酰化并增强乳酸脱氢酶 A(lactate dehydrogenase A，LDHA)的活性，后者是调节无氧糖酵解并为线粒体提供丙酮酸的关键催化酶。SIRT3 的缺失会增加 ROS 的产生，导致缺氧诱导因子 1α(hypoxia inducible factor 1α，HIF1α)的蛋白稳定性增加，而 HIF1α 是调节糖酵解基因表达的关键转录因子。因而，SIRT3 还可以通过间接的方式控制糖酵解[3]。与 SIRT3 不同的是，SIRT4 可以酶解二氢脂酰赖氨酸乙酰转移酶(dihydrolipoyllysine acetyltransferase，DLAT)的 E2 组分中的硫辛酰胺辅酶因子，导致 PDC 活性降低。SIRT5 介导的去琥珀酰化可抑制丙酮酸脱氢酶的活性。SIRT5 也是丙二酰化的主要调控因子，其通过去丙二酰化抑制甘油醛-3-磷酸脱氢酶(glyceraldehyde 3 - phosphate dehydrogenase，GAPDH)的活性。与野生型小鼠相比，SIRT5 敲除小鼠的原代肝细胞的糖酵解水平较低。因此，线粒体 Sirtuin 通过对于不同的糖代谢酶进行不同类型的修饰调节其活性[12]。

3. 酮体代谢

酮体是啮齿类动物和人类的心肌细胞在心脏功能衰竭后的"燃料"，线粒体 Sirtuin 参与酮体的合成和利用。3-羟基-3-甲基戊二酰-辅酶 A 合酶 2(3 - hydroxy - 3 - methylglutaryl - CoA synthase 2，HMGCS2)是 β-羟基丁酸合成的限速酶。在禁食条件下，SIRT3 可以去乙酰化 HMGCS2 并增加 HMGCS2 活性；SIRT3 敲除小鼠表现出 β-羟基丁酸水平下降的特征。此外，酮体合成也受到 SIRT5 调控。SIRT5 可调节 HMGCS2 的琥珀酰化。与 SIRT3 敲除小鼠类似，禁食条件下，SIRT5 敲除小鼠肝脏的 β-羟基丁酸水平下降[13]。

4. 氨基酸分解代谢

支链氨基酸分解代谢的障碍与心力衰竭和缺血性损伤密切相关。线粒体 Sirtuin 成员都可以与支链氨基酸的分解代谢酶相互作用并调控其酶活性。在 SIRT3 敲除小鼠的肝脏中，支链氨基酸的分解代谢途径中近半数代谢酶的乙酰化水平显著增高。SIRT4 敲除降低了亮氨酸等支链氨基酸的代谢，增加的亮氨酸通过调节甲基巴豆酰基辅酶 A 羧化酶复合物(methylcrotonyl - CoA carboxylase complex，MCCC)来刺激胰岛素的分泌。如前所述，SIRT4 和 SIRT5 可以调节 ECHA 的活性，而

ECHA 也是支链氨基酸分解代谢的关键调节酶[14]。

5. 谷氨酸代谢

谷氨酰胺水平与心血管疾病相关。线粒体 Sirtuin 成员也参与调节谷氨酰胺代谢。谷氨酰胺通过谷氨酰胺酶(glutaminase，GLS)转化为谷氨酸，而谷氨酸酶可被 SIRT5 介导的去琥珀酰化激活。谷氨酸脱氢酶(glutamate dehydrogenase，GDH)催化可逆的谷氨酸的 $NADP^+$ 相关联的氧化脱氢基作用并产生 α-酮戊二酸，然后进入三羧酸循环。SIRT3 去乙酰化并激活谷氨酸脱氢酶，与之不同是，SIRT4 介导谷氨酸脱氢酶的 ADP-核糖基化并抑制谷氨酸脱氢酶的活性[3]。

6. 三羧酸循环和呼吸电子传递链

三羧酸循环和呼吸电子传递链可以偶联氧化还原平衡和 ATP 生成两个生物学过程。线粒体 Sirtuin 成员都可以调节三羧酸循环。SIRT3 可去乙酰化柠檬酸循环酶-异柠檬酸脱氢酶，促进异柠檬酸氧化为 α-酮戊二酸，从而产生 NADPH。SIRT3 还可以通过去乙酰化琥珀酸脱氢酶或电子传递链复合物 Ⅱ 来激活琥珀酸脱氢酶。SIRT4 也可以与三羧酸循环中的组分相互作用，但它是否调节三羧酸循环的活性尚不清楚。SIRT5 可以结合和去琥珀酰化异柠檬酸脱氢酶及琥珀酸脱氢酶，通过去琥珀酰化异柠檬酸脱氢酶来激活其活性，而通过去琥珀酰化琥珀酸脱氢酶来抑制其活性[5]。此外，线粒体 Sirtuin 成员也参与调节电子传递链的电子转移过程。SIRT3 可控制线粒体复合物 Ⅰ～Ⅴ 和 ATP 合酶的活性。SIRT4 和 SIRT5 也可与电子传递链的配合物相互作用，但它们的具体作用靶点以及对电子传递链的影响尚待研究[7]。

9.2.3 Sirtuin 调节线粒体形态的动态平衡

线粒体是高度动态变化的细胞器，其可根据细胞的自身需求和环境变化不断地融合和分裂，进而适应各种应激条件下的能量代谢及其他生物学需求，这种生物学过程被称为线粒体动力学。线粒体形态结构处于动态平衡的状态，线粒体形态的动态平衡受线粒体 Sirtuin 的调控(图 9.2)。

线粒体形态的动态平衡的打破是线粒体功能障碍的原因之一，也是包括心脏代谢疾病在内的各种人类疾病的病理基础。线粒体内膜中的动力蛋白鸟苷三磷酸酶(guanosine triphosphatase，GTPase)OPA1 是线粒体融合和分裂的关键调控因子。SIRT3 能够去乙酰化 OPA1 并提高 GTPase 活性。例如，在急性肾损伤的应激状态下，SIRT3 可以稳定 OPA1 的蛋白水平，维持线粒体形态的动态平衡。SIRT3 的缺失会导致线粒体分裂因子(mitochondrial fission factor，MFF)水平升高并增加线粒体外膜上动力蛋白(dynamin-related protein，Drp1)的募集，同时伴有 OPA1 蛋白的减少。这一效应使线粒体的形态平衡向裂变和破裂方向发展，并维持线粒体去极化状态，从而导致 PTEN 诱导假定激酶 1(PTEN-induced putative kinase 1，PINK1)在细胞器中积累并激活线粒体自噬[3]。

此外，线粒体形态的动态平衡也受 SIRT4 调控。SIRT4 可通过与线粒体分裂蛋白 1(Fis1)的相互作用抑制 Drp1 磷酸化和 Drp1 向线粒体膜的募集。SIRT4 的敲除可使小鼠肝脏门静脉周围线粒体增大和数量减少。然而，SIRT4 抑制 Drp1 - Fis1 相互作用的机制尚不清楚[5]。

在饥饿诱导的线粒体伸长过程中，SIRT5 的功能具有必要性。小鼠胚胎成纤维细胞中 SIRT5 的缺失增加了 51 kD 蛋白(mitochondrial dynamics of 51 kD protein, MID51)和 Fis1 的表达水平，从而使线粒体中促分裂的 Drp1 不断积累并导致线粒体的碎片化。SIRT5 的缺失降低了线粒体的伸长能力，导致饥饿或氨胁迫下的线粒体自噬的增加。然而，SIRT5 缺失导致的线粒体自噬增加似乎是由谷氨酰胺代谢失调导致的，因此，SIRT5 是否直接调控线粒体的结构稳态有待进一步阐明[3]。

9.3 线粒体 Sirtuin 异常参与心血管疾病

如上所述，线粒体 Sirtuin 是氧化还原平衡、代谢可塑性和线粒体形态的动态平衡的重要调节者，它们在线粒体中的生物学作用改变是发生心血管疾病的重要基础。在正常生理条件下，缺乏线粒体 Sirtuin 的小鼠没有表现出明显的健康状态异常。例如，在正常生理条件下，SIRT3 敲除小鼠的代谢和氧化还原是正常的，然而线粒体 Sirtuin 在肥胖、糖尿病、有毒药物、禁食和热量限制等机体适应性压力中具有重要的调节作用。本节主要讨论线粒体 Sirtuin 在心血管疾病(包括心肌肥厚、心肌缺血损伤、药物诱导的心脏毒性、心脏脂肪毒性和糖尿病心肌病、肺动脉高压和内皮功能障碍)中的功能及作用机制(表 9.2)。

表 9.2 线粒体 Sirtuin 敲除和转基因小鼠的心脏表型及血管表型

基因型	心脏表型	血管表型
SIRT3 敲除	随着年龄的增长，SIRT3 - KO 小鼠会出现肥大、纤维化和收缩功能障碍；SIRT3 - KO 小鼠对应激性心肌肥大高度敏感，对阿霉素诱导的心脏毒性更敏感；SIRT3 - KO 小鼠更易发生缺血性损伤；SIRT3 - KO 小鼠对肥胖和糖尿病引起的心功能障碍更敏感	SIRT3 - KO 小鼠出现自发性肺动脉高压，SIRT3 - KO 降低内皮细胞的血管生成能力和血管舒张功能，SIRT3 缺乏并不影响对动脉粥样硬化的敏感性
SIRT3 转基因	SIRT3 过表达可保护心脏免受压力和年龄引起的心脏重构	—
SIRT4 敲除	SIRT4 - KO 小鼠无基础心脏异常，但对心肌肥厚刺激较不敏感	SIRT4 缺乏症不影响基础和 Ang Ⅱ 诱导的血压升高
SIRT4 转基因	心肌特异性 SIRT4 过表达的小鼠对心肌肥厚性刺激高度敏感	—
SIRT5 敲除	SIRT5 缺乏会导致肥厚性心肌病；SIRT5 - KO 小鼠对缺血性损伤更为敏感	—

9.3.1 线粒体 Sirtuin 与心肌肥厚

SIRT3、SIRT4、SIRT5 都参与了调节心脏内稳态。SIRT3 在心脏肥厚性生长中的作用已被广泛研究。SIRT3 抑制氧化应激和维持代谢平衡是其对抗心肌肥厚的主要作用机制(图 9.4)。例如，ROS 可以促进 MAPK/ERK 和 PI3K/Akt 途径，进而促进 Ras 激活的下游信号。这种作用导致转录因子和翻译因子的激活，这些转录因子包括 GATA 结合蛋白 4(GATA binding protein 4，GATA4)和活化 T 细胞的核因子(nuclear factor of activated T-cell，NFAT)，受到激活的翻译因子具体包括真核起始因子 4E(eukaryotic initiation factor 4E，eIF4E)和 S6 核糖体蛋白(S6 ribosomal protein，S6P)[6,14]。这些转录因子和翻译因子在血管紧张素Ⅱ、异丙肾上腺素或主动脉弓缩窄术等应激引起的心肌肥厚的发生中起关键作用。SIRT3 可以通过多个途径抑制细胞氧化应激。在应激作用下，与野生型小鼠相比，SIRT3 敲除小鼠射血分数下降，会发生更严重的心肌肥厚和纤维化[6]。此外，SIRT3 敲除小鼠还表现出代谢紊乱，发生棕榈酸酯氧化、葡萄糖氧化和耗氧量的障碍以及糖酵解的增加。SIRT3 敲除小鼠的肥厚心脏中还出现异常的脂质积累，线粒体的呼吸能力和 ATP 合成能力降低[15]。SIRT3 的缺失也会导致年龄依赖性心肌肥厚，这主要是由于 SIRT3 的缺失不能去乙酰化线粒体通透性转换孔(mitochondrial permeability transition pore，MPTP)的重要成分亲环蛋白 D(cyclophilin D)，从而降低了对于 MPTP 开放性的调节能力[16]。

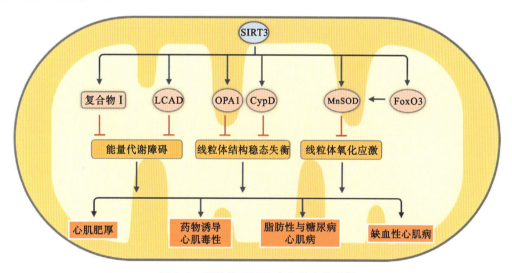

图 9.4 线粒体 SIRT3 在心脏中的功能

SIRT4 是唯一在心脏中具有促进心肌肥厚功能的 Sirtuin 成员(图 9.5)。在血管紧张素Ⅱ诱导的心肌肥厚中，SIRT4 可以抑制 MnSOD 活性并促进 ROS 累积，使得 MAPK/ERK 通路激活，进而促进了心肌肥厚。SIRT4 通过合成金属卟啉 MnT-BAP 来抑制线粒体 ROS 水平，从而抑制 SIRT4 介导的心肌肥厚。分子机制的研究表明，SIRT4 可以与 SIRT3 结合并抑制 SIRT3 介导的 MnSOD 去乙酰化和活性。

SIRT4 酶突变体(SIRT4H161Y)过表达也可抑制 MnSOD-SIRT3 相互作用,从而抑制 SIRT3 介导的 MnSOD 去乙酰化。同样,SIRT4H161Y 在血管紧张素Ⅱ处理后也可以抑制 MnSOD 活性并提高心肌细胞线粒体 ROS 水平。这一现象说明,SIRT4 的生物学作用并不完全依赖于其自身酶的活性[5]。事实上,Sirtuin 家族(SIRT1、SIRT6、SIRT7)和其他组蛋白去乙酰化酶 1(histone deacetylase 1, HDAC1)都可以间接的方式(非酶活性依赖)来发挥作用。例如,SIRT1 介导的神经保护作用与其去乙酰化酶活性无关;SIRT6 通过激活 PI3K 信号通路抑制肿瘤细胞的干细胞样表型,但这一作用不依赖于 SIRT6 的去乙酰化酶活性[3]。尽管如此,它们在哪些疾病中是酶活性起作用的,在哪些疾病中是非酶活性起主要作用的,目前仍然不清楚。

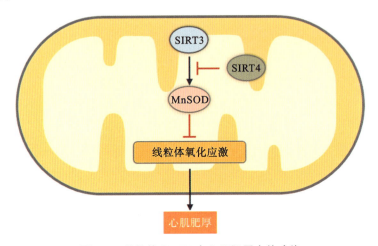

图 9.5 线粒体 SIRT4 在心肌肥厚中的功能

与 SIRT3 类似,SIRT5 也具有心脏保护功能(图 9.6)。SIRT5 的缺乏会导致小鼠肥厚性心肌病。SIRT5 可通过调节线粒体的代谢酶来抑制心肌肥厚。在线粒体中,有一百多个琥珀酰化蛋白质可能受到 SIRT5 的调控。这些蛋白质参与脂肪酸 β 氧化、BCAA 分解和呼吸电子传递链等代谢过程。在小鼠心脏中,SIRT5 缺乏会降

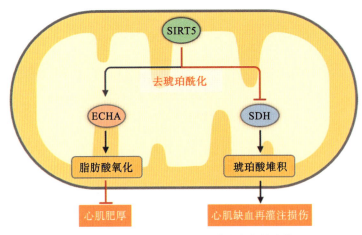

图 9.6 线粒体 SIRT5 在心脏疾病中的功能

低 ECHA 的活性，从而导致长链 CoA 累积和心脏 ATP 水平下降。因此，SIRT5 敲除小鼠在 8 周龄就会出现肥厚性心肌病。此外，SIRT5 的抗氧化作用参与其抑制心肌肥厚的作用[17]。

9.3.2 线粒体 Sirtuin 与心肌缺血损伤

线粒体 ROS 是心脏缺血性损伤的重要病理因素之一。线粒体 Sirtuin 参与调控心肌缺血损伤。SIRT3 敲除会促进成年小鼠心脏缺血再灌注损伤，并加重老年心脏的缺血再灌注损伤程度，其敲除可导致冠状动脉血管功能障碍，并阻碍缺血再灌注后心脏功能的恢复[19]。在心肌梗死后，骨髓细胞中 SIRT3 的缺失限制了骨髓细胞介导的血管生成和心脏修复能力。此外，在心肌缺血患者的 SIRT3 启动子处共鉴定出 23 个 DNA 序列变异(DNA sequence variation，DSV)。这些 DNA 序列变异可通过影响 *SIRT3* 基因的转录而改变 SIRT3 的表达水平，从而促进心肌缺血的发生[20]。总之，SIRT3 对防止缺血性损伤至关重要，并有助于心脏功能的恢复。对于氧化还原过程的影响可能是 SIRT3 参与心肌缺血性损伤的主要机制。琥珀酸脱氢酶是唯一同时参与三羧酸循环和电子传递链的酶，使得琥珀酸脱氢酶成为代谢和氧化还原稳态的核心调控因子。缺血心肌中积累的琥珀酸通过线粒体 ROS 促进再灌注损伤。SIRT5 的缺失影响了琥珀酸脱氢酶活性，从而增加缺血再灌注损伤。在心肌缺血损伤心肌中敲除 SIRT5 会导致小鼠心脏的代谢障碍，导致线粒体 ROS 水平升高和氧化损伤的增加。SIRT5 还可以通过维持线粒体呼吸来保护大脑免受缺血损伤[21]。综上所述，SIRT3 和 SIRT5 参与了心肌缺血损伤，但其潜在的机制还需要进一步研究。

9.3.3 线粒体 Sirtuin 与心肌药物损伤

药物引起的心脏毒性在临床上很常见，某些化疗药物会导致心脏功能障碍或心脏衰竭。阿霉素是一种用于治疗儿童白血病的蒽环类药物，会产生心脏毒性。线粒体 Sirtuin 可以通过抑制氧化应激和改善线粒体动力学来降低阿霉素诱导的心肌损伤[22]。在阿霉素诱导的心肌损伤中，阿霉素可降低 SIRT3 的水平，升高线粒体蛋白的乙酰化水平并诱导线粒体功能障碍，最终导致心肌细胞凋亡和心功能降低[23]。在小鼠中，SIRT3 敲除可促进阿霉素诱导的线粒体 DNA 损伤、ROS 生成和心肌病的发生，而 SIRT3 过表达可改善线粒体功能并降低阿霉素诱导的心脏毒性作用。SIRT3 不仅可通过调节抗氧化酶的活性，还可以通过调节线粒体动力学来改善线粒体功能。SIRT3 可通过去乙酰化并激活 OPA1 调节线粒体结构的动态平衡来对抗阿霉素诱导的线粒体破坏和保护心肌细胞。然而，SIRT3 敲除会增加线粒体 ROS 和提高细胞自噬水平，加剧阿霉素诱导的肝毒性和庆大霉素诱导的耳毒性[24-25]。因此，SIRT3 的抗氧化作用及其对线粒体形态结构的维持可能是其在不同组织中防药物毒性作用的共有机制。此外，SIRT4 和 SIRT5 是否参与药物诱导的心脏毒性还尚待阐明。

9.3.4 线粒体 Sirtuin 与心脏脂肪毒性和糖尿病心肌病

肥胖和糖尿病是发生心血管疾病的两个重要风险因素。心脏脂肪毒性在肥胖患者中很常见，高脂饮食诱导的心脏脂肪毒性包括脂肪酸积累、脂肪酸氧化解除、氧化应激升高、心脏重塑和功能障碍等。SIRT3 和 SIRT4 可以抑制高脂饮食诱导的肥胖，提示线粒体 Sirtuin 可能与肥胖相关的心脏脂肪毒性有关。在高脂饮食饲养的小鼠心脏中，SIRT3 的表达水平降低，而在 SIRT3 敲除小鼠中，高脂饮食诱导的心脏脂肪毒性明显加重，这种效应伴随着线粒体 β 氧化酶，如 β-HAD、LCAD 的乙酰化水平增加，说明代谢障碍可能是 SIRT3 在脂肪毒性作用中的主要机制[26-27]。

除了脂肪性心肌病以外，SIRT3 也参与胰岛素抵抗和糖尿病心肌病。SIRT3 可以降低糖尿病引起的多种组织损伤，包括骨骼肌、视网膜和心脏。在链脲霉素诱导的小鼠糖尿病中，SIRT3 的缺乏可以通过减少 FoxO3a-Parkin 介导的线粒体自噬加重心脏功能障碍。此外，在糖尿病小鼠心肌梗死后，SIRT3 对 Apelin 诱导的心肌血管生成是必不可少的。另外，SIRT3 也可能通过调节氧化应激来抑制心脏脂肪毒性和糖尿病性心肌病。综上所述，SIRT3 可抑制肥胖和糖尿病相关的代谢性心肌病[28-29]。尽管 SIRT4 和 SIRT5 在肥胖和糖尿病过程中也起着重要的调控作用，但 SIRT4 和 SIRT5 在肥胖相关的心脏脂肪毒性和糖尿病心肌病中的作用仍有待阐明。

9.3.5 线粒体 Sirtuin 与肺重塑和高血压

肺动脉高压（pulmonary arterial hypertension，PAH）可导致右心衰竭和过早死亡。血管细胞（如平滑肌细胞）和内皮细胞等过度增殖及肺动脉腔的消失是肺动脉高压典型的病理基础。在肺动脉高压患者的肺动脉内，线粒体结构与功能异常是导致肺重构和高血压的重要原因之一。SIRT3 在肺动脉高压中具有重要的调节功能（图 9.7）。R. Paulin 等人的一项研究表明，SIRT3 敲除的小鼠（129/Sv 背景）会发生自发性肺动脉高压，导致右心室功能下降；由于 SIRT3 敲除导致葡萄糖氧化的下调和糖酵解的上调，促进 HIF1α 稳定性增加，信号转导和转录激活因子 3（signal transducer and activator of transcription 3，STAT3）以及 NFATc2 的激活，最后促成了肺动脉高压的发生和发展；后续的工作也证明 SIRT3 功能缺失多态性 rs11246020 与人类特发性肺动脉高压相关[30]。随后，SIRT3 对肺重建的影响也被进一步证实。例如，有学者在小鼠和大鼠模型中报道了骨骼肌 SIRT3-AMPK 的激活有利于亚硝酸盐/二甲双胍介导对心力衰竭过程中射血分数的改善[31]。此外，SIRT3 还可以通过去乙酰化糖原合酶激酶 3β（glycogen synthase kinase 3 beta，GSK3β）活性来抑制成纤维细胞向成肌纤维细胞的分化。SIRT3 可以显著延迟 129/Sv 或 C57BL/6 小鼠年龄相关或博莱霉素诱导的肺纤维化。综上所述，来自小鼠、大鼠和临床患者的证据表明，血管平滑肌细胞和成纤维细胞中的 SIRT3 与肺重建和高血压显著相关[30]。另外，SIRT4 和 SIRT5 参与调节肺上皮细胞的代谢和氧化还原稳态以及肺癌的发生和发展，提示 SIRT4 和 SIRT5 也可能参与肺动脉病变与肺重构。

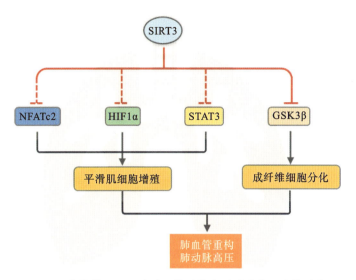

图 9.7　线粒体 SIRT3 在肺血管重构和肺动脉高压中的功能

9.3.6　线粒体 Sirtuin 与血管内皮功能障碍

几乎所有的心血管疾病都涉及内皮细胞功能障碍。虽然血管内皮细胞中的线粒体含量较低，但是其为维持内皮细胞功能稳态的关键因素[2]。线粒体稳态的破坏可导致内皮功能障碍和心血管疾病的发生和发展。

在线粒体 Sirtuin 中，SIRT3 在血管内皮细胞中被广泛研究。糖尿病和肥胖患者内皮细胞中的 SIRT3 表达会下调。在糖尿病患者中，SIRT3 的表达降低与内皮细胞生存能力的下降密切相关。在肥胖患者中，胰岛素诱导的肠系膜血管内 SIRT3 表达的降低与血管舒张相关[32]。SIRT3 降低导致的内皮细胞功能失调的重要原因之一是线粒体氧化还原稳态的功能障碍。例如，SIRT3 通过去乙酰化 MnSOD 保护高糖诱导的内皮细胞损伤；SIRT3 也可以抑制血管紧张素 Ⅱ、过氧化氢、氧化性低密度脂蛋白（ox-LDL）、乙醇和缺氧等诱导的内皮细胞损伤。在高脂饮食诱导的肥胖小鼠中，SIRT3 的缺失会促进胰岛素和乙酰胆碱导致的内皮细胞依赖性的血管舒张功能障碍[33-34]。SIRT3 还可以维持微血管系统的稳态，调节肺和心脏的血管生成能力。SIRT3 可以抑制内毒素引起的肺组织中的周细胞丢失，并维持周细胞和毛细血管的覆盖率。SIRT3 的这些作用可以抑制肺组织的血管渗漏、炎症和微血管功能障碍，提高小鼠的存活率。此外，SIRT3 敲除的小鼠会出现心脏冠状微血管功能障碍、周细胞和内皮细胞覆盖率低以及心功能受损等特征。在高胆固醇饮食的小鼠中，SIRT3 缺失可导致轻度内皮功能障碍。虽然 SIRT3 敲除并不影响血管中动脉斑块数量、斑块稳定性和炎性浸润，但是 SIRT3 可以控制全身氧化应激水平，限制体重的快速增加，并促使快速的代谢适应[35]。综上所述，SIRT3 可以在不同组织中改善血管内皮功能障碍。

除 SIRT3 外，SIRT4 也可以抑制内皮细胞中的炎症反应并阻止内皮细胞的功能障碍。脂多糖等炎症刺激可降低人脐静脉内皮细胞中 SIRT4 的表达。SIRT4 的表达下调间接增加了促炎细胞因子、环氧化酶-前列腺素系统相关基因、细胞外基质重建酶和黏附分子的表达[36-37]。在人肺微血管内皮细胞中，香烟烟雾提取物可抑制 SIRT4 的表达，诱导单核细胞黏附于 HPMEC，提示 SIRT4 可能参与血管炎症和血管重塑。

综上所述，SIRT3 和 SIRT4 在体外可保护内皮功能障碍，但是相对于 Sirtuin 的核心家族成员（如 SIRT1 和 SIRT6）在血管系统中重要的保护作用，SIRT3 和 SIRT4 在不同动物模型的血管重建过程中表现出来的作用相对较弱。因此，系统研究线粒体 Sirtuin 在血管系统中的作用将促进对其功能是否冗余的理解。

9.4 靶向线粒体 Sirtuin 防治心血管疾病

线粒体 Sirtuin 在心血管疾病中的重要功能表明，线粒体 Sirtuin 是防治心血管疾病的潜在靶点。已有几项研究试图找出调节线粒体 Sirtuin 活性的药物（图 9.8）。例如，和厚朴酚是一种从木兰树皮中提取的天然酚类化合物，其不仅可以增强 SIRT3 的表达，也可在线粒体中结合 SIRT3 并增强其活性，可以抑制血管紧张素 Ⅱ 或压力负荷诱导的心肌肥厚，从而改善心肌肥厚[38]。此外，非降压剂量的氯沙坦可通过提高缺血心脏的 SIRT3 蛋白表达水平来抵抗心肌缺血损伤的作用[39]。葡萄提取物白藜芦醇也可以激活 SIRT3，改善心肌纤维化和心脏功能[40]。然而，目前还没有线粒体 Sirtuin 的特异性激活剂。一般来说，特异性激活剂比抑制剂更难开发。鉴于 SIRT4 是心肌肥厚和纤维化过程中的负调节因子，因此，特异性 SIRT4 抑制剂可能是防治心肌肥厚和心力衰竭的重要候选药物。最近的一项研究提出，ZINC12421989 可作为 SIRT4 的潜在抑制剂，但其对 SIRT4 蛋白活性及心血管疾病的抑制作用有待进一步研究[41]。

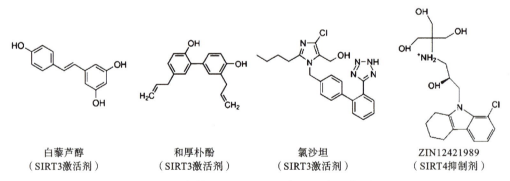

图 9.8 线粒体 Sirtuin 激活剂/抑制剂的化学结构

除了药物调节，营养状况也可以调节线粒体 Sirtuin 的激活。控制营养摄入是一种更为温和的方式调节线粒体 Sirtuin 的活性。能量限制（caloric restriction，CR）

是一种饮食方案，其可以改善线粒体质量和功能，产生多种心脏代谢益处。长期能量限制可上调 SIRT3 水平，抑制 SIRT4 的表达。能量限制可以通过增加 SIRT3 表达来抑制氧化损伤，从而阻止与年龄相关的听力损失[42-43]。SIRT4 还可以通过促进氨基酸代谢来刺激胰岛素分泌，进而介导能量限制对机体的整体调节。因此，能量限制在心血管疾病中的益处至少部分依赖于其对线粒体 Sirtuin 的调节作用。

减少氧化应激可能是治疗心血管疾病的潜在策略。但目前的临床试验研究显示，非靶向口服抗氧化剂（如维生素 A、维生素 B_6、维生素 B_{12}、维生素 C、维生素 D、维生素 E、β 胡萝卜素、叶酸、硒等）对心血管疾病的治疗效果有限。这种结果可能归因于这类药物作用的非特异性，它们既可以抑制 ROS 在病理上的有害作用，也会抑制其在生理上的有益作用。与传统非靶向抗氧化剂相比，特异性地抑制线粒体氧化应激有望成为治疗心血管疾病的新策略[44]。线粒体抗氧化物，如 MnSOD、过氧化氢酶、谷胱甘肽过氧化物酶、硫氧还蛋白还原酶的突变会增加人类心脏代谢疾病的风险。因此，通过靶向线粒体 Sirtuin 抑制线粒体氧化应激可能是潜在的防治心血管疾病的策略，这也是该领域目前的一个研究热点。

9.5 结论与展望

临床前动物研究已经建立了线粒体 Sirtuin 和心血管疾病之间的关系。线粒体 Sirtuin 不仅在心脏和血管组织中起作用，还通过调节全身炎症、脂质代谢、胰岛素抵抗等心血管疾病危险因素间接地发挥作用。大量证据表明，通过调节线粒体 Sirtuin 促进线粒体功能，可以改善小鼠和大鼠的全身和心脏代谢。因此，线粒体 Sirtuin 有望成为防治心血管疾病的潜在靶点，而线粒体 Sirtuin 的特异性激活剂或抑制剂正在研发中。

目前仍有许多问题有待阐明：首先，虽然线粒体 Sirtuin 中 SIRT3 的功能在心血管疾病中的作用已经有很多研究，但 SIRT4 和 SIRT5 的病理生理作用尚不明确；其次，线粒体 Sirtuin 的相互作用蛋白组差异较大，决定了线粒体内 Sirtuin 功能的多样性和复杂性，明确这些蛋白的相互作用如何在动态条件下维持线粒体内稳态以及线粒体 Sirtuin 成员之间如何相互协作将加深对线粒体调节心血管疾病的理解。更为重要的问题是，如果认为线粒体 Sirtuin 是线粒体内稳态的"守卫者"，那么目前尚不清楚其作为线粒体的"守卫者"是如何应答（如高血压、糖尿病、肥胖和有毒药物等）心脏代谢相关的危险因素的；最后，细胞衰老与机体衰老关系错综复杂，我们将细胞衰老对机体衰老的贡献定义为"senescaging"[45]，虽然 Sirtuin 家族分子与细胞衰老和机体寿命密切相关，但是线粒体 Sirtuin 如何通过调节细胞衰老，进而影响衰老相关的心血管疾病和机体衰老以及寿命尚不清楚。这些问题的回答将加深线粒体 Sirtuin 在心血管疾病中作用的认识，并会促进发展新的治疗策略。

（陈厚早　唐小强）

参考文献

[1] CHEN X F, CHEN X, TANG X. Short-chain fatty acid, acylation and cardiovascular diseases[J]. Clinical science, 2020, 134(6): 657-676.

[2] TANG X, LUO Y X, CHEN H Z, et al. Mitochondria, endothelial cell function, and vascular diseases[J]. Frontiers in physiology, 2014(5): 175.

[3] TANG X, CHEN X F, CHEN H Z, et al. Mitochondrial sirtuins in cardiometabolic diseases[J]. Clinical science, 2017, 131(16): 2063-2078.

[4] ZHOU S, TANG X, CHEN H Z. Sirtuins and insulin resistance[J]. Frontiers in endocrinology, 2018(9): 748.

[5] LUO Y X, TANG X, AN X Z, et al. Sirt4 accelerates Ang Ⅱ-induced pathological cardiac hypertrophy by inhibiting manganese superoxide dismutase activity[J]. European heart journal, 2017, 38(18): 1389-1398.

[6] SUNDARESAN N R, GUPTA M, KIM G, et al. Sirt3 blocks the cardiac hypertrophic response by augmenting foxo3a-dependent antioxidant defense mechanisms in mice[J]. The journal of clinical investigation, 2009, 119(9): 2758-2771.

[7] YANG W, NAGASAWA K, MUNCH C, et al. Mitochondrial sirtuin network reveals dynamic Sirt3-dependent deacetylation in response to membrane depolarization[J]. Cell, 2016, 167(4): 985-1000.

[8] KUMAR S, LOMBARD D B. Functions of the sirtuin deacylase Sirt5 in normal physiology and pathobiology[J]. Critical reviews in biochemistry and molecular biology, 2018, 53(3): 311-334.

[9] HAN Y, ZHOU S, COETZEE S, et al. Sirt4 and its roles in energy and redox metabolism in health, disease and during exercise[J]. Frontiers in physiology, 2019(10): 1006.

[10] HIRSCHEY M D, SHIMAZU T, GOETZMAN E, et al. Sirt3 regulates mitochondrial fatty-acid oxidation by reversible enzyme deacetylation[J]. Nature, 2010, 464(7285): 121-125.

[11] LAURENT G, GERMAN N J, SAHA A K, et al. Sirt4 coordinates the balance between lipid synthesis and catabolism by repressing malonyl CoA decarboxylase[J]. Molecular cell, 2013, 50(5): 686-698.

[12] CARRICO C, MEYER J G, HE W, et al. The mitochondrial acylome emerges: proteomics, regulation by sirtuins, and metabolic and disease implications[J]. Cell metabolism, 2018, 27(3): 497-512.

[13] ELAMIN M, RUSKIN D N, MASINO S A, et al. Ketone-based metabolic therapy: is increased nad(+) a primary mechanism?[J]. Frontiers in molecular neuroscience, 2017(10): 377.

[14] ANDERSON K A, HUYNH F K, FISHER-WELLMAN K, et al. Sirt4 is a lysine deacylase that controls leucine metabolism and insulin secretion[J]. Cell metabolism, 2017, 25(4): 838-855.

[15] KOENTGES C, PFEIL K, SCHNICK T, et al. Sirt3 deficiency impairs mitochondrial and contractile function in the heart[J]. Basic research in cardiology, 2015, 110(4): 493.

[16] HAFNER A V, DAI J, GOMES A P, et al. Regulation of the mptp by Sirt3-mediated deacetylation of cypd at lysine 166 suppresses age-related cardiac hypertrophy[J]. Aging (Albany NY),

2010, 2(12): 914-923.

[17] SADHUKHAN S, LIU X, RYU D, et al. Metabolomics-assisted proteomics identifies succinylation and Sirt5 as important regulators of cardiac function[J]. Proceedings of the National Academy of Sciences of the United States of America, 2016, 113(16): 4320-4325.

[18] BOYLSTON J A, SUN J, CHEN Y, et al. Characterization of the cardiac succinylome and its role in ischemia reperfusion injury[J]. Journal of molecular and cellular cardiology, 2015(88): 73-81.

[19] PORTER G A, URCIUOLI W R, BROOKES P S, et al. Sirt3 deficiency exacerbates ischemia-reperfusion injury: implication for aged hearts[J]. American journal of physiology: heart and circulatory physiology, 2014, 306(12): 1602-1609.

[20] YIN X, PANG S, HUANG J, et al. Genetic and functional sequence variants of the Sirt3 gene promoter in myocardial infarction[J]. Plos One, 2016, 11(4): e0153815.

[21] MORRIS-BLANCO K C, DAVE K R, SAUL I, et al. Protein kinase c epsilon promotes cerebral ischemic tolerance via modulation of mitochondrial Sirt5[J]. Scientific reports, 2016(6): 29790.

[22] ZHANG S, LIU X, BAWA-KHALFE T, et al. Identification of the molecular basis of doxorubicin-induced cardiotoxicity[J]. Nature medicine, 2012, 18(11): 1639-1642.

[23] CHEUNG K G, COLE L K, XIANG B, et al. Sirtuin-3 (Sirt3) protein attenuates doxorubicin-induced oxidative stress and improves mitochondrial respiration in h9c2 cardiomyocytes[J]. Journal of biological chemistry, 2015, 290(17): 10981-10993.

[24] QUAN Y, XIA L, SHAO J, et al. Adjudin protects rodent cochlear hair cells against gentamicin ototoxicity via the Sirt3-ros pathway[J]. Scientific reports, 2015(5): 8181.

[25] PI H, XU S, REITER R J, et al. Sirt3-sod2-mros-dependent autophagy in cadmium-induced hepatotoxicity and salvage by melatonin[J]. Autophagy, 2015, 11(7): 1037-1051.

[26] ZENG H, VAKA V R, HE X, et al. High-fat diet induces cardiac remodelling and dysfunction: assessment of the role played by Sirt3 loss[J]. Journal of cellular and molecular medicine, 2015, 19(8): 1847-1856.

[27] ALROB O A, SANKARALINGAM S, MA C, et al. Obesity-induced lysine acetylation increases cardiac fatty acid oxidation and impairs insulin signalling[J]. Cardiovascular research, 2014, 103(4): 485-497.

[28] FARIA A, PERSAUD S J. Cardiac oxidative stress in diabetes: mechanisms and therapeutic potential[J]. Pharmacology and therapeutics, 2017(172): 50-62.

[29] STANLEY W C, DABKOWSKI E R, RIBEIRO R F, et al. Dietary fat and heart failure: moving from lipotoxicity to lipoprotection[J]. Circulation research, 2012, 110(5): 764-776.

[30] PAULIN R, DROMPARIS P, SUTENDRA G, et al. Sirtuin 3 deficiency is associated with inhibited mitochondrial function and pulmonary arterial hypertension in rodents and humans[J]. Cell metabolism, 2014, 20(5): 827-839.

[31] LAI Y C, TABIMA D M, DUBE J J, et al. Sirt3-amp-activated protein kinase activation by nitrite and metformin improves hyperglycemia and normalizes pulmonary hypertension associated with heart failure with preserved ejection fraction[J]. Circulation, 2016, 133(8): 717-731.

[32] LIU G, CAO M, XU Y, et al. Sirt3 protects endothelial cells from high glucose-induced cytotoxicity[J]. International journal of clinical and experimental pathology, 2015, 8(1): 353-360.

[33] YANG L, ZHANG J, XING W, et al. Sirt3 deficiency induces endothelial insulin resistance and

blunts endothelial-dependent vasorelaxation in mice and human with obesity[J]. Scientific reports, 2016(6): 23366.

[34] WINNIK S, GAUL D S, SICILIANI G, et al. Mild endothelial dysfunction in Sirt3 knockout mice fed a high-cholesterol diet: protective role of a novel c/ebp-beta-dependent feedback regulation of SOD2[J]. Basic research in cardiology, 2016, 111(3): 33.

[35] WINNIK S, GAUL D S, PREITNER F, et al. Deletion of Sirt3 does not affect atherosclerosis but accelerates weight gain and impairs rapid metabolic adaptation in ldl receptor knockout mice: implications for cardiovascular risk factor development[J]. Basic research in cardiology, 2014, 109(1): 399.

[36] TAO Y, HUANG C, HUANG Y, et al. Sirt4 suppresses inflammatory responses in human umbilical vein endothelial cells[J]. Cardiovascular toxicology, 2015, 15(3): 217-223.

[37] QIU Y, LAI H, HUANG Y, et al. Effect of shear force on Sirt4 in lps-injured human umbilical vein endothelial cells[J]. International journal of clinical and experimental pathology, 2016, 9(5): 4921-4930.

[38] PILLAI V B, SAMANT S, SUNDARESAN N R, et al. Honokiol blocks and reverses cardiac hypertrophy in mice by activating mitochondrial Sirt3[J]. Nat Commun, 2015(6): 6656.

[39] KLISHADI M S, ZAREI F, HEJAZIAN S H, et al. Losartan protects the heart against ischemia reperfusion injury: Sirt3 involvement[J]. Journal of pharmacy and pharmaceutical sciences, 2015, 18(1): 112-123.

[40] CHEN T S, LI J Y, LIU J N, et al. Activation of Sirt3 by resveratrol ameliorates cardiac fibrosis and improves cardiac function via the TGF-beta/smad3 pathway[J]. American journal of physiology: heart and circulatory physiology, 2015, 308(5): 424-434.

[41] CHOUBEY S K, PRABHU D, NACHIAPPAN M, et al. Molecular modeling, dynamics studies and density functional theory approaches to identify potential inhibitors of Sirt4 protein from homo sapiens: a novel target for the treatment of type 2 diabetes[J]. Journal of biomolecular structure and dynamics, 2017, 35(15): 3316-3329.

[42] SCHWER B, ECKERSDORFF M, LI Y, et al. Calorie restriction alters mitochondrial protein acetylation[J]. Aging cell, 2009, 8(5): 604-606.

[43] SOMEYA S, YU W, HALLOWS W C, et al. Sirt3 mediates reduction of oxidative damage and prevention of age-related hearing loss under caloric restriction[J]. Cell, 2010, 143(5): 802-812.

[44] BURGOYNE J R, MONGUE-DIN H, EATON P, et al. Redox signaling in cardiac physiology and pathology[J]. Circulation research, 2012, 111(8): 1091-1106.

[45] TANG X, LI P H, CHEN H Z. Cardiomyocyte senescence and cellular communications within myocardial microenvironment[J]. Frontiers in endocrinology, 2020(11): 280.

第 10 章

线粒体与心血管胰岛素抵抗

胰岛素抵抗是指胰岛素的靶器官和靶组织（主要是肝脏、脂肪和骨骼肌）对胰岛素的敏感性及反应性降低，致使正常量的胰岛素产生的生物学效应低于正常水平。患者可出现高胰岛素血症，甚至较正常水平高数十倍，而胰岛素的活性降低，出现受体结合及受体后的缺陷。越来越多的研究表明，线粒体功能障碍与胰岛素抵抗之间存在密切的关系。一方面，线粒体功能障碍是胰岛素抵抗发生和发展的重要因素之一，线粒体基因组的改变、线粒体生物合成障碍、线粒体融合/分裂异常、氧化应激、脂代谢紊乱和衰老等均可能导致线粒体功能障碍，进而诱发胰岛素抵抗。另一方面，胰岛素抵抗可加剧线粒体功能障碍。两者相互影响，形成线粒体功能障碍-胰岛素抵抗恶性循环。

胰岛素信号对心血管系统具有重要的调控功能和保护作用；心血管胰岛素抵抗与多种心血管疾病的发生和发展密切相关，改善心血管胰岛素抵抗能够有效防治心血管疾病。由于胰岛素抵抗与线粒体功能密不可分，因此本章针对线粒体与心血管胰岛素抵抗的最近研究进展做一综述。

10.1 心血管胰岛素抵抗概述

10.1.1 胰岛素信号通路和生物学作用

胰岛素是人体内主要的降糖激素，其主要由胰岛 β 细胞分泌，经血液循环到达相应的靶组织和靶器官。胰岛素的受体称为胰岛素受体（insulin receptor，InsR）。InsR 是一种跨膜糖蛋白复合体，由 2 个 α 亚基及 2 个 β 亚基通过二硫键连接形成 $\beta\alpha\alpha\beta$ 四聚体。α 亚基亲水性强，位于细胞膜外，为胰岛素结合区。β 亚基为跨膜单位，具有酪氨酸激酶活性，起到信号转导作用。β 亚基分为 3 个结构域：N 端结构域（暴露在细胞表面，主要起结合胰岛素作用），跨膜区域和 C 端结构域（具有酪氨酸激酶活性）。体内几乎所有细胞均存在 InsR，其中骨骼肌、肝脏及脂肪组织细胞膜上 InsR 密度最大，是胰岛素作用的三大主要靶器官。

胰岛素激活的信号传递途径主要有二：一为磷脂酰肌醇-3-激酶（phosphatidylinositol 3 - kinase，PI3K）/蛋白激酶 B（protein kinase B，PKB 或 Akt）信号通路，一为丝裂原激活蛋白激酶（mitogen - activated protein kinase，MAPK）信号通路。其激活过程为胰岛素与 InsR 的 α 亚基结合后，首先导致 β 亚基酪氨酸残基自身磷酸化，使 InsR 活化。InsR 的酪氨酸激酶活性又使得靶细胞内胰岛素受体底物(insulin receptor substrate，IRS)发生酪氨酸磷酸化而被激活。目前已知的 IRS 主要有 3 种，即 IRS-1、IRS-2 和 SHC。其中，IRS-1 和 IRS-2 能够激活 PI3K/Akt 信号通路；而 SHC 则主要激活下游 MAPK 信号通路。PI3K/Akt 信号通路激活过程为 IRS-1 和 IRS-2 被 InsR 酪氨酸磷酸化后，能够与含 SH2 结构域的蛋白(如 PI3K 等)结合并使之激活。激活后的 PI3K 能够催化磷脂酰肌醇 2 磷酸(PIP2)转化为磷脂酰肌醇 3 磷酸(PIP3)，后者能够和 Akt 的 PH 结构域结合，从而使 Akt 从细胞质转移到细胞膜上。随后，3-磷酸肌醇依赖性蛋白激酶 1(PDK1)将 Akt 的苏氨酸 308 位点磷酸化，导致 Akt 的部分激活；mTORC2 将其丝氨酸 473 位点磷酸化，导致 Akt 被完全激活。激活后的 Akt 可以通过磷酸化其下游底物(如 FoxO1、SREBP1c、GSK-3 和 AS160 等)而在代谢、抗凋亡、血管舒张、抗炎症和氧化应激等方面发挥重要的生理作用。MAPK 信号通路激活过程为胰岛素受体底物 SHC 被激活后，能够与含 SH2 结构域的 Grb2 蛋白结合并使之激活，进而磷酸化 ERK1/ERK2，从而参与细胞生长、增殖和血管收缩等的调控(图 10.1)。

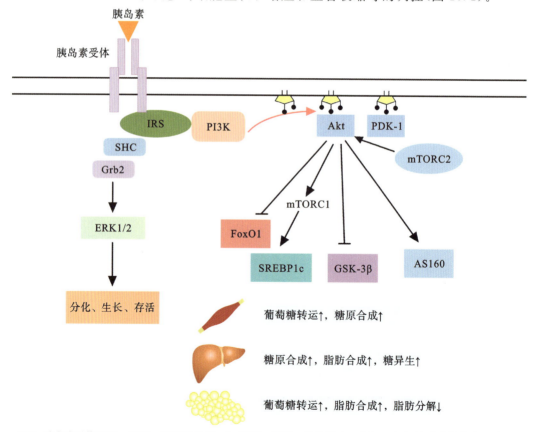

IRS—胰岛素受体底物；PI3K—磷脂酰肌醇-3-激酶；SHC—转化蛋白；Grb2—生长因子受体结合蛋白 2；ERK1/2—细胞外信号调控的激酶 1/2；Akt—蛋白激酶 B；PDK-1—3-磷酸肌醇依赖性蛋白激酶 1；mTORC1—哺乳动物雷帕霉素靶蛋白复合体 1；mTORC2—哺乳动物雷帕霉素靶蛋白复合体 2；FoxO1—叉头盒 O1 转录因子；SREBP1c—固醇调节元件结合蛋白；GSK-3β—糖原合成激酶 3β；AS160—Akt 丝氨酸/苏氨酸激酶

图 10.1 胰岛素信号通路

胰岛素的主要生物学作用是调节代谢，主要包括以下3个方面。①对糖代谢的调节：胰岛素可促进组织细胞对葡萄糖的摄取和利用，加速葡萄糖在肝脏和肌肉中合成为糖原，抑制糖异生，促进葡萄糖转变为脂肪酸；②对脂肪代谢的调节：胰岛素可促进脂肪酸合成和脂肪储存，减少脂肪分解；③对蛋白质代谢的调节：胰岛素可促进蛋白质合成。近年来研究发现，胰岛素除了调节代谢之外，还对心血管系统具有重要的调控功能和保护作用，如舒张血管、增加心肌细胞收缩力等。在某些疾病条件下，胰岛素还可以通过抗炎、抗凋亡、抗氧化应激等作用发挥心血管保护作用[1]。

10.1.2 胰岛素抵抗

在生理状态下，血糖升高可刺激胰岛β细胞分泌胰岛素，进而促进组织细胞对葡萄糖的摄取和利用。然而，当胰岛素信号通路受损时，正常剂量的胰岛素产生低于正常生物学效应，具体表现为各脏器（如骨骼肌、脂肪、肝脏和血管等），对胰岛素生理作用的敏感性和/或反应性明显降低，即胰岛素抵抗（insulin resistance，IR）（图10.2）。

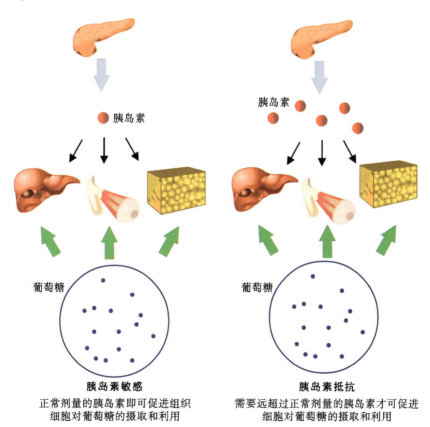

图 10.2　胰岛素抵抗

胰岛素抵抗的发现和发展经历了近100年的历史，主要的大事件包含胰岛素抵抗概念的提出以及对其意义的认识。20世纪30年代，H. P. Himsworth 等人观察到糖尿病患者对外源性胰岛素的降糖反应的差别：给糖尿病患者注射相同剂量的胰岛素，有的患者血糖下降明显，而另一些患者则效果不明显。H. P. Himsworth 首次使用胰岛素抵抗一词来描述该现象[2]。50 年代，研究人员应用放射免疫分析技术测定血浆胰岛素浓度，发现血浆胰岛素水平较低的患者胰岛素敏感性较高，而血浆胰岛素较高的人对胰岛素不敏感，由此提出了胰岛素抵抗的概念。1988 年，美国内分泌学家在第 48 届美国糖尿病学会（American Diabetes Association，ADA）学术年会上首次提出"代谢综合征 X"（syndrome X）这一概念，其异常变化包括肥胖、血脂异常、高血压、葡萄糖耐量异常（IGT）、2 型糖尿病（T2DM）、高胰岛素血症等，并认为胰岛素抵抗是这些代谢紊乱的基础。1995 年，美国德克萨斯大学医学院教授提出了"共同土壤学说"（common soil hypothesis），认为胰岛素抵抗是上述代谢异常的共同的危险因素，它不仅是 2 型糖尿病发生的关键病理生理机制，还与其他代谢相关心血管疾病发生密切相关。自此，胰岛素抵抗作为糖尿病、高血压、冠心病及心力衰竭等重大慢病的共同病理基础，逐渐被全世界医学界广泛认知和接受。

临床研究发现，正常人群中约 25% 的人存在胰岛素抵抗，糖耐量受损人群 75% 存在胰岛素抵抗，2 型糖尿病患者胰岛素抵抗的发生率为 85% 左右。因此，如何准确测定人胰岛素敏感性对于糖尿病和各种心血管疾病的诊断和治疗具有重要的意义。测定胰岛素敏感性的"金标准"一般认为是高胰岛素正常血糖钳夹实验（简称钳夹法），然而此法昂贵费时，不常用。其他如最小模型法、胰岛素耐量试验等多为动态研究，取血次数多，不能用于流行病学研究。目前流行病学常用稳态模型评估胰岛素抵抗（homeostasis model assessment of insulin resistance，HOMA-IR），其计算公式为 HOMA=空腹血糖×空腹胰岛素/22.5。上述胰岛素敏感性的测定方法都有一定的局限性，因此选择一种简单易行、生理化和非侵害的方式来评估胰岛素敏感性对于衡量人生理功能和状态是非常必要的。

10.1.3 心血管胰岛素抵抗

胰岛素抵抗是肥胖症及 2 型糖尿病的主要特征，可导致机体糖耐量异常、高胰岛素血症、高脂血症等异常变化[3]。以往认为，胰岛素抵抗通常发生在典型的胰岛素反应器官或组织，如肝脏、脂肪和骨骼肌。然而近年研究发现，胰岛素抵抗已在非典型胰岛素反应器官或组织中得到证实，如心血管胰岛素抵抗。研究表明，2 型糖尿病患者普遍存在心血管胰岛素抵抗，并且在机体系统性胰岛素抵抗和 2 型糖尿病的发生和发展中起到重要作用。

在心肌细胞中，胰岛素除了能够通过 PI3K/Akt-GLUT4 信号通路调控心肌细胞葡萄糖摄取能力外，还能通过 PI3K/Akt-eNOS 信号通路调控心肌细胞变力效应和细胞活力，因此心肌胰岛素抵抗的表现与系统胰岛素抵抗有所不同。衡量心肌胰岛素敏感性主要是测定胰岛素刺激后心肌细胞葡萄糖摄取能力、Akt 磷酸化水平及心肌正性变力作用变化。大量研究表明，心肌胰岛素抵抗导致心肌易损性增加，进而促进高血压、心力衰竭、心肌梗死等心血管疾病的发生和发展。研究表明，自发性高血压大鼠(SHR,一种基因突变型高血压模型大鼠)胰岛素诱导的心肌正性变力作用及钙瞬变(收缩功能基础)比正常大鼠明显减弱,其机制与 SHR 大鼠心肌细胞 Akt-eNOS 信号降低及其上游信号分子过氧化物酶体增殖剂活化受体(peroxisome proliferator-activated receptor,PPAR)与 PI3K 表达下降相关;同高血压大鼠类似,老年大鼠也出现心肌易损性增加和心肌胰岛素抵抗。急性心肌梗死后心肌 TNF-α 表达和释放增加,导致心肌胰岛素敏感性降低和心肌缺血易损性增加,促进缺血性心力衰竭的发生和发展,提示心肌胰岛素敏感性变化在缺血性心力衰竭发生和发展中的重要作用。有氧运动能够降低心血管疾病的发病率和死亡率,高峰课题组研究发现,10 周无负重游泳训练可明显改善大鼠心血管胰岛素敏感性,具体表现为胰岛素诱导的心肌正性变力作用明显增强,葡萄糖转运体 4(glucose transporter 4,GLUT4)表达及转位增多,且胰岛素诱导的 Akt-eNOS-NO 信号增强。

在血管内皮中,胰岛素能够通过 PI3K/Akt-eNOS 信号通路调节血管舒张因子 NO 的释放,从而发挥血管保护和血管舒张功能;还可通过 Ras-MAPK 信号通路调节血管收缩因子 ET-1 的释放来发挥血管收缩功能。在胰岛素抵抗状态下,胰岛素激活的 Akt-eNOS-NO 信号通路"选择性"受损,继之代偿性增强 Ras-MAPK 信号转导途径,后者发挥缩血管、促炎与促进动脉粥样硬化的作用[7],这也被称为选择性胰岛素抵抗(selective insulin resistance)(图 10.3)。衡量血管胰岛素敏感性主要是测定胰岛素刺激后血管内皮细胞 Akt 及内皮型一氧化氮合酶(eNOS)磷酸化水平、内皮细胞一氧化氮生成水平及血管舒张作用变化。20 世纪 90 年代的多项临床研究报道中称,在肥胖、高血压和 2 型糖尿病等系统性胰岛素抵抗状态下,机体对胰岛素的血管舒张作用减弱。Y.Hasegawa 等人研究表明,外源性给予胰岛素或餐后产生的胰岛素可使血管舒张,从而增加组织血液灌注,并抑制血管炎症[8]。另

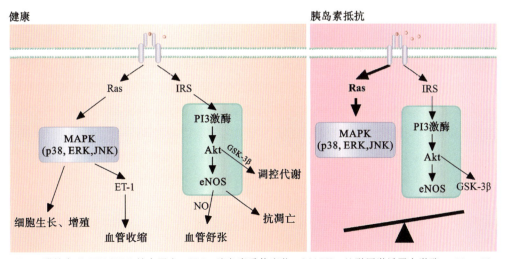

Ras—膜结合型 GTP/GDP 结合蛋白;IRS—胰岛素受体底物;MAPK—丝裂原激活蛋白激酶;p38—p38 蛋白激酶;ERK—细胞外信号调控的激酶;JNK—应激活化蛋白激酶;ET-1—内皮素 1;PI3—磷脂酰肌醇-3;Akt—蛋白激酶 B;GSK-3β—糖原合酶激酶 3β;eNOS—内皮型一氧化氮合酶。

图 10.3　心血管胰岛素抵抗条件下胰岛素信号通路的选择性变化

有人研究发现,通过药物提高 T2DM 患者胰岛素敏感性可有效改善器官血流灌注。动物实验证实,在高血压和高脂饮食模型中,以胰岛素诱发的血管松弛抑制或胰岛素信号转导失衡为特征的血管胰岛素抵抗先于全身胰岛素抵抗发生。还有人研究发现,4 周龄 SHR 大鼠在血压升高前血管胰岛素敏感性已出现下降和血管胰岛素信号通路失衡,具体表现为 Akt-eNOS-NO 激活减少、ERK1/ERK2-ET-1 信号增强,提示血管胰岛素抵抗发生于高血压形成之前,并可能是诱发高血压的原因之一[9]。T. Kubota 等人的研究表明,内皮细胞的胰岛素信号通路异常和炎症反应妨碍了胰岛素相关的毛细血管募集和细胞膜对胰岛素的摄取,进而降低了骨骼肌对葡萄糖的吸收,这是血管胰岛素抵抗引起系统性胰岛素抵抗的可能机制。

心血管胰岛素敏感性降低虽不是全身代谢和血糖紊乱的直接原因,但其直接参与糖尿病相关心血管疾病的发生和发展。据统计,80% 的糖尿病患者死于心血管疾病。因此,衡量心血管胰岛素敏感性对于预测糖尿病患者心血管疾病的发生和改善糖尿病预后具有重要作用。

高胰岛素正常血糖钳夹实验是测定系统性胰岛素敏感性的"金标准",但对如何检测组织特异性的胰岛素敏感性并没有统一的认识。对于血管胰岛素敏感性而言,由于胰岛素具有舒血管作用,因此也可以通过检测胰岛素对血管舒张的作用来判断血管胰岛素敏感性。由于胰岛素具有正性肌力效应,因此也可以通过检测心肌细胞对胰岛素引起的细胞收缩来评价心肌胰岛素敏感性。

10.1.4 胰岛素抵抗的相关分子机制

胰岛素抵抗可能发生在胰岛素受体前水平、胰岛素受体水平和胰岛素受体后水平 3 个层面。目前普遍认为胰岛素受体后水平变化,尤其是胰岛素受体底物的变化(胰岛素受体底物的突变、含量变化和磷酸化水平变化)是胰岛素抵抗产生的主要原因。胰岛素信号异常从胰岛素受体的角度可以分为 3 个层面。

10.1.4.1 胰岛素受体前水平

受体前缺陷是指人的胰岛细胞结构或功能异常,导致分泌的胰岛素水平明显降低。受体前缺陷产生的原因主要有以下几个方面。

(1)胰岛素基因突变:人胰岛素基因于 1980 年被克隆出,包含有 3 个外显子:外显子 1 仅包含 5′非翻译区;外显子 2 编码信号肽、胰岛素 B 链和部分 C 链;外显子 3 编码剩余 C 链和胰岛素 A 链。人基因组中只有一个胰岛素基因,但大鼠、小鼠和一些鱼类含有两个胰岛素基因。

胰岛素在胰岛 β 细胞转录、表达和分泌到细胞外。胰岛素基因位于第 11 对染色体短臂上,转录后 mRNA 从细胞核移向细胞质的内质网,翻译成前胰岛素原(preproinsulin)。前胰岛素原经过信号肽酶水解,从 N 末端迅速脱落一节前肽片段,生成胰岛素原(proinsulin)。胰岛素原随细胞质中的微泡进入高尔基体,胰岛素原在高尔基体中经转化酶加工处理成成熟的胰岛素和 C 肽,储存在胰岛素分泌颗粒中,遇刺激后释放并分泌到 β 细胞外,进入血液循环。

越来越多的证据表明，致糖尿病胰岛素基因突变的临床严重性与突变特性以及它们所影响的胰岛素生物合成途径相关[10]。胰岛素基因的错义突变会导致结构异常的胰岛素产生，从而降低其生物活性和受体结合能力，进而引起糖尿病。截至目前，共有51个胰岛素基因突变可引起单基因糖尿病，这些突变分别位于胰岛素基因的非翻译区、前胰岛素原信号肽编码区、蛋白酶剪切位点、C肽和胰岛素B链。其中，有3种突变产生的效果最明显：insulin Chicago（F49L或PheB25Leu）、insulin Los Angeles（F48S或PheB24Ser）和insulin Wakayama（V92L或ValA3Leu）。这三种胰岛素突变体的生物学活性和受体结合能力都显著降低，因此它们的半衰期比正常胰岛素要长。在这三种突变中，insulin Wakayama生物学活性最低、半衰期最长。并非所有胰岛素突变的人都会患糖尿病，因为等位基因的缘故，正常胰岛素将会代偿性大量产生，但在某些病理性情况下，则很容易发展成为糖尿病或葡萄糖耐量异常。

（2）内源性或外源性胰岛素抗体的形成可干扰胰岛素和受体的正常结合。

（3）胰岛素降解加速，生物学效应降低。在体内，胰岛素的半衰期约为5分钟。

（4）药物（如IFN-γ、TNF-α）及胰岛素拮抗激素都会影响胰岛素的生物学效应，胰岛素拮抗激素增加常见于多种急、慢性疾病。

10.1.4.2 胰岛素受体水平

1. 胰岛素受体表达异常

胰岛素受体是由α、β两个亚单位组成的。α亚单位穿过细胞膜，一端暴露在细胞膜表面，具有胰岛素结合位点；而β亚单位由细胞膜向细胞质延伸，是胰岛素引发细胞膜与细胞内效应的功能单位。α亚单位与胰岛素结合，可引起胰岛素受体构型发生变化，从而解除α亚单位对β亚单位上酪氨酸激酶活性的抑制作用，使β亚单位中酪氨酸激酶被激活，然后通过一系列信号转导途径发挥胰岛素的生物效应。

胰岛素受体的缺陷可直接影响胰岛素在体内的作用，常可导致胰岛素抵抗，主要是通过以下几种方式影响受体的功能：①受体生物合成率下降，表达量减少；②受体向细胞膜插入过程异常，导致细胞膜上胰岛素受体水平降低；③受体与胰岛素亲和性下降；④酪氨酸激酶活性降低；⑤受体降解加速；⑥受体再利用障碍。胰岛素和受体结合后，细胞膜会通过内吞将胰岛素吞入细胞内，胰岛素受体也随之进入细胞，之后被重新利用。影响胰岛素受体及其激活的各个环节均可影响胰岛素敏感性。

2. 抗胰岛素受体自身抗体

抗胰岛素受体自身抗体（insulin receptor antibody，IRA）是在研究合并黑色棘皮症的胰岛素抵抗综合征患者时发现的。此抗体可与存在于机体细胞膜上的胰岛素受体结合，结合后表现为胰岛素受体对胰岛素的亲和性降低，从而影响胰岛素敏感性。

3. 胰岛素信号通路异常

胰岛素和胰岛素受体结合后，会激活胰岛素受体，胰岛素受体激活后会进一步激活下游胰岛素信号通路；胰岛素受体到下游胰岛素信号转导这个环节出现问题也会影响胰岛素敏感性。

10.1.4.3 胰岛素受体后水平

1. 胰岛素受体底物与胰岛素抵抗

胰岛素受体底物属于细胞质中的接头蛋白，主要连接胰岛素受体和多重效应分子（如 PI3K、Syp、Ras 等），从而介导细胞对胰岛素的反应。根据美国 Joslin 糖尿病研究中心的最新研究进展，已经发现 6 种 IRS：IRS-1~IRS-4、Gab-1 和 P62dok。用基因敲除技术发现几种 IRS 在胰岛素信号转导中具有不同的生理作用。其中，IRS-1 分布广泛，主要在骨骼肌中表达；IRS-1 基因敲除小鼠 PI3K 激酶活性降低，由于 β 细胞代偿性分泌增强，未发生糖尿病，出现葡萄糖耐量异常、肌肉和脂肪细胞胰岛素抵抗[11-12]。IRS-2 主要在肝脏和胰岛 β 细胞表达；IRS-2 基因敲除小鼠肝糖原储存减少、胰岛细胞减少，动物出现中度至重度胰岛素抵抗，并于 10 周出现糖尿病[13]。由此可知，IRS-1 和 IRS-2 基因敲除均呈现糖脂代谢异常和胰岛素抵抗。Joslin 糖尿病研究中心发现，将 IRS-1 和 IRS-2 共同敲除对小鼠是致命的。IRS-3 主要在脂肪细胞表达，而 IRS-4 主要在脑表达。在 IRS-1 缺失时，IRS-3 对胰岛素敏感性具有重要的代偿作用。

（1）胰岛素受体底物基因突变导致胰岛素抵抗：对糖尿病患者做 IRS 基因 PCR-SSCP 测序，未发现单一基因突变为致病因素，然而发现 6 个核苷酸序列变异，其中 3 个为非保守的氨基酸变异，即 *Gly819Arg*、*Gly972Arg*、*Arg1221Cys*[14]。家系及人群研究表明，IRS 基因突变的个体糖尿病易感性明显升高。*Gly972Arg* 突变在胰岛素信号转导及 2 型糖尿病中的作用已经得到广泛的论证，一项丹麦临床调查研究表明，*Gly972Arg* 突变率在正常人中为 5.8%，而在 2 型糖尿病患者中为 10.7%[15]。该位点的突变导致罹患糖尿病的风险升高 25%。此外，体外研究表明，该位点突变后引起 IRS 与 PI3K 结合能力下降 25%，PI3K 活性下降 36%[16]。据报道，日本 2 型糖尿病患者存在其他 IRS-1 多态性，如 *Pro190Arg*、*Met209Thr*、*Ser809Phe*。虽然这些多态性的发生频率在糖尿病患者和对照人群中没有明显差异，然而统计这几种多态性以及 *Gly972Arg* 共同存在的发生频率，糖尿病患者比正常人高 3 倍。因此，可以进一步证明 IRS 基因突变，尤其是 *Gly972Arg* 突变，是引起胰岛素抵抗的可能机制之一。

（2）胰岛素受体底物蛋白含量的变化导致胰岛素抵抗：IRS 在细胞内保持正常水平和活性是胰岛素发挥正常功能的重要条件。IRS 蛋白含量的下降会导致参与胰岛素信号传递的 IRS 减少，进而影响到胰岛素信号的传递，导致胰岛素敏感性降低。近年来研究表明，蛋白酶体对 IRS 蛋白含量有重要的调控作用。M. L. Hribal 等人于 2000 年提出泛素蛋白酶体参与 IRS-2 的降解并影响 IRS-2 介导的信号转导[17]。L. Rui 等人报道，胰岛素的长期作用能够导致 IRS-1 和 IRS-2 水平明显下降，而这一作用能够被 26S 蛋白酶体的抑制剂所抑制[18]。此外，研究表明，IRS 的丝氨酸/苏氨酸磷酸化异常可导致 IRS 的降解和酪氨酸磷酸化受阻。因此，IRS 的不正常降解是胰岛素抵抗的重要机制之一。

（3）胰岛素受体底物磷酸化异常导致胰岛素抵抗：IRS-1 具有 70 余个酪氨酸磷酸化位点和 40 多个丝氨酸磷酸化位点，其上游胰岛素受体被激活后，能够将 IRS 的酪氨酸位点磷酸化，激活后的 IRS 起着码头蛋白质"docking"的作用，可与其他蛋白质形成蛋白复合体，使胰岛素信号逐级放大。IRS 的磷酸化异常主要是指酪氨酸磷酸化水平的降低和苏氨酸磷酸化水平的升高。在 2 型糖尿病患者中，IRS 的 Ser136 和 Ser312 的磷酸化水平升高 50%[19]。同样，在胰岛素抵抗的动物模型中，IRS-1 也呈现高度丝氨酸磷酸化水平[20]。IRS 的高度丝氨酸磷酸化能够通过降低其酪氨酸磷酸化水平、抑制 PI3K 对下游底物的激活能力以及加速 IRS 的降解进而抑制胰岛素信号转导。

在胰岛素抵抗状态下，IRS 的丝氨酸/苏氨酸磷酸化水平增高，其可能的机制包括：①胰岛素抵抗状态下 PKC 的激活；②肿瘤坏死因子的大量产生可激活细胞内丝氨酸/苏氨酸蛋白激酶（如 PKC）；③IRS 下游信号分子（如 PI3K、Akt 和 GSK-3β 等）的反馈调控；④氧化应激会增加 IRS 的丝氨酸/苏氨酸磷酸化，从而抑制 IRS 的酪氨酸磷酸化，降低胰岛素刺激条件下的胰岛素信号通路激活水平。

综合上述，IRS 的突变、蛋白含量降低和磷酸化异常是导致胰岛素信号转导减弱和胰岛素抵抗形成的主要机制之一。

2. GLUT4 及其他

近年来，GLUT4 在胰岛素抵抗中的作用被广泛研究。胰岛素增加细胞葡萄糖摄取是通过 GLUT4 向细胞膜的转位完成的，因此 GLUT4 对于胰岛素的代谢调节作用至关重要。在一些疾病中 GLUT4 表达减少，从而影响胰岛素对葡萄糖代谢的调控作用。除了 GLUT4 之外，其他胰岛素信号通路中的各个分子都有可能影响胰岛素的生物学效应。此外，游离脂肪酸（FFA）外溢和脂源性细胞因子分泌过多都可影响胰岛素受体后信号转导。

以上是从胰岛素信号通路的角度来阐述胰岛素抵抗的相关分子机制。从胰岛素抵抗形成角度分类，其分子机制主要包括 3 种，即脂肪堆积学说、炎症学说和氧化应激学说。①脂肪堆积学说认为，胰岛素抵抗是由于脂肪在组织和器官内的堆积引起的，脂肪堆积会造成脂肪代谢产物增加，介导胰岛素抵抗的形成，因此降脂、控制体重、控制饮食等都具有良好的改善胰岛素敏感性的作用。②慢性炎症被证明是引起胰岛素抵抗的另一种普遍机制，慢性疾病中常伴随有慢性炎症，而炎症因子是引起胰岛素抵抗的重要原因之一。③近年来发现，氧化应激是一种更普遍的导致胰岛素抵抗的机制，脂肪堆积和慢性炎症导致的胰岛素抵抗都与氧化应激相关，降低细胞内活性氧水平能够改善胰岛素敏感性。这三种学说具有普遍性，都有大量的证据支持。除此之外，糖基化终末产物（advanced glycation endproduct，AGE）、高胰岛素、营养过剩、不良生活方式等也被认为是导致胰岛素抵抗的原因。

虽然关于胰岛素抵抗的研究很多，也积累了大量的研究成果，但是临床上如何改善胰岛素敏感性还缺乏有效的手段。其中，得到人们最大关注的有效手段是生活方式的改变。良好的生活方式包括减少饮食量、增加运动、戒烟、戒酒等，特别是运动，可以显著改善胰岛素敏感性，对于2型糖尿病和其他一些代谢性疾病都具有很好的改善作用。

10.2 线粒体功能障碍导致的胰岛素抵抗

线粒体是生命活动能量转化的场所，大约有95%的能量来自线粒体，所以学界给线粒体起了一个别名叫"细胞的发电厂"。线粒体除了参与能量代谢外，还能够调控其他生理和病理过程，如细胞凋亡、细胞钙离子稳态调节、自噬等过程。

以往人们普遍认为糖尿病和线粒体功能障碍并不存在直接关系，只是线粒体功能障碍导致衰老或衰老相关疾病的一个副产品，然而随后的大量研究表明两者之间存在着千丝万缕的联系。1975年，T. Yamada等人首次报道线粒体功能障碍与葡萄糖不耐受密切相关[21]。20世纪90年代后期的几项临床研究均表明，肥胖和糖尿病患者普遍存在线粒体功能障碍，主要表现在其肌肉组织氧化能力和脂肪酸代谢能力明显下降[22]。这些研究表明，存在胰岛素抵抗、糖尿病的患者或小鼠其线粒体呼吸链关键酶的表达水平和活性均明显降低，线粒体生物合成相关基因的表达下降，mtDNA突变和缺失，线粒体能量代谢水平下降，脂肪酸β氧化能力下降[23-25]。此外，大量研究发现，线粒体疾病（如MELAS综合征、母系遗传的糖尿病和/或耳聋等）与糖尿病密切相关[26]。

总之，线粒体氧化磷酸化能力受损在胰岛素抵抗、糖尿病患者或小鼠中是很常见的。更重要的是，线粒体功能下降的水平与胰岛素抵抗或糖尿病的严重程度呈线性相关，通过改善线粒体功能能够改善胰岛素敏感性，这说明线粒体功能障碍是胰岛素抵抗发生和发展的一个非常重要的因素。

10.2.1 线粒体功能障碍导致胰岛素抵抗的分子机制

线粒体功能紊乱致胰岛素抵抗的机制非常复杂，各个机制之间相关影响，其中被广泛研究和认可的机制见图10.4。

1. 氧化应激和胰岛素抵抗

活性氧（reactive oxygen species，ROS）是由于O_2得到单电子氧形成，主要包括超氧阴离子（$O_2^{·-}$）、羟自由基（·OH）、过氧化氢（H_2O_2）等。细胞内ROS主要来源于线粒体氧化呼吸链和细胞膜上的NADPH氧化酶。在心肌细胞中，线粒体占其容量的40%，因此心肌细胞内95%以上的ROS来源于线粒体。生理情况下，线粒体代谢的氧中，1%~3%形成ROS。然而在血管内皮细胞中，线粒体仅占其体积的2%~6%，其ROS主要来源是NADPH氧化酶。

ROS参与调控细胞信号转导、增殖和凋亡等生理过程。在生理状态下，ROS的产生和清除是一个平衡过程；然而在病理状态下，机体在遭受各种有害刺激时，体内活性氧和活性氮产生过多，氧化程度超出细胞对氧化物清除的抗氧化能力，氧

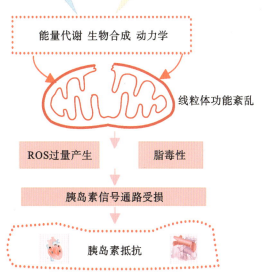

图 10.4 胰岛素抵抗的线粒体机制

化系统和抗氧化系统失衡,从而损伤线粒体 DNA、蛋白质和脂质双层膜,即称为氧化应激。

氧化应激是肥胖、胰岛素抵抗和 2 型糖尿病进展相关的关键事件,其可能通过激活一系列丝氨酸激酶(如应激激活的蛋白激酶 p38 和 JNK、蛋白激酶 C〔protein kinase C,PKC〕和核转录因子 NF-κB)进而抑制胰岛素信号转导,导致胰岛素抵抗。p38 和 JNK 均是丝氨酸/苏氨酸激酶,能够磷酸化胰岛素受体(InsR)和/或胰岛素受体底物(IRS)蛋白,导致酪氨酸磷酸化水平下降,从而抑制胰岛素信号通路。ROS 也能激活其他胰岛素信号通路的丝氨酸/苏氨酸激酶,如 PKC、PKB、GSK-3,从而抑制正常的胰岛素信号通路。此外,ROS 通过激活丝氨酸激酶 IKK 进而激活 NF-κB 信号通路,调控炎症反应和胰岛素敏感性。

线粒体功能障碍导致 ROS 的大量产生被认为是线粒体功能障碍致胰岛素抵抗的最重要的机制之一。过量的葡萄糖、脂质形成"糖脂毒性"(glucolipotoxic)环境,影响线粒体功能,损害电子传递链活性,从而导致 ROS 产生增加,导致胰岛素敏感性下降。研究表明,在 4 种不同胰岛素抵抗的动物模型中,线粒体产生的 ROS 均明显增加。培养小鼠或大鼠脂肪细胞时,在培养基中增加葡萄糖浓度会导致细胞内 ROS 的水平升高,进而引起胰岛素抵抗,而同时添加抗氧化剂 N-acetylcysteine 能够改善胰岛素敏感性。此外,过表达 ROS 清除相关酶后,糖尿病小鼠肌细胞胰岛素敏感性明显升高。

综上所述,线粒体功能障碍以及由此而引发的氧化应激在胰岛素抵抗及糖尿病的发生和发展中发挥重要作用,对氧化应激损伤组织内在机制的深入研究和理解有利于更好地预防和治疗糖尿病。

2. 代谢紊乱与胰岛素抵抗

脂肪酸是机体的主要供能物质之一，心肌细胞所需能量的60%~90%来自于脂肪酸的β氧化。脂肪酸按碳链长度分为短链脂肪酸（short chain fatty acid，SCFA；6碳以下），中链脂肪酸（middle chain fatty acid，MCFA；8~10碳）和长链脂肪酸（long chain fatty acid，LCFA；12碳以上）。其中，短链脂肪酸和中链脂肪酸能够直接进入线粒体，而长链脂肪酸必须借助肉碱棕榈酰转移酶（carnitine palmitoyl-transferase，CPT）转运到线粒体，并由长链乙酰辅酶A脱氢酶（long chain acyl-CoA dehydrogenase，LCAD）起始长链脂肪酸的β氧化。

线粒体是调控代谢的主要场所，当细胞内脂质过多，远超线粒体能够代谢的量时，就是脂质过载。线粒体脂质过载可以导致线粒体数量和结构的改变，从而影响线粒体内能量代谢。电镜观察，胰岛素抵抗患者后代及2型糖尿病患者的线粒体密度明显降低，考虑线粒体数量的减少可能导致线粒体氧化磷酸化速率不足，促进骨骼肌细胞内脂质聚集。肌肉活检证实，胰岛素抵抗个体的线粒体基因mRNA、mtDNA减少，呼吸链亚基的基因表达降低，氧化酶活性下降，线粒体大小及数量均减少。用透射电镜观察肥胖模型Zucker大鼠骨骼肌细胞发现，线粒体变得肿胀、变性并聚集于肌膜下，排列拥挤，少数线粒体呈膨胀状态；线粒体嵴的走向紊乱、模糊或溶解，甚至一些线粒体嵴出现空化、嵴间隙扩张及髓磷体样改变等现象。这些现象可能与线粒体脂质过载有关。线粒体脂质过载可以抑制线粒体融合蛋白的表达，促进线粒体分裂蛋白的表达，从而抑制线粒体融合，促进其分裂。线粒体融合与分裂的平衡遭到破坏会直接影响线粒体数目、形态及大小，出现小而分散的线粒体。由于线粒体基质、线粒体嵴是线粒体进行能量代谢的主要场所，致密浓缩的线粒体不能提供足够的空间来满足异常或超常的能量代谢需要。除了对线粒体形态结构、营养代谢通路、氧化还原平衡的影响外，脂质过载还会影响线粒体的能量代谢能力和效率。

脂肪酸β氧化缺陷导致的脂代谢紊乱被认为与胰岛素抵抗密切相关。20世纪60年代，有人提出葡萄糖-脂肪酸循环学说（glucose-fatty acid cycle，Randle循环），认为葡萄糖和脂肪酸在代谢底物上存在竞争关系：游离脂肪酸升高会导致细胞内代谢产生的乙酰辅酶A含量增加，进而抑制丙酮酸脱氢酶，从而使葡萄糖氧化下降；80年代，有研究人员证实FFA能抑制肌肉对葡萄糖的摄取和利用；之后又有学者研究发现，慢性FFA水平升高及胰岛β细胞内脂质沉积导致葡萄糖刺激的胰岛素分泌障碍，胰岛细胞发生凋亡，从而提出"脂毒性"的概念。脂毒性是指血中游离脂肪酸水平或细胞内甘油三酯水平过高，超过脂肪组织储存能力和非脂肪组织的氧化能力，导致非脂肪组织过多储存甘油三酯，进而引起胰岛素抵抗和β细胞功能障碍。随后的研究表明，脂肪酸代谢产物（如二酰甘油、酯酰辅酶A和神经酰胺）的累积能够激活丝氨酸/苏氨酸蛋白激酶（如PKCβ和PKCδ），进而磷酸化和抑制IRS-1和IRS-2，最终导致胰岛素抵抗。该机制与ROS导致胰岛素抵抗的机制类似。此外，CPT 和 LCAD 活性的降低均会导致细胞内脂肪酸聚集，进而引起胰岛素抵抗。

胰岛素抵抗和脂代谢紊乱密切相关：脂代谢紊乱可损害胰岛 β 细胞并导致胰岛素抵抗，而胰岛素抵抗又进一步加剧了脂代谢紊乱，形成一个恶性循环，从而引起一些代谢性疾病的发生，如 2 型糖尿病、代谢综合征等。因此，及早防治血脂紊乱，阻断两者之间的相互作用，对于防治代谢性疾病具有极其重要的作用。

3. mtDNA 突变与胰岛素抵抗

细胞内含有数百到数千个线粒体，其中每个线粒体又有 2~10 个 DNA 基因拷贝，表明每个细胞内都存在着大量的 mtDNA。人类 mtDNA 的全长仅为 16569 bp，为双链闭合环状结构。mtDNA 分为编码区和非编码区，其中编码区共 37 个基因（2 种 rRNA、22 种 tRNA 和 13 个电子传递链复合物亚单位），非编码区主要控制 mtDNA 的复制和转录（D 环区）。与核内染色体 DNA 相比，mtDNA 由于没有组蛋白保护、直接暴露于线粒体 ROS 和线粒体聚合酶较低的纠错能力，导致 mtDNA 的半衰期缩短为原来的 $\frac{1}{10} \sim \frac{1}{5}$，而其突变率升高 10~20 倍。

目前，与糖尿病相关的 mtDNA 突变已经有较多报道，编码区和非编码区均发现诱发糖尿病的点突变。其中，最常见的突变方式为线粒体 tRNA 的突变，如 tRNA^{Leu}(UUR) 的 mtDNA 3243A→G 突变能够引起胰岛素分泌受损，其作为 T2DM 的一个亚型，被命名为母系遗传的糖尿病和/或耳聋（maternally inherited diabetes and deafness，MIDD）。我国于 1995 年首次发现 MIDD 家族。MIDD 占 T2DM 患者的 0.5%~2%。

人线粒体大约包含 1500 多种蛋白质，其中 99% 由细胞核 DNA 编码。mtDNA 虽然只编码其中 13 种蛋白，但都是线粒体氧化磷酸化关键酶的亚单位。mtDNA 突变引起编码的蛋白表达量和/或活性下降可能是诱发胰岛素抵抗和糖尿病的潜在机制。研究表明，糖尿病患者肌肉细胞线粒体呼吸链各复合物活性都有所下降，且发现多种 mtDNA 突变。mtDNA 3316G→A 突变和 3394T→C 突变均位于 NADH 脱氢酶第一亚单位，通过影响 NADH 脱氢酶活性，导致 ATP 合成减少，进而影响胰岛素分泌，从而可能与糖尿病的发生相关。mtDNA 14577T→C 基因突变（NADH 脱氢酶第六亚单位）可引起线粒体复合物 I 活性和耗氧率均下降约 60%，可促进胰岛素抵抗或糖尿病的发生和发展。此外，D 环区的 mtDNA 16189T→C 变异也被证实与糖尿病的遗传易感性相关。

除了突变外，mtDNA 缺失也可能影响 T2DM 的发生和发展。有研究人员于 1992 年在一个糖尿病伴耳聋疾病的大家系研究中发现 mtDNA 10.4 kb 的缺失，推断该变异可能是 T2DM 的致病原因。

为了探究线粒体基因变异与胰岛素抵抗的关系，化学试剂和基因操纵技术常被用来诱导 mtDNA 发生突变。S. Y. Park 和 W. Lee 用低剂量的溴化乙锭（ethidium bromide，EB）诱导肌细胞 mtDNA 发生突变后，发现细胞胰岛素信号受损并且胰岛素敏感性明显降低，去除溴化乙锭后，肌细胞的胰岛素敏感性明显恢复[27]。此外，在小鼠 C2C12 肌管细胞中，复合物 V 抑制剂 Oligomycin A 能够导致氧化磷酸化下降，伴随着胰岛素激活糖摄取能力的下降以及胰岛素信号中关键蛋白 Akt 和 IRS-1 磷酸化水平下降[28]。上述实验表明，mtDNA 的改变能够导致线粒体功能障碍和胰岛素抵抗。

4. 线粒体生物合成和胰岛素抵抗

线粒体在某些组织细胞内所占的空间很大，约占心肌细胞容积的 40%。线粒体数量和功能稳定对于细胞维持正常结构和行使正常生理功能是非常必要的。研究表明，胰岛素抵抗、肥胖和糖尿病动物肌肉组织的线粒体数量降低、体积减小、线粒体呼吸功能减弱，表明线粒体生物合成在胰岛素抵抗的发生和发展中可能发挥重要作用。

过氧化物酶增殖体受体 γ 辅激活因子 1α（peroxisome proliferator-activated receptor γ coactivator 1α，PGC1α）是调控线粒体生物合成的最重要调节因子，其主要在高能量消耗的组织和器官中表达，如心脏、骨骼肌、肝和肾等。研究表明，PGC1α 基因多态性 Gly482Ser 与胰岛素抵抗密切相关，并可增加罹患 2 型糖尿病的风险。此外，肥胖、胰岛素抵抗和糖尿病时 PGC1α 表达量下降，可降低胰岛素敏感性。转基因动物实验结果表明，PGC1α 过表达后大鼠肌肉组织内氧化磷酸化水平升高，胰岛素敏感性增强；运动能够增加 PGC1α 表达量，增强线粒体重塑和/或生物合成，维持细胞内能量平衡，改善胰岛素敏感性。

此外，AMP 活化的蛋白质激酶（AMP-activated protein kinase，AMPK）也是调控线粒体生物合成的另一个重要蛋白。AMPK 激活剂 AICAR 通过 PGC1α 和 NRF 促进线粒体的生物合成。

5. 线粒体动力学和胰岛素抵抗

线粒体动力学（mitochondrial dynamics）是指线粒体的融合、分裂以及两者之间的动态转换。细胞内的线粒体相互联系，构成线粒体网络，在生理及病理状态下，线粒体网络的形态结构和分布不断变换，以保持融合和分裂间的动态平衡。线粒体网络的这种平衡与细胞的代谢、增殖、凋亡和自噬等功能密切相关，其功能障碍可以导致多种疾病的产生。线粒体融合主要由线粒体内膜上的视神经萎缩因子 1（OPA1）、外膜的线粒体融合蛋白 1（Mfn1）和线粒体融合蛋白 2（Mfn2）共同介导完成，而线粒体分裂主要由动力素相关蛋白 1（Drp1）和分裂蛋白 1（Fis1）共同介导完成。

在正常生理状态下，线粒体呈现网络化或长管状结构，保持着融合和分裂的动态平衡。然而在肥胖和糖尿病状态下，线粒体发生动力学改变，进而出现线粒体肿胀、片段化，从而引起线粒体和细胞功能障碍。研究发现，肥胖和糖尿病患者存在线粒体体积明显减小和数目明显减少。同样，也有学者研究发现，肥胖 Zucker 大鼠骨骼肌细胞中线粒体网络结构减少近 25%，融合相关蛋白 Mfn2 转录和表达水平显著下降。

研究表明，线粒体动力学相关基因的表达与胰岛素敏感性密切相关。融合相关基因（*Mfn1*、*Mfn2* 和 *OPA1*）敲除小鼠由于线粒体功能障碍都是胚胎致死的。2012年，有研究人员发现肝脏特异性 *Mfn2* 基因敲除小鼠葡萄糖耐量受损，并且肝脏和骨骼肌胰岛素信号受损。2017年。又有人研究发现，骨骼肌特异性 *OPA1* 基因敲除小鼠通过促进 FGF21 的分泌进而改善衰老或者饮食诱导的胰岛素抵抗。运动和能量控制能够通过调节线粒体融合和分裂平衡进而改善机体胰岛素敏感性。研究发现，适当的体育锻炼和控制体重能够控制 2 型糖尿病患者骨骼肌线粒体的数量和功能。

线粒体动力学不仅会影响线粒体的形态，也会影响线粒体的功能，因此线粒体动力学与胰岛素抵抗之间的关系具有复杂性。近几年的研究从分子水平发现了线粒体形态与糖尿病早期胰岛素抵抗的关系，通过部分动物实验和临床试验证实了多种干预措施可有效改善胰岛素抵抗和线粒体动力学，同时也发现了一些调控线粒体形态的重要因子，但我们对这些因子的研究还处于初期阶段，很多问题有待于进一步研究和验证。

6. 去乙酰化与胰岛素抵抗

蛋白的乙酰化指针对蛋白的赖氨酸残基翻译后修饰（post-translational modification，PTM），受乙酰化酶和去乙酰化酶调控。

Sirtuin 是一组高度保守的烟酰胺腺苷酸核酸（nicotimide adenosine dinucleotide，NAD）依赖的去乙酰化酶，广泛存在于原核和真核生物中，在转录沉寂、染色质稳定、双链 DNA 损伤后修复、信号转导中起重要作用，参与细胞周期、细胞凋亡、细胞分化和细胞寿命的调节。Sirtuin 家族有 7 个成员，分别为 SIRT1～SIRT7，其中 SIRT1、SIRT6 和 SIRT7 主要分布在核中，SIRT2 主要分布在细胞质中，而 SIRT3、SIRT4 和 SIRT5 定位于线粒体中（表 10.1）。SIRT3 能够去乙酰化大部分线粒体蛋白，因而是调控线粒体功能最重要的一个 Sirtuin。

表 10.1 哺乳动物的 Sirtuin

Sirtuin	催化活性	定位
SIRT1	去乙酰化酶	细胞核和细胞质
SIRT2	去乙酰化酶	细胞质和细胞核
SIRT3	去乙酰化酶	线粒体
SIRT4	ADP 核糖基转移酶	线粒体
SIRT5	去乙酰化酶	线粒体
SIRT6	去乙酰化酶和 ADP 核糖基转移酶	细胞核
SIRT7	去乙酰化酶	细胞核

Sirtuin 的去乙酰化作用可以调控能量代谢，尤其可在禁食或热量限制的状态下发挥作用。在禁食状态下，机体处于低葡萄糖状态，脂肪酸被肝脏吸收以产生酮体，这些酮体随后被用于肝外组织，SIRT3 可以调节此过程中肝细胞线粒体的脂肪

酸β氧化作用。研究表明，脂肪酸β氧化过程中的酶（硫醇酶、HMG-CoA合酶、HMG-CoA裂解酶和β-OHB脱氢酶）都包含至少一个受SIRT3调控的位点。缺乏SIRT3的小鼠禁食后酮体水平会降低；而丧失SIRT3会导致长链乙酰辅酶A脱氢酶（long chain Acyl-CoA dehydrogenase, LCAD）过度乙酰化，抑制肝细胞中的脂肪酸氧化。研究表明，肝脏中会产生大量的乙酸盐，这种乙酸盐随后可作为除糖、脂、酮体外替代的原料，在肝外组织进行产能和产热，该过程需要乙酰辅酶A合成酶（acetyl-CoA synthetase, AceCS）的参与，在外周组织（如骨骼肌、心脏、棕色脂肪组织）及大脑中进行氧化，产生ATP。而小鼠SIRT3可以去乙酰化AceCS2残基并使其活化，维持机体的ATP水平和基本稳态。

在营养过剩的情况下，线粒体蛋白的乙酰化水平明显降低，长此以往，会导致2型糖尿病的发生。给予小鼠高脂肪饮食可诱导肝脏线粒体蛋白过度乙酰化，并下调SIRT3水平，与野生型对照小鼠相比，促进了肥胖、胰岛素抵抗、高脂血症和脂肪肝的发生和发展[29]。给予SIRT3敲除小鼠高脂肪饮食后，小鼠脂肪酸氧化相关酶LCAD、β-HAD活化增加，脂肪酸氧化增加[30]。在禁食状态下，SIRT3敲除小鼠脂肪酸氧化会减少[29]。因此认为SIRT3的缺乏和线粒体蛋白乙酰化可以加速代谢综合征的发生和发展。SIRT3通过减少脂肪酸氧化，在高热量情况下起到对抗胰岛素抵抗的作用。

研究表明，SIRT3和2型糖尿病等代谢综合征密切相关。在胰岛素抵抗的小鼠中，骨骼肌SIRT3水平明显下降，SIRT3敲除的小鼠表现为耗氧量明显减少，骨骼肌氧化应激增加，进而导致JNK信号的活化和胰岛素信号通路的受损[31]，提示SIRT3通过调控骨骼肌线粒体中ROS水平来调节胰岛素的敏感性。M. D. Hirschy等人研究表明，SIRT3的减少以及线粒体蛋白的超乙酰化会导致肥胖、高脂血症、胰岛素抵抗和脂肪性肝炎[29]，此外他们发现了人 SIRT3 基因的一个单核苷酸多态性位点，其突变后会引起SIRT3酶活性的降低，并且该位点与代谢综合征的发病率密切相关。

大量研究表明，线粒体蛋白能够可逆地乙酰化/去乙酰化对胰岛素抵抗和其他代谢综合征的发生和发展是至关重要的。因此，线粒体蛋白位点特异性乙酰化和靶向SIRT3的药物设计有利于改善糖尿病、胰岛素抵抗患者的预后。

7. 解偶联蛋白和胰岛素抵抗

解偶联蛋白（uncouple protein, UCP）是一类位于线粒体内膜上的质子转运蛋白，通过跨线粒体内膜质子转运，能够控制膜两侧质子浓度，并通过将线粒体内膜上的质子传递过程和ATP的合成过程解偶联，进而使内膜上的电能以热量的形式释放出去。UCP的主要生理功能是调节线粒体氧化磷酸化解偶联，进而在产热、减少ROS的产生以及负性调控胰岛素释放等过程中发挥重要作用。目前主要发现5种亚型，即UCP1~UCP5。其中，UCP1主要在褐色组织中表达，UCP2在组织中广泛表达，UCP3主要在骨骼肌中表达，UCP4和UCP5主要在脑组织中表达。

UCP1主要调控机体产热，而UCP2及UCP3与产热基本无关，但其过量表达可降低 ROS 的生成、增强机体代谢率，进而增强机体胰岛素敏感性；其表达量降低以及基因突变均可导致肥胖，并诱发胰岛素抵抗[32]。此外，研究发现，在 2 型糖尿病患者肌肉组织中，UCP3 的表达量降低了 50%[33]；在小鼠肌肉组织中过表达 UCP3，可以抵抗高脂诱导的胰岛素抵抗的产生。

在胰岛 β 细胞中，UCP 的表达量和线粒体功能密切相关。β 细胞线粒体功能受损，进而引起 ROS 的产生增多并损伤 β 细胞，最终抑制胰岛素的释放。UCP2 可通过解偶联线粒体氧化磷酸化减少 ROS 的产生，保护 β 细胞免受 ROS 的损伤。另外，UCP2 活性的升高又可导致 ATP 的生成减少，也可抑制胰岛素的释放，因而 UCP2 对胰岛素释放的调控需要一个巧妙的平衡[34]。

8. 衰老与胰岛素抵抗

衰老是随着年龄增长伴随的一种无法避免的生理现象。关于衰老的理论基础，众说纷纭，有 DNA 损伤积累、线粒体功能障碍、端粒丢失、基因表达异常及氧化损伤等，但其具体的分子机制并不清楚。衰老明确伴随着线粒体数量上的减少及形态功能的改变，如线粒体氧化磷酸化能力下降，ATP 生成减少而活性氧产生增加。如衰老时并存胰岛素抵抗，则氧化磷酸化能力可下降达 40%。胰岛素抵抗的一个重要指标是肝脏细胞中有脂质的异常累积，这也是引发酒精性脂肪肝、脂肪肝炎及肝硬化的主要因素之一。相关研究发现，在衰老机体中，脂肪氧化供能的相关基因表达下降，导致机体内脂肪异常堆积，尤其内脏脂肪的堆积更为严重，从而引起细胞脂毒性，而这些病理生理过程与线粒体功能有密切联系。线粒体功能下降可使脂肪酸氧化能力下降，导致脂肪酸代谢产物异常累积，比如二酰甘油、长链脂酰辅酶A、乙酰辅酶 A 等。细胞内二酰甘油的异常聚集可以使 PKC 变构激活，进而使胰岛素受体底物-1 的 Ser/Thr 位点发生磷酸化，抑制酪氨酸位点磷酸化，导致 PI3K 及 Akt 的活性下降，使胰岛素信号传递异常，引起胰岛素抵抗。如下调 *PKG* 基因的表达，则可抑制脂类异常聚集诱发的胰岛素抵抗，该证据可以表明与线粒体功能损伤相关的 PKC 激活与胰岛素抵抗的发生相关。另外，乙酰辅酶 A 可抑制与葡萄糖氧化利用相关酶的活性，如丙酮酸脱氢酶，也会导致胰岛素的效应降低。线粒体损伤后引起的葡萄糖与脂肪酸利用能力下降，反过来进一步使脂毒性加强，进而激活多种炎症通路，促使肿瘤坏死因子的生成，诱导细胞凋亡，使损伤进一步加重和恶化。因此，机体的衰老伴随着线粒体功能异常下降，可引起相关的糖脂代谢异常，进一步损伤能量代谢信号通路，可能与老年胰岛素抵抗及其相关代谢性疾病有重要关系。

10.2.2 线粒体功能障碍导致胰岛素抵抗目前仍存在一定的争议

尽管临床试验和动物实验均提示线粒体功能下降和胰岛素抵抗之间存在密切关系，但是仍有一些实验的结果并非如此。比如，在肥胖和 2 型糖尿病患者中并没有观察到骨骼肌线粒体功能障碍。此外，非肥胖患者经过 28 天过度摄食表现出外周胰岛素抵抗，而肌肉中线粒体含量的几个标志物没有变化。与低脂饮食控制组相比，高脂饮食组的大鼠肌肉中能量代谢和葡萄糖代谢标志物的 mRNA 水平并没有明显变化，肝线粒体和过氧化物酶脂肪酸氧化能力也没有明显变化。这些研究表明线粒体功能障碍和胰岛素抵抗之间的关系是错综复杂的，线粒体功能下降可能导致胰岛素抵抗，但出现胰岛素抵抗的线粒体功能又可能没有发生改变。另外有研究表明，脂肪摄取过多时线粒体氧化能力会有一个代偿性升高[35]。高脂饲喂 3~4 周后，小鼠和大鼠葡萄糖耐量显著降低和胰岛素敏感性受损，但同时肌肉脂肪酸氧化能力、线粒体氧化相关蛋白的表达量和活性均明显升高。此外，在高脂易诱导产生肥胖和葡萄糖不耐受的小鼠品系中（C57BL/6、129X1、DBA/2 和 FVB/N）也出现高脂诱导的线粒体代谢的转变（胰岛素抵抗出现、脂肪酸氧化能力升高）。这些研究提示，虽然在脂肪摄取过多时虽然线粒体氧化能力代偿性升高，但骨骼肌中仍出现异位脂肪堆积和胰岛素抵抗。与此相类似，饮食控制或基因操作增强骨骼肌氧化能力可以改善胰岛素抵抗。

总之，线粒体功能障碍和胰岛素抵抗之间的关系是错综复杂的，没有直接证据证实线粒体功能障碍会导致胰岛素抵抗，而且出现胰岛素抵抗时线粒体功能可能是降低的、不变的或代偿性升高的。因此，它们之间的关系一直存在很大的争议。

10.3　胰岛素抵抗致线粒体功能障碍

胰岛素是一种合成代谢激素，在许多组织的代谢和蛋白质合成中发挥着至关重要的作用。线粒体功能和胰岛素信号之间的关系逐渐被关注，除了前一节所述的线粒体功能障碍会导致胰岛素抵抗外，胰岛素抵抗是否会引起线粒体功能障碍也被广泛研究。一方面，通过胰岛素注射来研究胰岛素对线粒体功能的影响，或者通过改变葡萄糖耐量和胰岛素敏感性确定其是否影响线粒体功能。另一方面，主要通过基因操纵方法控制胰岛素级联信号，以确定其改变是否直接影响胰岛素敏感性（主要效应），并确定胰岛素敏感性的改变是否导致线粒体功能的改变（次要效应）。

多项临床研究表明，胰岛素注射可引起线粒体蛋白表达增加和氧化还原酶活性升高，提高骨骼肌中 ATP 的合成，提示胰岛素对线粒体功能具有直接的调控作用。1 型糖尿病患者暂停胰岛素治疗后，肌肉线粒体 ATP 的生成和氧化磷酸化基因的表达均明显降低。然而，胰岛素对线粒体功能的调控作用在胰岛素抵抗患者或高脂饲喂的大鼠中消失，提示胰岛素可促进线粒体的生物合成和氧化能力，而胰岛素抵抗在一定程度上可引起线粒体功能障碍。目前广泛认为，胰岛素对线粒体的调控作用是增加线粒体的代谢，并且有研究发现，胰岛素增加葡萄糖摄取和线粒体能量代谢的第二信使是活性氧，降低活性氧水平能够降低胰岛素的这些生物学效应，因此线粒体产生的活性氧在胰岛素生物学效应中具有重要作用。

目前认为，胰岛素受体底物（IRS）与胰岛素抵抗和糖尿病直接相关，因此对于胰岛素信号的操纵，最好的特征模型就是操纵 IRS 的表达。在骨骼肌中，选择性破坏 IRS-1 或 IRS-2 对胰岛素敏感性的影响较小，然而同时敲除 IRS-1 和 IRS-2

对胰岛素信号和葡萄糖耐受性则有明显影响。在 IRS-1 和 IRS-2 双敲除小鼠中，分离的骨骼肌对胰岛素的响应性完全消失，胰岛素激活的葡萄糖摄取也明显降低。此外，骨骼肌线粒体氧化磷酸化和 ATP 的产生均受损，出现线粒体功能障碍。

除了骨骼肌相关研究结果外，IRS-1 和 IRS-2 双敲除小鼠肝细胞中也观察到类似的线粒体损伤。Z. Cheng 等人研究发现，双敲除 IRS 小鼠肝脏中会出现更大的畸形线粒体；此外，线粒体的数目大约是基因未敲除小鼠的 50%，同时线粒体融合和分裂的标志物也明显增加[36]。此外，在 IRS-1 和 IRS-2 双敲除小鼠，控制线粒体功能、生物合成和活力的相关基因的表达量也有所增加。同样，与骨骼肌代谢变化类似，肝脏中选择性敲除 IRS-1 或 IRS-2 对胰岛素信号的影响较小，而同时敲除 IRS-1 和 IRS-2 则导致糖耐量和胰岛素敏感性明显降低[37]。

这些在 IRS-1 和 IRS-2 双敲除小鼠肝脏和骨骼肌中的研究表明，基因手段诱导胰岛素抵抗的产生对线粒体功能有非常大的影响，并且胰岛素抵抗本身能够诱导线粒体功能障碍。研究表明，IRS-1/IRS-2 敲除可能通过 IRS-PI3K-FOXO 信号通路影响线粒体功能，因为 IRS-1/IRS-2 和 FOXO 三敲除能够减轻 IRS-1/IRS-2 双敲除后引起的线粒体功能障碍[36]。另外，胰岛素受体缺陷患者线粒体功能明显降低，也提示胰岛素信号受损可能会导致线粒体功能障碍[38]。

因此，线粒体功能和胰岛素信号之间是相互调控的关系。一方面，胰岛素信号促进线粒体的生物合成和代谢，胰岛素信号受损会引起线粒体功能紊乱。另一方面，线粒体也是胰岛素生物学效应的中间环节，并且线粒体通过活性氧、代谢中间产物等影响胰岛素信号，使得线粒体功能紊乱，导致胰岛素抵抗。对于胰岛素抵抗患者来说，引起胰岛素抵抗的因素不同，线粒体的改变也不尽相同。胰岛素抵抗和线粒体功能紊乱之间会形成恶性循环，从而加重机体胰岛素抵抗，而胰岛素敏感性降低和线粒体功能降低谁在前谁在后则并不是一个容易回答的问题。

10.4 胰岛素发挥心血管保护作用

胰岛素除参与代谢调节外，还可激活心肌 Akt-eNOS 等细胞"生存信号"，促进心肌细胞存活，减轻心血管炎症反应，抑制氧化应激，具有直接的心血管保护作用。

10.4.1 高血糖对心血管系统的影响

高血糖和全身胰岛素抵抗可激活一系列诱发动脉粥样硬化的信号通路和基因表达。基础研究和临床试验均表明，高血糖和胰岛素信号受损可促进动脉粥样硬化进程[39-40]，而强化血糖控制则可有效降低 T2DM 患者主要心血管事件的风险。高血糖可加重心肌缺血再灌注损伤，其主要机制是活性氧的大量释放导致线粒体结构和功能破坏：ROS，尤其是超氧阴离子与 NO 生成活性氮自由基（ONOO—，过氧亚硝基阴离子），快速失活 NO，进而导致血管内皮稳态相关的蛋白质发生亚硝化修饰和关键酶功能障碍，最终导致心血管结构和功能损伤。

高血糖可导致糖尿病患者线粒体 ROS 积聚并增强后续的重要生物化学过程，包括糖基化终末产物（AGE）、PKC、NF-κB、糖醇及氨基己糖通路激活[41]。新近研究显示，糖尿病患者的血管内皮细胞 PKC 高度激活，并与氧化应激、胰岛素信号受损以及内皮功能障碍相关；其中 PKC 可通过激活适配蛋白 p66^{Shc} 与 NADPH 氧化信号诱导 ROS 生成，从而导致血管内皮功能障碍。在糖尿病小鼠中，高血糖可诱发持续的氧化应激和血管功能障碍[42]。有趣的是，使血糖恢复正常，同时诱导整体 p66^{Shc} 表达缺失，可抑制持续存在的血管内皮功能障碍，提示 p66^{Shc} 可能是高血糖不良遗留效应中 ROS 的重要来源。这种高血糖不良遗留效应也被称为高血糖记忆（hyperglycemic memory），可能也是糖尿病状态下心血管易损性增加的机制之一。

表观遗传学修饰，即 DNA/组蛋白复合体的甲基化和乙酰化修饰等是糖尿病心血管病相关基因表达的重要调控机制。有报道显示，染色质的表观遗传学变异是尽管高血糖已得到控制但仍然存在 p66^{Shc} 高表达的机制之一。另外，血糖波动也可激活氧化应激和炎症并促发动脉粥样硬化性心血管病[43]。最近的研究发现，瞬时性高血糖可激活表观遗传学修饰变异并引起转录调节因子 NF-κB 持续长时间激活以及后续的炎症黏附分子上调[44]。临床研究也证实，尽管糖尿病患者的糖化血红蛋白（HbA1c）降到正常水平，仍存在从高血糖峰值与血糖最低值之间的波动[45]，表明除 HbA1c 外，以瞬时高血糖峰值为靶点可抑制其促发 T2DM 心血管并发症的损害效应。

10.4.2 胰岛素激活细胞"生存信号"发挥心血管保护作用

英国伦敦大学 Yellon 实验室及我们的系列研究均表明，急性心肌梗死早期给予外源性胰岛素具有明显的心血管保护效应，包括抗凋亡、抗炎、抗氧化应激、舒张血管等，提示胰岛素可保护缺血心脏[1]。胰岛素可通过激活 Akt 显著抑制缺血再灌注心肌细胞凋亡；抑制 Akt 活化，则胰岛素的抗凋亡作用几乎被完全阻断；进一步的研究发现，胰岛素通过 PI3K-Akt 途径激活（磷酸化）eNOS，NO 产生增加是其抑制缺血再灌注过程中心肌细胞凋亡、保护缺血心肌的重要机制之一。上述结果提示，胰岛素除代谢调节外，还可直接激活 Akt-eNOS-NO 为主的细胞"生存信号"，发挥心血管保护作用（图 10.5）。胰岛素激活细胞"生存信号"保护心血管的新机制提示了糖尿病与心血管病之间一个新的内在联系，即胰岛素抵抗状况下，心血管系统失去胰岛素的保护作用而更易受损，提示胰岛素抵抗是 T2DM 和心血管疾病"共同土壤"的可能分子机制。

临床上应用葡萄糖-胰岛素-钾极化液（GIK）辅助治疗急性心肌梗死（AMI）已经有 50 多年的历史。1962 年，D. Sodi-Pallares 等人首次报道 GIK 可改善 AMI 患者的心电变化，减少室性心律失常的发生，降低死亡率[46]，随后该效应得到多个临床研究证实。20 世纪 70 年代，有报道发现，心肌梗死时 GIK 增加心肌对葡萄糖摄

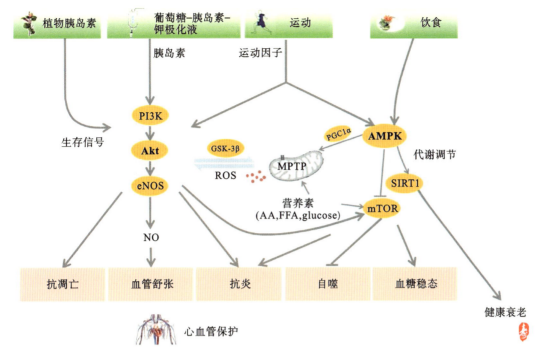

PI3K—磷脂酰肌醇-3-激酶；Akt—蛋白激酶 B；eNOS—内皮型一氧化氮合酶；GSK-3β—糖原合酶激酶 3β；MPTP—线粒体通透性转换孔；AMPK—AMP 活化的蛋白质激酶；mTOR—哺乳动物雷帕霉素靶蛋白；AA—氨基酸；FFA—游离脂肪酸；glucose—葡萄糖。

图 10.5　代谢相关心血管保护策略及主要机制

取会导致心肌糖原合成增加及糖酵解过程增强，进而增加心肌耗能以及乳酸生成，加重心肌细胞酸中毒，GIK 曾一度"失宠"，很少用于临床 AMI 的治疗。直到 1997 年，F. Fath-Ordoubadi 等人通过荟萃分析对以往（1966—1996）有关 GIK 治疗 AMI 患者的临床病例资料进行了详细的多参数统计分析表明，GIK 可使 AMI 患者死亡率降低 28%～48%[47]。1998 年，由阿根廷等 6 国科学家组成的拉丁美洲心脏学研究协作组（ECLA）进行了"溶栓治疗时代最大的 GIK 临床试验"，所得结果再次证实了再灌注联合 GIK 治疗 AMI 疗效可靠[48]。研究发现，在接受大剂量 GIK 治疗的 AMI 患者的死亡率下降了 66%，绝对死亡风险下降了 10%，心脏电-机械分离、非致死性心功能不全和非致死性心室颤动的发生率与对照组相比都有显著降低。尤为重要的是，大剂量 GIK 组的 1 年死亡率仍明显低于对照组。该研究还发现，GIK 治疗实施越早，疗效就越明显，且在给予 GIK 治疗的过程中，AMI 患者没有出现血容量过大或血糖、血钾水平异常等不良反应。1999 年，DIGAMI 临床研究发表了葡萄糖-胰岛素静脉输注联合皮下胰岛素注射治疗 AMI 合并糖尿病研究结果，比较了 AMI 后糖尿病的常规治疗与早期胰岛素-葡萄糖输注，随后每日 3 次胰岛素注射至少 3 个月的强化胰岛素治疗，强化治疗组较常规治疗组显著降低 AMI 1 年死亡危险性 26%[49]。

然而，另外一些临床试验却得出相反的结果。2006 年，DIGAMI 2 研究结果显示，对于糖尿病合并 AMI 患者，在相近的血糖控制水平时，静脉输注葡萄糖-胰岛素并未较对照组显著增加患者的生存率,并指出良好的血糖控制非常重要,血糖水平升高是 AMI 患者死亡率增加的一个很强的预测因子[50]。CREATE - ECLA 是一项规模最大的 GIK 大型国际协作研究,包含了 20201 名 ST 段抬高的 AMI 患者[51]。该研究将患者分为两组,随机接受常规内科治疗或在内科常规治疗基础上合用静脉滴注大剂量 GIK(25% 葡萄糖+胰岛素 50 U/L+氯化钾 80 mEq/L)24 小时治疗。结果发现,GIK 未能降低 AMI 死亡率、心脏停搏以及心源性休克发生率。比较分析其结果,发现大剂量 GIK 组输注后期出现了高糖血症,与对照组血糖水平相比存在显著差异。另一项随机、双盲、对照研究观察了 GIK 对冠状动脉旁路移植术后心脏功能恢复的影响,结果发现 GIK 输注组血糖水平显著高于对照组,同时心肌酶谱和肌钙蛋白等反映心肌损伤的指标明显增加,提示控制血糖在急性心肌损伤及保护中的作用[52]。

GIK 的临床研究结果并不一致,可能原因在于试验设计的不同,如 GIK 给药剂量、给药时间以及患者是否出现高血糖等。输注 GIK 的患者合并存在显著的高糖血症时,GIK 保护缺血心肌的作用消失,提示高血糖可降低 GIK 对缺血心肌的保护作用,其可能的机制与高血糖通过糖基化修饰抑制胰岛素信号通路、上调硫氧还蛋白相互作用蛋白(Txnip)增强氧化应激有关。用胰岛素(30 U/L)将缺血再灌注犬血糖值钳制在正常水平,使血糖不出现异常低水平与波动,不仅可将心肌的代谢底物从游离脂肪酸(FFA)转换为葡萄糖,使氧化供能效率更优,而且可降低缺血再灌注心肌代谢水平,最终起到"代谢后处理"的作用,显著减轻心肌损伤[53]。此外,GIK 给予时机也非常重要,尤其是 AMI 中 GIK 越早给效果越好。在临床应用中,及早输注(如在抬上救护车时即开始)大剂量的 GIK 对降低 AMI 患者应激性高血糖、减轻心肌细胞凋亡和损伤有重要意义。IMMEDIATE 试验证实,及早给予疑似急性冠状动脉综合征患者静脉输注 GIK,确可降低心搏骤停发生率及院内死亡率,并减小心梗面积[54]。IMMEDIATE 临床试验与我们的上述研究结果不谋而合,显示出给药剂量、时机等相关因素的重要性,证实控制上述因素后,GIK 的确对急性心肌梗死具有良好保护作用。

10.4.3 有氧运动改善胰岛素抵抗及其机制

不健康的生活方式,尤其是长期营养摄入过多且缺乏身体活动可导致代谢异常及胰岛素抵抗,而失去胰岛素的心血管保护作用可致心血管发病的危险性大增。1994 年,WHO 提出静坐少动的生活方式是当今慢病发生第一独立危险因素,运动作为改善代谢及生活方式的措施开始得到重视。我们和国际多个实验室的研究均表明,有氧运动可调动内源性心血管保护机制,改善糖脂代谢、线粒体结构与功能以及增强心血管胰岛素敏感性等。美国运动医学学会于 2007 年明确提出了"运动是良医(exercise is medicine)"的理念,其主旨是将身体活动及运动作为疾病预防和常规治疗的一部分,并通过合理运动促进健康。运动所致心血管保护作用的主要机制除提高心血管功能、改善微循环、促进干细胞动员、提高免疫功能外,长期轻中度有氧运动可有效改善并维持代谢稳态，中高强度运动可激活机体"生存信号"，上调 PI3K - Akt - eNOS 信号系统，抑制炎症反应，改善胰岛素敏感性等。运动可调动机体内源性保护机制，具有"polypill"效应，且具适时、适度、取之不竭等优点。目前，通过系统-组学-分子生物学研究策略阐明运动裨益心血管健康的机制，寻找"运动因子(exerkines)"并用于特殊人群的心脑保护，已成为国际运动与健康科学的热点议题[55]。

10.4.4 胰岛素抵抗可能是机体的一种适应性调节机制

这是目前国际代谢研究领域热议的一个问题。人类生存依赖于通过储存能量免于饥饿、通过免疫反应避免感染、通过适应性应激反应应对外界剧烈刺激以维持机体稳态。营养缺乏或禁食所诱导的生理性适应包括增加脂类分解、脂肪氧化、酮体生成、内源性糖异生以及糖摄取、降低葡萄糖氧化。机体的这些调节过程对于生存来说至关重要，尤其是在饥饿条件下，可为细胞提供能量，并尽可能保护机体免于过度消耗蛋白质。胰岛素是一种主要通过作用于经典胰岛素靶器官调节糖、脂、蛋白质代谢稳态和能量储存进而促进合成代谢的激素。具体来说，胰岛素可促进肝脏和骨骼肌以糖原的形式储存葡萄糖，以甘油三酯的形式储存脂肪酸。在胰岛素抵抗状态下，胰岛素介导的合成代谢受到抑制。例如，骨骼肌和肝脏的糖异生作用增强会增加葡萄糖生成，使糖原合成和储存减少，并且可使脂动员和甘油三酯水解增加。此外，胰岛素抵抗还可促进能量代谢底物的再分配（促进脑、胎儿和免疫系统转运葡萄糖，给胎儿和其他器官转运脂肪）。

在现代社会中，随着生活水平的不断提高和生活方式的改变，高能量食物摄入增加和体力活动大幅减少，以及慢性应激等状况均有利于脂肪组织库中剩余脂肪的储存，且常常远超过其储存和分解的能力。脂肪库中脂质过量引发炎症反应和脂肪细胞功能障碍，可导致低水平的全身炎症和脂质溢出到外周组织。反过来，累积在肝脏和肌肉细胞中的促炎细胞因子和非氧化脂质代谢物可激活胰岛素抵抗，感染或应激也可导致同样的病理机制[56]。这些因素与随后发生的胰岛素抵抗进一步促使胰腺β细胞发生功能障碍，这些胰岛素作用或水平不足最终导致 T2DM 和心血管疾病。

胰岛素抵抗传统上一直被认为是"有害的"，是导致 T2DM 及相关代谢紊乱和心血管损伤的关键病理生理机制。然而，胰岛素敏感性的调控是机体正常代谢生理调节的组成部分。昼夜、季节、年龄、怀孕及疾病等因素可导致食物摄取和能量消耗的波动，为维持稳态和代谢功能，机体会改变胰岛素敏感性，以便优化组织之间代谢底物的分配。例如，为了应对短期过量营养，骨骼肌和心肌可发生一过性胰岛素抵抗，这种生理性调节有利于过量营养物质转移到脂肪组织进行储存，特别是长期过量营养供应情况下，该机制可保护重要器官免受过量营养造成的超过机体需要的代谢负担以及由此造成的器官损伤和功能障碍。在心脏，这可能导致代谢性心肌病和血管炎性改变，增大冠心病风险，降低心肌梗死的生存率。另外，新近发现长期航天飞行(失重环境)可明显加速航天员血管老化,失重环境飞行 6 个月,其血管老化程度相当于地面生活 10～20 年的正常血管衰老[57]。该效应将使高血压、动脉粥样硬化等心血管病的发病风险显著增加。目前,微重力环境加速血管老化的机制尚不清楚,是微重力致血流动力学改变的特殊效应还是航天飞行环境下机体活动显著减少所致的"适应性"改变,即胰岛素抵抗的后果,还有待阐明。因此,胰岛素抵抗可能是人类在长期进化过程中竭力适应内、外环境习得的一种适稳态(allostasis)调节机制:胰岛素信号的短期、可逆负向调控可被视为在禁食、炎症、应激、怀孕等状态或特殊环境下的生理性适应调节,而胰岛素抵抗机制被长期过度激活则可导致病理改变,促发代谢综合征。

10.4.5　早期筛查糖尿病心血管事件高风险的生物标志物

循环血中的一些蛋白质分子(如促炎或抗炎因子)可被视为糖尿病相关心血管疾病的潜在生物标志物。一项前瞻性临床研究显示,促炎因子 IL-1 和 IL-6 均升高与 T2DM 的危险度显著相关,提示糖尿病与炎症相伴。1 型糖尿病患者 IL-6 和纤维蛋白原水平显著升高,与脂代谢异常及动脉粥样硬化发生相关。血管组织氧化应激可减少 NO 的生物利用度,导致糖尿病状态的血管内皮功能障碍;循环血中氧化应激的标志物 F2 异前列腺素和氧化低密度脂蛋白(oxLDL)抗体在 T2DM、肥胖和胰岛素抵抗患者升高。早期胰岛素治疗可通过 PI3K-Akt 信号抑制 TNF-α 和 ROS 水平改善心功能。因此,炎症因子和氧化应激可能与胰岛素抵抗发生相关。糖基化终末产物(AGE)已被证实与动脉粥样硬化进程相关,可作为动脉粥样硬化性心脏病的新的标志物。在重度烧伤后的全身胰岛素抵抗与血浆 AGE 增多有关,而早期用胰岛素降低血糖则可减少 AGE 改善急性胰岛素抵抗,降低大鼠死亡率。一些脂肪因子也被证实与心血管疾病发生有关。我们发现,低脂联素血症可诱发高血压前期的血管胰岛素抵抗[9],临床研究显示,低脂联素血症是高血压的独立危险因素,高分子量脂联素水平是高脂血症患者心血管并发症的独立危险因素和预警分子之一,其水平降低可增加糖尿病心肌的缺血易损性,提示脂联素水平与血管功能及动脉血压密切相关。近年发现,体内氨基酸代谢异常,尤其是血液支链氨基酸(BCAA)水平升高是胰岛素抵抗、糖尿病及心血管疾病的独立预警分子,而脂联素可下调糖尿病时的支链氨基酸水平,进而降低心血管事件的风险。此外,微小RNA(miRNA)在高血糖诱导的血管损伤中发挥重要作用,也可能成为 T2DM 新的标志物。综上所述,炎症因子、氧化应激、脂肪因子、支链氨基酸及 miRNA 等均可能成为早期筛查胰岛素抵抗及糖尿病心血管事件高风险的标志物,这也是目前代谢相关心血管疾病研究的热点之一。

10.4.6　问题与展望

代谢异常和胰岛素抵抗已被证明是心血管疾病的独立危险因素,其中 T2DM 患者 70% 以上死于心血管并发症。增强胰岛素敏感性的药物和改善生活方式可通过激活胰岛素"生存信号"和改善代谢等发挥心血管保护作用。探寻这些防治措施的关键作用靶点，阐明其与细胞代谢"枢纽"——线粒体功能及稳态的关系可望为防治糖尿病相关心血管疾病提供重要线索。近年发现一些中草药（如人参、黄芪、黄连等）的活性成分可改善胰岛素抵抗并对心血管系统有益。这些"植物胰岛素"可产生胰岛素样作用，包括胰岛素增敏、温和降血糖、改善血管内皮功能和心肌线粒体保护等，引起了人们的浓厚兴趣。更重要的是，已知运动具有抗炎、改善代谢等作用而裨益糖尿病及心血管健康，但其作用的分子机制尚不清楚。揭示运动如何调动机体内源性保护机制，进而更深入开发机体自身内在的抗病和健康促进机制并转化应用于临床心血管保护和慢病防治（如运动处方等），可望裨益于广大糖尿病及心血管疾病高危人群，这也是近年心血管保护领域的一个重要研究方向。

10.5　线粒体、胰岛素抵抗与疾病

随着人类对线粒体结构、功能研究的深入及其与胰岛素抵抗相互作用不断被揭示，大量研究表明，通过生活方式及药物干预等手段改善胰岛素敏感性与线粒体的氧化磷酸化能力可能是未来代谢性疾病治疗的手段之一。

10.5.1　2型糖尿病

无论线粒体功能紊乱是胰岛素抵抗的原因还是结果，通过药物介入促进线粒体合成增加及功能改善都是治疗胰岛素抵抗和2型糖尿病的有效措施。增加线粒体的数量和功能可增强脂肪酸的氧化分解，降低组织中的脂毒性累积，从而改善胰岛素敏感性。如使用阿卡地新可通过激活AMPK通路增加PGC1促进线粒体合成，从而改善2型糖尿病患者的糖耐量和胰岛素敏感性。SIRT1被广泛认为是治疗2型糖尿病的生物学靶点，其激活可显著增加线粒体的合成并改善胰岛素敏感性，这提示线粒体在SIRT1对糖代谢平衡中起着重要作用。PPAR家族在调节脂肪代谢的脂肪摄取及转化中有着举足轻重的作用，有大量研究表明过氧化物酶体增加物可激活受体PPAR家族，它们的激活可增加线粒体的含量，进而改善肥胖和胰岛素敏感性，但其潜在的机制尚待进一步的研究和阐述。即便如此，大量动物实验和临床研究表明，在2型糖尿病的治疗过程中，糖稳态的改变往往伴随着线粒体功能及数量的改善，这些研究都进一步支持针对线粒体的治疗可改善胰岛素敏感性，并可作为2型糖尿病的治疗策略。

10.5.2　心力衰竭

胰岛素信号、线粒体功能及其相互作用在心血管系统的生理功能维持及病理生理进程中扮演着重要角色。无论是心肌缺血，还是后负荷增加导致的心力衰竭，都伴随着胰岛素抵抗的产生及线粒体功能的紊乱，具体可表现为线粒体分裂增加、合

成减少，且氧化磷酸化能力下降，最终导致心肌细胞能量供应不足、心脏收缩和舒张功能障碍，最后出现心力衰竭的临床症状。我们课题组的相关研究表明，在心肌缺血的急性期给予胰岛素可显著缓解心肌缺血引起的心肌损伤，其机制与改善线粒体功能、减少线粒体活性氧的产生等相关。同时，在心肌缺血后给予胰岛素的长期处理也可缓解心肌缺血导致的不良后果，改善心肌的糖脂代谢和线粒体功能。而在后负荷增加导致的心力衰竭中，通过代谢干预的手段改善线粒体的融合/分裂及功能，同样可以改善心力衰竭的进展，其中也伴随着胰岛素敏感性的变化。这些研究表明，无论是改善胰岛素敏感性还是线粒体功能，都可发现胰岛素敏感性和线粒体功能相互影响、相互促进，共同为延缓心力衰竭的发生和发展做出贡献。

10.5.3 阿尔茨海默病

阿尔茨海默病即老年痴呆症，其主要的临床表现为进行性的认知能力降低，包括记忆、分析、判断及情绪等各方面的障碍。随着老龄化人口的不断增加，阿尔茨海默病的发病率也在迅速升高。据统计，全球约有3000万的阿尔茨海默病患者，而我国的患者数量约占其中的1/4。

胰岛素抵抗和线粒体功能紊乱都是阿尔茨海默病的重要发病机制。糖和阿尔茨海默病的关系于2005年首次被提出。研究人员发现，脑部胰岛素减少是造成脑细胞退化的原因之一，脑部胰岛素水平和胰岛素受体水平较低的人更容易罹患阿尔茨海默病。而胰岛素抵抗可以导致血糖的升高，有研究表明，血糖的水平越高，则海马体越小且结构受损越严重，从而使个体的记忆力也越差。线粒体除负责脑细胞内能量供应外，也是主要的活性氧产生细胞器，而线粒体氧化损伤及功能障碍可能是引起阿尔茨海默病的关键因素。有研究表明，在3月龄的APP转基因小鼠中，脑内线粒体膜电位已经开始下降，细胞色素c氧化能力降低，进而ATP水平下降，此时神经元内尚未出现淀粉样沉积，这表明线粒体的功能障碍及氧化损伤的出现遭遇小鼠脑中的淀粉样沉积并促进了阿尔茨海默病的发生与发展。反过来，淀粉样沉积也可能产生细胞内毒性并导致线粒体氧化损伤，线粒体中的淀粉样蛋白可与线粒体基质中的酶类结合，并导致活性氧生成增加，造成线粒体损伤。另外，线粒体动力学、线粒体自噬等都与阿尔茨海默病存在关系，但其具体机制尚待进一步研究。

目前的研究表明，针对线粒体为靶点，维护和改善线粒体功能，同时改善胰岛素抵抗可能是防治阿尔茨海默病的重要手段。比如，硫酸锌、乙酰胆碱是典型的靶向线粒体影响素，给予衰老大鼠这两种营养素的组合可以有效减少线粒体的氧化损伤，使大鼠海马神经元中线粒体的结构功能得到显著改善，从而改善衰老大鼠的认知功能。雌激素可改善胰岛素抵抗，并可减少神经元氧化应激，增强氧化磷酸化和ATP合酶的活性，促进能量代谢，维持钙稳态，最终改善线粒体的功能，在阿尔茨海默病的防治中具有重要意义。

总之，线粒体的氧化损伤及动力学异常和胰岛素抵抗都是阿尔茨海默病的关键致病因素，研究和设计针对改善线粒体功能并减轻胰岛素抵抗的靶向药物对阿尔茨海默病的防治可能具有重要意义。

10.5.4 肿瘤

肿瘤是在致瘤因素的作用下，细胞的基因发生了改变，失去对生长的正常调控，导致了细胞的异常恶性增殖。线粒体与肿瘤之间关系的相关研究可以追溯到20世纪，但这些研究主要集中在肿瘤细胞中线粒体的形态和功能上。肿瘤细胞的呼吸功能障碍，以及对糖的有氧氧化能力显著下降而糖酵解能力显著增强是其主要特征之一。随着近些年来研究的深入，现在认为线粒体DNA异常、线粒体结构及功能的异常可能是肿瘤细胞恶性增殖及代谢异常的重要原因，且近年来关于恶性肿瘤与胰岛素抵抗之间关系的研究也逐渐增多，动物实验、临床观察及流行病学调查都发现恶性肿瘤存在胰岛素抵抗，且胰岛素抵抗与肿瘤的发生和发展有密切关系。因此，探究肿瘤发生和发展过程中线粒体及胰岛素抵抗的相关机制对肿瘤的治疗有重要意义。

肿瘤细胞中线粒体DNA的突变、拷贝数异常、微卫星不稳定性及其转录表达水平异常都与肿瘤的发生和发展有密切关系。比如，线粒体DNA突变可通过引起细胞氧化应激并抑制细胞凋亡从而诱导肿瘤的发生与转移。有研究表明，转移性较强的肿瘤中线粒体呼吸复合物I异常，使线粒体产生大量ROS，而使用ROS清除剂预先处理高转移肿瘤细胞后，皮下注射转移细胞的小鼠几乎不会形成新的肿瘤。其次，线粒体DNA突变的累积与非随机分离会引起细胞恶性转化。体内外的诸多致癌因素首先可以导致线粒体DNA的损伤，在细胞连续分裂的过程中，这些受损的DNA随机进入子代细胞中，使突变型与野生型分离，导致子代细胞拥有不同比例的突变型线粒体DNA。一旦这些突变导致细胞获得生长优势，突变型线粒体DNA逐渐取代野生型DNA并累积到一定程度后，即可导致细胞恶变为肿瘤细胞。另外，线粒体DNA分子及其碎片和干细胞线粒体DNA等都可能参与了肿瘤的形成及转移。

胰岛素抵抗是肿瘤发病的一个相关因素。临床研究表明，肿瘤与糖尿病等代谢性疾病的发生呈平行关系，这其中的机制与胰岛素抵抗相关。如胰岛素抵抗并存高胰岛素血症，而胰岛素有促进恶性肿瘤生长的作用，动物实验也证实了注射胰岛素可导致瘤体积增大和数目增多。另外，胰岛素抵抗产生的高胰岛素血症还可通过胰岛素样生长因子间接刺激内皮增殖，进而引发肿瘤。通过运动等改善胰岛素抵抗可降低IGF的活性，从而抑制肿瘤的生长及转移。

综上所述，寻找针对线粒体和胰岛素抵抗的靶向药物，改善线粒体的活性氧产生及异常线粒体DNA的累积，并增加胰岛素敏感性，是未来肿瘤治疗的一种潜在手段和方向。

（秦兴华 李 嘉 王 莉）

参考文献

[1] YU Q, GAO F, MA X L. Insulin says no to cardiovascular disease[J]. Cardiovasc Res, 2011, 89(3): 516-524.

[2] HIMSWORTH H P. Management of diabetes mellitus[J]. Br Med J, 1936, 2(3942): 188-190.

[3] MUNIYAPPA R, MONTAGNANI M, KOH K K, et al. Cardiovascular actions of insulin[J]. Endocr Rev, 2007, 28(5): 463-491.

[4] ZHANG H, LI J, LI R, et al. Reduced cardiotropic response to insulin in spontaneously hypertensive rats: role of peroxisome proliferator-activated receptor-gamma-initiated signaling[J]. J Hypertens, 2008, 26(3): 560-569.

[5] LI Q X, XIONG Z Y, HU B P, et al. Aging-associated insulin resistance predisposes to hypertension and its reversal by exercise: the role of vascular vasorelaxation to insulin[J]. Basic Res Cardiol, 2009, 104(3): 269-284.

[6] ZHANG Q J, LI Q X, ZHANG H F, et al. Swim training sensitizes myocardial response to insulin: role of Akt-dependent eNOS activation[J]. Cardiovasc Res, 2007, 75(2): 369-380.

[7] LI Q, PARK K, LI C, et al. Induction of vascular insulin resistance and endothelin-1 expression and acceleration of atherosclerosis by the overexpression of protein kinase c-beta isoform in the endothelium[J]. Circ Res, 2013, 113(4): 418-427.

[8] HASEGAWA Y, SAITO T, OGIHARA T, et al. Blockade of the nuclear factor-kappaB pathway in the endothelium prevents insulin resistance and prolongs life spans[J]. Circulation, 2012, 125(9): 1122-1133.

[9] XING W, YAN W, LIU P, et al. A novel mechanism for vascular insulin resistance in normotensive young shrs: hypoadiponectinemia and resultant appl1 downregulation[J]. Hypertension, 2013, 61(5): 1028-1035.

[10] NISHI M, NANJO K. Insulin gene mutations and diabetes[J]. J Diabetes Investig, 2011, 2(2): 92-100.

[11] TAMEMOTO H, KADOWAKI T, TOBE K, et al. Insulin resistance and growth retardation in mice lacking insulin receptor substrate-1[J]. Nature, 1994, 372(6502): 182-186.

[12] KADOWAKI T, TAMEMOTO H, TOBE K, et al. Insulin resistance and growth retardation in mice lacking insulin receptor substrate-1 and identification of insulin receptor substrate-2[J]. Diabet Med, 1996, 13(9 Suppl 6): 103-108.

[13] KUBOTA N, TOBE K, TERAUCHI Y, et al. Disruption of insulin receptor substrate 2 causes type 2 diabetes because of liver insulin resistance and lack of compensatory beta-cell hyperplasia[J]. Diabetes, 2000, 49(11): 1880-1889.

[14] IMAI Y, FUSCO A, SUZUKI Y, et al. Variant sequences of insulin receptor substrate-1 in patients with noninsulin-dependent diabetes mellitus[J]. J Clin Endocrinol Metab, 1994, 79(6): 1655-1658.

[15] HITMAN G A, HAWRAMI K, MCCARTHY M I, et al. Insulin receptor substrate-1 gene mutations in niddm, implications for the study of polygenic disease[J]. Diabetologia, 1995, 38(4): 481-486.

[16] ALMIND K, INOUE G, PEDERSEN O, et al. A common amino acid polymorphism in insulin receptor substrate-1 causes impaired insulin signaling: evidence from transfection studies[J]. J Clin Invest, 1996, 97(11): 2569-2575.

[17] HRIBAL M L, FEDERICI M, PORZIO O, et al. The gly-->arg972 amino acid polymorphism in insulin receptor substrate-1 affects glucose metabolism in skeletal muscle cells[J]. J Clin Endocrinol Metab, 2000, 85(5): 2004-2013.

[18] RUI L, FISHER T L, THOMAS J, et al. Regulation of insulin/insulin-like growth factor-1 signaling by proteasome-mediated degradation of insulin receptor substrate-2[J]. J Biol Chem, 2001, 276(43): 40362-40367.

[19] MORINO K, PETERSEN K F, DUFOUR S, et al. Reduced mitochondrial density and increased irs-1 serine phosphorylation in muscle of insulin-resistant offspring of type 2 diabetic parents[J]. J Clin Invest, 2005, 115(12): 3587-3593.

[20] YU C, CHEN Y, CLINE G W, et al. Mechanism by which fatty acids inhibit insulin activation of insulin receptor substrate-1 (irs-1)-associated phosphatidylinositol 3-kinase activity in muscle [J]. J Biol Chem, 2002, 277(52): 50230-50236.

[21] YAMADA T, IDA T, YAMAOKA Y, et al. Two distinct patterns of glucose intolerance in icteric rats and rabbits: relationship to impaired liver mitochondria function[J]. J Lab Clin Med, 1975, 86(1): 38-45.

[22] KELLEY D E, GOODPASTER B, WING R R, et al. Skeletal muscle fatty acid metabolism in association with insulin resistance, obesity, and weight loss[J]. Am J Physiol, 1999, 277(6 Pt 1): 1130-1141.

[23] KELLEY D E, HE J, MENSHIKOVA E V, et al. Dysfunction of mitochondria in human skeletal muscle in type 2 diabetes[J]. Diabetes, 2002, 51(10): 2944-2950.

[24] MOOTHA V K, LINDGREN C M, ERIKSSON K F, et al. Pgc-1alpha-responsive genes involved in oxidative phosphorylation are coordinately downregulated in human diabetes[J]. Nat Genet, 2003, 34(3): 267-273.

[25] PATTI M E, BUTTE A J, CRUNKHORN S, et al. Coordinated reduction of genes of oxidative metabolism in humans with insulin resistance and diabetes: potential role of pgc1 and nrf1[J]. Proc Natl Acad Sci USA, 2003, 100(14): 8466-8471.

[26] VAN DEN OUWELAND J M, LEMKES H H, RUITENBEEK W, et al. Mutation in mitochondrial trna(leu)(uur) gene in a large pedigree with maternally transmitted type ii diabetes mellitus and deafness[J]. Nat Genet, 1992, 1(5): 368-371.

[27] PARK S Y, LEE W. The depletion of cellular mitochondrial DNA causes insulin resistance through the alteration of insulin receptor substrate-1 in rat myocytes[J]. Diabetes Res Clin Pract, 2007, 77(Suppl 1): 165-171.

[28] LIM J H, LEE J I, SUH Y H, et al. Mitochondrial dysfunction induces aberrant insulin signalling and glucose utilisation in murine c2c12 myotube cells[J]. Diabetologia, 2006, 49(8): 1924-1936.

[29] HIRSCHEY M D, SHIMAZU T, JING E, et al. Sirt3 deficiency and mitochondrial protein hyperacetylation accelerate the development of the metabolic syndrome[J]. Mol Cell, 2011, 44(2): 177-190.

[30] ALROB O A, SANKARALINGAM S, MA C, et al. Obesity-induced lysine acetylation increases

cardiac fatty acid oxidation and impairs insulin signalling[J]. Cardiovasc Res, 2014, 103 (4): 485 – 497.

[31] JING E, EMANUELLI B, HIRSCHEY M D, et al. Sirtuin-3 (Sirt3) regulates skeletal muscle metabolism and insulin signaling via altered mitochondrial oxidation and reactive oxygen species production[J]. Proc Natl Acad Sci USA, 2011, 108(35): 14608 – 14613.

[32] ALLER R, DE LUIS D A, IZAOLA O, et al. Role of -55ct polymorphism of ucp3 gene on non alcoholic fatty liver disease and insulin resistance in patients with obesity[J]. Nutr Hosp, 2010, 25(4): 572 – 576.

[33] CHAN C B, HARPER M E. Uncoupling proteins: role in insulin resistance and insulin insufficiency[J]. Curr Diabetes Rev, 2006, 2(3): 271 – 283.

[34] DUFFY L M, CHAPMAN A L, SHAW P J, et al. Review: the role of mitochondria in the pathogenesis of amyotrophic lateral sclerosis[J]. Neuropathol Appl Neurobiol, 2011, 37 (4): 336 – 352.

[35] TURNER N, HARIHARAN K, TIDANG J, et al. Enhancement of muscle mitochondrial oxidative capacity and alterations in insulin action are lipid species dependent: potent tissue-specific effects of medium-chain fatty acids[J]. Diabetes, 2009, 58(11): 2547 – 2554.

[36] CHENG Z, GUO S, COPPS K, et al. Foxo1 integrates insulin signaling with mitochondrial function in the liver[J]. Nat Med, 2009, 15(11): 1307 – 1311.

[37] GUO S, COPPS K D, DONG X, et al. The irs1 branch of the insulin signaling cascade plays a dominant role in hepatic nutrient homeostasis[J]. Mol Cell Biol, 2009, 29(18): 5070 – 5083.

[38] SLEIGH A, RAYMOND-BARKER P, THACKRAY K, et al. Mitochondrial dysfunction in patients with primary congenital insulin resistance[J]. J Clin Invest, 2011, 121(6): 2457 – 2461.

[39] PANENI F, BECKMAN J A, CREAGER M A, et al. Diabetes and vascular disease: pathophysiology, clinical consequences, and medical therapy: Part i[J]. Eur Heart J, 2013, 34 (31): 2436 – 2443.

[40] BECKMAN J A, PANENI F, COSENTINO F, et al. Diabetes and vascular disease: pathophysiology, clinical consequences, and medical therapy: Part ii[J]. Eur Heart J, 2013, 34 (31): 2444 – 2452.

[41] JI L, FU F, ZHANG L, et al. Insulin attenuates myocardial ischemia reperfusion injury via reducing oxidative/nitrative stress[J]. Am J Physiol Endocrinol Metab, 2010, 298(4): 871 – 880.

[42] PANENI F, MOCHARLA P, AKHMEDOV A, et al. Gene silencing of the mitochondrial adaptor p66[Shc] suppresses vascular hyperglycemic memory in diabetes[J]. Circ Res, 2012, 111(3): 278 – 289.

[43] COOPER M E, EL-OSTA A. Epigenetics: mechanisms and implications for diabetic complications[J]. Circ Res, 2010, 107(12): 1403 – 1413.

[44] EL-OSTA A, BRASACCHIO D, YAO D, et al. Transient high glucose causes persistent epigenetic changes and altered gene expression during subsequent normoglycemia[J]. J Exp Med, 2008, 205(10): 2409 – 2417.

[45] PICCONI F, DI FLAVIANI A, MALANDRUCCO I, et al. Impact of glycemic variability on cardiovascular outcomes beyond glycated hemoglobin: evidence and clinical perspectives[J]. Nutr Metab Cardiovasc Dis, 2012, 22(9): 691 – 696.

[46] SODI-PALLARES D, TESTELLI M R, FISHLEDER B L, et al. Effects of an intravenous infu-

sion of a potassium-glucose-insulin solution on the electrocardiographic signs of myocardial infarction: a preliminary clinical report[J]. Am J Cardiol, 1962(9): 166-181.

[47] FATH-ORDOUBADI F, BEATT K J. Glucose-insulin-potassium therapy for treatment of acute myocardial infarction: an overview of randomized placebo-controlled trials[J]. Circulation, 1997, 96(4): 1152-1156.

[48] DIAZ R, PAOLASSO E A, PIEGAS L S, et al. Metabolic modulation of acute myocardial infarction: the ecla (estudios cardiologicos latinoamerica) collaborative group[J]. Circulation, 1998, 98(21): 2227-2234.

[49] MALMBERG K. Prospective randomised study of intensive insulin treatment on long term survival after acute myocardial infarction in patients with diabetes mellitus: digami (diabetes mellitus, insulin glucose infusion in acute myocardial infarction) study group[J]. BMJ, 1997, 314 (7093): 1512-1515.

[50] MALMBERG K, RYDEN L, WEDEL H, et al. Intense metabolic control by means of insulin in patients with diabetes mellitus and acute myocardial infarction (digami 2): effects on mortality and morbidity[J]. Eur Heart J, 2005, 26(7): 650-661.

[51] MEHTA S R, YUSUF S, DIAZ R, et al. Effect of glucose-insulin-potassium infusion on mortality in patients with acute st-segment elevation myocardial infarction: the create-ecla randomized controlled trial[J]. JAMA, 2005, 293(4): 437-446.

[52] LELL W A, NIELSEN V G, MCGIFFIN D C, et al. Glucose-insulin-potassium infusion for myocardial protection during off-pump coronary artery surgery[J]. Ann Thorac Surg, 2002, 73 (4): 1246-1251.

[53] YU Q, ZHOU N, NAN Y, et al. Effective glycaemic control critically determines insulin cardioprotection against ischaemia reperfusion injury in anaesthetized dogs[J]. Cardiovasc Res, 2014, 103(2): 238-247.

[54] SELKER H P, BESHANSKY J R, SHEEHAN P R, et al. Out-of-hospital administration of intravenous glucose-insulin-potassium in patients with suspected acute coronary syndromes: the immediate randomized controlled trial[J]. JAMA, 2012, 307(18): 1925-1933.

[55] ZIERATH J R, WALLBERG-HENRIKSSON H. Looking ahead perspective: where will the future of exercise biology take us?[J]. Cell Metab, 2015, 22(1): 25-30.

[56] TSATSOULIS A, MANTZARIS M D, BELLOU S, et al. Insulin resistance: an adaptive mechanism becomes maladaptive in the current environment, an evolutionary perspective[J]. Metabolism, 2013, 62(5): 622-633.

[57] HUGHSON R L, ROBERTSON A D, ARBEILLE P, et al. Increased postflight carotid artery stiffness and inflight insulin resistance resulting from 6-mo spaceflight in male and female astronauts[J]. Am J Physiol Heart Circ Physiol, 2016, 310(5): 628-638.

# 第 11 章

线粒体与心血管保护

线粒体功能障碍是多种心血管疾病发生和发展的重要机制之一。从线粒体质量控制、线粒体依赖性细胞死亡、Ca^{2+} 稳态及炎症等线粒体生物学过程入手探寻潜在的靶向线粒体的心血管保护策略已得到越来越多的关注。缺血预处理、缺血后处理以及通过运动、饮食等生活方式干预等均可调动机体内源性保护机制发挥心血管保护作用，其机制与提高心肌线粒体的氧化磷酸化能力、抗凋亡、改善代谢、促进 ROS 及功能不良线粒体的清除，进而改善线粒体功能及稳态有关；其中线粒体通透性转换孔（mitochondrial permeability transition pore，MPTP）、K_{ATP} 通道、线粒体 Sirtuin、线粒体型硫氧还蛋白（thioredoxin，Trx）、线粒体 DNA（mtDNA）等相继作为心血管病防治和心血管保护重要的潜在干预靶点被广泛研究，且方兴未艾。总体来看，一方面，以线粒体为靶点的心血管保护药物的研发近年不断取得新的进展；另一方面，由于靶向线粒体手段缺失、相关机制认识还不够深入，目前以线粒体为靶点的心血管保护方法和技术在临床的转化应用尚有限。本章简单介绍以线粒体为靶点的心血管保护策略及其主要作用机制，并简要讨论其转化应用存在的主要问题及挑战。

11.1 靶向重要线粒体生物学过程促进心血管保护

线粒体不仅仅是细胞的能量工厂，同时也是细胞脂肪酸生物合成、Ca^{2+} 稳态、炎症反应以及细胞死亡等生物过程的重要调节器[1-2]。鉴于其重要的生物学功能，线粒体拥有一套缜密的质量控制系统，通过线粒体生物发生和不断融合-分裂维持线粒体稳态，而功能异常的线粒体会通过线粒体自噬被溶酶体降解。线粒体稳态对维持正常的心血管功能至关重要（图 11.1）[3]。首先，心肌细胞在生理状态下依赖脂肪酸驱动的氧化磷酸化产生 ATP，因此线粒体生物效能的降低会直接影响心肌供能及心脏收缩功能；其次，Ca^{2+} 在心脏功能和电活动调控中发挥重要作用，线粒体网络调节 Ca^{2+} 稳态的能力缺陷会直接影响电传导等心脏活动；第三，炎症稳态对于维持正常的心脏和血管功能非常重要，当心肌细胞或内皮细胞中受损的线粒体无法被及时清除而出现累积时，会促发炎症反应；最后，作为细胞的生死开关（gatekeeper of life and death），线粒体在细胞命运的调控中发挥重要作用。线粒体膜通透性的改变及功能障碍可诱发细胞死亡，最终导致病理性心脏和血管组织重塑。本节将从线粒体质量控制、Ca^{2+} 稳态、炎症、线粒体 miRNA 及线粒体依赖性细胞死亡等线粒体生物学方面简述以线粒体为靶点的心血管保护策略。

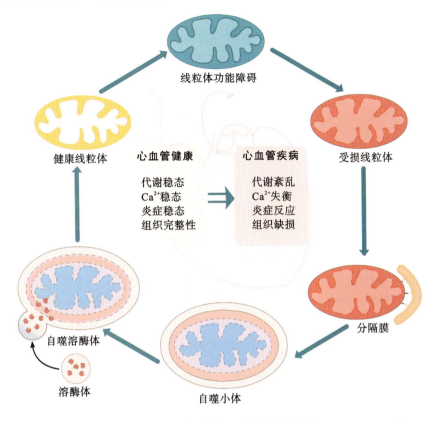

图 11.1 线粒体与心血管健康及疾病

生理条件下，健康线粒体通过分解-合成代谢及 Ca^{2+} 信号调节维持细胞稳态。此外，完整健康的线粒体网络可抑制信号转导级联反应的激活，进而抑制促炎因子的释放和程序性细胞死亡的发生，维持炎症稳态和组织完整性。线粒体功能障碍除诱发代谢紊乱和细胞内 Ca^{2+} 信号异常外，还促进炎症微环境的形成甚至细胞死亡的发生，导致心脏和血管结构和功能异常；而线粒体自噬通过清除功能不良的线粒体维持线粒体稳态及正常的心血管功能。

11.1.1 线粒体质量控制系统

线粒体拥有一套缜密的质量控制系统，包括线粒体内的抗氧化系统清除过量产生的 ROS；线粒体基质内的分子伴侣、蛋白酶及泛素蛋白酶体系统调控线粒体蛋白质稳态；线粒体通过融合-分裂（线粒体动力学）改变形态，使线粒体间的内容物进行交流，或分离受损的线粒体通过自噬途径被清除，而线粒体生物发生参与新的线粒体合成。线粒体融合主要由线粒体融合蛋白（mitofusion，Mfn1 和 Mfn2）和视神经萎缩蛋白（optic atrophy protein1，OPA1）调控，线粒体分裂主要由动力相关蛋白（dynamin related protein1，Drp1）、线粒体分裂蛋白 1（fission1，Fis1）和线粒体分裂因子（mitochondrial fission factor，Mff）调控。

在急性心肌缺血再灌注过程中，线粒体分裂增加，促发线粒体功能障碍及心肌细胞死亡。缺血再灌注诱发线粒体分裂增加的机制尚不清楚，可能与钙超载、氧化应激及 MPTP 的开放有关。在急性心肌缺血再灌注的动物模型中发现，用基因或药理学手段抑制 Drp1 诱导的线粒体分裂可减小心肌梗死面积[4]。急性心肌缺血引发的 Ca^{2+} 累积可以激活钙调磷酸酶（calcineurin，CN），使其在 Ser637 位点去磷酸化修饰 Drp1，促进 Drp1 的线粒体转位，进而加剧线粒体分裂[5]。抑制钙调磷酸酶从而阻止 Drp1 在 Ser637 位点上的去磷酸化，可抑制线粒体分裂，从而减小心肌梗死面积并促进心脏功能恢复。作为 Drp1 的抑制剂，mdivi-1（mitochondrial division inhibitor 1，具有选择性和细胞穿膜性的线粒体分裂抑制剂）已在急性心肌缺血再灌注及糖尿病心肌病模型中被证明具有心脏保护作用；Drpitor1 和 Drpitor1a 作为两种新型 Drp1 抑制剂，在抑制 Drp1 GTPase 活性方面比 mdivi-1 更有效且更具特异性，并具有明确的心脏保护作用。虽然短期急性抑制线粒体分裂已被证明具有心脏保护作用，但线粒体融合/分裂间的动态平衡之于长期的心脏功能可能更为重要。

除直接调控线粒体动力学外，线粒体融合/分裂相关蛋白还可通过调节线粒体自噬和线粒体未折叠蛋白反应（unfolded protein response，UPR）来影响线粒体质量。在急性心肌缺血再灌注过程中，线粒体自噬被激活，其通过维持能量代谢底物水平、清除受损线粒体并减轻氧化应激发挥心脏保护作用，而 Drp1 介导的线粒体分裂对于线粒体自噬至关重要。心肌细胞中 Drp1 的缺失可使线粒体自噬发生障碍，功能不良线粒体无法被及时清除且氧化应激水平上升，从而增加缺血再灌注心肌损伤。通过缺血预处理等手段在急性心肌缺血前激活线粒体自噬，可减轻心肌损伤、减少心肌梗死面积。而线粒体融合蛋白 Mfn2 可通过招募 Parkin 到线粒体进而激活 PINK1-Parkin 途径，在线粒体自噬中发挥关键作用[6]。Parkin 缺失小鼠出现受损线粒体的累积，急性心肌缺血再灌注诱发的心肌损伤加重，而过表达 Parkin 具有心脏保护作用。上述结果表明，PINK1-Parkin 介导的线粒体自噬在急性心肌缺血再灌注中具有心脏保护作用。

线粒体未折叠蛋白反应是一种保护性细胞内应激机制，由应激状态下线粒体中未折叠蛋白的累积触发，有利于维持线粒体的蛋白质稳态。使用寡霉素或强力霉素激活线粒体未折叠蛋白反应可减少小鼠心肌梗死面积并保护心脏功能。线粒体蛋白酶 LonP1 有助于维持线粒体的蛋白质稳态并调节细胞的应激反应。研究表明，LonP1 在缺血预处理诱发的心脏保护作用中发挥重要作用，其机制与其降低线粒体复合物 I 的活性进而减轻线粒体氧化应激损伤有关[7]。泛素-蛋白酶体系统通过选择性泛素化修饰靶蛋白和随后的蛋白酶体降解清除蛋白质，是人体内降解蛋白质的主要途径。使用 MG132 抑制蛋白酶体可保护离体灌注大鼠心脏，减轻急性心肌缺血再灌注损伤，其机制与其保持心肌 Mfn2 水平、抑制线粒体分裂进而维持线粒体质量有关[8]。

11.1.2　Ca^{2+} 稳态

线粒体是具有双层膜的钙存储细胞器，Ca^{2+} 不但能被线粒体摄取和释放，而且

线粒体的 Ca^{2+} 摄取和释放在维持细胞质 Ca^{2+} 稳态中起到重要作用。细胞膜去极化可激活电压依赖性 $L-Ca^{2+}$ 通道，使细胞外 Ca^{2+} 进入细胞内，进而促使大量 Ca^{2+} 通过 Ca^{2+} 致 Ca^{2+} 释放(CICR)机制由雷诺丁受体 2(ryanodine receptor 2，RyR2)从肌质网释放入细胞质。生理条件下，线粒体的 Ca^{2+} 摄取由线粒体钙离子单向转运体(mitochondrial calcium uniporter protein，MCU)介导，而线粒体内 Ca^{2+} 的释放主要依赖 Na^+-Ca^{2+} 交换体。尽管短暂的线粒体 Ca^{2+} 水平轻微升高会促进线粒体氧化磷酸化和 ATP 合成，但持续的 Ca^{2+} 超载使 MPTP 通透性增加，诱发线粒体肿胀、外膜破裂和细胞色素 c 释放，最终引起细胞凋亡。小鼠心肌中 RyR2 渗漏突变体的过表达导致心肌细胞线粒体的 Ca^{2+} 超载，加剧缺血再灌注引起的心肌损伤，而线粒体通透性转换缺失使细胞更加耐受 Ca^{2+} 超载引起的线粒体通透性转换[9]。成年小鼠心肌细胞中 *Mcu* 的条件性敲除可减轻缺血再灌注引起的心肌损伤，而 *Slc8b1* 缺失会引起线粒体 Ca^{2+} 超载，促发线粒体通透性转换驱动的心肌坏死，导致猝死[10]。细胞内 Ca^{2+} 稳态在心脏其他病理生理过程中同样发挥重要作用。细胞膜 $L-Ca^{2+}$ 通道的基因缺陷会损害心脏的信号转导系统，进而促发心律失常。而 Ca^{2+}-钙调蛋白依赖性蛋白激酶（Ca^{2+}-calmodulin-dependent protein kinase，CaMKⅡ）的过度激活与多种心血管疾病的发生和发展相关，其机制可能与其影响线粒体功能有关。CaMKⅡ可触发线粒体通透性转换依赖的线粒体 Ca^{2+} 超载，阻滞心肌细胞抗氧化反应并引发线粒体分裂，参与心力衰竭等心脏病的发生和发展。

尽管调节细胞 Ca^{2+} 稳态的药物已广泛用于心血管疾病的治疗，但目前临床尚无针对线粒体 Ca^{2+} 的靶向药物。CGP37157、KBR7943 和 SEA0400 等 Na^+-Ca^{2+} 交换体抑制剂在心衰动物模型中被证明具有心脏保护作用，但 Na^+-Ca^{2+} 交换体抑制剂的特异性不强。Na^+-Ca^{2+} 交换体抑制剂除抑制 Na^+-Ca^{2+} 交换体活性外，也具有抑制胞膜 Na^+-Ca^{2+} 反向转运蛋白 SLC8A1 的作用，因而限制了其临床应用。目前，DS16570511 等线粒体通透性转换化学抑制剂也已问世，但其是否是心血管疾病有效的治疗靶点或策略仍存在争议。例如，抗癌药物托蒽醌具有抑制 MCU 的作用，但其在某些患者中的应用可带来心脏毒性。基础研究中涉及的 CaMKⅡ抑制剂主要包括 ATP 或底物结合的竞争性和非竞争性抑制剂、影响钙调蛋白结合及仿照内源性 CaMKⅡ阻断剂的药物。尽管这些药物已在相关动物模型中显示具有心血管保护作用，但均尚未进入临床研究阶段。

11.1.3 炎症

线粒体参与调节机体的免疫系统功能及炎症反应。线粒体是承载线粒体抗病毒信号蛋白和 NLRP3 炎症小体等重要炎症信号分子的平台；而线粒体内的 ROS、mtDNA、ATP 和心磷脂等内源性分子释放后可充当损伤相关分子模式(damage-associated molecular pattern，DAMP)参与机体固有免疫反应的调节。内源性或外源性损伤因素通过改变线粒体膜通透性，使线粒体跨膜电位下降，呼吸链和氧化磷酸化脱偶联，线粒体基质渗透压升高及内膜肿胀，引起线粒体膜间隙的细胞色素 c

(Cyt c)、细胞凋亡诱导因子(apoptosis-induced factor, AIF)和半胱天冬酶-1(caspase 1)等的释放。受损线粒体释放的 DAMP、ROS 和 mtDNA 可激活炎症小体和干扰素基因蛋白刺激物，促进白介素 1β(interleukin 1β, IL-1β)、IL-18 和 I 型干扰素的释放，进而激活炎症反应；细胞外 mtDNA 与 Toll 样受体 9(Toll like receptor 9, TLR9)结合后，可驱动粒细胞脱颗粒。细胞死亡过程中释放到细胞外的 ATP 既可作为趋化剂，也可作为髓细胞的免疫刺激剂。一定浓度的细胞外 ATP 能够激活免疫细胞表面的嘌呤受体 P2Y2，诱导单核细胞募集至凋亡区域。同时，ATP 还可激活 P2X7，导致钾离子外流、钙离子内流，从而激活多种细胞内信号通路，参与调节机体免疫反应、细胞增殖和凋亡等多种生物学过程。此外，线粒体功能失调导致心磷脂在线粒体外膜募集，而其可直接与 NLRP3 炎症小体相互作用，激活 NLRP3 介导的免疫反应。通过抑制线粒体损伤相关分子模式促发的炎症信号通路可减轻炎症反应，进而预防心血管疾病的发生和发展。目前，线粒体损伤相关模式分子相关信号通路的抑制剂已在多种心血管疾病动物模型中证实具有心脏保护作用[3]。

此外，线粒体相关能量代谢与免疫系统功能联系紧密。一方面，免疫系统稳态对维持机体代谢平衡具有重要意义，免疫细胞异常激活可直接损伤参与物质代谢的器官或导致代谢相关酶的功能障碍；另一方面，能量代谢方式及活性中间代谢产物也可影响免疫细胞分化和功能，并在不同水平及多个环节参与调控机体免疫应答。促炎型巨噬细胞(M1)利用有氧糖酵解产生能量，并将糖酵解中间产物转移至磷酸戊糖途径中进行 NADPH 合成，而 NADPH 反过来会被 NADPH 氧化酶分解以产生 ROS，进而促进其促炎抗菌作用的发挥。此外，M1 型巨噬细胞对谷氨酰胺氧化的偏好也促进了线粒体电子转移链中 ROS 的产生。而抗炎型巨噬细胞(M2)更依赖葡萄糖和脂肪酸氧化获取能量，这种代谢方式也是其发挥抗炎、促修复作用的生理基础。不同 T 细胞功能亚群的能量代谢方式也存在一定差异。静息状态的初始 T 细胞主要依赖线粒体脂肪酸代谢和氧化磷酸化维持细胞生存与增殖，活化增殖的 T 细胞及效应性 T 细胞主要依赖糖酵解获得能量，而调节性 T 细胞及记忆性 T 细胞主要依赖线粒体脂肪酸代谢维持其生长及分化。此外，氨基酸代谢，特别是精氨酸、谷氨酰胺、丝氨酸、甘氨酸和色氨酸，对于 T 细胞分化和巨噬细胞极化至关重要。

11.1.4 microRNA

microRNA(miRNA)是一类真核生物中广泛存在的内源性非编码 RNA，由 20~25 个核苷酸组成。miRNA 通过抑制靶细胞 mRNA 翻译或促进其降解参与机体生理病理过程的调控。线粒体功能受核基因和线粒体基因共同调控，miRNA 介导的基因转录后修饰是重要机制之一。核基因编码的 miRNA 不仅可以通过调控核基因编码的线粒体相关蛋白的表达影响线粒体结构和功能，而且可以转位到线粒体并调节线粒体基因的表达。另一方面，线粒体基因也可以编码 miRNA(线粒体 miRNA)，直接调控线粒体基因表达或转位至细胞质调控核基因的表达。核 miRNA 和线粒体 miRNA 可通过影响线粒体生物合成、线粒体融合-分裂、线粒体自噬、线粒体能量代谢及线粒体 Ca^{2+} 稳态等重要生物学过程调控线粒体功能，进而参与多种心血管疾病的发生和发展[3]。miRNA 可调控 ATP 合酶活性、氧化磷酸化偶联、ADP/ATP 转运及谷氨酰胺代谢等生物过程，进而调节线粒体能量代谢。而线粒体内清除 ROS 的两种重要抗氧化酶，即超氧化物歧化酶 2 和硫氧还蛋白还原酶 2 分别是 miR-335 和 miR-34a 的靶蛋白。此外，miRNA 可通过调控 PGC1α、Drp1、Parkin 等在线粒体质量控制中起重要作用蛋白的表达影响线粒体动力学，从而调节线粒体功能。

目前，靶向 miRNA 的治疗策略已在多种心血管疾病动物模型上证明具有心血管保护作用。例如，编码 miR-181c 和 miR-181d 序列的共沉默可减轻缺血再灌注引起的心肌损伤，其机制可能与线粒体编码的细胞色素 c 氧化酶亚基 1 的表达恢复和线粒体氧化磷酸化的改善有关；心肌细胞过表达 miR-30b 可下调亲环蛋白 D 水平，从而影响线粒体通透性转换，最终减小心肌缺血再灌注梗死面积。在小鼠糖尿病心肌病中，线粒体 miR-378 上调，而 miR-378 拮抗剂可恢复线粒体编码的 ATP 合酶亚基 a 的水平，进而发挥心脏保护作用。在自发性高血压大鼠模型中，心肌细胞线粒体中线粒体编码的细胞色素 b 的水平降低，而线粒体中 miR-21 的上调可对抗线粒体编码的细胞色素 b 下调，且过表达 miR-21 可降低自发性高血压大鼠血压，并发挥长期的心脏保护作用。

11.1.5 线粒体依赖性细胞死亡

线粒体通透性转换孔（MPTP）是存在于线粒体内、外膜之间的一组蛋白复合体，是一种非特异性高导电性通道，主要通过控制心肌细胞的氧化磷酸化来调控能量代谢，调节线粒体膜的通透性，对形成和维持稳定的线粒体膜电位具有重要作用，在细胞的生存、凋亡中扮演着重要角色。MPTP 为一组多蛋白的复合体结构，但其分子组成及结构目前尚不完全清楚，多数学者认为其是由外膜的电压依赖的阴离子通道（voltage-dependent anion channel，VDAC）、内膜的腺苷酸转位蛋白（adenine nucleotide translator，ANT）以及线粒体基质中的亲环蛋白 D（CypD）等组成的。研究表明，MPTP 的短暂开放在 ROS 稳态和钙释放过程中发挥生理调节作用。在急性心肌缺血再灌注过程中，受缺血状态下心肌局部酸性环境的影响，MPTP 仍处于关闭状态。而在再灌注的最初几分钟内，线粒体 Ca^{2+} 超载、氧化应激、ATP 耗竭和快速 pH 变化等病理因素可驱动 MPTP 开放。MPTP 的开放使得线粒体内膜对小于 1500 的分子非选择性透过，从而破坏线粒体膜电位、解偶联氧化磷酸化反应，导致 ATP 耗竭和细胞死亡。此外，MPTP 开放导致线粒体基质肿胀和线粒体外膜破裂，使得细胞色素 c 等促凋亡因子从膜间隙释放到细胞质中，从而引发细胞凋亡。在心肌再灌注开始时给予 MPTP 抑制剂环孢素 A 可减少心肌梗死面积[10]。而通过提高肌酸和磷酸肌酸的水平以增加 ATP 的利用度，进而改善细胞的生物能并减轻氧化应激,可间接抑制再灌注时 MPTP 的开放。因此,针对诱导 MPTP 开放因素的治疗策略也可以间接抑制再灌注时 MPTP 的开放并减少心肌梗死面积。在老龄和肥胖动物模型中,线粒体功能紊乱和 MPTP 开放敏感性的增高会加重急性心肌梗死诱发的心肌损伤。综上,MPTP 是保护缺血心脏、减轻心肌缺血再灌注损伤的一个重要干预靶点。

除 MPTP 介导的细胞死亡外,细胞凋亡、线粒体自噬、坏死性凋亡、细胞焦亡(pyroptosis)和铁死亡(ferroptosis)等其他线粒体依赖性细胞死亡途径也参与心肌缺血再灌注过程中的细胞死亡,上述细胞死亡方式为心脏保护提供了其他潜在的干预靶点[11]。细胞色素 c 是一种定位于线粒体膜间隙的水溶性蛋白质,电稳定性地结合于线粒体内膜,不能通过外膜。再灌注时的线粒体外膜通透性改变导致细胞色素 c 释放,进而与细胞凋亡蛋白酶活化因子(apoptotic protease activating factor)结合形成寡聚体(apoptosome),细胞凋亡蛋白酶活化因子-1 通过其氨基端与 procaspase 9 的功能前区相互作用,导致 caspase 3 激活,并进一步激活下游的 capases,引发细胞凋亡;而抑制线粒体细胞色素 c 的释放和 caspase 活化可减轻心肌损伤。坏死性凋亡是一种受调控的细胞死亡方式,由受体相互作用丝氨酸/苏氨酸蛋白激酶 3 介导,参与急性心肌梗死后心肌损伤过程,并通过 CaMK Ⅱ 介导的 MPTP 开放和 Drp1 依赖的线粒体分裂调节细胞死亡。在心肌梗死动物模型中,丝氨酸/苏氨酸蛋白激酶 1 和丝氨酸/苏氨酸蛋白激酶 3 的抑制剂具有心脏保护作用。细胞焦亡是一种新的程序性细胞死亡方式,其特征为依赖于 caspase 1 并伴有大量促炎症因子的释放,其可响应损伤相关模式分子(如 mtDNA)的释放而发生,导致细胞内 NLRP3 炎症小体复合体的组装;抑制 NLRP3 炎症小体可减少心肌梗死面积并减轻心肌损伤。此外,线粒体是细胞内最大的铁代谢细胞器,主要负责血红素和铁硫簇的合成,而上述两种辅基参与 DNA 的合成与修复、蛋白的合成与折叠、三羧酸循环及线粒体电子传递链的正常运行等重要代谢过程。近年来的研究发现,急性心肌梗死导致线粒体中铁的累积和氧化应激,触发铁依赖性脂质过氧化,进而引起铁死亡。通过基因或药理学手段降低线粒体中铁的含量和氧化应激水平可以减轻急性心肌梗死后的铁死亡,保护心脏功能。

11.2 心脏保护策略:缺血预处理及其心脏保护作用机制

心脏保护概念最初是由美国哈佛大学 Eugene Braunwald[11]于 20 世纪 70 年代初提出的。广义的心脏保护是指所有可以减轻或防止心肌损伤进而保护心脏的策略和方法。这其中最重要的是对急性缺血心脏的心肌保护,以减少心肌梗死、改善心脏功能和预后。其主要措施目前主要包括缺血预处理、缺血后处理、远隔预处理等外源性干预,腺苷、葡萄糖-胰岛素-钾极化液(glucose-insulin-potassium,GIK)等药物干预,以及通过运动、热量限制等生活方式干预等心脏保护策略[12-13]。这些心脏保护的策略和具体方法虽不相同,但其核心机制均是调动机体内源性保护机制,特别是激活 PI3K - Akt - eNOS、SAFE(生存活化因子增强)、RISK(再灌注损伤补救激酶)等细胞"生存信号"[14]，改善心肌血供及能量代谢，抑制和减少心肌细胞凋亡及坏死，促进细胞生存，其中线粒体在心肌保护中发挥至关重要的作用。因此，靶向线粒体是心肌保护的重要策略。下面主要以缺血预处理为例介绍线粒体在心肌保护中的作用。

11.2.1　缺血预处理与心脏保护

缺血预处理是调动机体内源性保护系统对抗缺血再灌注心肌损伤的一种措施。1986 年，C. E. Murry 等人[15]首次发现缺血预处理(ischemic preconditioning，IPC)心肌保护现象，即多次短暂的心脏缺血再灌注处理能增强心脏对随后发生的长时间严重缺血损伤的耐受能力。缺血预处理诱发的心脏保护效应具有双时相性，其中第一个时间窗在缺血预处理后即刻，保护效应可持续 1～2 小时，称为早期保护，具有反应迅速但持续时间较短的特点；第二个时间窗在缺血预处理 24～48 小时后，保护效应可持续 48～72 小时，称为延迟或后期保护，持续时间长但保护效应较弱。由于缺血预处理需要在心肌缺血前进行，而临床上很难预测急性心肌缺血的时间，这种不可预测性使得缺血预处理难以直接应用于临床。

随后，缺血后处理及远隔缺血预处理的概念相继被提出。缺血后处理(ischemic post - conditioning)指对已缺血心脏实施有控制的再灌注，即先进行短暂、间断性的数次缺血再灌注处理，然后再予完全、持续的再灌注。大量实验室及临床研究均显示，缺血后处理可明显减轻心肌组织的再灌注损伤[16]。而远隔缺血预处理(remote preconditioning)指通过一种器官或四肢等外周组织短暂、多次的缺血再灌注处理，不仅能减轻自身器官或组织随后较长时间缺血再灌注引发的损伤，对远隔的心脏也具有保护作用[17]。

缺血预处理导致 PI3K - Akt - GSK3β(glycogen synthase kinase 3β)通路和 ERK 活化，引起腺苷的释放和表皮生长因子受体的激活，而上述信号分子对缺血预处理诱发的心脏保护至关重要，相关信号通路即为 RISK 信号通路[18]。而 TNF - α 及其受体亚型 2 和 STAT3 信号系统称为 SAFE 信号通路。RISK、SAFE 信号通路以及蛋白激酶 C、丝裂原激活蛋白激酶(mitogen - activated protein kinase，MAPK)、NO、蛋白激酶 G、缺氧诱导因子 1α(hypoxia - inducible factor 1α，HIF1α)是介导缺血预处理发挥心脏保护作用的重要分子机制(图 11.2)。而上述机制均可直接或间接影响线粒体的氧化磷酸化能力，改善代谢，促进 ROS 及功能不良线粒体的清除，进而影响线粒体稳态和细胞生存，并在缺血预处理及缺血后处理诱发的心脏保护效应中发挥重要作用。

11.2.2　缺血预处理心脏保护作用的线粒体机制

越来越多的研究表明，缺血预处理诱发心脏保护的最重要效应细胞器是线粒体。作为细胞的"生死开关"，线粒体在细胞命运的调控中发挥重要作用。线粒体提

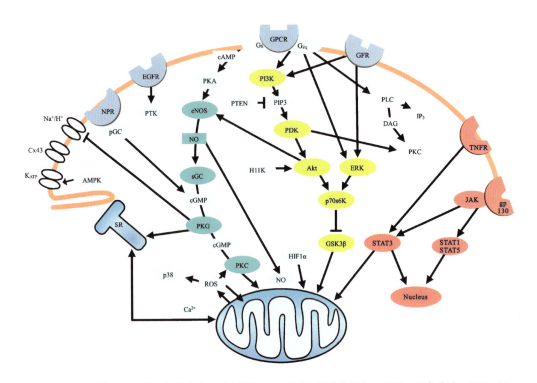

Akt—蛋白激酶 B；AMPK—AMP 活化的蛋白质激酶；cAMP—环磷酸腺苷；cGMP—环鸟苷酸；COX—环加氧酶；Cx 43—联接蛋白 43；DAG—二酰甘油；EGFR—表皮生长因子受体；ERK—细胞外信号调控的激酶；Gs/Gi/q—激活或抑制型 G 蛋白；GPCR—G 蛋白偶联受体；gp130—糖蛋白 130；GSK3β—糖原合酶激酶 3β；H_2S—硫化氢；H11K—H11 激酶；HIF1α—缺氧诱导因子 1α；IGF—胰岛素样生长因子；iNOS—诱导型一氧化氮合酶；IP_3—三磷酸肌醇；JAK—Janus 激酶；K_{ATP}—三磷酸腺苷依赖型钾离子通道；Na^+/H^+—钠/氢交换体；NPR—利钠肽受体；pGC—颗粒型鸟苷酸环化酶；p38—促分裂原活化蛋白激酶 p38；eNOS—内皮—氧化氮合酶；PI3K—磷脂酰肌醇-3-激酶；PKC—蛋白激酶 C；PKG—蛋白激酶 G；PLC—磷脂酶 C；PTEN—磷脂酶和张力蛋白同源物；PTK—蛋白酪氨酸激酶；ROS—活性氧自由基；sGC—可溶性鸟苷酸环化酶；SR—肌质网；STAT—信号转导和转录激活因子；TNF-α—肿瘤坏死因子。

图 11.2　心血管保护相关信号通路

图中 NO/PKG 信号通路标记为绿色，RISK 信号通路标记为黄色，SAFE 信号通路标记为红色。

供 ATP 来维持细胞内、外的离子梯度，继而维持细胞的兴奋性和肌细胞兴奋收缩偶联反应。缺血状态下，由于氧供不足，细胞呼吸链的电子传递受到抑制，引起线粒体内膜去极化，进而抑制 ATP 的产生；而在再灌注阶段，MPTP 的开放会引发一系列有害事件。

11.2.2.1　线粒体通透性转换孔

MPTP 的结构和功能直接影响着心肌细胞的功能及存活，MPTP 的短暂开放在 ROS 稳态和钙释放过程中发挥生理调节作用，而急性心肌缺血再灌注过程中 MPTP 的开放是诱发细胞死亡和心肌损伤的重要机制。缺血预处理可抑制再灌注过程初期的 MPTP 开放，其机制除通过影响氧化应激、线粒体 Ca^{2+} 和磷酸盐水平、ADP/ATP 水平和细胞内 pH 值等因素间接抑制 MPTP 开放外，缺血预处理也可作用于 RISK、SAFE 等信号通路,直接抑制 MPTP 的开放。环孢素 A 是一种亲环蛋白 D 的抑制剂,可抑制 MPTP 的开放,减轻线粒体损伤和细胞死亡,缩小心肌梗死面积并保护心脏功能。但环孢素 A 并不是 MPTP 的特异性抑制剂,其也可以抑制钙调磷酸酶和其他亲环素,因此特异性更强的 MPTP 抑制剂有待进一步研究。鉴于 MPTP 在线粒体功能和细胞命运调节中的重要作用,多年来众多研究者一直视其为心肌保护的重要靶点(图 11.3)。遗憾的是,迄今对 MPTP 的确切分子结构仍不完全清楚,以此为靶点的心肌保护药物及心脏保护措施尚无重要突破。

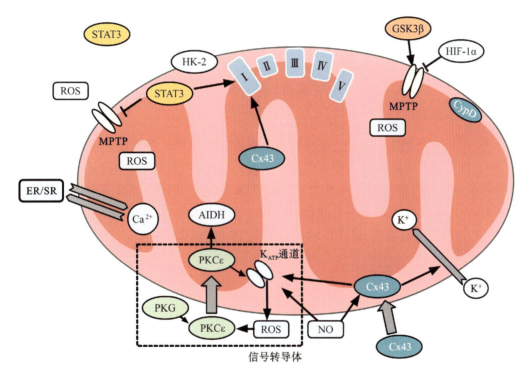

Ⅰ、Ⅱ、Ⅲ、Ⅳ、Ⅴ分别代表呼吸链复合物Ⅰ、Ⅱ、Ⅲ、Ⅳ、Ⅴ;AIDH—乙醛脱氢酶;Cx43—联接蛋白 43;CypD—亲环蛋白 D;ER/SR—内质网/肌质网;GSK3β—糖原合酶激酶 3β;HIF1α—缺氧诱导因子 1α;HK-2—己糖激酶 2;K_{ATP}通道—ATP 依赖型钾离子通道;MPTP—线粒体通透性转换孔;NOS——氧化氮合酶;PKC—蛋白激酶 C;PKG—蛋白激酶 G;ROS—活性氧自由基;STAT—信号转导和转录激活因子。

图 11.3　线粒体相关心脏保护靶点

11.2.2.2　K_{ATP}通道

K_{ATP}通道存在于心肌细胞的肌膜(sarcoK_{ATP})和线粒体(mitoK_{ATP})中,在心肌细胞的功能调控中发挥重要作用。最初,人们关注到 sarcoK_{ATP}通道可缩短缺血心肌细胞的动作电位时程,减轻细胞内钙超载。而线粒体内膜上的 K_{ATP}通道同样具有心脏保护作用,且相较肌纤维间线粒体,肌膜下线粒体的 K_{ATP}通道在心脏保护效应中的作用更为重要[19]。mitoK_{ATP}通道是由磺酰脲受体和钾通道单元组成的多蛋白复合物,其在线粒体氧化磷酸化过程中摄取 K^+ 可以部分弥补因质子泵转运 H^+ 引起的电荷变化,从而维持一定的线粒体跨膜电位和 pH 梯度的稳态。mitoK_{ATP}通道的开放可减轻缺血再灌注中的 Ca^{2+} 超载,增强线粒体功能,增加 ATP 合成,进而抑制细胞凋亡并发挥心脏保护作用。

11.2.2.3 缝隙连接蛋白 43

缝隙连接蛋白 43(connexin 43,Cx43)在肌膜上和线粒体中均有表达,且在线粒体中主要表达于肌膜下而非肌纤维间线粒体中。在肌膜上,Cx43 是一种缝隙连接蛋白,抑制 Cx43 可阻止缺血再灌注损伤的扩散和心肌梗死面积的扩大[20]。研究发现,缺血预处理在缺血过程中可维持 Cx43 的磷酸化水平及其活性,并减轻细胞水肿。此外,缺血预处理可通过热休克蛋白依赖机制将 Cx43 转位至线粒体中;而线粒体 Cx43 通道的激活有助于线粒体摄取 K^+,增加复合体Ⅰ的呼吸及线粒体的氧耗和 ATP 合成,并同线粒体 K_{ATP} 通道释放 ROS 相关[21]。缺血预处理的心脏保护作用随增龄改变减弱或消失,其机制与肌膜和线粒体中 Cx43 的水平降低有关。

11.2.2.4 STAT3

STAT3 是一种转录因子,参与调节心脏的多种病理生理过程。已有研究表明,STAT3 在线粒体中也有分布并发挥一定功能。STAT3 表达于肌膜下和肌纤维间线粒体的基质中,可增强线粒体复合物Ⅰ的功能并抑制 MPTP 的开放和 ROS 生成。STAT3 在缺血预处理诱发的心脏保护效应中发挥重要作用,但该效应究竟是由线粒体 STAT3 还是细胞质 STAT3 介导仍有待进一步明确。

11.2.2.5 硫氧还蛋白 2

硫氧还蛋白 2(thioredoxin 2,Trx2)定位于线粒体中,与硫氧还蛋白 2 还原酶(thioredoxin reductase 2,TrxR2)和 NADPH 共同构成硫氧还蛋白系统,在心肌细胞氧化-还原反应中发挥重要作用,是调控线粒体稳态的关键分子。Trx2 参与心肌保护的可能机制主要有:①在 NADPH 存在时,还原态的 Trx2 作为过氧化物酶的电子供体,将 H_2O_2 还原成 H_2O,从而清除 ROS,减轻脂质、蛋白质过氧化和 DNA 损伤;②作为细胞内的二硫键还原酶,Trx2 能还原多种蛋白质的二硫键,使其恢复生理功能,防止心肌受损;③Trx2 与线粒体复合物一起调节线粒体呼吸链,维持线粒体膜电位,尤其是阻止膜电位降低;④Trx2 能直接结合到细胞凋亡信号调控激酶(apoptosis signal regulating kinase 1,ASK1)的 N 端,形成蛋白质-蛋白质复合物,抑制 ASK1 的活性以及 ASK1 依赖的细胞凋亡。

11.2.2.6 己糖激酶 2

己糖激酶 2 是己糖激酶在心脏中表达的主要亚型,在心肌细胞的葡萄糖代谢中发挥关键调节作用。已有研究表明,己糖激酶 2 与线粒体的结合促发心脏保护,而其与线粒体的解离促使细胞色素 c 从膜间隙释放并引发细胞死亡[22]。己糖激酶 2 的线粒体转位受到 RISK 通路和细胞内 6-磷酸葡萄糖水平的调节;而 6-磷酸葡萄糖水平的降低是缺血预处理引发的生物效应之一。己糖激酶 2 可稳定线粒体内膜与外膜间的联系并抑制 MPTP 的开放,从而减少心肌缺血再灌注过程中细胞色素 c 从膜间隙的释放；同时己糖激酶 2 可通过抑制线粒体外膜上电压依赖性的阴离子通道减少腺嘌呤核苷酸的丢失。

11.2.2.7　乙醛脱氢酶 2

乙醛脱氢酶 2（ALDH2）定位于线粒体基质中，可解毒醛类物质。ALDH2 除具有脱氢酶活性外，还具有还原酶和酯酶活性，可代谢去除缺血或氧化应激下脂质过氧化产生的 4-羟基壬烯醛、丙二醛、3,4-二羟基苯乙醛和丙烯醛等内源性毒性醛类物质。在心脏缺血再灌注病理模型中，ALDH2 的缺失可导致蛋白激酶 C 的异常激活，促进 MPTP 的开放，加重线粒体损伤和心肌细胞凋亡。此外，ALDH2 缺失可导致心脏脂肪酸利用减低、葡萄糖利用增加和 ATP 水平下降，从而抑制心脏能量供应，导致心功能障碍。而给予 ALDH2 小分子激动剂 Alda-1 治疗，可减少 ROS 生成，改善线粒体功能，进而减轻心肌梗死后心脏重塑并促进心功能恢复。研究表明，ALDH2 在缺血预处理诱发的心脏保护作用中同样发挥重要作用。通过氰胺抑制 ALDH2 活性可使缺血预处理诱发的心脏保护作用消失；临床研究也发现，ALDH2 的单核苷酸突变使该酶失活，从而消除了缺血预处理的血管内皮益处[23]。

11.2.2.8　蛋白亚硝基化

NO 是介导缺血预处理心肌保护效应的关键分子，且 NO 促心脏保护作用的发挥并非只通过促进 cGMP 的合成和 PKG 的激活实现。实际上，NO 可亚硝基化修饰线粒体蛋白在内的多种蛋白，而亚硝基化修饰可保护多种蛋白分子的半胱氨酸残基免受氧化损伤。既往研究发现，在缺血预处理的心脏及心肌细胞线粒体中存在多种亚硝基化修饰蛋白[24]。线粒体 Cx43 在缺血预处理中可受到亚硝基化修饰；而线粒体复合物 I 受亚硝基化修饰后氧化磷酸化作用的抑制及 ROS 的生成是介导缺血预处理心脏保护作用的重要机制之一。

11.3　生活方式干预裨益心血管健康的线粒体机制

健康的生活方式干预不仅可以改善心血管功能、促进心血管健康，还可产生良好的心血管保护效应，防治高血压、缺血性心脏病等慢性非传染性疾病（简称慢病）[25]。中国慢病前瞻性研究对 46 万人进行了平均 7.2 年的随访研究显示，坚持健康的生活方式可以显著降低人群心血管事件的发生风险，尤其是降低缺血性心脏病及脑卒中的发生率；且低风险生活方式越多，心血管保护效应越显著[26]。本节简述运动及饮食干预促进心血管保护的线粒体机制。

11.3.1　运动

缺乏体力活动是心血管疾病的独立危险因素。运动可以通过改善机体代谢、提高胰岛素敏感性、降低血压、调节血脂、减轻机体炎症反应、促进干细胞动员等发挥心血管保护作用，而线粒体在上述运动裨益心血管健康效应中发挥关键作用。运动可通过适度的缺血、缺氧及增加心脏负荷来激活心血管内源性保护机制，改善心脏和血管线粒体稳态及功能，如改善心肌线粒体的氧化磷酸化能力，促进 ROS 清除，增加心肌线粒体数量，影响线粒体动力学，并促进线粒体自噬、清除功能不良的线粒体。

11.3.1.1 运动诱发的心肌线粒体重塑(图 11.4)

心脏终身不停收缩/舒张使心肌具有很高的能量需求，而运动使心脏的能量消耗进一步增加，为适应工作负荷的增加，心肌线粒体的 ATP 产生可能大大增加。心肌细胞线粒体占到了细胞体积的 30% 以上，并且产生心脏所需的 90% 以上的 ATP。心脏在静息和运动时的代谢方式有所不同。运动使心脏的脂肪酸和葡萄糖氧化增加，而糖酵解降低，其机制与 AMPK、过氧化物酶增殖体激活受体 γ 辅激活因子 1α(peroxisome proliferator-activated receptor γ coactivator 1α，PGC1α)和 PI3K 的活性增加有关[27]。作为线粒体电子传递链的副产物，急性运动后心脏中的 ROS 水平会适度升高。过度增加的 ROS 对心脏有害，而生理水平的 ROS 产生是运动诱发心脏保护的重要因素之一。

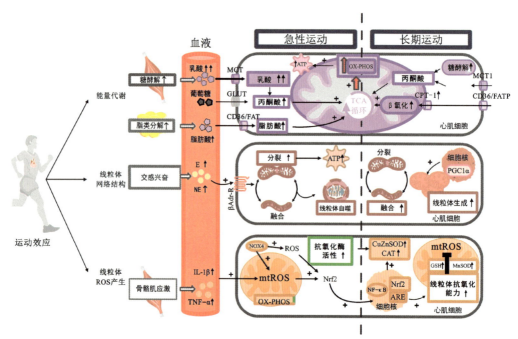

E—肾上腺素；NE—去甲肾上腺素；SOD—超氧化物歧化酶；GSH—还原型谷胱甘肽；CAT—过氧化氢酶；Nrf2—核因子红细胞 2 相关因子 2；NF-κB—核转录因子 κB；OX-PHOS—氧化磷酸化；MCT1—单羧酸转运蛋白 1；GLUT—葡萄糖转运体；PGC1α—过氧化物酶增殖体激活受体 γ 辅激活因子 1α；NOX4—NADPH 氧化酶 4；FATP—脂肪酸转运蛋白；CPT-1—肉碱棕榈酰转移酶 1；mtROS—线粒体 ROS。

图 11.4 运动诱发的线粒体重塑

1. 运动与线粒体能量代谢

心脏可利用脂肪酸、碳水化合物、酮体和氨基酸等多种代谢底物生成能量。静息状态下，脂肪酸氧化是心脏 ATP 产生的主要来源(占 60%~80%)，而碳水化合物(葡萄糖、乳酸、酮体)供给其余能量(占 20%～40%)。轻度心肌缺血时,心肌细胞能量代谢通常无明显变化。在运动过程中,脂肪组织的脂解作用和肌肉组织的糖酵解会使循环中脂肪酸和乳酸的水平升高,这些物质会被心脏利用以满足增加的能量需求[28]。乳酸不但是运动中能量代谢的重要底物,而且会对心脏的脂肪酸代谢产生积极影响。研究发现,循环中乳酸水平的升高是运动诱发心脏适应的重要因素。运动可以激活 PPARα,导致脂肪酸转运蛋白1、肉碱棕榈酰转移酶Ⅰ、中链酰基辅酶 A 脱氢酶和酰基载体蛋白等参与细胞脂肪酸氧化的蛋白表达增加[29]。此外,运动会增加心脏中 AMP/ATP 的比率,进而激活 AMPK;而 AMPK 可促进 GLUT4 转位至细胞膜,从而促进心肌细胞葡萄糖摄取,并通过增加 6-磷酸果糖-2-激酶活性增加葡萄糖氧化。

2. 运动与线粒体网络结构

线粒体是一种动态变化的细胞器,依靠线粒体生物发生、线粒体融合/分裂和线粒体自噬维持其网络稳态。上述过程通过调节线粒体的氧化磷酸化和能量代谢等对于维持细胞正常功能至关重要。在骨骼肌中,运动可激活 PGC1α,促进线粒体的生物发生,进而增加线粒体密度。而在心肌中,仅有几项研究关注到了运动对心肌线粒体超微结构和密度的影响,发现运动可以增加啮齿类动物心肌线粒体的生物发生。线粒体动力学相关研究发现,线粒体分裂是心脏应对能量需求增加的一种适应性反应,其机制与 β_1 肾上腺素能受体的激活有关[30]。此外,运动也会对心肌中的线粒体自噬产生影响,如在急性运动的早期和恢复阶段,线粒体自噬相关蛋白显著上调。

3. 运动与线粒体 ROS 和抗氧化系统

运动诱发的机械和代谢刺激可促进心肌活性氧及活性氮物质(reactive nitrogen species,RNS)的产生,而 ROS、RNS 的产生是运动诱发机体适应性改变的重要机制。当运动同时给予抗氧化剂处理时,运动诱发的心脏保护效应消失。已有研究表明,Nrf2 是运动诱发机体适应性改变的重要分子机制,而其本身在细胞应激和抗氧化反应中发挥重要调节作用。急性运动通过 NOX4 增加心肌中的 ROS 产生,进而激活 Nrf2,增强线粒体谷胱甘肽(GSH)、MnSOD、CuZnSOD 和过氧化氢酶的活性。考虑到心肌组织中 NOX4 存在于线粒体中,S. Kasai 等人[31]提出线粒体 NOX4 是响应运动而激活 Nrf2 的关键分子。此外,运动诱导的 TNF-α 和 IL-1β 水平上调也参与心脏的适应性反应。给予上述细胞因子的中和抗体可使单次运动诱发的 MnSOD 激活现象消失,而注射 TNF-α 可以模拟运动的机体效应。在骨骼肌中,运动促发的 NF-κB 的活化可激活骨骼肌中的抗氧化系统和 NOS,进而诱发骨骼肌的适应性改变,但 NF-κB 在心肌中的作用研究相对较少。研究显示,单次运动诱发的 ROS 产生会触发 Nrf2 依赖性或非依赖性的抗氧化反应,而长期运动会通过上述机制增强心脏的抗氧化能力。

11.3.1.2 运动促进心血管健康的线粒体机制(图 11.5)

线粒体是机体内调控代谢、氧化还原平衡和细胞命运等生命过程的重要细胞器。

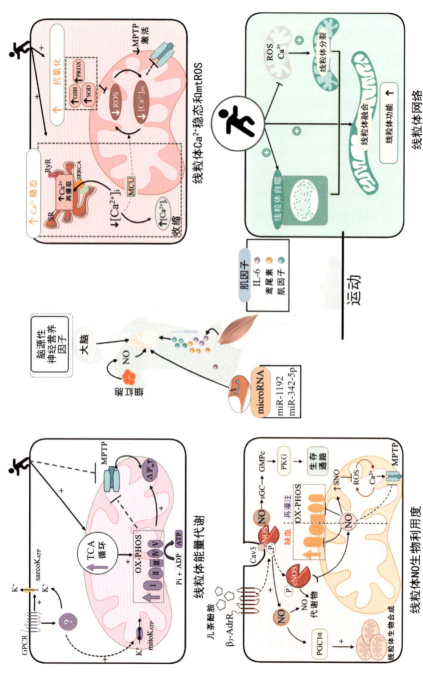

图11.5 运动诱发心血管保护的线粒体机制

GPCR—G蛋白偶联受体；Pi—磷酸；OX-PHOS—氧化磷酸化；MPTP—线粒体通透性转换孔；β₁-AdrR—β₁肾上腺素能受体；Cav3—电压门控钙离子通道；sGC—可溶性鸟苷酸环化酶；GMPc—环乌苷酸；PKG—环乌苷酸依赖的蛋白激酶；SNO—S-亚硝基化；SR—肌质网；SERCA—肌膜内质网Ca²⁺-转运ATP酶；MCU—线粒体钙离子单向转运体；PRDX—过氧化物酶；GSH—谷胱甘肽；miR-1192—微小核糖核酸1192；miR-342-5p—微小核糖核酸342-5p。

大量研究表明，运动裨益心血管健康与其改善线粒体功能密不可分。线粒体功能障碍是缺血再灌注触发心肌损伤的重要病理基础，同时也是运动促心脏保护的重要机制。下面简述运动诱发的心脏适应性改变与线粒体之间的联系。

1. 促进线粒体能量代谢

缺血导致心肌能量代谢障碍、ATP 供应不足，进而损伤心肌细胞中控制离子稳态的关键泵蛋白的活性，这会导致 Ca^{2+} 超载，从而改变心肌细胞稳态，增加 ROS 产生及增强钙调蛋白活性，使心脏收缩功能受损并最终导致细胞死亡。在缺血后再灌注期间，ATP 合成的恢复对于挽救心脏功能至关重要。运动可增加线粒体氧化呼吸链/三羧酸循环蛋白及线粒体肌酸激酶的表达，增强线粒体的氧化磷酸化能力，有助于在心肌梗死损伤期间维持心脏的能量和离子稳态，并促进心脏功能恢复[27]。R. J. Alleman 等人[32]研究发现，运动可促进缺血再灌注后线粒体能量代谢的恢复；在同样的 O_2 消耗下，动物在安静状态下线粒体产生 H_2O_2 的量比运动后高 2 倍，提示运动使机体在同样的氧耗下产生更少的 ROS。此外，缺血刺激可使小鼠心脏中脂肪酸代谢相关酶的活性降低，PPARα 和 PPARγ 下调，葡萄糖转运体 1(GLUT1)和糖原合酶 1(Gsy1)表达上调，运动可改善心脏的上述代谢改变，并促进线粒体的生物发生[33]。

再灌注过程中 MPTP 的开放会抑制 ATP 合成，促进心肌细胞死亡；而运动可以抑制缺血再灌注期间 MPTP 的开放，增加线粒体膜电位，改善线粒体能量代谢并减少再灌注心律失常的发生[34]。此外，心肌细胞 K_{ATP} 通道(包括存在于心肌细胞肌膜的 sarcoK_{ATP} 和线粒体的 mitoK_{ATP})在心肌细胞的功能调控中发挥重要作用，缺血再灌注前 sarcoK_{ATP} 通道或 mitoK_{ATP} 通道的开放可诱发心肌保护。有研究报道，sarcoK_{ATP} 通道的激活可以触发 mitoK_{ATP} 通道的开放来保护线粒体，且 sarcoK_{ATP} 通道参与运动诱发的心脏保护效应[35]。

2. 增加 ROS 产生和提高抗氧化应激能力

运动既可以减少线粒体氧化物的产生，也可以提高线粒体抗氧化酶(MnSOD、CuZnSOD 和 GPX)的活性，减轻心脏氧化应激损伤。S. Judge 等人[36]研究发现，长期自主转轮运动可减少 Fischer 大鼠心肌线粒体中 H_2O_2 的产生。此外，运动可降低肌纤维间线粒体和肌膜下线粒体中单胺氧化酶(一种重要的 ROS 来源)的水平。在肌膜下线粒体中，单胺氧化酶水平的降低与线粒体特异性 H_2O_2 清除酶(过氧化物酶Ⅲ)的表达增加有关。在减轻缺血再灌注心肌损伤的抗氧化酶中，MnSOD 的活性增加是运动裨益心脏健康的重要因素[37]。通过基因学手段阻滞运动后心脏中 MnSOD 的升高，可减弱运动所致的心脏保护效应。线粒体 GSH 是机体抗氧化系统中的另一重要物质。虽然运动对心肌总 GSH 及还原型与氧化型谷胱甘肽的比例没有影响，但运动可促进缺血再灌注后心脏 GSH 的恢复，其机制与谷胱甘肽还原酶的活性增高有关[38]。此外，J. W. Starnes 和 M. E. Olsen 等人[39]的研究发现，16 周的耐力训练可通过调节线粒体复合物Ⅰ的功能减少心肌线粒体中 ROS 的产生，而复合物Ⅰ的阻断剂鱼藤酮可消除运动对线粒体 ROS 产生的抑制作用。综上，运动可通过减少线粒体 ROS 的产生并提高线粒体抗氧化应激能力来产生心脏保护效应。

3. 改善 Ca^{2+} 稳态

运动锻炼可增加骨骼肌中线粒体 Ca^{2+} 单向转运体的表达水平,但关于运动对心肌线粒体钙摄取和线粒体 Ca^{2+} 单向转运体表达的影响目前尚未见报道。考虑到细胞质和线粒体 Ca^{2+} 水平之间的动态平衡,运动对关键钙调节蛋白的影响可能有助于其调节线粒体中的钙负荷。运动使 L 型 Ca^{2+} 电流与 RyR2 Ca^{2+} 释放更有效地耦合,并加快$[Ca^{2+}]_i$的瞬时衰减,其原因部分与肌质网/内质网钙 ATP 酶(sarcoplasmic/endoplasmic reticulum calcium ATPase,SERCA)水平升高有关,而心肌 SERCA2a 水平的提高是运动减轻缺血再灌注心肌损伤的重要机制之一[40]。运动可抑制缺血再灌注中钙调蛋白(calpain)的活化和 ROS 依赖性的蛋白羰基化作用,使心脏中钙调节蛋白(包括 SERCA2a)的降解减少。运动对上述钙调节蛋白的影响有助于其改善缺血再灌注期间的心肌 Ca^{2+} 稳态,抑制线粒体 Ca^{2+} 超载,发挥保护心脏作用。

4. 提高 NO 生物利用度

运动可增加心血管系统中的 NO 生物利用度(内源性 NO 的生成和利用),其机制主要与 eNOS 的激活有关。运动可上调心肌组织中的 eNOS 在 Ser1177 位点的磷酸化水平,其机制与儿茶酚胺激活 $β_3$ 肾上腺素能受体有关。通过基因或药理学手段抑制 eNOS 可使运动裨益心脏的作用消失,而沉默 $β_3$ 肾上腺素能受体可消除运动的促 eNOS 激活效应[41]。运动所致 eNOS 依赖性的心脏保护作用与缺血前 NO 代谢物的储存增加、血流加速使血管内皮细胞 NO 产生增加和再灌注早期蛋白分子 S-亚硝基化作用密切相关。在心肌组织中,有上千种蛋白可被 S-亚硝基化修饰,而线粒体蛋白是其中的重要组成部分。线粒体蛋白的 S-亚硝基化修饰可影响线粒体的 Ca^{2+} 稳态、MPTP 开放和线粒体氧化磷酸化在内的多种线粒体功能。用线粒体特异性的 NO 供体 mitoSNO 可保护心脏,减轻缺血再灌注损伤,并改善心肌梗死后的心脏功能,其机制与线粒体复合体 I 的 S-亚硝基化修饰使复合物 I 处于低活性状态,抑制了再灌注过程中的 ROS 产生有关[42]。

5. 改善线粒体动力学

在缺血再灌注过程中,ROS 的大量产生与 Ca^{2+} 超载之间相互作用,促发线粒体过度分裂;而靶向线粒体的抗氧化剂 SkQ1 预处理可缓解缺血再灌注诱发的线粒体过度分裂[43]。运动可调节心肌 Ca^{2+} 稳态并提高心肌抗氧化能力,二者共同参与调节线粒体融合/分裂。研究发现,运动使缺血再灌注后大鼠心脏中 Mfn1 和 Mfn2 的水平升高,而 Drp1 水平降低。心肌梗死后 8 周有氧间歇训练可改善线粒体功能并减轻线粒体动力学失衡,表现为 Mfn2 和 OPA1 水平升高、Drp1 降低,其机制与 ERK1/ERK2-JNK-p53 信号通路的失活和 PGC1α 核水平的升高有关。线粒体自噬是维持线粒体稳态的重要机制,能清除受损的线粒体及回收利用代谢产物,是调控心肌细胞线粒体稳态的重要方式。最新研究表明,急性运动诱发的线粒体自噬参与运动所致的心脏保护效应；而给予 wortmannin 抑制自噬可减弱运动的心脏保护作用[45]。

6. 减轻炎症反应

免疫调节及抗炎效应是运动诱发心脏保护的重要机制。急性运动可激活 NLRP3 炎症小体，促进 IL-1β、TNF-α 等炎症因子的产生和 ROS 生成。有趣的是，这种急性促炎反应是运动裨益心脏健康的一个重要机制。IL-1β、TNF-α 等炎症因子的产生可激活 MnSOD 在内的心肌抗氧化系统，帮助心脏对抗氧化应激损伤。长期运动可降低心脏中炎性细胞因子的水平。N. Otaka 等人[46]发现，运动可刺激骨骼肌分泌肌联素（myonectin）进入血液循环，后者可通过抑制细胞凋亡和炎症反应保护心脏。SIRT1 是一种 NAD^+ 依赖性的蛋白去乙酰基酶，可通过去乙酰化修饰抑制 NF-κB 信号转导，从而抑制炎症反应。随着增龄，心肌细胞线粒体出现功能障碍并且心肌组织炎症和氧化应激水平升高，而运动可通过增加心肌组织中 SIRT1、PGC1α 和 AMPK 的表达抑制炎症反应并改善心肌能量代谢。

11.3.2 热量限制

饮食与心血管健康密切相关。健康饮食包括营养均衡、进食方式适宜和热量限制（caloric restriction，CR）等。其中，热量限制不仅是一种有效的代谢干预手段，还可以改善线粒体功能，有助于预防伴随增龄出现的代谢紊乱并延长多种生物的寿命。本小节主要介绍热量限制的心血管健康效应及其对线粒体稳态的影响。研究表明，热量限制可以减少 ROS 产生、减轻氧化应激并促进线粒体生物发生和线粒体自噬，从而改善线粒体功能，不仅具有降低血压、调节血脂、降低交感兴奋性等心血管健康效应，还是防治胰岛素抵抗、肥胖和代谢相关心血管疾病简易、有效的手段。

11.3.2.1 热量限制的心血管健康效应及其主要机制

营养物质摄入的减少会打破机体原有的代谢平衡，而机体为寻求新的代谢平衡，会通过调节机体能量代谢使其效率更高。热量限制裨益心血管健康的机制主要涉及胰岛素样生长因子-1（insulin growth factor 1，IGF-1）信号、雷帕霉素靶蛋白（target of rapamycin，TOR）、AMPK 和 Sirtuin 等信号系统[47]。胰岛素-IGF-1 信号系统的激活可活化 TOR 和核糖体蛋白 6 激酶，并抑制叉头框转录因子（forkhead box transcription factor，FoxO）的转录活性，进而诱导蛋白质合成。TOR 蛋白、AMPK 和 Sirtuin 是机体感知应激和营养状态的几类重要生物酶，在生物进化过程中高度保守。当营养物充足时，TOR 蛋白可促进蛋白质合成和细胞增殖并抑制自噬；而当细胞能量供应不足时，AMP/ATP 的比值增加，AMPK 激活。Sirtuin 通过感应 NAD^+/NADH 的波动感知机体营养和代谢状态。当营养素（尤其是葡萄糖）缺乏时，NAD^+ 积聚并激活 Sirtuin。而线粒体作为机体调控代谢和氧化还原平衡的关键细胞器，其功能受到上述信号通路的精密调节。

除能量摄入总量外，包括进餐/禁食周期在内的饮食方式在调节机体代谢和影响心血管健康中的作用近年来也日益受到关注[48]。人类的食物摄入具有昼夜节律性，且大部分食物被机体在自然觉醒状态下消耗，因此新陈代谢和昼夜节律之间存在一定关系；饮食-禁食节律可与调控昼夜节律的分子时钟协同作用，影响机体合成/分解代谢。而线粒体动力学、线粒体氧化呼吸链功能等重要线粒体生物学过程均受到生物钟的密切调节，呈现一定的昼夜节律性。间歇性禁食指通过调整进餐时间和规律，以期实现相应的代谢干预效果，包括隔日禁食、"5+2"禁食和限制时间饮食（如每日12~16小时的禁食，饮食的时间控制在8~12小时以内）等特殊饮食方式。同热量限制相比，间歇性禁食可在不明显影响机体总能量摄入的情况下改善代谢及代谢相关心血管疾病，其机制主要与改善线粒体及胰岛β细胞功能、增强抗氧化系统，进而改善胰岛素敏感性并降低炎症和氧化应激水平有关[49]。此外，近年来的研究显示，基于线粒体营养素理论、靶向线粒体保护的营养食品和药物对于老龄性心血管健康具有积极作用[50]。

11.3.2.2 热量限制诱发线粒体重塑

热量限制作为一种营养干预手段，可导致机体产生一定程度的代谢应激，从而打破机体原有的代谢平衡。重要的是，机体随之会调动内源性机制建立新的、效率更高的代谢平衡。热量限制可通过胰岛素信号及AMPK信号系统影响线粒体动力学，尤其是促进线粒体生物发生、增强线粒体自噬、减少线粒体ROS产生并增强机体抗氧化能力。

1. 热量限制与ROS

热量限制可通过减轻氧化应激损伤来保持线粒体结构完整性并维持线粒体功能。研究发现，热量限制可减少线粒体中的质子泄漏和ROS产生，并增加ROS清除相关基因的表达，改变线粒体膜的脂肪酸构成和线粒体膜的饱和指数（saturation/unsaturation index），起到保持膜的流动性并防止氧化损伤的作用[47]。上述作用可缓解伴随衰老出现的骨骼肌中超氧阴离子自由基产生增加、脂质过氧化、线粒体蛋白和mtDNA损伤。

2. 热量限制与线粒体质量控制

热量限制可在心脏和骨骼肌中诱导线粒体生物发生，PGC1α在其中发挥关键作用。PGC1α最早是在小鼠棕色脂肪组织（brown adipose tissue，BAT）中被发现，主要存在于骨骼肌、心肌等能量要求高、线粒体丰富的组织，广泛参与线粒体动力学和氧化磷酸化过程并控制线粒体基因组拷贝数，是调节线粒体功能和感应机体能量需求的关键分子。PGC1α在寒冷、禁食、运动等能量限制状态下表达增加，促进线粒体生物合成，并能与PPARγ相互作用，调节适应性产热，参与糖、脂代谢及炎症反应。细胞中的两个主要能量感受器AMPK和SIRT1可通过磷酸化和去乙酰化修饰直接调节PGC1α的活性。研究发现，在骨骼肌特异性AMPK缺失和AMPKα2敲除的小鼠，热量限制改善葡萄糖耐量的作用减弱，其机制与SIRT1的表达降低有关[51]。热量限制可使骨骼肌中的SIRT3表达增加，而高脂饮食使其表达降低，提示SIRT3与能量摄入之间的关系紧密。在热量限制干预的动物，SIRT3

可通过去乙酰化修饰调节琥珀酸脱氢酶和 MnSOD 的活性，并通过去乙酰化修饰 FoxO3 调节线粒体自噬。而在 SIRT3 敲除的小鼠，其热量限制激活 PGC1α 和 AMPK 的作用减弱。

此外，热量限制可影响线粒体融合、分裂。在营养供应不足的情况下，PKA 激酶可磷酸化修饰线粒体分裂蛋白 Drp1，使其不能转位至线粒体，从而促进线粒体融合。线粒体的融合有利于维持细胞内的 ATP 水平并促进能量缺乏细胞生存，而抑制线粒体融合会导致线粒体膜电位的降低和线粒体功能降低，促发细胞死亡。

11.4 线粒体移植与心脏保护

线粒体移植是由 J. D. McCully 等人[52]开发的一种治疗方法，主要是从健康组织中分离出功能完好的线粒体，通过冠脉循环或直接注射到损伤心肌局部，以减轻心肌损伤及改善心脏功能。J. D. McCully 等人于 2009 年在离体灌注的兔缺血心脏中首次进行了线粒体移植实验，该研究从兔心室肌中分离出功能完好的线粒体，注射到心脏局部缺血 30 分钟的部位，发现血清肌酸激酶同工酶和心肌肌钙蛋白 I 显著降低，心肌细胞 ATP 水平增加，且心肌细胞凋亡减少、活力增强、心肌梗死面积缩小。进一步研究发现，外源给予的线粒体通过肌动蛋白依赖的内吞作用转移至心肌细胞中，进而提高心肌细胞 ATP 水平并上调心肌保护性细胞因子；后者通过促进血管新生、减轻心肌细胞凋亡来促进心功能恢复，对缺血心脏具有保护作用。2017 年，美国波士顿儿童医院首次在 5 例因缺血再灌注相关心肌损伤需行体外膜氧合（ECMO）支持的患儿中开展临床试验，发现线粒体移植后，4 例患儿的心脏功能得到明显改善，并成功脱离 ECMO 支持[53]。虽然相关基础和临床研究提示线粒体移植具有心脏保护作用，但该领域仍有一些重要问题有待明确[54]。首先，缺血心脏局部存在高 Ca^{2+} 环境，线粒体如何在高 Ca^{2+} 的细胞外环境中存活并保持活力？其次，相关动物研究发现，移植后的线粒体只有极少量能与心肌细胞共定位，而内吞的线粒体可能更少，如此少量的线粒体如何影响组织 ATP 的产生？再次，即使未被细胞内吞且仍存留于细胞外的线粒体保持活力并产生 ATP，这种 ATP 也可能无法被心肌细胞直接利用，进而增强心脏收缩功能，而这与相关动物研究中描述的血流动力学参数的快速改善不一致。因此，虽然线粒体移植开辟了心脏保护的一个新方向，且近年来的基础及临床系列研究均提示其在缺血心脏保护作用中的可行性及有效性，但该策略的实用价值及安全性等问题还有待更多的临床研究证实。

11.5 问题与展望

线粒体作为机体内调控代谢、氧化还原平衡和细胞命运等生物过程的重要细胞器，其本身结构和功能非常复杂，且细胞内线粒体之间及其与其他细胞器不断交互作用，一直处于动态变化状态中。此外，多种线粒体蛋白是胚胎发育或成年个体生存所必需的,难以通过基因敲除等方法明确其具体功能,这为阐明线粒体相关功能及具体机制带来了较大困难。例如,细胞色素 c 在氧化呼吸链中发挥电子传递的作用,也是启动细胞程序性死亡的关键分子,但由于 Cycs$^{-/-}$(cytochrome c somatic, CYCS)小鼠会在子宫内死亡,因此需要开发特定的基因修饰动物,以研究细胞色素 c 在程序性细胞死亡中的作用机制。另一方面,线粒体蛋白通常具有多种亚型和高度的遗传丰余(genetic redundancy)。例如,小鼠基因组编码的线粒体通透性转换孔复合体组分腺苷核苷酸转位酶(Slc25a4、Slc25a5 和 Slc25a31)和 ATP 合酶 F_0 复合物亚基 C(Atp5g1、Atp5g2 和 Atp5g3)至少存在 3 个不同的亚型,其不同亚型的 DNA 序列存在较高同源性,这些具有较高同源性的 DNA 重复序列被称为遗传丰余[55]。尽管上述遗传丰余的存在一定程度上体现了线粒体 ATP 合成对生物体的重要性,但该现象也使得功能性基因修饰模型的构建变得尤为困难。此外,近年来的研究还发现,某些线粒体蛋白所行使的功能可被其他线粒体蛋白所替代,体现了线粒体蛋白的功能冗余(functional redundancy)和线粒体强大的功能储备。

在线粒体靶向药物的研发方面,药物靶向递送效率较低及线粒体靶向性差等问题是制约其临床应用的关键因素。靶向给药指借助配体的修饰或外加磁、热、光、超声等影响,选择性地浓集定位药物于特定器官、组织、靶细胞或细胞器内。线粒体靶向属于细胞器水平的靶向,其中线粒体跨膜电位和线粒体蛋白的进入机制是其被用来靶向递送药物的两个基本特性。通过提高药物或载体的正电荷或亲脂性,有助于其趋向线粒体;而借助罗丹明、三苯基膦和地喹氯铵等线粒体靶向基团,对活性药物或载体进行化学连接或表面修饰,也可提高其线粒体靶向性。当线粒体功能正常时,较高的线粒体膜电位可介导阳离子自发蓄积于线粒体基质,进而保证借助该特性靶向线粒体药物的效率。但当线粒体功能下降时,其膜电位也会随之下降,导致阳离子无法有效积聚于线粒体中,药物靶向递送效率大大降低。此外,在缺乏组织靶向递送策略的情况下,全身施用的线粒体靶向制剂会进入心血管系统外的其他组织。虽然心肌细胞中的线粒体含量丰富,利于线粒体靶向药物的募集,但肌肉和神经系统中的线粒体含量同样很高。以安全剂量全身施用的线粒体靶向制剂可能无法在心血管系统患病细胞的线粒体局部达到生物活性水平。旨在通过药物靶向递送至心血管线粒体的心血管防治策略目前仍具有很大的挑战性。另一方面,相关药物的线粒体外作用也是该领域亟待解决的重要问题。环孢素 A 和萨菲菌素 A 是基础研究中两种常用的 MPTP 的抑制剂,其可以通过与亲环蛋白 D 结合抑制线粒体通透性转换,进而在心血管疾病和其他线粒体通透性转换介导的细胞死亡相关的病理模型中发挥保护作用。但是,上述两种药物在抑制 MPTP 开放的同时也具有一定的免疫抑制作用,这大大制约了其可能的临床应用。研究发现,环孢素 A 和萨菲菌素 A 可通过促进肽基脯氨酰顺反异构酶 A 与异二聚磷酸酶钙神经素的结合,抑制钙神经素的活性并阻断 T 细胞活化。当通过全身途径给予环孢素 A 和萨菲菌素 A 处理时,其免疫抑制作用明显(环孢素 A 已作为免疫抑制剂应用于临床)。

此外,在体检测线粒体功能目前既具有良好前景,又仍存巨大挑战[56]。循环蛋白或脂蛋白的羰基化水平已用于监测心血管系统的氧化应激水平[3]，但该技术并不能识别遭受氧化损伤的具体组织和ROS的精确来源。测量心肌组织中羰基化蛋白的水平可能是一种替代策略，但该方法目前仍不能在活体中进行。近年来，基于质谱技术的血液代谢产物分析已被提出作为评估心衰患者线粒体功能障碍的替代生物标志物，但其临床实用性尚待优化和提高。此外，另一种较有前景的监测线粒体功能障碍的模型为MitoTimer小鼠，该小鼠品系经过工程改造，可在心肌细胞特异性启动子的控制下表达DsRed荧光蛋白的线粒体靶向突变体（氧化后可转变为红色荧光），通过荧光显微镜可观察和评估MitoTimer小鼠特定组织细胞的线粒体结构、氧化还原状态和线粒体自噬水平。近年来，多种荧光探针的成功研发也促进了实时在体线粒体功能的检测，此方面的研究不断有令人鼓舞的新进展。

靶向线粒体促进心血管健康及心血管保护是一个重要策略和研究方向。目前，众多实验研究已证实增益线粒体功能、维持线粒体稳态可裨益心血管健康并改善心血管疾病的发生和发展，但上述研究仍主要局限在实验室，真正有重要意义的临床转化及应用还很有限。一方面，线粒体结构和功能极其复杂，具体作用机制有待深入阐明；另一方面，药物递送等精准靶向技术仍有待进一步解决。随着对线粒体认识的深入及技术的进步，人们期待新的、更精准有效的靶向线粒体的心血管保护策略和方法应用于临床心血管疾病的防护，以及通过运动等生活方式干预和改善线粒体功能，促进大众心血管健康。

（李国华　张　星　高　峰）

参考文献

[1] MURPHY E, ARDEHALI H, BALABAN R S, et al. Mitochondrial function, biology, and role in disease: a scientific statement from the American Heart Association[J]. Circ Res, 2016, 118(12): 1960-1991.

[2] HAUSENLOY D J, RUIZ-MEANA M. Not just the powerhouse of the cell: emerging roles for mitochondria in the heart[J]. Cardiovasc Res, 2010, 88(1): 5-6.

[3] BONORA M, WIECKOWSKI M R, SINCLAIR D A, et al. Targeting mitochondria for cardiovascular disorders: therapeutic potential and obstacles[J]. Nat Rev Cardiol, 2019, 16(1): 33-55.

[4] ONG S B, SUBRAYAN S, LIM S Y, et al. Inhibiting mitochondrial fission protects the heart against ischemia reperfusion injury[J]. Circulation, 2010, 121(18): 2012-2022.

[5] CEREGHETTI G M, STANGHERLIN A, MARTINS DE BRITO O, et al. Dephosphorylation by calcineurin regulates translocation of drp1 to mitochondria[J]. Proc Natl Acad Sci USA, 2008, 105(41): 15803-15808.

[6] CHEN Y, DORN G W. Pink1-phosphorylated mitofusin-2 is a parkin receptor for culling damaged mitochondria[J]. Science, 2013, 340(6131): 471-475.

[7] VENKATESH S, LI M, SAITO T, et al. Mitochondrial lonp1 protects cardiomyocytes from ischemia reperfusion injury in vivo[J]. J Mol Cell Cardiol, 2019(128): 38-50.

[8] OLMEDO I, PINO G, RIQUELME J A, et al. Inhibition of the proteasome preserves mitofusin-2 and mitochondrial integrity, protecting cardiomyocytes during ischemia reperfusion injury[J]. Biochim Biophys Acta Mol Basis Dis, 2020, 1866(5): 165659-165668.

[9] SANTULLI G, XIE W, REIKEN S R, et al. Mitochondrial calcium overload is a key determinant in heart failure[J]. Proc Natl Acad Sci USA, 2015, 112(36): 11389-11394.

[10] LUONGO T S, LAMBERT J P, GROSS P, et al. The mitochondrial Na^+/Ca^{2+} exchanger is essential for Ca^{2+} homeostasis and viability[J]. Nature, 2017, 545(7652): 93-97.

[11] MAROKO P R, KJEKSHUS J K, SOBEL B E, et al. Factors influencing infarct size following experimental coronary artery occlusions[J]. Circulation, 1971, 43(1): 67-82.

[12] ZHAO K, ZHANG Y, LI J, et al. Modified glucose-insulin-potassium regimen provides cardioprotection with improved tissue perfusion in patients undergoing cardiopulmonary bypass surgery[J]. J Am Heart Assoc, 2020, 9(6): e012376-e012386.

[13] HOU Z, QIN X, HU Y, et al. Longterm exercise-derived exosomal mir-342-5p: a novel exerkine for cardioprotection[J]. Circ Res, 2019, 124(9): 1386-1400.

[14] GAO F, GAO E, YUE T L, et al. Nitric oxide mediates the antiapoptotic effect of insulin in myocardial ischemia reperfusion: the roles of pi3-kinase, akt, and endothelial nitric oxide synthase phosphorylation[J]. Circulation, 2002, 105(12): 1497-1502.

[15] MURRY C E, JENNINGS R B, REIMER K A. Preconditioning with ischemia: a delay of lethal cell injury in ischemic myocardium[J]. Circulation, 1986, 74(5): 1124-1136.

[16] ZHAO Z Q, CORVERA J S, HALKOS M E, et al. Inhibition of myocardial injury by ischemic postconditioning during reperfusion: comparison with ischemic preconditioning[J]. Am J Physiol Heart Circ Physiol, 2003, 285(2): 579-588.

[17] PRZYKLENK K, BAUER B, OVIZE M, et al. Regional ischemic 'preconditioning' protects remote virgin myocardium from subsequent sustained coronary occlusion[J]. Circulation, 1993, 87(3): 893-899.

[18] HAUSENLOY D J, YELLON D M. New directions for protecting the heart against ischaemia reperfusion injury: targeting the reperfusion injury salvage kinase (risk)-pathway[J]. Cardiovasc Res, 2004, 61(3): 448-460.

[19] ARDEHALI H, O'ROURKE B. Mitochondrial K_{ATP} channels in cell survival and death[J]. J Mol Cell Cardiol, 2005, 39(1): 7-16.

[20] GARCIA-DORADO D, INSERTE J, RUIZ-MEANA M, et al. Gap junction uncoupler heptanol prevents cell-to-cell progression of hypercontracture and limits necrosis during myocardial reperfusion[J]. Circulation, 1997, 96(10): 3579-3586.

[21] RODRIGUEZ-SINOVAS A, BOENGLER K, CABESTRERO A, et al. Translocation of connexin 43 to the inner mitochondrial membrane of cardiomyocytes through the heat shock protein 90-dependent tom pathway and its importance for cardioprotection[J]. Circ Res, 2006, 99(1): 93-101.

[22] CALMETTES G, RIBALET B, JOHN S, et al. Hexokinases and cardioprotection[J]. J Mol Cell Cardiol, 2015(78): 107-115.

[23] CONTRACTOR H, STOTTRUP N B, CUNNINGTON C, et al. Aldehyde dehydrogenase-2 inhibition blocks remote preconditioning in experimental and human models[J]. Basic Res Cardiol, 2013, 108(3): 343-352.

[24] KOHR M J, SUN J, APONTE A, et al. Simultaneous measurement of protein oxidation and snitrosylation during preconditioning and ischemia reperfusion injury with resin-assisted capture

[J]. Circ Res, 2011, 108(4): 418-426.

[25] FONTANAL. Interventions to promote cardiometabolic health and slow cardiovascular ageing [J]. Nat Rev Cardiol, 2018, 15(9): 566-577.

[26] LÜ J, YU C, GUO Y, et al. Adherence to healthy lifestyle and cardiovascular diseases in the Chinese population[J]. J Am Coll Cardiol, 2017, 69(9): 1116-1125.

[27] BOULGHOBRA D, COSTE F, GENY B, et al. Exercise training protects the heart against ischemia reperfusion injury: a central role for mitochondria?[J]. Free Radic Biol Med, 2020(152): 395-410.

[28] FULGHUM K, HILL B G. Metabolic mechanisms of exercise-induced cardiac remodeling[J]. Front Cardiovasc Med, 2018(5): 127-143.

[29] DOBRZYN P, PYRKOWSKA A, DUDA M K, et al. Expression of lipogenic genes is upregulated in the heart with exercise training-induced but not pressure overload-induced left ventricular hypertrophy[J]. Am J Physiol Endocrinol Metab, 2013, 304(12): 1348-1358.

[30] CORONADO M, FAJARDO G, NGUYEN K, et al. Physiological mitochondrial fragmentation is a normal cardiac adaptation to increased energy demand[J]. Circ Res, 2018, 122(2): 282-295.

[31] KASAI S, SHIMIZU S, TATARA Y, et al. Regulation of Nrf2 by mitochondrial reactive oxygen species in physiology and pathology[J]. Biomolecules, 2020, 10(2): 320-340.

[32] ALLEMAN R J, TSANG A M, RYAN T E, et al. Exercise-induced protection against reperfusion arrhythmia involves stabilization of mitochondrial energetics[J]. Am J Physiol Heart Circ Physiol, 2016, 310(10): 1360-1370.

[33] TAO L, BEI Y, LIN S, et al. Exercise training protects against acute myocardial infarction via improving myocardial energy metabolism and mitochondrial biogenesis[J]. Cell Physiol Biochem, 2015, 37(1): 162-175.

[34] PONS S, MARTIN V, PORTAL L, et al. Regular treadmill exercise restores cardioprotective signaling pathways in obese mice independently from improvement in associated co-morbidities [J]. J Mol Cell Cardiol, 2013(54): 82-89.

[35] QUINDRY J C, MILLER L, MCGINNIS G, et al. Ischemia reperfusion injury, K_{ATP} channels, and exercise-induced cardioprotection against apoptosis[J]. J Appl Physiol (1985), 2012, 113(3): 498-506.

[36] JUDGE S, JANG Y M, SMITH A, et al. Exercise by lifelong voluntary wheel running reduces subsarcolemmal and interfibrillar mitochondrial hydrogen peroxide production in the heart[J]. Am J Physiol Regul Integr Comp Physiol, 2005, 289(6): 1564-1572.

[37] FRENCH J P, HAMILTON K L, QUINDRY J C, et al. Exercise-induced protection against myocardial apoptosis and necrosis: MnSOD, calcium-handling proteins, and calpain[J]. FASEB J, 2008, 22(8): 2862-2871.

[38] FRASIER C R, MOUKDAR F, PATEL H D, et al. Redox-dependent increases in glutathione reductase and exercise preconditioning: role of nadph oxidase and mitochondria[J]. Cardiovasc Res, 2013, 98(1): 47-55.

[39] STARNES J W, BARNES B D, OLSEN M E. Exercise training decreases rat heart mitochondria free radical generation but does not prevent Ca^{2+}-induced dysfunction[J]. J Appl Physiol (1985), 2007, 102(5): 1793-1798.

[40] FRENCH J P, QUINDRY J C, FALK D J, et al. Ischemia-reperfusion-induced calpain activation and serca2a degradation are attenuated by exercise training and calpain inhibition[J]. Am J Physi-

ol Heart Circ Physiol, 2006, 290(1): 128 – 136.

[41] CALVERT J W, CONDIT M E, ARAGON J P, et al. Exercise protects against myocardial ischemia-reperfusion injury via stimulation of beta(3)-adrenergic receptors and increased nitric oxide signaling: role of nitrite and nitrosothiols[J]. Circ Res, 2011, 108(12): 1448 – 1458.

[42] CHOUCHANI E T, METHNER C, NADTOCHIY S M, et al. Cardioprotection by s-nitrosation of a cysteine switch on mitochondrial complex Ⅰ[J]. Nat Med, 2013, 19(6): 753 –759.

[43] PLOTNIKOV E Y, VASILEVA A K, ARKHANGELSKAYA A A, et al. Interrelations of mitochondrial fragmentation and cell death under ischemia reoxygenation and uv-irradiation: protective effects of skq1, lithium ions and insulin[J]. FEBS Lett, 2008, 582(20): 3117 –3124.

[44] JIANG H K, WANG Y H, SUN L, et al. Aerobic interval training attenuates mitochondrial dysfunction in rats post-myocardial infarction: roles of mitochondrial network dynamics[J]. Int J Mol Sci, 2014, 15(4): 5304 – 5322.

[45] YUAN Y, PAN S S. Parkin mediates mitophagy to participate in cardioprotection induced by late exercise preconditioning but bnip3 does not[J]. J Cardiovasc Pharmacol, 2018, 71(5): 303 – 316.

[46] OTAKA N, SHIBATA R, OHASHI K, et al. Myonectin is an exercise-induced myokine that protects the heart from ischemia reperfusion injury[J]. Circ Res, 2018, 123(12): 1326 – 1338.

[47] LOPEZ-LLUCH G, NAVAS P. Calorie restriction as an intervention in ageing[J]. J Physiol, 2016, 594(8): 2043 – 2060.

[48] ST-ONGE M P, ARD J, BASKIN M L, et al. Meal timing and frequency: implications for cardiovascular disease prevention, a scientific statement from the American Heart Association[J]. Circulation, 2017, 135(9): 96 – 121.

[49] DE CABO R, MATTSON M P. Effects of intermittent fasting on health, aging, and disease[J]. N Engl J Med, 2019, 381(26): 2541 – 2551.

[50] NICOLSON G L. Mitochondrial dysfunction and chronic disease: treatment with natural supplements[J]. Integr Med (Encinitas), 2014, 13(4): 35 – 43.

[51] MARTIN-MONTALVO A, DE CABO R. Mitochondrial metabolic reprogramming induced by calorie restriction[J]. Antioxid Redox Signal, 2013, 19(3): 310 – 320.

[52] MCCULLY J D, COWAN D B, PACAK C A, et al. Injection of isolated mitochondria during early reperfusion for cardioprotection[J]. Am J Physiol Heart Circ Physiol, 2009, 296(1): 94 – 105.

[53] EMANI S M, PIEKARSKI B L, HARRILD D, et al. Autologous mitochondrial transplantation for dysfunction after ischemia reperfusion injury[J]. J Thorac Cardiovasc Surg, 2017, 154(1): 286 – 289.

[54] BERTERO E, MAACK C, O'ROURKE B. Mitochondrial transplantation in humans: 'magical' cure or cause for concern?[J]. J Clin Invest, 2018, 128(12): 5191 – 5194.

[55] ZHIVOTOVSKY B, GALLUZZI L, KEPP O, et al. Adenine nucleotide translocase: a component of the phylogenetically conserved cell death machinery[J]. Cell Death Differ, 2009, 16(11): 1419 – 1425.

[56] ZHANG X, GAO F. Imaging mitochondrial reactive oxygen species with fluorescent probes: current applications and challenges[J]. Free Radic Res, 2015, 49(4): 374 – 382.

第 12 章
线粒体与心脏衰老

生物衰老往往伴随线粒体功能异常。在衰老过程中，线粒体质量控制会发生一系列退行性变，参与到衰老相关表型与疾病之中。心脏作为含线粒体最多的一类器官，其功能完整性高度依赖于线粒体的稳态平衡。衰老的心肌细胞线粒体会出现结构异常（细胞器增大、基质紊乱、嵴脱落、膜通透性改变）、活性氧（ROS）生成增加[1]。反过来，这些改变又与心脏乃至全身水平的功能损害相关，包括舒张功能障碍、左心室肥厚、房颤风险增加、瓣膜退行性变和运动能力下降等[2]。线粒体功能障碍已被证明是衰老的核心特征，是多个相关通路的交汇点。因此，线粒体功能的改变以及质量控制机制的失调被认为是心脏衰老的主要促成因素。

尽管已有诸多研究报道了线粒体损伤与心血管疾病的发生和发展密切相关，但线粒体与心脏衰老之间的关系仍尚待阐明。一方面，心脏衰老本身这一概念有所分歧，即心肌细胞作为终末期细胞，鲜有分裂，老年人或小鼠等动物模型衰老的心肌细胞（SA-β-gal 染色或 p16^{INK4A} 表达阳性）占比极低，虽然心脏衰老还包括心肌肥大、间质纤维化、错误蛋白折叠与功能异常亚细胞器的积累等与心肌病理损伤共性的特征；另一方面，到底是线粒体介导了心脏衰老，还是心脏衰老促进了线粒体损伤，其中的因果关系仍有争论，但可以明确的是，生物体内大量组织器官的稳态维持依赖于线粒体，它不仅仅是细胞能量工厂，越来越多的研究证明它还参与了免疫代谢调控等诸多生物学过程[3]。已有的实验证据与临床分析提示线粒体功能稳态的异常与心脏衰老的发生和发展密切相关（图 12.1）。因此，本章将从线粒体氧化应激、mtDNA 突变、线粒体未折叠蛋白响应、线粒体动态变化、线粒体自噬等方面系统梳理当前有关线粒体与心脏衰老的重要国内外研究进展。

12.1 线粒体活性氧在心脏衰老中的作用

早在 1956 年，氧自由基衰老理论提出 ROS 诱导的细胞大分子损伤积累是衰老和寿命决定的主要驱动力[4]。线粒体来源的氧化应激被认为通过对大分子的不可逆损伤和生物能量的破坏在心脏衰老中起关键作用[5-6]。尽管增龄相关的细胞和组织器官功能下降可归因于 ROS 的有害作用，但已有证据表明抗氧化剂未能干预啮齿动物模型寿命。众所周知，ROS 可在细胞内的多个区室由多种酶作用产生，如线粒体上的氧化磷酸化、细胞膜上的 NADPH 氧化酶异构体 NOX2、线粒体上的

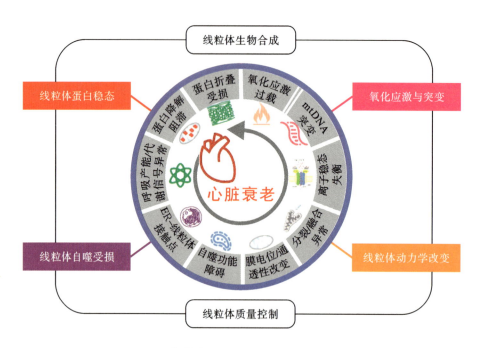

图 12.1　线粒体功能稳态失衡与心脏衰老密切相关

线粒体生物合成与质量控制直接影响心脏功能。多种线粒体功能异常，包括线粒体氧化应激与遗传物质损伤、线粒体分裂/融合动力学改变、线粒体自噬障碍、线粒体蛋白稳态维持机制失衡都会导致或加速心脏衰老。具体来说，ROS过载、mtDNA突变/缺失、Ca^{2+}等离子信号异常、线粒体融合/分裂动力学失衡、线粒体膜电位异常与膜通透性改变、线粒体自噬功能下降、内质网-线粒体接触点/网异常、电子传递链与分子/代谢物传导信号异常、线粒体蛋白转运/降解/折叠异常等生物学事件均被发现参与了心脏衰老进程。

NADPH氧化酶异构体NOX4、细胞质中的黄嘌呤氧化酶和过氧化物酶体内的脂质氧化。虽然所有这些来源都对总体氧化负荷产生贡献，但线粒体是高能量需求器官中ROS的主要来源之一。在线粒体中，ROS在氧化磷酸化过程中产生。因此，衰老相关的线粒体自由基理论[7]提出一个概念，即过多的线粒体活性氧攻击线粒体组成成分，引起线粒体DNA和氧化还原敏感的线粒体蛋白损伤，进而导致线粒体功能障碍。该恶性循环进一步促使ROS产生，细胞和器官功能下降，最终导致严重损害并死亡[8]。以心脏为例，它是一个能量需求高的器官，富含线粒体且氧利用率高，极其容易受到氧化损伤。多项研究表明，心脏线粒体ROS的产生随着年龄的增长而显著增加[9]。老年人心脏线粒体ROS产生异常和解毒功能受损会导致线粒体功能障碍[10-11]。同时，线粒体氧化磷酸化和线粒体3态呼吸(在存在过量底物的情况下，ADP刺激的最大呼吸)在老年心脏中显著降低，继发于电子传递链复合物Ⅰ和Ⅳ的电子转运活性降低。这种电子传递功能的损伤可能与电子泄漏增加和线粒体活性氧生成增加直接相关。

线粒体的过氧化氢酶过表达(mCAT)小鼠的寿命延长为支持线粒体氧化应激衰老理论提供了直接证据[12]。这些小鼠的平均寿命和最长寿命延长了约18%；相比之下，过表达野生型人过氧化氢酶(pCAT)或带有核靶向信号的过氧化氢酶

(nCAT)小鼠的平均寿命仅延长了0~5%，而对最长寿命没有影响[12]。另一支持线粒体在心脏衰老中作用的证据是利用p66^{Shc}定向突变的小鼠，研究显示，突变鼠心脏ROS产生减少，对ROS介导的凋亡的抵抗力增强，并能延长寿命[13]。有人认为p66^{Shc}是一种线粒体氧化还原酶，它能重组电子流，产生H_2O_2[14]。p66^{Shc}蛋白可以被PKC-β和脯氨酰异构酶Pin-1磷酸化，磷酸化的p66^{Shc}聚集在线粒体内，进而增加线粒体ROS和线粒体Ca^{2+}，诱导细胞凋亡[15]。阻断p66^{Shc}可防止血管紧张素转换酶Ⅱ诱导的小鼠心肌肥厚表型和心肌细胞凋亡，同时减少糖尿病小鼠模型中心脏细胞的氧化损伤。

此外，氧化还原敏感介质的激活，如NF-κB可调节几种促炎症细胞因子的转录[16]。在正常情况下，NF-κB对氧化刺激的瞬时激活随着炎症反应的消退而终止[16]。然而，在衰老过程中，长期暴露于高水平氧化应激状态会导致NF-κB介导的慢性炎症累积——即衰老相关炎症表型(SASP)和细胞损伤[16]。增加炎症介质会导致参与细胞外基质重塑的炎症蛋白表达和促炎细胞因子释放(如肿瘤坏死因子、IL-1α、IL-1β和IL-6)。研究表明，SASP介质或其产物(如诱导型一氧化氮合酶、细胞色素c氧化酶和前列腺素E_2)是ROS的主要来源[17-18]。事实上，内皮损伤、血管平滑肌细胞增殖和细胞外基质重塑与动脉粥样硬化和高血压的发生和进展有关[19-20]。有趣的是，促炎介质的适当增加对于清除衰老细胞又是必要的。然而，衰老细胞的累积与干细胞衰竭和再生细胞谱系功能的丧失相并行，从而促进衰老[21-22]。衰老状态受两种复杂通路p53-p27(细胞周期蛋白依赖性激酶抑制剂1)和p16^{INK4A}(细胞周期蛋白依赖性激酶抑制剂2A)-视网膜母细胞瘤相关蛋白控制，但它们在心血管系统中的作用目前尚不清楚。

在线粒体功能障碍的背景下，内质网(ER)和线粒体之间的相互作用已经被提出[23]。这种相互作用的主要中介是储存在内质网中的Ca^{2+}。应激发生后，Ca^{2+}从内质网释放，进入线粒体，并增加氧化磷酸化和ROS的产生[24]。ROS本身可以通过调节肌醇1,4,5-三磷酸受体和ryanodine受体的功能来改变Ca^{2+}稳态。氧化应激也可由肾上腺的类固醇生成、心脏和棕色脂肪组织的能量代谢调节。这种控制是通过抗氧化酶sulfiredoxin 1和线粒体硫氧还蛋白依赖的过氧化物还原酶(也称peroxredoxin Ⅲ，PRDX3)来实现的[25]。PRDX3是这些组织中最丰富、最有效的线粒体过氧化氢(H_2O_2)清除剂。线粒体过氧化氢在细胞器中被缓冲，其氧化形式PRDX3-SO_2H随之积累，当PRDX3的抗氧化能力被抑制时，H_2O_2被输送到细胞溶胶中，并触发丝裂原激活蛋白激酶(MAPK)的磷酸化和可的松产生的下调[25]。在包括心脏在内的一些组织中，PRDX3-SO_2H和磷酸化p38 MAPK的水平每天都有振荡，这种变化表明线粒体H_2O_2有节律地释放到细胞质中，并支持线粒体生物学与昼夜节律之间存在联系的概念[25-26]。

根据活性氧老化理论，Ang Ⅱ与血管紧张素受体1(ATR1)结合，后者是一种G-αq偶联受体，通过蛋白激酶C激活NADPH氧化酶(NOX2)[27]。NADPH氧化酶产生的ROS会增加线粒体ROS的产生[28-29]。ROS可能是由细胞膜上的NOX2/

P47phox 和/或线粒体膜上的 NOX4 产生的;"ROS 诱导的 ROS"是由于电子传输链的电子泄漏增加进一步刺激 ROS 的产生,即通过 ROS-mtDNA 损伤的恶性循环。已有研究发现,线粒体内 ROS 的放大是 AngⅡ和 G-αq 诱导的心肌肥大和心力衰竭的关键介质[30]。观察结果支持 ROS-mtDNA 恶性循环的机制,即 mtDNA 的初级损伤(如 Polg 突变小鼠)就足以升高 ROS,导致心肌肥厚,并加剧 AngⅡ效应,从而导致心力衰竭[31-32]。NADPH 氧化酶的 NOX4 亚型已被证明定位于线粒体膜。NOX4 的激活会消耗 NADPH,并直接导致超氧阴离子自由基对线粒体的损害[33-34]。

线粒体中超氧化物的脱毒作用通常由过氧化物氧化还蛋白-3(PRX-3)和/或谷胱甘肽过氧化物酶(GPX)完成。这些酶在被过氧化氢氧化后,利用 NADPH 的终极还原力逆转。因此,NOX4 消耗 NADPH 建立了另一个潜在的线粒体恶性循环。通过 mCAT 或线粒体靶向抗氧化剂打破线粒体内的 ROS 恶性循环,可以在不消耗谷胱甘肽或 NADPH 的情况下清除超氧化物或过氧化氢。NADPH 本身可以在烟酰胺核苷酸转氢酶(NNT)的催化下,通过与 NADH 的电子交换而再生。因此,心肌细胞线粒体氧化还原状态与烟酰胺腺嘌呤二核苷酸代谢密切相关,这进一步暗示 Sirtuin(NAD^+ 状态的传感器)特别是 SIRT3 扮演着心脏应激反应表观遗传调节器的角色。此外,抗氧化药理靶向可以通过利用对线粒体成分的亲和力或利用线粒体膜内膜(IMM)上的负电位梯度来实现;这种梯度允许亲脂性阳离子穿透 IMM 并在线粒体基质中累积。三苯基烷基膦离子(TPP^+)被连接到辅酶 Q(MitoQ)和质体醌(SkQ1)上[35-36],以便将这些氧化还原活性化合物传递到线粒体基质中。MitoQ 和 SkQ1 已被证明在心脏应激动物模型中有有益的影响,尽管它们对心脏老化的影响尚未确定。MitoQ 预处理 2 周可减轻离体灌流大鼠心脏缺血引起的心功能障碍[37]。同样,SkQ1 预处理 3 周可减小活体心肌缺血再灌注后的梗死面积[38-39]。此外,MitoQ 治疗 8 周可降低自发性高血压大鼠的收缩压和心肌肥厚[40]。然而,心肌肥厚减少是 MitoQ 的直接效应还是血压下降的继发性反应还有待确定。

TPP^+ 结合的抗氧化剂类群依赖于线粒体的摄取潜力,因此这可能会限制它们在疾病条件下的摄取(如与线粒体电位梯度受损的缺血相关疾病)。MitoQ 和 SkQ1 还被证明在浓度超过 25 μmol/L 时会抑制呼吸并影响线粒体膜电位,这限制了这些亲脂阳离子的进一步吸收[38,41]。MitoQ 的另一个潜在限制是它的促氧化作用,因为它在 ETC 复合物Ⅰ上被还原为半醌自由基,这可以增加超氧化物的产生[42-44]。因此,必须审慎评估 MitoQ 的抗氧化活性。

近来研究较为关注的 SS-31 化合物是一类具有交替芳香族阳离子氨基酸基序的四肽类化合物。这些物质优先集中在 IMM 中,可达到细胞质浓度的 1000 倍以上[45-47]。与 MitoQ 和 SkQ1 不同,这些 SS 多肽的线粒体摄取并不依赖于线粒体膜电位,它们甚至可以在去极化的线粒体中富集[46-47]。SS-31 最初被认为仅通过二甲基酪氨酸清除自由基的活性发挥其有益作用[40]。然而,最近的一项研究表明,除了清除 ROS 的能力外,SS-31 还选择性地与内部线粒体上的心磷脂结合[48]。

SS-31与心磷脂的结合改变了心磷脂与细胞色素c的相互作用,有利于其电子载体功能,同时通过保护Met80-血红素配体抑制过氧化物酶活性[49-50]。SS-31通过促进细胞色素c的还原增加线粒体的电子通量并加速ATP的产生[49]。SS-31还可以抑制ROS的生成和细胞色素c过氧化物酶的活性,从而防止心磷脂过氧化和嵴膜的丢失[49]。因此,它是一种多功能的线粒体保护化合物,可以促进线粒体生物产能,减少ROS的产生,清除多余的ROS,抑制心磷脂过氧化,从而保护线粒体结构。已有研究观察到SS-31处理8周即可改善老年小鼠的舒张功能,证明了SS-31在心脏衰老方面的治疗潜力。基于这些潜在的临床前研究,SS-31已进入临床试验(使用名:Bendavia)[50]。Ⅰ期研究证明了Bendavia的高度可预测的药代动力学和安全性,Ⅱ期临床试验重点关注SS-31在治疗与年龄相关的心血管疾病方面的疗效,同样重要的是需确定这些针对线粒体的抗氧化剂是否可以延缓或逆转心脏衰老。

尽管线粒体作为细胞内活性氧的主要来源之一和直接目标,氧化应激参与心脏衰老的程度仍有待最终确定。据报道,在心脏衰老时,线粒体大小增加,线粒体呼吸能力降低,活性氧产生增加[51]。这一部分是由心肌细胞分裂终末期无法通过复制稀释损伤这一特征所决定的,因此特别容易受到活性氧介导的损伤。有研究表明,缺陷的电子传递链亚基(包括复合物Ⅰ和Ⅲ中的位点)有助于活性氧的产生[52-53],尽管活性氧在线粒体功能障碍中的致病作用仍有争议(一部分研究人员支持活性氧老化理论)。利用氧化还原敏感质谱方法,研究人员检测到突变小鼠中ROS产生的增加,并表明线粒体氧化还原信号级联的存在可对ROS的长期暴露做出反应[54],这种信号将通过促炎环境的产生而发挥作用,并被认为有助于突变小鼠的加速衰老[55]。抗氧化酶Catalase过氧化氢酶的高表达可以部分挽救该模型中一些与年龄相关的特征(如心脏增大和心肌病)[56-57]。此外,超氧化物的产生及衰老与线粒体脂质和蛋白质的损伤有关[58]。

进一步支持ROS介导线粒体损伤和功能下降在心脏老化中的作用的发现是补充天然多胺物质亚精胺可抵消年老小鼠电子传递链复合物Ⅰ表达和功能的下降[59]。尽管亚精胺的作用机制可能是多因素的(如通过促进线粒体自噬),但目前的证据表明亚精胺是一种抗氧化剂。另有研究表明,B2缓激肽受体缺乏会加重年老小鼠p53激活介导的心脏功能障碍,同时通过抑制PGC1α表达来降低线粒体生物合成,增加氧化应激和炎症反应。而另有研究者表明,mtDNA突变主要是由mtDNA复制过程中的错误引起的,是心脏衰老的主要因素[60-61]。事实上,表达mtDNA聚合酶-γ校对缺陷型的小鼠(mtDNA突变小鼠)拥有更高的mtDNA突变率和衰老表型特征,这其中就包括心脏病风险的增加[54,56-57]。此外,尽管年老裸鼹鼠体内氧化应激水平很高,但它仍能通过尚不确定的细胞保护机制活到很老[62]。值得注意的是,仅通过靶向抗衰老和限制活性氧的热量限制干预不足以挽救突变小鼠的衰老表型,这挑战了氧化应激是该实验模型中决定衰老表型主要机制的观点[63]。与此一致的是,深度测序和基于聚合酶链反应的突变检测方法还没有从果蝇和人mtDNA中鉴定出与活性氧介导的突变一致的突变谱[60-61]。年老小鼠中主要线粒体抗氧化酶之一的锰超氧化物歧化酶SOD减少50%也并不影响线粒体功能[64]，因而尚不能完全证明活性氧生成增加与mtDNA损害程度相关[54]。总体来说，这些发现表明衰老过程中mtDNA突变的累积可能会损害细胞信号，并促进细胞损伤，但氧化应激介导心脏衰老这一论断仍需谨慎而深入的调查研究。内源性活性氧水平与"健康"心脏老化之间的关系是一个需要进一步阐明的领域。

12.2 线粒体DNA突变

细胞中含有成百上千的线粒体DNA(mtDNA)拷贝。当不断累积的mtDNA突变超过一定阈值时，缺陷型线粒体电子传递链复合物组分将被大量合成，从而诱导线粒体功能障碍和损伤表型[65]。值得注意的是，mtDNA突变可能只存在于基因组的一部分拷贝(异质)或所有拷贝(同源)中；且这些突变既可以遗传，也可以在卵母细胞或胚胎中从头形成。除非点突变影响与调控mtDNA复制相关的区域[66]，自然选择似乎不会保留发生于低水平的异质mtDNA点突变。对于引起氧化磷酸化功能障碍的突变，其相对突变水平必须超过一定阈值，该阈值往往取决于突变的类型和受影响细胞类型的能量需求[67]。

在心脏衰老的情形下，异质mtDNA突变的积累可以达到量变到质变的临界阈值[68]。已有研究证实，$Twnk$基因突变小鼠衰老时可导致mtDNA缺失[69]。通过细胞色素c氧化酶染色测定发现，突变负荷与线粒体缺陷并行存在，且与心律失常相关[70]。这些发现支持心肌细胞中功能障碍线粒体的病灶足以诱发全器官功能障碍这一观点，提示mtDNA损伤足以导致心脏衰老。然而，多项研究表明，mtDNA突变的丰度在老年人群中很少超过1%，远远低于表型表达阈值[71-72]。此外，一项利用多组织线粒体片段缺失小鼠(约4700 bp mtDNA的缺失)模型的研究表明，即便在多个组织有高达60%的mtDNA缺失，也未能展现出线粒体功能障碍或疾病表型，只有在缺陷达到85%以上后才得以展现[73-74]。类似的结论在另一项工作中得以证实，利用高灵敏度突变捕获技术[75]，发现野生小鼠衰老后的心脏mtDNA突变频率是已认知的1/10左右。这一发现与杂合子突变小鼠高500倍的mtDNA突变负荷形成对比，杂合子突变小鼠的寿命正常，且无早衰迹象。但是，应注意到此项研究没有检测到mtDNA大片段的丢失对组织器官功能和寿命的影响，而大片段丢失是衰老人群组织中广泛存在的[76]。物种之间的差异性导致mtDNA突变从量变至质变的表型差异也应考虑在内。因此，需要进一步研究来阐明衰老过程中体细胞mtDNA突变累积的物种特异性差异，并确定在老年小鼠中所报道的低频率mtDNA突变是否与衰老人群心脏功能相关。计算模拟也支持这一观点，即只有mtDNA突变在生命早期发生且持续克隆扩增至人类年老时才会造成氧化磷酸化功能障碍[77-78]。综上，线粒体靶向或非靶向抗氧化治疗策略、激活细胞器特异性自噬(如线粒体自噬)，以及选择性消除老年心脏mtDNA突变等策略可作为潜在开发心血管疾病治疗的新生长点。

12.3 线粒体质量控制机制失常

心肌组织包括心肌细胞、成纤维细胞、平滑肌细胞和内皮细胞，其收缩成分占这些细胞数量的 30%~40%，占体积的 75%[79-80]。与神经元和骨骼肌细胞一样，成年心肌细胞也是分裂末期再生能力非常有限的细胞[81]。因此，清除受损的细胞器可以确保器官的完整性和维护依赖于心肌细胞成分的循环利用。

心肌细胞对能量需求高，因此富含线粒体（占细胞体积的 35% 左右）。大多数通过氧化磷酸化产生的 ATP 都需要维持心肌细胞的 Ca^{2+} 依赖性收缩。因此，维持线粒体稳态对正常心脏功能至关重要。然而，线粒体的功能并不局限于提供能量。线粒体是细胞内诸多其他生物学活动的枢纽，包括炎症免疫、代谢信号、铁硫簇和血红素生物合成、程序性细胞死亡的调节以及 Ca^{2+} 和 Fe^{2+} 缓冲[82]。衰老和疾病时，心脏组织功能障碍突显出心脏对线粒体功能的高度依赖[54,56,83]。因此，线粒体质量控制机制是通过防止原发性线粒体缺陷的扩大来维持心肌细胞稳态的关键，涉及从单个分子到整个细胞器分级通路网络的协调调节[84]。

抗氧化系统发挥着主要防线的功能，以防止线粒体分子损伤。当 mtDNA 损伤发生时，线粒体质量控制的另一途径被激活，这其中包括线粒体修复过程（即线粒体 DNA 修复系统、还原酶系统和分子伴侣介入）[85]。线粒体内蛋白水解系统可清除不可逆受损的线粒体蛋白，以便随后进行替换，而持续的线粒体损伤可诱发局部乃至全局性的损伤应激——受损的线粒体可以与邻近完整的细胞器融合，以稀释损伤局灶的功能障碍，而严重受损的线粒体通过分裂从线粒体网络中分离，并最终通过自噬降解[86-87]。线粒体质量控制机制在任何水平的紊乱都可能导致线粒体功能障碍的放大，进一步恶化细胞能量短缺，并最终丧失细胞活力。以下内容包含了心脏衰老过程中线粒体质量控制的四大核心机制，即线粒体蛋白质稳态、线粒体生物产能与生物发生、线粒体融合与分裂动力学和线粒体自噬。

12.3.1 线粒体蛋白质稳态

心脏稳态和活性依赖于蛋白质合成和降解的严格调控，因为心肌细胞富含肌原纤维蛋白、肌凝蛋白和肌动蛋白，它们与其他蛋白质成分相结合，形成收缩亚单位，称为肌节[88]。在心脏负荷的背景下，对高收缩活性的需求导致蛋白合成增加，而这种合成速度的提高可导致生理或病理性心肌肥厚。心脏重量的减轻被证明是由于蛋白质合成的大量减少（在不到 2 周时间内下降近 50%）[89]或泛素-蛋白质体系统（UPS）活性的升高[90]。这些反应表明心肌细胞中存在着机械性传感器，确保了心肌收缩强度与调节蛋白合成和降解的分子途径之间的机械性蛋白稳态平衡[90]。

蛋白质转换的调控，包括从合成到降解，也与组织结构有关。蛋白质合成目前已知主要是通过核糖体机制运作，但已发现有 3 种不同的互补系统可以降解和回收细胞成分及细胞器,即钙蛋白酶-钙蛋白酶抑制蛋白系统、泛素降解系统和细胞自噬[91-93]。这三个过程密切相关,并协调着心脏肌节的降解作用。值得注意的是,心脏蛋白稳态也受昼夜节律控制。有研究观察到在生理低活动期,心率和血压较低的状态为肌节修复和再生创造了最佳条件[88]。和泛素化降解系统类似,线粒体蛋白酶系统是抵御轻微线粒体损伤的第一道防线[94]。在线粒体基质中,蛋白质的新陈代谢由3种AAA蛋白酶控制:可溶性线粒体Lon蛋白酶同源物(LONP1)和线粒体ATP依赖的Clp蛋白酶(CLPP),以及线粒体内膜结合的m-AAA蛋白酶[95]。在膜间隙,线粒体蛋白质量由膜结合ATP依赖的锌金属蛋白酶YME1L1、可溶性线粒体丝氨酸蛋白酶(HTRA2)、线粒体金属肽酶OMA1和线粒体软骨早老素相关的斜方样蛋白(PARL)维护[94]。这些丝裂蛋白酶的水平和活性在衰老过程中会发生相应变化。例如,LONP1的表达和功能随着增龄而降低[96]。

内质网应激在线粒体蛋白稳态调控中的作用也已得到证实。cAMP依赖的转录因子ATF4参与了这一过程且已被证明可以诱导E3泛素蛋白连接酶Parkin的表达,该酶通过促进从内质网到线粒体的瞬时Ca^{2+}转移来调控线粒体分裂、生物产能和线粒体自噬[97]。另一种调节未折叠蛋白反应的介质是真核翻译起始因子2α-激酶3(eIF2α kinase3),它主要富集于线粒体-内质网接触膜,从而有利于ROS从内质网向线粒体的扩散传播[98]。

不同病因的心功能障碍(包括缺血、压力或容量超载和心律失常)与氧化还原失衡有关,并影响几个生物学过程,如ROS介导的调节通路、参与Ca^{2+}稳态的蛋白的表达和/或功能,以及肌原纤维蛋白的结构改变[99-100]。在氧化应激状态下,翻译后修饰(如二硫键和羰基化)可改变肌原纤维蛋白的构象,并诱导肌节收缩的功能性改变。此外,19S蛋白酶体的特定亚基氧化可导致26S蛋白酶体活性显著降低[101]。

作为对受损大分子在细胞内堆积的一种对策,据报道,ROS水平的升高会通过尚未完全理解的机制触发自噬[102-103]。深入了解氧化还原失衡激活的、调节心脏蛋白平衡的分子通路(包括有害的和保护性的)对于开发旨在减少其有害后果和预防心脏功能障碍的治疗方法是非常重要的。

12.3.2 线粒体生物产能与生物发生

一些研究报告指出,在实验室啮齿动物和人类的衰老过程中可观察到线粒体呼吸和线粒体膜电位均有下降[51,57]。然而,电子传递链复合物Ⅰ~Ⅳ偶联的呼吸作用减弱程度和组织特异性的呼吸下降仍有较多争议[51,104-105]。此外,电子传递链功能下降和ROS生成增加是否是衰老时线粒体能量传递系统〔如肌酸激酶(CK)能量交换〕或细胞器含量变化的上游或次要因素尚不确定[104]。考虑到CK转移系统在向细胞质和底物供应高能化合物方面的作用,以及在老年人和啮齿动物组织中观察到的磷酸肌酸/ATP比率降低[104,106-109],有理由相信心肌功能随年龄增长而下降与CK转移系统下降之间存在一定的因果联系,尽管与年龄相关的电子传递链功能下降还有其他解释,包括心肌内扩散屏障的改变限制了线粒体底物的可用性,以及旁分泌信号的变化等[106,110]。此外，雄性动物对心脏病的易感性增加，表明与年龄相关的性激素水平变化对两性的电子传递链功能有不同的影响。事实上，有证据表明卵巢切除大鼠的心脏线粒体表现出异常的线粒体形态、过度 ROS 生成，以及本底状态和应激诱导下的线粒体分裂障碍，而这些异常都可以通过雌激素和孕激素处理缓解[111]。同时，雌激素也可以调节 ATP 的合成[111]。肌肉特异性雌激素受体基因敲除（$ESR1^{-/-}$）小鼠的研究结果表明，核受体信号与激素控制线粒体功能和代谢之间存在联系[111]。因此，性激素对衰老过程中生物能量下降的调控作用是一个有吸引力的研究领域[110,112]。

心肌线粒体发生是一个依赖于核-线粒体基因组转录和复制精密协调的过程[113]，其中 PGC1α 是线粒体生物发生和能量代谢的主要调节者[114-115]。在心脏中，PGC1α 在出生时被诱导，以支持能量代谢底物偏好的转变——从胎儿时期的葡萄糖和乳酸代谢产能向为出生后及成体的脂肪酸供能转变[116]，包括过氧化物酶体增殖物激活受体 α、类固醇激素受体 ERR1 和核呼吸因子 1（Nrf1）在内的一系列因子的转录活性，均受 PGC1α 调控。通过这种调控网络，PGC1α 实现了对线粒体的生物发生和能量代谢的广泛调控。在啮齿动物和人类心脏衰老过程中，健康线粒体的含量大大减少，尽管有报道称衰老时心肌线粒体数量不发生改变或反而增加。硫化氢被认为是心肌线粒体含量的重要调节因子，并通过 AMPK-PGC1α 信号级联诱导线粒体的生物发生[117]。值得注意的是，有研究者发现 PGC1α 的抑制或持续激活均会对心脏健康衰老产生负面影响，年老时心脏线粒体自噬功能的异常可以部分解释线粒体数量与功能退化的生物学机制。因此，已有研究提示，增龄依赖的 PGC1α 的精细调控和姿势平衡的调控可能是衰老状态下心脏功能稳态维持的关键[118]。

除了 PGC1α 外，线粒体转录因子 A（TFAM）通过与线粒体 DNA 的结合被认为是线粒体生物发生的另一调节器[119]。这种 TFAM-mtDNA 相互作用受到多种机制的调节，包括 TFAM 表达和周转、TFAM 对特定 mtDNA 区域的翻译后修饰和差异亲和力、TFAM 在 mtDNA 细丝上的滑动和 TFAM 分子之间的协同结合，以及与蛋白质相互作用的调节[119]。

12.3.3 线粒体融合与分裂动力学

线粒体以网状存在于心肌中，允许质子驱动力在整个线粒体网络中以电化学方式传导来促进线粒体网络的 ATP 合成[120-122]。线粒体-线粒体接触部位（类似缝隙连接的结构）被认为有助于细胞器之间的能量分配。然而，这些连接的分子结构以及它们在衰老过程中如何变化仍然悬而未决。线粒体结构的形态分析表明，心肌细胞线粒体网络随着年龄的增加而恶化[123-124]，尤其是线粒体内膜的面积会随着年龄的增长而显著减少。由于线粒体内膜容纳着电子传递链，是线粒体呼吸和 ATP 的产生部位，因此可以预期电子传递链功能会伴随着内膜形态的变化而变化。

确定线粒体分裂/融合因子的作用是当前乃至未来研究的重要领域之一。其中，已知的线粒体分裂因子（如 DNM1L 和 MFF）[125]以及线粒体融合因子（如 OPA1 和

Mfn1/Mfn2)可调节心肌细胞内的线粒体形态、Ca^{2+}和能量传导。Dnm1l 基因敲除小鼠表现出扩张型心肌病表型[126]，心肌特异的 Mfn1/Mfn2 双敲可导致心脏功能衰退[126]。有趣的是，心肌特异的 Dnm1l、Mfn1、Mfn2 三敲小鼠则表现出心脏功能缺失的部分挽救，提示线粒体分裂与融合的平衡对于维持心肌健康尤为重要。从机制上讲，线粒体动力学的损伤会增强线粒体自噬[126-128]。过度的线粒体自噬将会导致线粒体稳态丧失和能量供给下降[126-127]。但是，由于尚未在体内观察到活跃的线粒体动力学和线粒体自噬作用（成体心肌分裂/融合和自噬频率极低，过程极难捕获），因此尚不清楚线粒体动力学因子在心脏衰老中可以起多大作用，此类细微的动态改变如何导致心血管疾病易感性和心脏衰老仍有待研究。

12.3.4 线粒体自噬

自噬是一种进化上保守的分解代谢途径，可选择性或非选择性地消除/回收利用受损或冗余的蛋白或细胞器，以确保细胞稳态[129]。线粒体自噬是一种选择性自噬，它不仅可以防止异常或受损的线粒体积聚，而且还可以维持细胞内相对恒定的健康线粒体数量。细胞中线粒体自噬可以由至少三种不同的机制触发。Ⅰ型线粒体自噬在很大程度上类似于经典的自噬，利用经典的自噬机制，涉及磷脂酰肌醇 3-激酶Ⅲ类（PI3K-Ⅲ）和吞噬体组装。Ⅱ型线粒体自噬通过募集和激活线粒体丝氨酸/苏氨酸蛋白激酶 PINK1 和 E3 泛素蛋白连接酶 Parkin 到线粒体外膜来激发[130]。在健康的极化线粒体中，PINK1 通过内膜转位酶（TIM）-外膜转位酶（TOM）被导入线粒体内膜和基质，再通过 PARL 降解。去极化后，PINK1 被限制于线粒体外膜的 TOM 复合体内。该限制作用可防止基质定位的蛋白酶裂解 PINK1，导致其在膜电位下降的线粒体外膜上积聚[131-132]。在这样的条件下，PINK1 可以使泛素磷酸化[133-134]，进而募集并激活 Parkin。PINK1 诱导的 Parkin 蛋白 Ser65 残基磷酸化进一步驱动了 Parkin 的激活，导致前馈磷酸泛素化级联反应，从而驱动了线粒体自噬的完成。之后，泛素化的靶标与线粒体自噬受体相互作用，主要包括 SQSTM1（p62）[135]、OPTN、TAX1BP1、CALCOCO2[136]、NBR1 和 HDAC6[136]。在心脏中，PINK1 可能在 Mfn2 的 Thr11 和 Ser442 位磷酸化中起作用[133]，而磷酸化的 Mfn2 是 Parkin 的特征性底物[132]。但是，线粒体自噬可以独立于 Parkin 蛋白和 PINK1 发生。已知 Bcl2L13、BNIP3 和 FUNDC1 可以通过 Parkin 无关的方式诱导线粒体自噬[137-140]。Ⅲ型线粒体自噬指受损线粒体的部分以出芽形式选择性剥离正常部分并转运至溶酶体的一类自噬模式[141]。尽管此类非经典自噬途径不需要线粒体去极化，但含有受损部分线粒体的转运体依赖于 Parkin 和 PINK1[142]。不依赖于膜电位的 PINK1-Parkin 介导的片段化线粒体自噬也被证实存在于表达线粒体基质定位的异常折叠蛋白的几类细胞系中[127,143]。细胞内线粒体分裂蛋白 Dnm1l 的缺失可导致线粒体自噬特异性丧失[127]，并表现出在 $Dnm1l^{-/-}$ 细胞和小鼠心脏线粒体自噬通量的增强[126,128]。

自噬是许多生物体中涉及衰老和寿命调控的核心细胞过程。在衰老时，心脏自噬功能逐渐衰退，导致对压力的易感性增加[143]。导致这种增龄性自噬作用减弱的机制主要包括蛋白的表达下调、自噬蛋白修饰改变、自噬信号通路异常等。老年小鼠中所观察到的 Beclin1 和 LC3A/LC3B 表达下调提示随着年龄的增长，自噬小体的形成受到抑制[144-145]。此外，一些重要的自噬调节因子（如 FOXO1、TFEB、PI3K Ⅲ、GSK3α 等）也在年老心脏中表达显著下调[145-146]。与之对应的是，心脏特异的 FOXO 过表达可以改善老年果蝇的心脏功能[147]，进一步佐证了自噬在心脏衰老中的重要作用。

翻译后修饰显著影响蛋白质的稳定性和活性。NAD 依赖的蛋白去乙酰化酶 Sirtuin 1(SIRT1)位于细胞核和细胞质中，调节自噬、线粒体生物发生和抗氧化防御[148]。许多非组蛋白靶标被 SIRT1 去乙酰化，包括 PGC1α、CRTC2、FOXO1/FOXO3、FGF21、LC3A、ATG5/ATG7、STAT3 等，均密切参与了能量代谢平衡与自噬作用。在啮齿类动物模型中，衰老显著降低了心脏 SIRT1 的活性，并伴有心脏氧化损伤增加[149-150]。另一项研究进一步证实了 SIRT1 的细胞保护作用，该研究表明，心脏特异性 SIRT1 的缺失显著损害了心肌的收缩力，会增加内质网应激和细胞凋亡[151]。因此，随着年龄的增长，SIRT1 的表达或活性降低可能会改变作用底物的乙酰化/去乙酰化状态，进而导致衰老心脏中的自噬缺陷。A. Hoshino 及其同事报道 p53 可以通过与 Parkin 的 RING0 结构域结合，抑制 Parkin 向线粒体的移位[152]，从而防止线粒体自噬的发生。重要的是，TP53 基因敲除大大缓解了增龄性线粒体生物产能下降。此外，在老年 TP53 杂合子小鼠中，心脏功能得以保留，表明 p53 和 Parkin 通过它们对线粒体自噬的调节在心脏老化过程中起着关键作用。

在心脏衰老的情形下，自噬的能量应激调节受 AMPK 和胰岛素信号通路影响，虽然具体机制尚未完全阐明，但雷帕霉素复合物 1(mTORC1)似乎是整合了 AMPK 和胰岛素的代谢信号来诱导自噬的关键靶点[153]。事实上，mTORC1 的激活抑制了丝氨酸/苏氨酸蛋白激酶 ULK1（自噬小体形成的关键启动子）[154] 和 TFEB（溶酶体生物发生调节剂）[155]。氨基酸可获得性的变化会影响 mTORC1 并调节巨噬蛋白的分解[153]。Beclin1 是心脏中另一个与自噬相关的调节因子[156]。Beclin2 和 Bcl - 2l1 通过与 Beclin1 结合，作为自噬的负调节因子。这种结合的调节是通过磷酸化发生的，即通过不同氨基酸残基的磷酸化来决定抑制或激活心肌细胞的自噬[157-159]。

虽然诱导自噬对于确保禁食期间的心脏功能至关重要[160]，但有研究表明，缺失 IGF1 的禁食小鼠在自噬过度激活后会出现心肌萎缩[161]。胰岛素信号通路通过激活 PI3K、AKT1、Rheb 和 mTOR 来发挥作用，并导致自噬活性的抑制。越来越多的证据表明，自噬的激活会介导心肌细胞的促生存作用，但过度激活也与心肌细胞的死亡有关。在过度表达 Rheb 的心肌细胞中，缺血诱导的自噬激活会增大梗死面积[162]。综上，上述研究结果仍对有关心脏自噬上调是保护还是有害存在争议。鉴于心脏衰老自噬领域尚存在巨大的知识缺口，从其他组织的发现中可能会有所帮助。

虽然我们还远未掌握引发心肌细胞衰老和心脏衰老的完整事件，但对线粒体功能障碍的核心作用已达成广泛共识。线粒体质量控制机制任何层级的异常都会影响心脏衰老。新近发现的SASP通过线粒体衍生的囊泡释放,在多种细胞成分(包括内质网、过氧化物酶体、溶酶体和空泡)与细胞外环境之间建立直接或间接的联系。然而,在心脏衰老的背景下,这些相互作用的功能性后果还没有被完全阐明,诸多研究问题仍然没有得到根本性回答——有多少增龄性心肌细胞功能障碍可归因于线粒体质量控制失常?是否存在一条(多条)参与心脏衰老的线粒体质量控制途径可作为实现心肌保护的更优靶点?在不破坏心肌细胞动态平衡的情况下,实现心肌保护作用的线粒体质量控制最佳窗口在哪儿?调控心肌线粒体质量控制的干预措施应该何时开始,应该实施多长时间?通过对模型生物中线粒体质量控制调节所获得的数据可以在多大程度上被转化到人类身上?相信随着技术的不断进步,我们将最终解析线粒体质量控制通路与心脏衰老之间的相互作用,并将为防治增龄性心脏功能不全开辟新的治疗途径。

(鞠振宇　朱栩栋)

参考文献

[1] DUTTA D, CALVANI R, BERNABEI R, et al. Contribution of impaired mitochondrial autophagy to cardiac aging: mechanisms and therapeutic opportunities[J]. Circ Res, 2012, 110(8): 1125-1138.

[2] MARZETTI E, WOHLGEMUTH S E, ANTON S D, et al. Cellular mechanisms of cardioprotection by calorie restriction: state of the science and future perspectives[J]. Clin Geriatr Med, 2009, 25(4): 715-732.

[3] MILLS E L, KELLY B, O'NEILL L A J. Mitochondria are the powerhouses of immunity[J]. Nat Immunol, 2017, 18(5): 488-498.

[4] HARMAN D. Aging: a theory based on free radical and radiation chemistry[J]. J Gerontol, 1956, 11(3): 298-300.

[5] MARZETTI E, CSISZAR A, DUTTA D, et al. Role of mitochondrial dysfunction and altered autophagy in cardiovascular aging and disease: from mechanisms to therapeutics[J]. Am J Physiol Heart Circ Physiol, 2013, 305(4): 459-476.

[6] WOHLGEMUTH S E, CALVANI R, MARZETTI E. The interplay between autophagy and mitochondrial dysfunction in oxidative stress-induced cardiac aging and pathology[J]. J Mol Cell Cardiol, 2014, 71: 62-70.

[7] BARJA G. The mitochondrial free radical theory of aging[J]. Prog Mol Biol Transl Sci, 2014(127): 1-27.

[8] BALABAN R S, NEMOTO S, FINKEL T. Mitochondria, oxidants, and aging[J]. Cell, 2005, 120(4): 483-495.

[9] JUDGE S, JANG Y M, SMITH A, et al. Age-associated increases in oxidative stress and antioxidant enzyme activities in cardiac interfibrillar mitochondria: implications for the mitochondrial theory of aging[J]. Faseb J, 2005, 19(3): 419-421.

[10] MAMMUCARI C, RIZZUTOR. Signaling pathways in mitochondrial dysfunction and aging[J]. Mech Ageing Dev, 2010, 131(7-8): 536-543.

[11] TERZIOGLU M, LARSSON N G. Mitochondrial dysfunction in mammalian ageing[J]. Novartis Found Symp, 2007(287): 197-208.

[12] SCHRINER S E, LINFORD N J, MARTIN G M, et al. Extension of murine life span by over-expression of catalase targeted to mitochondria[J]. Science, 2005, 308(5730): 1909-1911.

[13] MIGLIACCIO E, GIORGIO M, MELE S, et al. The p66[Shc] adaptor protein controls oxidative stress response and life span in mammals[J]. Nature, 1999, 402(6759): 309-313.

[14] ORSINI F, MIGLIACCIO E, MORONI M, et al. The life span determinant p66[Shc] localizes to mitochondria where it associates with mitochondrial heat shock protein 70 and regulates trans-membrane potential[J]. J Biol Chem, 2004, 279(24): 25689-25695.

[15] PINTON P, RIMESSI A, MARCHI S, et al. Protein kinase c beta and prolyl isomerase 1 regulate mitochondrial effects of the life-span determinant p66[Shc] [J]. Science, 2007, 315(5812): 659-663.

[16] CHUNG H Y, CESARI M, ANTON S, et al. Molecular inflammation: underpinnings of aging and age-related diseases[J]. Ageing Res Rev, 2009, 8(1): 18-30.

[17] LIN C C, YANG C C, WANG C Y, et al. Nadph oxidase/ros-dependent vcam-1 induction on TNF-alpha-challenged human cardiac fibroblasts enhances monocyte adhesion[J]. Front Pharmacol, 2015(6): 310.

[18] SALLAM N, LAHER I. Exercise modulates oxidative stress and inflammation in aging and cardiovascular diseases[J]. Oxid Med Cell Longev, 2016(2016): 7239639.

[19] GIMBRONE M A, GARCIA-CARDENA G. Endothelial cell dysfunction and the pathobiology of atherosclerosis[J]. Circ Res, 2016, 118(4): 620-636.

[20] BENNETT M R, SINHA S, OWENS G K. Vascular smooth muscle cells in atherosclerosis[J]. Circ Res, 2016, 118(4): 692-702.

[21] CAMPISI J. Aging, cellular senescence, and cancer[J]. Annu Rev Physiol, 2013, 75: 685-705.

[22] MUNOZ-ESPIN D, SERRANO M. Cellular senescence: from physiology to pathology[J]. Nat Rev Mol Cell Biol, 2014, 15(7): 482-496.

[23] SENFT D, RONAI Z A. Upr, autophagy, and mitochondria crosstalk underlies the er stress response[J]. Trends Biochem Sci, 2015, 40(3): 141-148.

[24] BERTERO E, MAACK C. Calcium signaling and reactive oxygen species in mitochondria[J]. Circ Res, 2018, 122(10): 1460-1478.

[25] RHEE S G, KIL I S. Mitochondrial H_2O_2 signaling is controlled by the concerted action of peroxiredoxin Ⅲ and sulfiredoxin: linking mitochondrial function to circadian rhythm[J]. Free Radic Biol Med, 2016(99): 120-127.

[26] MANELLA G, ASHER G. The circadian nature of mitochondrial biology[J]. Front Endocrinol (Lausanne), 2016(7): 162.

[27] MOLLNAU H, WENDT M, SZOCS K, et al. Effects of angiotensin Ⅱ infusion on the expression and function of nad(p)h oxidase and components of nitric oxide/cgmp signaling[J]. Circ Res, 2002, 90(4): 58-65.

[28] DOUGHAN A K, HARRISON D G, DIKALOV S I. Molecular mechanisms of angiotensin Ⅱ-mediated mitochondrial dysfunction: linking mitochondrial oxidative damage and vascular endo-

thelial dysfunction[J]. Circ Res, 2008, 102(4): 488 – 496.

[29] KIMURA S, ZHANG G X, NISHIYAMA A, et al. Mitochondria-derived reactive oxygen species and vascular map kinases: comparison of angiotensin II and diazoxide[J]. Hypertension, 2005, 45(3): 438 – 444.

[30] DAI D F, HSIEH E J, LIU Y, et al. Mitochondrial proteome remodelling in pressure overload-induced heart failure: the role of mitochondrial oxidative stress[J]. Cardiovasc Res, 2012, 93(1): 79 – 88.

[31] DAI D, SANTANA L, VERMULST M, et al. Overexpression of catalase targeted to mitochondria attenuates murine cardiac aging[J]. Circulation, 2009, 119(21): 2789 – 2797.

[32] DAI D, HSIEH E, LIU Y, et al. Mitochondrial proteome remodelling in pressure overload – induced heart failure: the role of mitochondrial oxidative stress[J]. Cardiovasc Res, 2012, 93(1): 79 – 88.

[33] AGO T, KURODA J, PAIN J, et al. Upregulation of NOX4 by hypertrophic stimuli promotes apoptosis and mitochondrial dysfunction in cardiac myocytes[J]. Circ Res, 2010, 106(7): 1253 – 1264.

[34] KURODA J, AGO T, MATSUSHIMA S, et al. Nadph oxidase 4 (NOX4) is a major source of oxidative stress in the failing heart[J]. Proc Natl Acad Sci USA, 2010, 107(35): 15565 – 15570.

[35] SKULACHEV V, ANISIMOV V, ANTONENKO Y, et al. An attempt to prevent senescence: a mitochondrial approach[J]. Biochimica Et Biophysica Acta, 2009, 1787(5): 437 –461.

[36] SMITH R, HARTLEY R, COCHEMÉ H, et al. Mitochondrial pharmacology[J]. Trends in pharmacological sciences, 2012, 33(6): 341 – 352.

[37] ADLAM V, HARRISON J, PORTEOUS C, et al. Targeting an antioxidant to mitochondria decreases cardiac ischemia reperfusion injury[J]. Faseb J, 2005, 19(9): 1088 – 1095.

[38] ANTONENKO Y, AVETISYAN A, BAKEEVA L, et al. Mitochondria-targeted plastoquinone derivatives as tools to interrupt execution of the aging program 1, cationic plastoquinone derivatives: synthesis and in vitro studies[J]. Biochemistry biokhimiia, 2008, 73(12): 1273 – 1287.

[39] DIKALOVA A, BIKINEYEVA A, BUDZYN K, et al. Therapeutic targeting of mitochondrial superoxide in hypertension[J]. Circ Res, 2010, 107(1): 106 – 116.

[40] GRAHAM D, HUYNH N, HAMILTON C, et al. Mitochondria-targeted antioxidant mitoQ10 improves endothelial function and attenuates cardiac hypertrophy[J]. Hypertension, 2009, 54(2): 322 – 328.

[41] KELSO G, PORTEOUS C, COULTER C, et al. Selective targeting of a redox-active ubiquinone to mitochondria within cells: antioxidant and antiapoptotic properties[J]. J Biol Chem, 2001, 276(7): 4588 – 4596.

[42] MURPHY M, SMITHR. Targeting antioxidants to mitochondria by conjugation to lipophilic cations[J]. Annual review of pharmacology and toxicology, 2007(47): 629 – 656.

[43] O'MALLEY Y, FINK B, ROSS N, et al. Reactive oxygen and targeted antioxidant administration in endothelial cell mitochondria[J]. J Biol Chem, 2006, 281(52): 39766 – 39775.

[44] SCATENA R, BOTTONI P, BOTTA G, et al. The role of mitochondria in pharmacotoxicology: a reevaluation of an old, newly emerging topic[J]. American journal of physiology cell physiology, 2007, 293(1): 12 – 21.

[45] BAKEEVA L, BARSKOV I, EGOROV M, et al. Mitochondria-targeted plastoquinone

derivatives as tools to interrupt execution of the aging program 2, treatment of some ros- and age-related diseases (heart arrhythmia, heart infarctions, kidney ischemia, and stroke)[J]. Biochemistry biokhimiia, 2008, 73(12): 1288-1299.

[46] DOUGHAN A, DIKALOV S. Mitochondrial redox cycling of mitoquinone leads to superoxide production and cellular apoptosis[J]. Antioxidants and redox signaling, 2007, 9(11): 1825-1836.

[47] ZHAO K, ZHAO G, WU D, et al. Cell-permeable peptide antioxidants targeted to inner mitochondrial membrane inhibit mitochondrial swelling, oxidative cell death, and reperfusion injury[J]. J Biol Chem, 2004, 279(33): 34682-34690.

[48] BIRK A, LIU S, SOONG Y, et al. The mitochondrial-targeted compound SS-31 re-energizes ischemic mitochondria by interacting with cardiolipin[J]. Journal of the American society of nephrology, 2013, 24(8): 1250-1261.

[49] BIRK A, CHAO W, BRACKEN C, et al. Targeting mitochondrial cardiolipin and the cytochrome c/cardiolipin complex to promote electron transport and optimize mitochondrial ATP synthesis[J]. British journal of pharmacology, 2014, 171(8): 2017-2028.

[50] SZETO H. First-in-class cardiolipin-protective compound as a therapeutic agent to restore mitochondrial bioenergetics[J]. British journal of pharmacology, 2014, 171(8): 2029-2050.

[51] DUICU O, MIRICA S, GHEORGHEOSU D, et al. Ageing-induced decrease in cardiac mitochondrial function in healthy rats[J]. Canadian journal of physiology and pharmacology, 2013, 91(8): 593-600.

[52] KUKA S, TATARKOVA Z, RACAY P, et al. Effect of aging on formation of reactive oxygen species by mitochondria of rat heart[J]. General physiology and biophysics, 2013, 32(3): 415-420.

[53] WONG H, DIGHE P, MEZERA V, et al. Production of superoxide and hydrogen peroxide from specific mitochondrial sites under different bioenergetic conditions[J]. J Biol Chem, 2017, 292(41): 16804-16809.

[54] KUJOTH G, HIONA A, PUGH T, et al. Mitochondrial DNA mutations, oxidative stress, and apoptosis in mammalian aging[J]. Science, 2005, 309(5733): 481-484.

[55] LOGAN A, SHABALINA I, PRIME T, et al. In vivo levels of mitochondrial hydrogen peroxide increase with age in mtDNA mutator mice[J]. Aging cell, 2014, 13(4): 765-768.

[56] TRIFUNOVIC A, WREDENBERG A, FALKENBERG M, et al. Premature ageing in mice expressing defective mitochondrial DNA polymerase[J]. Nature, 2004, 429(6990): 417-423.

[57] DAI D, CHEN T, WANAGAT J, et al. Age-dependent cardiomyopathy in mitochondrial mutator mice is attenuated by overexpression of catalase targeted to mitochondria[J]. Aging cell, 2010, 9(4): 536-544.

[58] ZHANG Y, MI S, HU N, et al. Mitochondrial aldehyde dehydrogenase 2 accentuates aging-induced cardiac remodeling and contractile dysfunction: role of Ampk, Sirt1, and mitochondrial function[J]. Free Radic Biol Med, 2014(71): 208-220.

[59] EISENBERG T, ABDELLATIF M, SCHROEDER S, et al. Cardioprotection and lifespan extension by the natural polyamine spermidine[J]. Nat Med, 2016, 22(12): 1428-1438.

[60] KENNEDY S, SALK J, SCHMITT M, et al. Ultra-sensitive sequencing reveals an age-related increase in somatic mitochondrial mutations that are inconsistent with oxidative damage[J]. PLoS Genetics, 2013, 9(9): e1003794.

[61] ITSARA L, KENNEDY S, FOX E, et al. Oxidative stress is not a major contributor to somatic

mitochondrial DNA mutations[J]. PLoS Genetics, 2014, 10(2): e1003974.

[62] LEWIS K, ANDZIAK B, YANG T, et al. The naked mole-rat response to oxidative stress: just deal with it[J]. Antioxidants and redox signaling, 2013, 19(12): 1388-1399.

[63] SOMEYA S, KUJOTH G, KIM M, et al. Effects of calorie restriction on the lifespan and healthspan of polg mitochondrial mutator mice[J]. PLoS One, 2017, 12(2): e0171159.

[64] DAS K, MUNIYAPPA H. Age-dependent mitochondrial energy dynamics in the mice heart: role of superoxide dismutase-2[J]. Experimental gerontology, 2013, 48(9): 947-959.

[65] ROSSIGNOL R, FAUSTIN B, ROCHER C, et al. Mitochondrial threshold effects[J]. The biochemical journal, 2003(370): 751-762.

[66] WANROOIJ S, MIRALLES FUSTÉ J, STEWART J, et al. In vivo mutagenesis reveals that oril is essential for mitochondrial DNA replication[J]. The EMBO reports, 2012, 13(12): 1130-1137.

[67] KAUPPILA T, KAUPPILA J, LARSSON N. Mammalian mitochondria and aging: an update [J]. Cell Metab, 2017, 25(1): 57-71.

[68] MÜLLER-HÖCKER J, DROSTE M, KADENBACH B, et al. Fatal mitochondrial myopathy with cytochrome-c-oxidase deficiency and subunit-restricted reduction of enzyme protein in two siblings: an autopsy-immunocytochemical study[J]. Human pathology, 1989, 20(7): 666-672.

[69] WU H, WEI H, SEHGAL S, et al. Mitophagy receptors sense stress signals and couple mitochondrial dynamic machinery for mitochondrial quality control[J]. Free Radic Biol Med, 2016(100): 199-209.

[70] BARIS O, EDERER S, NEUHAUS J, et al. Mosaic deficiency in mitochondrial oxidative metabolism promotes cardiac arrhythmia during aging[J]. Cell Metab, 2015, 21(5): 667-677.

[71] KHRAPKO K, KRAYTSBERG Y, DE GREY A, et al. Does premature aging of the mtDNA mutator mouse prove that mtDNA mutations are involved in natural aging?[J]. Aging cell, 2006, 5(3): 279-282.

[72] COTTRELL D, BLAKELY E, JOHNSON M, et al. Cytochrome c oxidase deficient cells accumulate in the hippocampus and choroid plexus with age[J]. Neurobiology of aging, 2001, 22 (2): 265-272.

[73] INOUE K, NAKADA K, OGURA A, et al. Generation of mice with mitochondrial dysfunction by introducing mouse mtDNA carrying a deletion into zygotes[J]. Nature genetics, 2000, 26(2): 176-181.

[74] NAKADA K, INOUE K, ONO T, et al. Inter-mitochondrial complementation: mitochondria-specific system preventing mice from expression of disease phenotypes by mutant mtDNA[J]. Nat Med, 2001, 7(8): 934-940.

[75] VERMULST M, BIELAS J, KUJOTH G, et al. Mitochondrial point mutations do not limit the natural lifespan of mice[J]. Nature genetics, 2007, 39(4): 540-543.

[76] MEISSNER C, BRUSE P, MOHAMED S, et al. The 4977 bp deletion of mitochondrial DNA in human skeletal muscle, heart and different areas of the brain: a useful biomarker or more?[J]. Experimental gerontology, 2008, 43(7): 645-652.

[77] ELSON J, SAMUELS D, TURNBULL D, et al. Random intracellular drift explains the clonal expansion of mitochondrial DNA mutations with age[J]. American journal of human genetics, 2001, 68(3): 802-806.

[78] TAYLOR S, ERICSON N, BURTON J, et al. Targeted enrichment and high-resolution digital

profiling of mitochondrial DNA deletions in human brain[J]. Aging cell, 2014, 13(1): 29-38.

[79] NAG A. Study of non-muscle cells of the adult mammalian heart: a fine structural analysis and distribution[J]. Cytobios, 1980, 28(109): 41-61.

[80] VLIEGEN H, VAN DER LAARSE A, CORNELISSE C, et al. Myocardial changes in pressure overload-induced left ventricular hypertrophy: a study on tissue composition, polyploidization and multinucleation[J]. European heart journal, 1991, 12(4): 488-494.

[81] BERGMANN O, BHARDWAJ R, BERNARD S, et al. Evidence for cardiomyocyte renewal in humans[J]. Science, 2009, 324(5923): 98-102.

[82] NUNNARI J, SUOMALAINEN A. Mitochondria: in sickness and in health[J]. Cell, 2012, 148(6): 1145-1159.

[83] BATES M, BOURKE J, GIORDANO C, et al. Cardiac involvement in mitochondrial DNA disease: clinical spectrum, diagnosis, and management[J]. European heart journal, 2012, 33(24): 3023-3033.

[84] FISCHER F, HAMANN A, OSIEWACZ H. Mitochondrial quality control: an integrated network of pathways[J]. Trends Biochem Sci, 2012, 37(7): 284-292.

[85] SZKLARCZYK R, NOOTEBOOM M, OSIEWACZ H. Control of mitochondrial integrity in ageing and disease[J]. Philosophical transactions of the royal society of London series B, biological sciences, 2014, 369(1646): 20130439.

[86] TWIG G, HYDE B, SHIRIHAI O. Mitochondrial fusion, fission and autophagy as a quality control axis: the bioenergetic view[J]. Biochimica Et Biophysica Acta, 2008, 1777(9): 1092-1097.

[87] CALVANI R, JOSEPH A, ADHIHETTY P, et al. Mitochondrial pathways in sarcopenia of aging and disuse muscle atrophy[J]. Biological chemistry, 2013, 394(3): 393-414.

[88] BOATENG S, GOLDSPINK P. Assembly and maintenance of the sarcomere night and day[J]. Cardiovasc Res, 2008, 77(4): 667-675.

[89] KLEIN I, SAMAREL A, WELIKSON R, et al. Heterotopic cardiac transplantation decreases the capacity for rat myocardial protein synthesis[J]. Circ Res, 1991, 68(4): 1100-1107.

[90] RAZEGHI P, SHARMA S, YING J, et al. Atrophic remodeling of the heart in vivo simultaneously activates pathways of protein synthesis and degradation[J]. Circulation, 2003, 108(20): 2536-2541.

[91] PATTERSON C, PORTBURY A, SCHISLER J, et al. Tear me down: role of calpain in the development of cardiac ventricular hypertrophy[J]. Circ Res, 2011, 109(4): 453-462.

[92] PORTBURY A, WILLIS M, PATTERSON C. Tearin' up my heart: proteolysis in the cardiac sarcomere[J]. J Biol Chem, 2011, 286(12): 9929-9934.

[93] POWELL S, HERRMANN J, LERMAN A, et al. The ubiquitin-proteasome system and cardiovascular disease[J]. Prog Mol Biol Transl Sci, 2012(109): 295-346.

[94] QUIRÓS P, LANGER T, LÓPEZ-OTÍN C. New roles for mitochondrial proteases in health, ageing and disease[J]. Nat Rev Mol Cell Biol, 2015, 16(6): 345-359.

[95] VOOS W. Chaperone-protease networks in mitochondrial protein homeostasis[J]. Biochimica Et Biophysica Acta, 2013, 1833(2): 388-399.

[96] NGO J, DAVIES K. Importance of the lon protease in mitochondrial maintenance and the significance of declining lon in aging[J]. Annals of the New York academy of sciences, 2007 (1119): 78-87.

[97] NARENDRA D, TANAKA A, SUEN D, et al. Parkin is recruited selectively to impaired mitochondria and promotes their autophagy[J]. The Journal of cell biology, 2008, 183(5): 795-803.

[98] VERFAILLIE T, RUBIO N, GARG A, et al. Perk is required at the er-mitochondrial contact sites to convey apoptosis after ros-based er stress[J]. Cell death and differentiation, 2012, 19(11): 1880-1891.

[99] SANTOS C, ANILKUMAR N, ZHANG M, et al. Redox signaling in cardiac myocytes[J]. Free Radic Biol Med, 2011, 50(7): 777-793.

[100] SUMANDEA M, STEINBERG S. Redox signaling and cardiac sarcomeres[J]. J Biol Chem, 2011, 286(12): 9921-9927.

[101] DIVALD A, KIVITY S, WANG P, et al. Myocardial ischemic preconditioning preserves postischemic function of the 26s proteasome through diminished oxidative damage to 19s regulatory particle subunits[J]. Circ Res, 2010, 106(12): 1829-1838.

[102] YUAN H, PERRY C, HUANG C, et al. Lps-induced autophagy is mediated by oxidative signaling in cardiomyocytes and is associated with cytoprotection[J]. Am J Physiol Heart Circ Physiol, 2009, 296(2): 470-479.

[103] HABERLAND M, MONTGOMERY R, OLSON E. The many roles of histone deacetylases in development and physiology: implications for disease and therapy[J]. Nature reviews genetics, 2009, 10(1): 32-42.

[104] TEPP K, PUURAND M, TIMOHHINA N, et al. Changes in the mitochondrial function and in the efficiency of energy transfer pathways during cardiomyocyte aging[J]. Molecular and cellular biochemistry, 2017(432): 141-158.

[105] TATARKOVÁ Z, KUKA S, RAČAY P, et al. Effects of aging on activities of mitochondrial electron transport chain complexes and oxidative damage in rat heart[J]. Physiological research, 2011, 60(2): 281-289.

[106] YANIV Y, JUHASZOVA M, SOLLOTT S. Age-related changes of myocardial ATP supply and demand mechanisms[J]. Trends in endocrinology and metabolism, 2013, 24(10): 495-505.

[107] ESTERHAMMER R, KLUG G, WOLF C, et al. Cardiac high-energy phosphate metabolism alters with age as studied in 196 healthy males with the help of 31-phosphorus 2-dimensional chemical shift imaging[J]. PLoS One, 2014, 9(6): e97368.

[108] NATHANIA M, HOLLINGSWORTH K, BATES M, et al. Impact of age on the association between cardiac high-energy phosphate metabolism and cardiac power in women[J]. Heart (British Cardiac Society), 2018, 104(2): 111-118.

[109] KLEPININ A, OUNPUU L, GUZUN R, et al. Simple oxygraphic analysis for the presence of adenylate kinase 1 and 2 in normal and tumor cells[J]. Journal of bioenergetics and biomembranes, 2016, 48(5): 531-548.

[110] HUSS J, KELLY D. Nuclear receptor signaling and cardiac energetics[J]. Circ Res, 2004, 95(6): 568-578.

[111] RATTANASOPA C, PHUNGPHONG S, WATTANAPERMPOOL J, et al. Significant role of estrogen in maintaining cardiac mitochondrial functions[J]. The journal of steroid biochemistry and molecular biology, 2015(147): 1-9.

[112] HUSS J, TORRA I, STAELS B, et al. Estrogen-related receptor alpha directs peroxisome proliferator-activated receptor alpha signaling in the transcriptional control of energy metabolism in cardiac and skeletal muscle[J]. Molecular and cellular biology, 2004, 24(20): 9079-9091.

[113] DORN G, VEGA R, KELLY D. Mitochondrial biogenesis and dynamics in the developing and diseased heart[J]. Genes Dev, 2015, 29(19): 1981-1991.

[114] KUBLI D, GUSTAFSSON Å. Mitochondria and mitophagy: the yin and yang of cell death control[J]. Circ Res, 2012, 111(9): 1208-1221.

[115] FERNANDEZ-MARCOS P, AUWERX J. Regulation of PGC-1α, a nodal regulator of mitochondrial biogenesis[J]. The American journal of clinical nutrition, 2011, 93(4): 884-890.

[116] LEONE T, KELLY D. Transcriptional control of cardiac fuel metabolism and mitochondrial function[J]. Cold spring harbor symposia on quantitative biology, 2011(76): 175-182.

[117] SHIMIZU Y, POLAVARAPU R, ESKLA K, et al. Hydrogen sulfide regulates cardiac mitochondrial biogenesis via the activation of AMPK[J]. J Mol Cell Cardiol, 2018(116): 29-40.

[118] ZHU X, SHEN W, YAO K, et al. Fine-tuning of PGC1α expression regulates cardiac function and longevity[J]. Circ Res, 2019, 125(7): 707-719.

[119] PICCA A, LEZZA A. Regulation of mitochondrial biogenesis through tfam-mitochondrial DNA interactions: useful insights from aging and calorie restriction studies[J]. Mitochondrion, 2015(25): 67-75.

[120] ICHAS F, JOUAVILLE L, MAZAT J. Mitochondria are excitable organelles capable of generating and conveying electrical and calcium signals[J]. Cell, 1997, 89(7): 1145-1153.

[121] GLANCY B, HARTNELL L, MALIDE D, et al. Mitochondrial reticulum for cellular energy distribution in muscle[J]. Nature, 2015, 523(7562): 617-620.

[122] AMCHENKOVA A, BAKEEVA L, CHENTSOV Y, et al. Coupling membranes as energy-transmitting cables I, filamentous mitochondria in fibroblasts and mitochondrial clusters in cardiomyocytes[J]. The journal of cell biology, 1988, 107(2): 481-495.

[123] EL'DAROV C, VAYS V, VANGELI I, et al. Morphometric examination of mitochondrial ultrastructure in aging cardiomyocytes[J]. Biochemistry biokhimiia, 2015, 80(5): 604-609.

[124] TATE E, HERBENER G. A morphometric study of the density of mitochondrial cristae in heart and liver of aging mice[J]. J Gerontol, 1976, 31(2): 129-134.

[125] CHEN H, REN S, CLISH C, et al. Titration of mitochondrial fusion rescues mff-deficient cardiomyopathy[J]. The journal of cell biology, 2015, 211(4): 795-805.

[126] SONG M, MIHARA K, CHEN Y, et al. Mitochondrial fission and fusion factors reciprocally orchestrate mitophagic culling in mouse hearts and cultured fibroblasts[J]. Cell Metab, 2015, 21(2): 273-286.

[127] BURMAN J, PICKLES S, WANG C, et al. Mitochondrial fission facilitates the selective mitophagy of protein aggregates[J]. The journal of cell biology, 2017, 216(10): 3231-3247.

[128] PARONE P, DA CRUZ S, TONDERA D, et al. Preventing mitochondrial fission impairs mitochondrial function and leads to loss of mitochondrial DNA[J]. PLoS One, 2008, 3(9): e3257.

[129] MIZUSHIMA N, LEVINE B, CUERVO A, et al. Autophagy fights disease through cellular self-digestion[J]. Nature, 2008, 451(7182): 1069-1075.

[130] YOULE R, NARENDRA D. Mechanisms of mitophagy[J]. Nat Rev Mol Cell Biol, 2011, 12

(1): 9-14.

[131] JIN S, LAZAROU M, WANG C, et al. Mitochondrial membrane potential regulates pink1 import and proteolytic destabilization by parl[J]. The journal of cell biology, 2010, 191(5): 933-942.

[132] CHEN Y, DORN G. Pink1-phosphorylated mitofusin 2 is a parkin receptor for culling damaged mitochondria[J]. Science, 2013, 340(6131): 471-475.

[133] OKATSU K, KOYANO F, KIMURA M, et al. Phosphorylated ubiquitin chain is the genuine parkin receptor[J]. The journal of cell biology, 2015, 209(1): 111-128.

[134] KOYANO F, OKATSU K, KOSAKO H, et al. Ubiquitin is phosphorylated by pink1 to activate parkin[J]. Nature, 2014, 510(7503): 162-166.

[135] PANKIV S, CLAUSEN T, LAMARK T, et al. P62/sqstm1 binds directly to Atg8/LC3 to facilitate degradation of ubiquitinated protein aggregates by autophagy[J]. J Biol Chem, 2007, 282(33): 24131-24145.

[136] LAZAROU M, SLITER D, KANE L, et al. The ubiquitin kinase pink1 recruits autophagy receptors to induce mitophagy[J]. Nature, 2015, 524(7565): 309-314.

[137] MURAKAWA T, YAMAGUCHI O, HASHIMOTO A, et al. Bcl-2-like protein 13 is a mammalian Atg32 homologue that mediates mitophagy and mitochondrial fragmentation[J]. Nat Commun, 2015(6): 7527.

[138] CHEN Y, LEWIS W, DIWAN A, et al. Dual autonomous mitochondrial cell death pathways are activated by nix/bnip3l and induce cardiomyopathy[J]. Proc Natl Acad Sci USA, 2010, 107(20): 9035-9042.

[139] HANNA R, QUINSAY M, OROGO A, et al. Microtubule-associated protein 1 light chain 3 (LC3) interacts with bnip3 protein to selectively remove endoplasmic reticulum and mitochondria via autophagy[J]. J Biol Chem, 2012, 287(23): 19094-19104.

[140] LIU L, FENG D, CHEN G, et al. Mitochondrial outer-membrane protein fundc1 mediates hypoxia-induced mitophagy in mammalian cells[J]. Nat Cell Biol, 2012, 14(2): 177-185.

[141] SOUBANNIER V, MCLELLAND G, ZUNINO R, et al. A vesicular transport pathway shuttles cargo from mitochondria to lysosomes[J]. Current biology, 2012, 22(2): 135-141.

[142] MCLELLAND G, SOUBANNIER V, CHEN C, et al. Parkin and pink1 function in a vesicular trafficking pathway regulating mitochondrial quality control[J]. The EMBO journal, 2014, 33(4): 282-295.

[143] ZHOU J, CHONG S, LI M A, et al. Changes in macroautophagy, chaperone-mediated autophagy, and mitochondrial metabolism in murine skeletal and cardiac muscle during aging[J]. Aging, 2017, 9(2): 583-599.

[144] PENG L Y, ZHUANG X D, LIAO L Z, et al. Changes in cell autophagy and apoptosis during age-related left ventricular remodeling in mice and their potential mechanisms[J]. Biochemical and biophysical research communications, 2013, 430(2): 822-826.

[145] ZHANG Y M, WANG C, ZHOU J M, et al. Complex inhibition of autophagy by mitochondrial aldehyde dehydrogenase shortens lifespan and exacerbates cardiac aging[J]. Biochimica et biophysica acta molecular basis of disease, 2017, 1863(8): 1919-1932.

[146] SHIRAKABE A, IKEDA Y, SCIARRETTA S, et al. Aging and autophagy in the heart[J]. Circ Res, 2016, 118(10): 1563-1576.

[147] BLICE-BAUM A, ZAMBON A, KAUSHIK G, et al. Modest overexpression of FOXO maintains cardiac proteostasis and ameliorates age-associated functional decline[J]. Aging cell, 2017, 16(1): 93-103.

[148] CHUN S K, GO K, YANG M J, et al. Autophagy in ischemic livers: a critical role of sirtuin 1/mitofusin 2 axis in autophagy induction[J]. Toxicological research, 2016, 32(1): 35-46.

[149] FERRARA N, RINALDI B, CORBI G, et al. Exercise training promotes SIRT1 activity in aged rats[J]. Rejuvenation Res, 2008, 11(1): 139-150.

[150] REN J, YANG L F, ZHU L, et al. Akt2 ablation prolongs life span and improves myocardial contractile function with adaptive cardiac remodeling: role of SIRT1-mediated autophagy regulation[J]. Aging cell, 2017, 16(5): 976-987.

[151] HSU Y J, HSU S C, HSU C P, et al. Sirtuin 1 protects the aging heart from contractile dysfunction mediated through the inhibition of endoplasmic reticulum stress-mediated apoptosis in cardiac-specific sirtuin 1 knockout mouse model[J]. International journal of cardiology, 2017(228): 543-552.

[152] HOSHINO A, MITA Y, OKAWA Y, et al. Cytosolic p53 inhibits parkin-mediated mitophagy and promotes mitochondrial dysfunction in the mouse heart[J]. Nat Commun, 2013(4): 2308.

[153] TAN V, MIYAMOTO S. Nutrient-sensing mtorc1: integration of metabolic and autophagic signals[J]. J Mol Cell Cardiol, 2016(95): 31-41.

[154] EGAN D, KIM J, SHAW R, et al. The autophagy initiating kinase Ulk1 is regulated via opposing phosphorylation by AMPK and MTOR[J]. Autophagy, 2011, 7(6): 643-644.

[155] MARTINA J, CHEN Y, GUCEK M, et al. Mtorc1 functions as a transcriptional regulator of autophagy by preventing nuclear transport of TFEB[J]. Autophagy, 2012, 8(6): 903-914.

[156] MAEJIMA Y, ISOBE M, SADOSHIMA J. Regulation of autophagy by beclin 1 in the heart[J]. J Mol Cell Cardiol, 2016(95): 19-25.

[157] ZALCKVAR E, BERISSI H, MIZRACHY L, et al. Dap-kinase-mediated phosphorylation on the BH3 domain of beclin 1 promotes dissociation of beclin 1 from bcl-xl and induction of autophagy[J]. The EMBO reports, 2009, 10(3): 285-292.

[158] GURKAR A, CHU K, RAJ L, et al. Identification of rock1 kinase as a critical regulator of beclin1-mediated autophagy during metabolic stress[J]. Nat Commun, 2013(4): 2189.

[159] WEI Y, PATTINGRE S, SINHA S, et al. Jnk1-mediated phosphorylation of bcl-2 regulates starvation-induced autophagy[J]. Mol Cell, 2008, 30(6): 678-688.

[160] IKEDA Y, SHIRAKABE A, MAEJIMA Y, et al. Endogenous DRP1 mediates mitochondrial autophagy and protects the heart against energy stress[J]. Circ Res, 2015, 116(2): 264-278.

[161] TRONCOSO R, VICENCIO J, PARRA V, et al. Energy-preserving effects of IGF-1 antagonize starvation-induced cardiac autophagy[J]. Cardiovasc Res, 2012, 93(2): 320-329.

[162] SCIARRETTA S, ZHAI P, SHAO D, et al. Rheb is a critical regulator of autophagy during myocardial ischemia: pathophysiological implications in obesity and metabolic syndrome[J]. Circulation, 2012, 125(9): 1134-1146.

第 13 章
以线粒体为靶点防治心血管疾病

心脏是人体内耗能最大的器官，线粒体是能量的主要来源。线粒体在心肌细胞中大量分布，占心肌细胞总体积的 40%～60%。线粒体主要排列在相邻的肌原纤维间，且紧靠包膜下，该结构决定了线粒体可以准确地为心肌细胞的正常收缩提供能量。正常情况下，线粒体通过氧化磷酸化（OXPHOS）产生三磷酸腺苷（ATP），为心肌细胞的正常收缩及代谢提供能量。此外，线粒体在碱基和血红素的生物合成、氮元素和氧化还原系统的稳态、细胞凋亡信号的调控，以及酮体、性激素、离子等的调控中发挥重要作用。然而，在高血压、缺血性心脏病、心力衰竭等病理情况下，心肌线粒体出现功能障碍。心血管疾病中线粒体功能障碍主要表现为：①氧化磷酸化降低，ATP 合成减少；②活性氧（reactive oxygen species，ROS）增多；③Ca^{2+}紊乱；④线粒体途径的细胞凋亡。线粒体功能紊乱会导致心血管系统实质细胞发生能量代谢障碍、氧化应激、离子失稳态，甚至死亡。研究线粒体功能障碍与心血管疾病的关系，以及药物对线粒体的调节作用，将有利于从线粒体的角度探讨心血管疾病的发生和发展过程及机制，开发出治疗心血管疾病的药物。

13.1 心血管疾病中的主要线粒体信号通路

13.1.1 线粒体生物合成及其调控

线粒体生物合成是指在一个细胞的生命周期中线粒体的增殖，以及线粒体的系统合成和个体合成过程。线粒体生物合成下降是肥厚和衰竭心肌的共同特征。线粒体的合成涉及 1000 多种基因表达以及细胞内约 20% 的蛋白质水平的改变。线粒体 DNA（mtDNA）是闭合环状双链 DNA 分子，只含有 37 个基因，编码 13 种氧化呼吸链蛋白亚基。其他维持线粒体自身稳定和参与代谢活动所必需的蛋白质由细胞核基因编码。因此，线粒体生物合成依赖于细胞核与线粒体基因的协同表达，受到多种转录因子复合物和信号通路的调控。

在转录水平，线粒体的生物合成主要由以下 3 种机制调控。首先，大量核编码的蛋白质参与了线粒体生物合成的调控。核呼吸因子 1 和核呼吸因子 2（NRF-1 和 NRF-2）可以调节氧化磷酸化系统亚基组分的核基因的表达。其中，NRF-1 控制线粒体复合物Ⅰ～Ⅴ蛋白、线粒体导入蛋白和血红素合成蛋白的基因表达。NRF-

2 促进线粒体复合物Ⅳ中细胞色素 c 氧化酶的基因表达。线粒体转录因子 A (TFAM)和线粒体转录因子 B(TFBM1 和 TFBM2)是 mtDNA 转录和复制的主要调节因子[1]。其次,一些核受体具有调控线粒体生物合成的作用,如过氧化物酶体增殖剂激活受体(PPAR)中的 PPARα 可促进线粒体 β 氧化相关基因的表达,PPARγ 可促进白色脂肪中的线粒体生物合成和棕色脂肪中的产热过程。甲状腺激素受体(THR)也具有促进线粒体生物合成和棕色脂肪中产热的作用。雌激素相关受体(ERR)中 ERRα 可与多个编码线粒体蛋白的核基因结合,从而调控氧化磷酸化、脂肪酸氧化、三羧酸循环以及线粒体融合和分裂过程[2]。此外,转录因子 cAMP 应答原件结合蛋白(CREB)可增加线粒体复合物Ⅳ和 β 氧化相关酶的基因表达,多个线粒体基因也包含转录因子 Yin Yang-1(YY1)的结合位点[3]。再次,转录辅助因子通过增强转录因子的功能而间接影响线粒体生物合成,其中过氧化物酶增殖体激活受体γ辅激活因子1(PGC1)具有增强 NRF-1/NRF-2、ERR 和 YY1 的转录活性的功能。PGC1 家族有 3 个成员,分别是 PGC1α、PGC1β 和 PRC。大量研究发现,PGC1α/PGC1β 可提高线粒体总质量、活性氧清除酶类、氧化磷酸化复合物成分、线粒体代谢相关蛋白、线粒体导入蛋白复合物、线粒体融合/分裂相关蛋白以及线粒体Sirtuin水平[3-4]。

在信号通路水平,线粒体生物合成主要受以下 4 种机制调控。第一,AMP 活化的蛋白质激酶(AMPK)是细胞的能量感受器,其活性与细胞能量代谢密切相关。AMPK 主要通过直接或间接调节 PGC1α 的功能促进线粒体的合成。一方面,AMPK 通过直接磷酸化 PGC1α 的 Ser538 和 Thr177 残基促进线粒体的合成;另一方面,在运动或者能量供应降低时,AMP/ATP 比率升高,AMPK 被激活,从而促进线粒体内的脂质氧化,同时促进尼克酰胺磷酸核糖转移酶(NAMPT)的表达,这些信号会提高细胞内烟酰胺腺嘌呤二核苷酸(NAD$^+$)水平,进而激活去乙酰化酶1(SIRT1),SIRT1 最终催化 PGC1α 脱乙酰而使其激活,从而促进线粒体的合成[5]。第二,环腺苷一磷酸/蛋白激酶 A(cAMP/PKA)信号通路是调控线粒体生物合成的另一重要机制。cAMP 是细胞内的第二信使,能够激活多种下游因子来调控线粒体功能,其中 PKA 是依赖 cAMP 的蛋白激酶。CREB 是一种调控基因表达的重要转录因子,一般认为,细胞质内高水平的 cAMP 激活 PKA,激活的 PKA 进入细胞核内使 CREB 磷酸化,以促进 *PGC1α* 基因表达[6]。此外,有证据表明,线粒体内的 cAMP/PKA/CREB 信号系统也可能调控 mtDNA 编码基因的表达。第三,哺乳动物雷帕霉素靶蛋白(mTOR)是细胞内一类丝氨酸/苏氨酸蛋白激酶,包括 mTOR 复合物 1(mTORC1)和复合物 2(mTORC2)。mTORC1 可通过直接调控 YY1-PGC1α 的活性来控制线粒体基因的表达。采用雷帕霉素抑制 mTOR 后,PGC1α 介导的基因转录下降,同时 mtDNA 含量和耗氧量也降低[7]。第四,内皮型一氧化氮合酶/一氧化氮/环鸟苷酸(eNOS/NO/cGMP)是另一条具有增加心肌线粒体生物合成的信号通路。由于磷酸二酯酶降解 cGMP,抑制磷酸二酯酶,可提高 cGMP 水平。其中，磷酸二酯酶 5 抑制剂(phosphodiesterase‐5 inhibitor, PDE5I)通过上调 PGC1α 增加 mtDNA 拷贝数，从而促进线粒体生物合成[8]。

13.1.2 线粒体分裂、融合、自噬及其调控

线粒体是动态的细胞器，能通过分裂和融合而不断地改变其外形，可在长的相互连接的网络状和不连接的破碎的状态之间转换，这一动态平衡过程称为线粒体动力学。线粒体融合增加了线粒体之间的相互联系，使线粒体基质蛋白和 mtDNA 通过网络状结构进行交换。相反，线粒体分裂则可使线粒体数量增多，并且可以通过自噬保证线粒体功能完整[9]。线粒体动力学是分裂和融合动态平衡的过程。线粒体的融合、分裂运动与细胞的代谢、增殖、凋亡等各种功能密切相关，并且越来越多的研究发现，线粒体动力学调控功能损伤可以导致包括心血管疾病在内的许多疾病的发生。

调节分裂的主要蛋白有动力相关蛋白 1(Drp1)和线粒体分裂蛋白 1(Fis1)。Drp1 是一种进化上保守的 GTP 酶，大约 97% 存在于细胞质中，通过接头蛋白 Fis1 定位于线粒体膜而发挥其分裂线粒体的功能。迄今为止，所有研究结果均表明线粒体内膜和外膜独立地融合，并且涉及不同的调节蛋白分子。调节线粒体外膜融合的蛋白主要为线粒体融合蛋白(Mfn)，而调节线粒体内膜融合的主要蛋白为视神经萎缩蛋白 1(OPA1)。Mfn 蛋白含 2 个亚型，即 Mfn1 和 Mfn2，定位在线粒体外膜上，其 N 端结构域(GTP 酶结构域)和 C 端结构域均朝向细胞质；Mfn1 和 Mfn2 相互作用可调节不同线粒体外膜的融合。OPA1 定位于线粒体内膜，主要参与线粒体嵴的重构和内膜的融合。OPA1 降解或超乙酰化可直接导致心肌线粒体断裂和心功能紊乱[10-11]。

细胞自噬(autophagy)是在营养缺乏条件下，真核生物中细胞内物质进行循环利用的重要生理过程，在细胞内蛋白质和细胞器质量控制中发挥关键作用。细胞自噬过程中一些蛋白或细胞器被双层膜结构的自噬体包裹后，送入溶酶体或液泡中进行降解并得以循环利用。细胞自噬可分为非选择性自噬(如营养因子等相关的 mTOR 信号通路依赖)和选择性自噬(受体或者 p62 介导)。线粒体自噬(mitochondrial autophagy)即是一种选择性自噬。当线粒体出现损伤、衰老及功能紊乱时，即成为细胞潜在的危险因素，必须及时清除，线粒体自噬可以起到这一作用，维持细胞稳态。当细胞处于恶劣环境中时，线粒体自噬可通过降解线粒体补充生命必需物质，从而度过危机维持生存。另外，线粒体自噬会在某些情况下通过降解正常线粒体来维持线粒体质量和数量的平衡。

线粒体自噬可由受体或非受体介导，在哺乳动物中，目前已发现以下 3 种线粒体自噬调控机制：第一，PINK1‐Parkin 通路介导的线粒体自噬机制[12]。PINK1 是一种丝氨酸/苏氨酸蛋白激酶，在心肌细胞中高表达，可介导有缺陷的线粒体清除。当线粒体受损或功能障碍时，线粒体膜电势减弱，PINK1 大量在线粒体外膜

上聚集，并且从细胞质中募集 Parkin 到线粒体膜上。Parkin 是一种 E3 泛素连接酶，可介导受损线粒体的清除，使线粒体外膜蛋白泛素化，泛素化的蛋白被受体蛋白 p62 识别，p62 标记在去极化的线粒体上，微管相关蛋白 1 轻链 3(LC3)通过与 p62 结合定位于去极化的线粒体上，使其被自噬小泡包裹。第二，线粒体外膜蛋白 FUNDC1 介导的线粒体自噬机制。FUNDC1 是我国学者陈佺等于 2012 年发现的一个新的介导哺乳动物细胞线粒体自噬的受体分子[13]。FUNDC1 位于线粒体上，是一种跨膜蛋白，其中膜外的 N 端氨基序列中包含一段保守 LC3 结合域(LC3-interaction region，LIR)，可以与 LC3 相互作用，介导低氧诱导的线粒体自噬。目前认为，LIR 中的 Tyr18 是一个可磷酸化位点，低氧条件下磷酸化水平降低，从而促进其与 LC3 相互作用和线粒体自噬[14]。第三，线粒体外膜蛋白 NIX/BNIP3 介导的线粒体自噬机制。NIX 是 Bcl-2 家族中的一种类 NIP3 蛋白(NIP3-like protein X)，又称为 BNIP3L。哺乳动物细胞中线粒体外膜蛋白 NIX 和 BNIP3 可通过 LIR 结合 LC3，作为自噬体的受体，从而介导线粒体自噬[15]。

13.1.3　线粒体能量代谢及其调控

从能量流动的方向来说，能量代谢可以分为两类：光合作用将光能储存到有机化合物中，转换成稳定的化学能；呼吸作用将所储存的化学能释放出来，生成具有不稳定化学能的三磷酸腺苷(ATP)分子，提供生命活动所需的能量。而线粒体是细胞的动力工厂，在 ATP 的整个生成过程中，除糖酵解在细胞质中进行外，其余的生物氧化过程均在线粒体发生。因此，线粒体在能量的产生和利用过程中起着核心作用，其功能紊乱会导致整个机体能量代谢的稳态被打破。心肌中的线粒体可以将储存在脂肪酸和葡萄糖等代谢底物中的化学能转化为心肌纤维中肌动蛋白和肌球蛋白相互作用的机械能。这一转化过程由三部分组成：①脂肪酸及葡萄糖等产能底物的利用；②在心肌细胞内线粒体的呼吸链中进行氧化磷酸化，产生能量(ATP)；③ATP 的转运和利用。心脏可同时利用脂肪酸、葡萄糖、乳酸、丙酮酸、氨基酸等多种代谢底物作为能量的来源，其中以脂肪酸为主[16]。

AMPK 作为体内能量感受器，能感知能量改变情况，细胞的能量状况决定着 AMPK 的活化。线粒体是脂肪酸代谢的关键场所，而 AMPK 能通过影响乙酰辅酶 A 羧化酶(acetyl CoA carboxylase，ACC)的活性影响线粒体的能量代谢。ACC 催化乙酰辅酶 A(acetyl CoA)羧基化而转化为苯二酰单酰辅酶 A(malonyl CoA)，该产物既是脂肪酸合成前体，同时又能抑制脂肪酸在线粒体的氧化。长链脂肪酸转运至线粒体进行 β 氧化时，需要线粒体转运蛋白的参与，其中关键蛋白肉碱棕榈酰转移酶-1(CPT-1)的活性受苯二酰单酰辅酶 A 的抑制。因此，当 AMPK 被激活时，线粒体上的 ACCⅡ因磷酸化而失活，使苯二酰单酰辅酶 A 水平下降，从而解除对 CPT-1 的抑制，使进入线粒体的脂肪酸增加，刺激 β 氧化，导致 ATP 的合成增加。

AMPK-PGC1α 是调控线粒体能量代谢的一个重要机制。PGC1α 作为一种转录辅助激活因子，在调节线粒体生物合成和能量代谢的过程中起着至关重要的作用。PGC1α对于参与氧化磷酸化过程的基因的表达、细胞呼吸作用、糖异生途径的关键酶的表达、胰岛素敏感性等过程均是必不可少的，其在基础和适应性能量稳态的调节中发挥着重要作用。

13.2 以线粒体为靶点的心血管疾病防治药物

截至2019年4月10日，已有168个采用"心血管疾病"和"线粒体"作为关键词的临床试验在ClinicalTrials.gov上注册，表13.1总结了部分目前已经完成的以线粒体为靶点治疗心血管疾病的临床试验。其中，一些临床试验测试的药物其作用靶点并不是线粒体，临床效果不佳。这些药物由于缺乏合适的药物靶向系统，进入体内后分布广泛，不能有效地富集在靶点，导致治疗效果不佳。因此，发展针对药物小分子（电子传递系统的辅酶和抗氧化剂）和大分子（包括线粒体蛋白和mtDNA）的靶向药物是非常必要的。近年来，线粒体靶向药物成为心血管疾病防治药物研发的新方向。但除线粒体靶向肽SS-31已进入临床试验阶段外，绝大多数线粒体靶向药物尚处于临床前试验阶段。表13.2总结了部分目前处于临床前试验阶段的线粒体分子靶点和药物。

表13.1 以线粒体为靶点治疗心血管疾病的临床试验举例

药物分类	药物名称	作用位点	疾病	临床研究分期	效果	ClinicalTrials.gov注册号
抗氧化剂	Edaravone	非特异性ROS清除剂	急性心肌梗死	4期	有效	NCT00265239
	SS-31(MTP-131)	线粒体靶向肽	急性心肌梗死	2期	无效	NCT01572909
			射血分数降低的心力衰竭	1期	有效	NCT02388464
			射血分数降低的心力衰竭	2期	无效	NCT02788747
代谢调节	Acadesine	非选择性AMPK	心肌梗死	3期	无效	NCT00872001
MPTP抑制剂	Cyclosporine A	Cyclophilin D	急性心肌梗死	2期	无效	NCT01650662
				3期	无效	NCT01502774
	TRO40303	线粒体转位蛋白	急性心肌梗死	2期	无效	NCT01374321
离子通道调控	Empagliflozin	钠葡萄糖共转运载体2抑制剂	2型糖尿病心血管并发症	1期	有效	NCT01131676
	Ranolazine	选择性抑制晚钠电流	射血分数正常的心力衰竭	1期	有效	NCT01163734

表 13.2　心血管疾病防治中经过临床前测试的新的线粒体治疗药物及靶点举例

药物名称	药物类型	作用靶点或机制	心血管疾病
烟酰胺单核苷酸(NMN)	小分子	NAD^+，蛋白质乙酰化	心力衰竭
Honokiol	小分子	激活 SIRT3	心肌肥大
Ru360	小分子	抑制线粒体钙离子单向转运蛋白(MCU)	高血压心脏病[19]
Sanglifehrin A	小分子	MPTP	缺血性疾病[20]
Mdivi-1	小分子	Drp1	高血压心脏病[21]
Mitochonic Acid 5(MA-5)	合成化合物	ATP 酶	心肌细胞损伤[22]

13.3　高血压与线粒体

高血压是一种遗传因素和环境因素相互作用所导致的疾病，是导致心力衰竭的重要原因之一。高血压—左室肥大—心室重构—心力衰竭是高血压导致心力衰竭的基本过程。高血压的发病机制可能涉及交感神经亢进、肾素-血管紧张素-醛固酮系统激活、钠潴留等，由于对其发病机制认识不够深入，因此多年来在治疗上并无突破性进展。血管内皮损伤、内膜增厚、血管壁弹性组织变性以及血管平滑肌细胞增殖是高血压的主要病理变化。

13.3.1　线粒体功能障碍参与高血压的发生及发展

越来越多的研究表明，线粒体功能障碍与高血压的发生和发展密切相关。首先，遗传学证据表明，线粒体基因多态性和线粒体转运 RNA(tRNA)基因突变与高血压的发病有关。为了确定线粒体功能障碍与原发性高血压之间的因果关系，我国学者管敏鑫课题组对一个中国大家庭 5 代共 106 个母系遗传高血压患者的临床、遗传分子和生物化学分析发现，线粒体 $tRNA^{Ile}$ 突变引起线粒体呼吸能力的降低与高血压的形成有关[23]。进一步研究发现，约 3.9% 的汉族高血压患者存在 tRNA 突变[24]。此外，线粒体 DNA(mtDNA)突变、解偶联蛋白(UCP2)基因多态性等也与高血压的发病有关[25-26]。其次，在高血压的发生早期，由于血管内皮细胞中线粒体 ROS 生成增加，导致一氧化氮(NO)的生物活性降低，内皮依赖的血管舒张作用随之下降，血管张力增加，血压升高。目前认为，高血压早期内皮细胞中线粒体 ROS 的增高与血管紧张素Ⅱ(AngⅡ)有关。众所周知，AngⅡ在高血压的发生和发展过程中起重要作用，AngⅡ持续泵入已经成为一种常用的实验性高血压建模手段。AngⅡ通过刺激线粒体 ROS 的产生灭活内皮细胞 NO，导致血管内皮功能不全。血管紧张素转换酶抑制剂和 AngⅡ受体阻断剂既可治疗高血压，也可明显改善线粒体功能。通过高表达一些内源性线粒体特异性抗氧化剂，如线粒体超氧化物歧化酶 2(SOD2)和硫氧还蛋白 2(thioredoxin 2)，均能明显减轻高血压小鼠模型的血管内皮功能障碍和高血压。此外，人工合成的线粒体特异性抗氧化剂，如 mitoTEMPO、三苯基泛醌等，也具有降低高血压的作用[27]。第三，线粒体功能障碍还与血压调节中枢的功能紊乱有关。在自发性高血压大鼠的延髓头端腹外侧区，线粒体来源的 ROS 生成增加，并伴有线粒体呼吸酶活性抑制；给予辅酶 Q10 改善线粒体电子传递功能后，会明显降低全身平均动脉血压和交感神经张力；而给予鱼藤酮抑制电子传递后，则会明显升高全身平均动脉血压和交感神经张力[28]。

13.3.2 线粒体功能障碍参与高血压性心脏重构和心力衰竭

血压的升高对于心脏和其他器官有着远期的伤害。线粒体是细胞的主要供能者，大量分布于心脏、肾脏和脑等高血压患者主要靶器官的实质细胞中。这些膜结合细胞器不仅可维持细胞呼吸，还具有调节细胞增殖、凋亡、ROS、细胞内钙离子稳态等多种功能。因此，线粒体损害和功能障碍会累及整个细胞的功能。近年来，对线粒体形态、稳态和生物能学的研究取得显著进展，人们在多种实验性高血压动物模型中揭示了线粒体的形态和功能异常。线粒体的异常在高血压导致的心肌损伤以及其他器官损害中起重要作用[29]。

为了研究高血压导致的心肌损伤，研究者使用了多种高血压动物模型，如自发性、盐敏性、肾血管性、压力负荷性以及肾素、AngⅡ诱导的高血压动物等，证实了高血压导致的心肌线粒体结构和功能障碍表现为：①数量和结构改变，如线粒体数量、密度降低，线粒体肿胀，线粒体嵴重塑、破碎或丢失；②线粒体代谢和生物能量学改变，包括线粒体呼吸下降，ATP 合成减少及 ROS 生成增加；③线粒体稳态的改变，包括线粒体的生物合成减少、动力学和自噬降解异常[29]（表 13.3）。

表 13.3 高血压导致心肌线粒体损伤的动物实验证据

疾病动物模型	线粒体损害表现
自发性高血压大鼠	结构和生物能学
Dahl 盐敏性高血压大鼠	生物能学、生物合成和动力学
肾血管性高血压猪	生物合成
自发性高血压大鼠	生物能学、生物合成和动力学
肾素诱导的高血压大鼠	密度、结构、生物能学和凋亡
AngⅡ诱导的高血压小鼠	生物能学
单侧肾切除术致高血压小鼠	生物能学
盐皮质激素诱导的高血压大鼠	生物能学
压力负荷性高血压大鼠	生物能学

线粒体功能障碍会加速高血压性心脏重构和心力衰竭进程。首先，在心肌中，线粒体产生的 ROS 可以通过多种途径导致心肌间质重构和心功能受损；而在血管内皮细胞中，氧化应激可降低 NO 活性，加重内皮功能障碍。其次，线粒体通透性转换孔（MPTP）的持续开放导致线粒体依赖的心肌细胞凋亡，会加速左心室功能降

低。再次，损伤的线粒体会释放线粒体损伤相关分子，如甲酰肽和 mtDNA，募集中性粒细胞并激活炎症小体，导致心肌慢性炎症反应[30]。此外，线粒体功能障碍引起平滑肌细胞内钙离子失稳态，使外周血管阻力增加，血压进一步升高。最后，mtDNA 和线粒体 tRNA 的改变，如线粒体细胞色素 b 基因突变，都与高血压心肌病有关。

13.4 缺血性心脏病和线粒体

根据《中国心血管病报告 2018》，我国大约有冠心病患者 1100 万人，每年有约 100 万人发生急性心肌梗死（myocardial infarction，MI）。越来越多的证据表明，在心肌梗死后的不同阶段，如急性期（72 小时内）、亚急性期（3～10 天）和慢性期（10～30 天），线粒体均发挥非常重要的作用。因此，线粒体功能障碍被认为是缺血性心脏病的主要病理变化之一。线粒体途径作为心肌保护的新途径，已成为缺血性心脏病研究的热点。心肌缺血时，心肌线粒体结构和功能的特点包括：①形态无明显改变；②电子传递链受损，复合物Ⅰ活性、复合物Ⅲ活性、复合物Ⅳ中的心磷脂水平均降低，导致氧化磷酸化降低；③蛋白转移，如细胞色素 c、凋亡诱导因子（AIF）由线粒体进入细胞质，p66^{Shc} 蛋白从细胞质进入线粒体（表 13.4）。

表 13.4 心肌缺血导致的心肌线粒体损伤动物实验证据

疾病动物模型	线粒体损害表现
小鼠，25～30 分钟心肌缺血	OXPHOS 降低，细胞色素 c 降低，AIF 降低，MPTP 升高
大鼠，30 分钟心肌缺血	OXPHOS 降低，细胞色素 c 降低，AIF 降低，心磷脂降低，MPTP 升高
豚鼠，30 分钟心肌缺血	p66^{Shc} 磷酸化升高
兔，30 分钟心肌缺血	OXPHOS 降低，细胞色素 c 降低，心磷脂降低，MPTP 升高
犬，60 分钟心肌缺血	OXPHOS 降低，CPT－1 降低
猪，90 分钟心肌缺血	OXPHOS 降低，MPTP 升高

注：OXPHOS—氧化磷酸化；AIF—凋亡诱导因子；MPTP—线粒体通透性转换孔；CPT－1—肉碱棕榈酰转移酶 1。

13.4.1 线粒体功能障碍参与心肌缺血再灌注损伤

心肌梗死后，及时行血管再通治疗是挽救濒死心肌、改善预后的最佳策略，但该过程伴随着严重的再灌注损伤，即心肌缺血再灌注损伤。心肌缺血再灌注损伤表现为心律失常和心脏舒缩功能降低等现象，这些变化与心肌功能障碍、微血管损伤、心肌细胞坏死或凋亡有关。其中，线粒体功能障碍是引起心肌缺血再灌注损伤的重要因素，主要机制包括线粒体 ATP 生成减少并产生过量的 ROS，引起氧化应激、Ca^{2+} 超负荷和 MPTP 持续性开放[31]。

ROS 是氧分子的活性代谢产物，主要包括超氧阴离子、过氧化氢和羟自由基。线粒体不仅是 ROS 损伤的主要靶点，也是其产生的重要位点。线粒体电子转移主要由位于线粒体内膜的线粒体呼吸链复合物（又称"电子传递链"）负责。电子传递链由复合物Ⅰ、Ⅱ、Ⅲ、Ⅳ及电子载体组成，其中产生 ROS 的主要部位为电子传递链复合物Ⅰ和Ⅲ。缺血再灌注时，H^+ 从电子传递链复合物Ⅰ和Ⅲ中漏出，引起电子传递链破坏，在电子传递链复合物Ⅰ、Ⅲ和Ⅳ的共同作用下，H^+ 从线粒体基质转移到膜间隙，造成 $\Delta\Psi_m$ 改变，同时传递一个电子给超氧自由基，使 ROS 生成增加。一方面，ROS 增多可损伤线粒体的膜系统，从而影响 $\Delta\Psi_m$，造成线粒体 ATP 合成障碍；另一方面，线粒体功能障碍产生过多的 ROS 不能被及时清除，可导致蛋白质和脂质过氧化，损害线粒体膜的通透性，引起电子传递链酶活性的进一步下降，进而形成恶性循环。$\Delta\Psi_m$ 的改变也会造成 MPTP 开放，使细胞质中 Ca^{2+} 大量流入线粒体内，导致线粒体 Ca^{2+} 超载。因此，再灌注时缺血心肌产生过量的 ROS 是引起氧化应激、Ca^{2+} 超载以及心肌细胞凋亡的主要原因。除复合物Ⅰ和复合物Ⅲ外，线粒体上的烟酰胺腺嘌呤二核苷磷酸氧化酶（NOX4）是 ROS 的另一重要来源。心肌缺血可以诱导 NOX4 的表达。M. Zhang 等人的研究表明，心脏特异性人 NOX4 转基因小鼠产生的 ROS 量是对照组小鼠的 8 倍，并出现明显的心脏重构[32]。

动物研究证实，使用线粒体靶向 ROS 清除剂，如 XJB-5-131、三苯基泛醌、SS-31 等，具有减轻氧化应激、减缓心肌梗死后心脏重构的作用。近期，一项纳入 297 名急性前壁 ST 段抬高型心肌梗死（STEMI）患者的临床试验（EMBRACE STEMI 试验）报道，SS-31 治疗在一定程度上可降低 72 小时内血清 CK-MB 水平和 24 小时内心力衰竭发生率[33]（表 13.5）。因此，抗氧化应激治疗有望成为减轻缺血再灌注损伤的重要手段。

表 13.5 以线粒体为靶点的、治疗急性缺血再灌注的临床试验

临床试验（例数）和分期	纳入标准	药物及治疗方法	安全性及治疗效果
EMBRACE STEMI 试验（297），2a 期	急性前壁 STEMI，首次 PCI 术中	SS-31，0.05 mg/(kg·h)，持续静脉输注 1 小时	安全性好，72 小时内血清 CK-MB 水平和 24 小时内 CHF 发生率有下降趋势
环孢素试验（58）	急性 STEMI，行 PCI 术前	环孢素 A，2.5 mg/kg，静脉推注	安全性好，肌酸激酶显著降低，肌钙蛋白 I 有下降趋势
CYCLE 试验（410）	急性 STEMI，行 PCI 术前	环孢素 A，2.5 mg/kg，静脉推注	无不良反应，再灌注损伤无改善
MITOCARE 试验（163），2a 期	急性 STEMI 6 小时内，PCI 术中	TRO40303，6 mg/kg，静脉推注	无不良反应，再灌注损伤无改善

注：STEMI—ST 段抬高型心肌梗死；PCI—经皮冠状动脉成形术；CK-MB—肌酸激酶 MB 同工酶；CHF—充血性心力衰竭。

Ca^{2+}信号转导主要发生于线粒体、肌质网、细胞膜等亚细胞结构，其中线粒体对心肌细胞内Ca^{2+}稳态的调节具有关键作用。正常情况下，心肌细胞内质网Ca^{2+}释放位点附近分布有丰富的线粒体，线粒体可通过内流模式和外流模式捕获大量Ca^{2+}。其中，线粒体Ca^{2+}单向转运体是目前研究相对深入的一种Ca^{2+}内流模式，该转运机制能使Ca^{2+}顺着$\Delta\Psi_m$的电化学梯度进入线粒体基质。因此，$\Delta\Psi_m$的稳定可促进线粒体Ca^{2+}的储存。Na^+/Ca^{2+}交换和H^+/Ca^{2+}交换是线粒体维持Ca^{2+}稳态的主要途径，两者分别通过Na^+和H^+进入线粒体以促进Ca^{2+}的排出。心肌再灌注时，心肌细胞线粒体功能受损，$\Delta\Psi_m$下降。同时，由于线粒体中乳酸含量增高引发酸中毒，随后发生H^+/Ca^{2+}交换使线粒体基质内Ca^{2+}超载。大量研究证实，心肌再灌注时引起细胞Ca^{2+}超负荷也是导致心肌细胞凋亡的重要原因，而且它与ROS的过量产生互为因果。ROS可改变线粒体膜的通透性，造成Ca^{2+}顺浓度梯度进入线粒体，并以不溶性磷酸钙的形式沉积于线粒体内膜，使氧化磷酸化障碍，ATP生成减少而ROS产生进一步增多。线粒体能量产生障碍可使心肌膜上ATP依赖性Na^+泵活性下降，细胞内Na^+升高，激活Na^+-Ca^{2+}交换体，使细胞内Ca^{2+}增多而加剧Ca^{2+}负荷。另一方面，线粒体Ca^{2+}流出障碍也会导致心肌细胞凋亡。最新的研究发现，在成年小鼠心肌中特异性诱导线粒体Na^+-Ca^{2+}交换体缺失会导致线粒体内Ca^{2+}流出受阻，在短期内即可导致严重的心力衰竭和极高的死亡率[37]。

除了氧化应激和Ca^{2+}超负荷之外，MPTP呈高通透性持久性开放在心肌缺血再灌注损伤中也发挥重要作用。MPTP是一个横跨在线粒体内、外膜之间具有高导电性的蛋白复合通道，主要由电压依赖性阴离子通道、腺苷酸转位蛋白和亲环蛋白D组成，苯二氮䓬受体等某些线粒体膜蛋白也是MPTP的构成部分。正常情况下，线粒体内膜仅允许相对分子量小于1500的物质通过，即仅能选择性地通透某些代谢底物和离子，MPTP通过间断开放使外室中的质子或正离子顺$\Delta\Psi_m$进入内室，防止外室正离子过度蓄积。在细胞内钙稳态的调节中，MPTP亦发挥重要作用。心肌缺血再灌注发生时，钙超载、氧化应激、磷酸盐浓度增高等都会导致MPTP持续开放，进而使大量小分子进入线粒体，造成线粒体肿胀和外膜破裂、$\Delta\Psi_m$崩溃，同时释放多种促凋亡因子（如细胞色素c、AIF等）诱导细胞凋亡或死亡[38]。动物研究证实，应用环孢素A、TRO40303抑制MPTP开放可显著缩小心肌梗死面积。一项纳入58名急性STEMI患者的小样本临床研究报道，再灌注期给予环孢素可以缩小心肌梗死面积[34]。然而，后续CYCLE和MITOCARE临床试验并未显示环孢素A、TRO40303可减轻急性STEMI患者的心肌再灌注损伤[35-36]（表13.5）。因此，防止细胞内Ca^{2+}超负荷、阻止MPTP的开放是防治缺血再灌注心脏损伤的有效措施，但仍需临床研究验证。

13.4.2 线粒体功能障碍参与心肌梗死后心脏重构

近年来，随着介入治疗技术的发展，急性心肌梗死患者的存活率明显提高。然而，即使得到有效的再灌注治疗，很多心肌梗死患者仍会发生心脏重构，甚至心力衰竭。而对于未能进行血管再通的心肌梗死患者，心室重构和心力衰竭更为迅速。因此，心室重构成为冠心病治疗的重要干预靶点。心肌梗死后，心室重构包括分子、细胞和间质的改变。分子改变表现为炎症因子、基质金属蛋白酶和生长因子等的表达变化；细胞的改变包括心肌细胞的肥大、凋亡、坏死和成纤维细胞的增殖等；间质的改变表现为细胞外基质的降解及胶原聚集（又称纤维化）。它们之间关系复杂，共同促进心肌梗死后心室重构的发生与发展。心肌梗死早期，左心室梗死区大量心肌细胞发生凋亡和坏死，可引起心肌细胞丢失、室壁变薄、反常运动。随后，在反复缺血刺激下，非梗死区心肌细胞持续性丢失，心腔也发生进行性扩张，伴随着心肌代偿性肥厚和间质纤维化。研究发现，上述心肌细胞凋亡、心肌肥厚过程均与线粒体密切相关。

　　细胞凋亡是细胞在正常生理或病理状态下发生的一种自发的、程序化的死亡过程。细胞凋亡发生时呈现独特的形态学和生物化学特征，表现为细胞膜完整，细胞器形态改变较轻，细胞核固缩、断裂，最终形成凋亡小体，并被巨噬细胞等清除。心肌细胞凋亡贯穿于缺血性心脏病的所有阶段，是心肌梗死后心肌细胞丢失的主要途径之一。心肌细胞凋亡主要发生在梗死区和周边区，抑制心肌细胞凋亡是减轻心室重构，提高左心室收缩和舒张功能的最直接和最有效途径。线粒体是调控细胞凋亡的关键细胞器，许多Bcl-2家族抗凋亡蛋白（如Bcl-2和Bcl-xL）和促凋亡蛋白（如BAX、BAK和BAD）定位于线粒体膜上。线粒体通过至少以下三种机制参与心肌细胞凋亡，即开放MPTP、释放凋亡活性物质（细胞色素c等）、线粒体Bcl-2蛋白下降。

　　心肌肥厚是心肌对缺血、血流动力学超负荷和神经内分泌激活等刺激做出的适应性反应。心肌肥厚的特征是心肌细胞体积增大、蛋白质合成增加及肌纤维增多。起初，心肌肥厚性增长用以维持心肌壁张力和心肌对氧的需求，是一个代偿过程，但是长期暴露于病理因素刺激下，将导致病态心肌细胞的生长、细胞死亡、间质纤维化，并最终导致心力衰竭的发生。有研究提示，肥大心肌细胞脂肪酸β氧化能力下降，能量主要来源由脂肪酸向葡萄糖转变。尽管尚存争议，但心肌细胞脂肪酸β氧化下降被认为是导致心肌肥大的重要原因。有研究报道，心肌肥厚生长时出现底物利用的改变与过氧化物酶体增殖物激活受体（PPARα）失活有关。PPARα几乎影响所有参与脂肪酸代谢所需酶的表达。*PPARα*基因缺失小鼠的心肌中，会出现脂肪酸β氧化减弱、脂质堆积和心肌纤维化。对缺血性心脏病动物的研究显示，PPARα激动剂（如AVE8134、GW7647）能够减轻左心室重构、纤维化，改善收缩功能[39-40]。

13.5　心力衰竭和线粒体

　　心力衰竭是指心脏泵血能力降低造成心输出量的绝对或相对减少而不能满足机体需要的病理过程，是心肌梗死、高血压和心肌病等多种心血管疾病发展的终末阶段。充血性心力衰竭患者由于严重的心功能不全，需反复住院治疗。在过去的几十年中，采用神经-内分泌拮抗剂（如血管紧张素转换酶抑制剂、血管紧张素受体阻滞剂、β受体阻滞剂）、心脏辅助装置（如左心室辅助装置、双腔起搏器、除颤器等）对心力衰竭进行治疗，虽取得了巨大进展，但心力衰竭的预后仍然很差，其5年死亡率仍达50%左右。

13.5.1 线粒体功能障碍与心力衰竭

心力衰竭的发生机制非常复杂，至今尚未完全阐明。由于临床上获取心力衰竭患者的心肌标本较为困难，受捐赠者个体病因不同、心力衰竭阶段差异等因素的影响，目前人们对心力衰竭时心肌组织中线粒体形态和功能的变化仍不十分清楚。尽管如此，多项对人体标本和动物的研究证据表明，线粒体功能紊乱可能是导致心力衰竭发生和发展的一个重要原因。

这些证据主要体现在以下三个方面：首先，线粒体能量代谢障碍在心力衰竭发生和发展中起重要作用（表13.6）。通过对人的心脏标本进行分析，衰竭心肌中ATP的浓度较正常下降25%～30%；动物研究揭示，衰竭心肌中ATP的丧失过程是缓慢且进行性加重的。对临床患者和多种动物模型的研究表明，衰竭心肌的线粒体存在着电子传递链和氧化磷酸化复合物等功能缺陷。在心力衰竭动物模型上，心肌线粒体复合物Ⅳ活性明显减低，复合物Ⅰ和复合物Ⅲ的活性也受到抑制[41]。这些改变不仅使线粒体ATP、磷酸肌酸（phosphocreatine，PCr）合成减少，还使线粒体ROS生成增加（图13.1）。心肌线粒体能量代谢障碍会加重心脏机械功能紊乱和心脏功能的恶化。ROS通过氧化修饰心肌的肌原纤维蛋白，导致心脏收缩功能的进行性减弱和心脏不可逆损伤。最近的研究发现，在没有明显心力衰竭或轻度心力衰竭的患者就会表现出心肌线粒体氧化磷酸化、呼吸链复合物和脂肪酸β氧化能力的缺陷，而在病程的晚期则表现为线粒体质量和数量的受损。这些结果证实了线粒体功能障碍在心力衰竭进程中起重要作用。其次，线粒体生物合成受损也与心力衰竭的发生和发展密切相关。在不同的实验性心力衰竭模型中，心肌PGC1α、NRF-1和TFAM等促线粒体生物合成因子表达下调，mtDNA含量降低。这些变化不仅导致线粒体生物合成减少，也引起线粒体氧化磷酸化以及脂肪酸β氧化能力降低，使心肌能量生成不足，从而加重心力衰竭的发展。最新的研究进一步证明，线粒体生物合成障碍早于心力衰竭的发生，在先天性心脏病患者，mtDNA复制受损会引起患者右心室mtDNA缺失，导致心脏由肥厚转向衰竭[42]。由此可见，线粒体生物合成的改变是促进心力衰竭时心脏病理变化的原因之一。再次，代谢重塑是心力衰竭时心脏线粒体的另一重要变化。正常心脏中脂肪酸代谢提供了60%～80%的能量供应，而心力衰竭时心脏的主要代谢底物从脂肪酸转变为葡萄糖，并且由于胰岛素抵抗的影响，葡萄糖氧化的增加并不能代偿脂肪酸β氧化的大幅降低，使得衰竭心脏的能量生成进一步受损。衰竭心肌中ATP水平可降低40%[43]。能量供应不足会进一步导致收缩功能不全，并使左心室重塑进行性加重。

表 13.6　心力衰竭患者心肌线粒体能量代谢障碍临床研究证据

患者特点(样本数)	ATP	磷酸肌酸(PCr)	PCr/ATP
NYHA Ⅱ级(29)，NYHA Ⅲ级(8)	未报道	未报道	下降
NYHA Ⅰ级(10)，NYHA Ⅲ级(8)，NYHA Ⅳ级(1)	未报道	未报道	下降
左心室肥厚(20)；左心室肥厚和充血性心力衰竭(10)；无左心室肥厚(10)	下降	下降	下降
NYHA Ⅰ级(1)，NYHA Ⅱ级(7)，NYHA Ⅲ级(7)，NYHA Ⅲ～NYHA Ⅳ级(1)，NYHA Ⅳ级(1)	下降	下降	未报道
高血压心脏病(11)	未报道	未报道	下降
慢性二尖瓣反流(22)	未报道	未报道	下降
肥厚型心肌病(14)	未报道	未报道	下降
扩张性心肌病(43)	下降	未报道	未报道
主动脉瓣功能不全(9)或主动脉瓣狭窄(13)	未报道	未报道	下降
扩张性心肌病(23)	下降	未报道	未报道
主动脉瓣狭窄(41)	下降	下降	未报道
主动脉瓣狭窄(27)	未报道	未报道	下降
肥厚型心肌病(19)	未报道	未报道	下降
扩张性心肌病(9)，肥厚型心肌病(8)	下降	下降	未报道
冠心病(14)，扩张性心肌病(19)	未报道	未报道	下降
主动脉瓣疾病(6)，主动脉瓣功能不全(8)	未报道	未报道	下降
扩张性心肌病(20)	未报道	未报道	下降

综上所述，线粒体既是心力衰竭时病理因子攻击的靶标，也是心力衰竭时各种病理变化的起源。然而，线粒体功能障碍的机制复杂且相互影响，其与心力衰竭发展的启动与维持机制尚需进一步研究和探索。一些研究结果存在不一致性，可能与心力衰竭不同的病因和病理机制有关。不同阶段心力衰竭的线粒体功能障碍也会影响研究结果。研究线粒体功能障碍的特点对揭示心力衰竭的发病机制和研究心力衰竭新的干预手段，有效地延缓乃至逆转慢性心力衰竭的发展过程具有重要临床意义。因此，靶向性地防治线粒体损伤、维护其功能的完整性、优化底物代谢和减轻氧化应激将是治疗心力衰竭的重要策略。

13.5.2　以线粒体为靶点预防和治疗心力衰竭

心力衰竭时，心肌线粒体会出现能量代谢障碍、生物合成下降、ROS 增多，如何逆转和恢复这些改变，是开发心力衰竭治疗药物的理论基础。

1. 线粒体能量代谢障碍

目前已经明确，在衰竭的心脏中，心肌能量代谢系统的关键成分功能下降。正常情况下，线粒体氧化磷酸化会产生心肌约 95% 的 ATP，这对于维持心肌收缩力

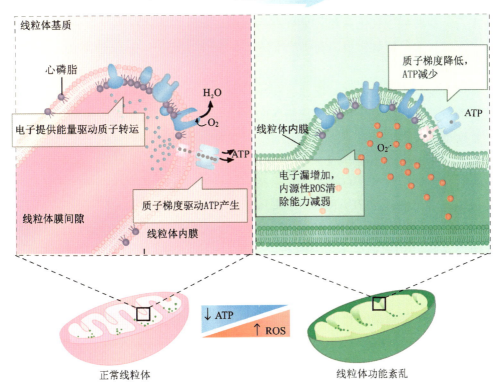

图 13.1　心力衰竭进展过程中心肌细胞中线粒体的变化

线粒体复合物Ⅰ～Ⅴ分布于线粒体内膜，在磷脂分子（如心磷脂）协同作用下生成 ATP。衰竭心肌的线粒体表现出线粒体脊减少、ATP 生成能力下降、ROS 生成增多、心磷脂水平下降、线粒体复合物受损。

和细胞膜转运系统是必需的。终末期心肌病患者，心肌中总腺苷酸储备（ATP、ADP 和 AMP）、肌酸激酶活性、磷酸肌酸和肌酸/ATP 值均显著下降。因此，衰竭的心脏被认为是"缺乏燃料的发动机"[44]。已发现多种机制可导致衰竭心肌的线粒体发生能量代谢障碍，临床上也已开发出了多种药物可改善线粒体能量代谢。

心肌中的线粒体可以将储存在脂肪酸和葡萄糖等代谢底物中的化学能转化为心肌纤维中肌动蛋白和肌球蛋白相互作用的机械能。这一转化过程由三部分组成，即脂肪酸及葡萄糖等产能底物的利用、在心肌细胞内线粒体的呼吸链中进行氧化磷酸化产生能量（ATP）、ATP 的转运和利用。心脏能同时利用脂肪酸、葡萄糖、乳酸、丙酮酸、氨基酸等多种代谢底物作为能量的来源，其中以脂肪酸为主。心力衰竭时，上述底物利用、线粒体氧化磷酸化和 ATP 转运这三方面均出现障碍或不足。在底物利用方面，为了适应生理条件的变化，心脏对代谢底物的选择可以发生转变。在正常情况下，心肌所需能量的 60%～80% 来自游离脂肪酸（FFA）的 β 氧化。长链脂肪酸借助肉碱棕榈酰转移酶-1（CPT-1）和肉碱棕榈酰转移酶-2（CPT-2）进入线粒体进行 β 氧化，产生乙酰辅酶 A，进入三羧酸循环，产生 ATP。其他 20%～40% 的能量则由葡萄糖、乳酸、丙酮酸、氨基酸等碳水化合物提供。葡萄糖经过糖酵解产生丙酮酸，乳酸则在乳酸脱氢酶(LDH)的作用下产生丙酮酸，最后在丙酮酸脱氢酶(PDH)作用下，转变成乙酰辅酶 A，进入三羧酸循环，产生 ATP。从氧消耗量来看，脂肪酸 β 氧化是耗氧量更高的一种供能方式，同样提供 1 分子 ATP，脂肪酸 β 氧化比葡萄糖氧化多消耗 10% 的氧。在正常情况下，氧气供应充足，心肌细胞优先使用脂肪酸。

目前普遍认为，在心衰发展的过程中，心肌能量底物会发生改变。在心脏重构的早期阶段，心肌能量底物开始从脂肪酸向葡萄糖转变，此时脂肪酸利用率不改变甚至轻度增加，而心衰晚期心肌脂肪酸 β 氧化活动明显减弱。可能的原因包括：①心力衰竭时由于心肌重构使单位重量心肌的毛细血管数量减少，氧弥散距离增大，心肌处于缺氧状态，心肌优先利用耗氧较少的葡萄糖氧化途径。②脂代谢相关分子信号通路受损，如 PPARα 和 PGC1α 表达降低。③脂代谢相关酶类(如 CPT-1、酰基辅酶 A 脱氢酶、ATP 酶等)，减少或活性降低，导致衰竭心肌的脂肪酸 β 氧化能力降低，ATP 产生不足。因此，衰竭心肌通过增加糖酵解途径维持 ATP 水平。有研究报道，过表达 GLUT1 可以抑制压力负荷诱导的心功能紊乱[45]。在消耗相同数量氧的情况下，与 β 氧化相比，糖酵解可以增加 30% 的 ATP 生成。在心力衰竭早期，由于葡萄糖的利用增加，心肌的能量供应尚能维持，但在重度心衰时，由于胰岛素抵抗、线粒体数量减少、氧化磷酸化过程受损等的影响，葡萄糖氧化的增加并不能有效代偿脂肪酸 β 氧化的大幅降低，导致 ATP 的产生明显不足[46]。能量供应不足进一步导致收缩功能不全，并使左心室重塑进行性加重。导致衰竭心肌底物利用改变的具体分子机制尚未完全阐明，但脂肪酸代谢相关分子可能参与其中。比如，过氧化物酶体增殖物激活受体(PPARα)是一种在心肌组织中高表达的转录因子，其作用是将脂肪酸转运至线粒体和过氧化物酶体，在心力衰竭患者和动物模型的心肌中，PPARα 明显下调。PPARα 与 PGC1α 具有协同作用，可进一步提高脂肪酸 β 氧化。心力衰竭时，PGC1α 的下调也可能是导致脂肪酸 β 氧化降低的原因之一。

基于以上证据，改善心肌的能量代谢可能是心力衰竭治疗的新思路。目前用于抗心衰治疗的常规药物，如血管紧张素转换酶抑制剂(ACEI)和 β 受体阻滞剂，也具有间接调节心肌能量代谢的作用。ACEI 通过抑制心力衰竭患者体内过高的肾素-血管紧张素-醛固酮系统活性来抑制心肌重构，从而阻断心力衰竭发生和发展的病理生理过程。从能量代谢的角度看，ACEI 也可直接或间接地改善心肌的能量代谢过程，改善心肌细胞的线粒体功能，增加心肌高能磷酸化合物水平。β 受体阻滞剂是治疗慢性心力衰竭的主要药物之一，不仅可以改善心力衰竭患者的临床症状，而且还可以改善其预后，降低死亡率。从能量代谢的角度看，β 受体阻滞剂可以减少心肌的耗氧量。另外，β 受体阻滞剂可以抑制儿茶酚胺介导的脂肪分解和游离脂肪酸的释放，减少耗氧较多的脂肪酸 β 氧化，从而减轻心肌的缺氧状态。由此可见，ACEI 和 β 受体阻滞剂对心力衰竭的治疗获益可能部分来源于能量代谢的改善。

针对缺血性心脏病导致的心力衰竭，由于脂肪酸 β 氧化是较为耗氧的代谢过程,在缺氧条件下,过多的脂肪酸 β 氧化可加重心肌缺氧,适当抑制脂肪酸 β 氧化,使心肌供能较多地转移到耗氧较少的葡萄糖氧化上,可能会有助于缓解心肌缺血,改善心肌供能。目前,临床上应用曲美他嗪作为治疗心肌梗死的辅助药物。曲美他嗪通过抑制线粒体 3-酮酰基硫解酶的活性以及抑制长链脂肪酸 β 氧化作用的途径来增加葡萄糖的有氧代谢,从而减少耗氧量[47]。多项临床研究显示,除了可以增加稳定型心绞痛患者的运动能力外,曲美他嗪还可以改善心力衰竭患者的运动耐量和左心室射血分数[48](表 13.7)。

此外,改善心肌能量代谢的药物还包括以下几种。

(1)辅酶 Q10:存在于人体细胞线粒体内,作为电子传递的载体,在心肌线粒体氧化磷酸化过程中发挥作用,参与 ATP 的合成。一项来自欧洲的多中心、随机对照研究 Q-SYMBIO 试验通过对入组的 420 名中、重度心衰患者的研究结果表明,在标准的抗心力衰竭治疗基础上,服用辅酶 Q10(300 mg/d)2 年显著减少了心血管死亡率(9% vs. 安慰剂组 16%)、全因死亡率(10% vs. 安慰剂组 18%)、心衰住院时间,NYHA 分级也明显改善(表 13.7)。

表 13.7　以线粒体为靶点的治疗心力衰竭的临床试验

临床试验(例数)和分期	纳入标准	药物及治疗方法	安全性及治疗效果
曲美他嗪试验(55)	NYHA Ⅱ~Ⅳ 级	曲美他嗪,20 mg/d,3 次/天,口服,持续 3 个月	安全性好,LVEF 显著提高,心衰症状改善,运动耐量提高
Q-SYMBIO 试验(420)	中、重度心力衰竭	辅酶 Q10,100 mg/d,3 次/天,口服,持续 2 年	安全性好,心血管疾病死亡率、全因死亡率、心衰时间显著减少,NYHA 分级改善
perhexiline 试验(46)	肥厚型心肌病	哌克昔林,100 mg/d,口服,持续 3~6 个月	PCr/ATP 增加,舒张功能和运动耐量增加
OPT-CHF 试验(405),Ⅱ~Ⅲ 期[51]	NYHA Ⅲ~Ⅳ 级	氧嘌醇,600 mg/d,持续 24 周	无不良反应,心衰症状无改善
维生素 E 试验(9541)	糖尿病或心血管疾病,合并另一项危险因素	维生素 E,400 U/d,持续 4.5 年	无不良反应,心肌梗死和脑卒中发生率、心血管疾病死亡率、全因死亡率无明显变化
GISSI-prevenzione 试验(8415)	心肌梗死,无 CHF	维生素 E,300 mg/d,持续 3.5 年	CHF 发生率增高

注:CHF—充血性心力衰竭;NYHA—纽约心功能分级;LVEF—左心室射血分数。

(2)CPT-1 抑制剂:如依托莫司(etomoxir)、哌克昔林(perhexiline)通过减少游离脂肪酸进入线粒体,从而减少脂肪酸的 β 氧化。旨在评估依托莫司对充血性心力衰竭疗效的 ERGO 试验因依托莫司导致转氨酶过度升高而被提前终止[54]。而针对运动耐量下降的肥厚型心肌病的一项研究发现，哌克昔林可显著增加心肌能量代谢，并可改善舒张功能和运动耐量。目前，针对心肌能量代谢多个环节的药物对于改善心衰症状均有一定效果，但是除了 ACEI 和 β 受体阻滞剂外，其他改善心肌代谢的药物能否改善患者的预后尚需积累循证证据。

2. 线粒体生物合成下降

在终末期心力衰竭患者和动物模型的心肌组织中，虽然线粒体的数量增多，但线粒体体积小、超微结构异常，且线粒体内容物和 mtDNA 拷贝数明显下降，这与线粒体生物合成下降有关。线粒体生物合成下降被认为是心力衰竭发生的早期事件，具体分子机制尚不清楚。有研究发现，mtDNA 复制减少发生于心力衰竭的早期阶段，可能是导致线粒体生物合成降低的原因之一[42]。此外，PGC1α 是调节线粒体生物合成的关键蛋白。大量研究报道，PGC1α 的表达与活性异常可能是导致线粒体生物合成降低、mtDNA 拷贝数减少的原因。无论何种原因导致线粒体生物合成受损，及时恢复线粒体生物合成都具有心脏保护作用。有研究报道，洛沙坦、替米沙坦可激活线粒体生物合成信号通路，提示其改善心力衰竭的作用可能与增加线粒体生物合成有关[55-56]。目前虽然尚无临床可用的特异性提高线粒体生物合成的药物，但已发现一些药物具有增加线粒体生物合成的作用，如 AMPK 激动剂二甲双胍、SIRT1 激动剂 SRT2104，以及磷酸二酯酶 5 抑制剂（PDE5I）西地那非、他达拉非等。

（1）AMPK 既能通过直接磷酸化激活 PGC1α，也可通过 SIRT1 间接激活 PGC1α，从而促进线粒体的合成[57-58]（图 13.2）。临床上常用的抗糖尿病药物二甲双胍是 AMPK 的药理学激活剂，可以通过抑制线粒体复合物 I 使细胞内 AMP 增加，从而激活 AMPK。动物研究证实，在缺血再灌注诱导的心力衰竭模型中，长期给予小剂量二甲双胍具有增强心脏功能、改善生存的作用，该作用与其激活 AMPK-PGC1α 通路有关[59]。此外，在人冠状动脉内皮细胞中，血管紧张素 II 受体阻滞剂替米沙坦可通过升高磷酸化 AMPK 水平增加线粒体基因表达，增强线粒体活性，增加 ATP 生成[60]，提示替米沙坦的心血管保护作用可能与 AMPK 通路及线粒体生物合成有关。此外，噻唑烷二酮类（thiazolidinediones）、他汀类（statins）、AIC-AR 等药物也具有激活 AMPK 的作用，但这些药物能否促进线粒体生物合成，目前尚不清楚。

（2）另一种具有促进线粒体生物合成前景的分子靶点是 Sirtuin 蛋白家族。其中，SIRT1 和 SIRT3 改善线粒体功能的作用最强。目前人工合成的 SIRT1 激动剂有 SRT1720 和 SRT2104。动物实验发现，SRT1720 具有抑制主动脉缩窄所致心室重构、改善心脏功能的作用。烟酰胺腺嘌呤二核苷酸（NAD^+）是 SIRT1 和 SIRT3 的共同底物，细胞内 NAD^+ 水平对线粒体功能具有重要影响。动物实验发现，补充烟酰胺核苷（nicotinamide riboside，NAD^+ 的前体）可有效提升小鼠组织中 NAD^+ 水平，激活 SIRT1 和 SIRT3，改善高脂喂养小鼠的代谢紊乱，还可显著改善老年小

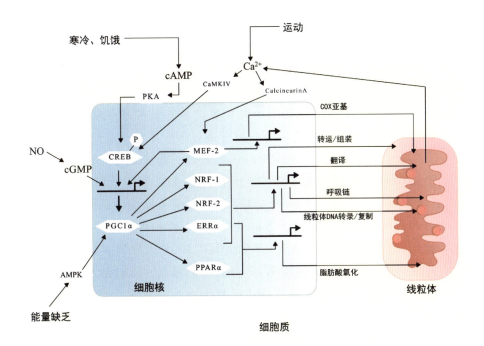

图 13.2　PGC1α 介导的线粒体生物合成调控信号

细胞核内的 5 种转录因子(NRF-1、NRF-2、ERRα、PPARα 和 MEF-2)直接控制核基因表达、mtDNA 转录和复制。PGC1α 通过这 5 种转录因子控制线粒体生物合成。而寒冷、禁食通过 cAMP/PKA 途径，NO 通过 cGMP 途径，训练、能量剥夺则通过 AMPK 激活 PGC1α，从而促进线粒体生物合成。

鼠的线粒体功能和寿命[62]。目前，评估烟酰胺核苷的药代动力学(NCT02689882)、安全性和有效性(NCT02921659)的临床研究已经完成[63]，烟酰胺核苷能否用于提高线粒体功能和治疗心血管疾病仍需进一步临床研究支持。

(3)eNOS/NO/cGMP 是一条具有增加心肌线粒体生物合成的信号通路。由于磷酸二酯酶降解 cGMP，因此抑制磷酸二酯酶可提高 cGMP 水平。其中，磷酸二酯酶 5 抑制剂(phosphodiesterase-5 inhibitor，PDE5I)通过增加 cGMP 上调 PGC1α，增加 mtDNA 拷贝数，从而促进线粒体生物合成[8]。动物实验表明，PDE5I(如西地那非、他达拉非)可抑制心肌细胞凋亡，减少心肌梗死面积，抑制心肌重构，对高血压、心肌梗死和充血性心力衰竭等多种疾病有益。一些小型临床试验发现，PDE5I 可以改善充血性心力衰竭患者的血流动力学和预后[64]。此外，四氢生物蝶呤和叶酸均能提高 eNOS 的生物活性。叶酸缺乏和四氢生物蝶呤生成减少均伴随着线粒体数量和功能下降，而补充叶酸和四氢生物蝶呤可抑制心室肥厚、心肌纤维化，改善心脏功能[65]。

3. 线粒体 ROS 增加

ROS 是一类具有氧化能力的分子、离子和自由基，主要包括超氧阴离子、过氧化氢、羟自由基和单线态氧等，广泛存在于机体内并参与调节机体重要的生理和病理过程。细胞内存在多个 ROS 的来源，包括线粒体的电子传递链、细胞表面的还原型辅酶Ⅱ(NADPH)氧化酶、细胞质的过氧化物酶体、细胞色素 P450、黄嘌呤氧化酶、环氧合酶和脂氧化酶。其中,线粒体是生理情况下 ROS 产生的主要来源,电子通过呼吸传递的过程中,有 1‰～2‰ 的电子用于合成 ROS。

对人体标本的研究报道,衰竭的心肌组织中 ROS 明显升高,导致氧化损伤[66]。线粒体电子传递链、NADPH 氧化酶、一氧化氮合酶和黄嘌呤氧化酶是 ROS 的主要来源[67]。其中,线粒体电子传递链是心力衰竭过程中产生 ROS 的主要场所。除线粒体外,NADPH 氧化酶是心力衰竭时 ROS 的另一重要来源。另外,在心力衰竭进程中,伴随 ROS 合成的大量增加,抗氧化系统(如硫氧还蛋白、超氧化物歧化酶等)的表达显著降低,会进一步降低心脏对 ROS 的清除能力,导致 ROS 累积。ROS 的过度累积会导致细胞膜结构、蛋白质和 DNA 的非特异性损伤。由于细胞内 ROS 主要在线粒体中产生,而且 mtDNA 和酶类对 ROS 非常敏感,因此 ROS 对线粒体的损伤尤为关键,可导致线粒体 ATP 合成功能障碍,线粒体功能障碍进一步导致电子传递链上 ROS 产生增加和 NADPH 再生减少,此恶性循环最终导致心力衰竭时细胞的损伤。

在心力衰竭的进程中,ROS 对线粒体的损伤主要表现为线粒体脂质的氧化、mtDNA 拷贝数的减少、mtRNA 转录的降低,以及由于复合体酶活性降低导致的氧化能力下降、线粒体膜完整性损伤。另外,线粒体过量产生的 ROS 可以导致线粒体膜通透性升高。在缺血再灌注损伤中,ROS 是诱导 MPTP 开放的关键因子。此外,大量的 ROS 除损伤线粒体功能外,还在细胞钙离子稳态、信号转导、基因表达、脂质氧化、蛋白损伤中起重要作用,并可最终导致心肌细胞凋亡、心肌收缩和舒张功能的紊乱。在腹主动脉缩窄导致的压力复合型心力衰竭模型中,发现 ROS 可减少胶原纤维的合成并且增加基质金属蛋白酶的活性,提示 ROS 通过对细胞外基质的影响在心肌重塑及心力衰竭过程中发挥重要作用。另外,ROS 对脂质氧化和蛋白损伤的影响也是造成心力衰竭的原因。

在衰竭心肌细胞的线粒体上,电子传递链中复合物Ⅰ和Ⅲ产生过量的 ROS。ROS 会抑制三羧酸循环酶类和 ATP 合酶,损伤 mtDNA,导致线粒体功能障碍,进而导致 ROS 进一步产生。辅酶 Q10 是一种脂溶性抗氧化剂,也是电子传递链上的必需辅因子。还原型辅酶 10(泛酚)是由氧化型辅酶 10(泛醌)经还原反应生成。乙酰辅酶 A 是一种来自于脂肪酸代谢和糖代谢的三羧酸循环的底物。三羧酸循环产生的 NADH 和 $FADH_2$ 作为还原剂和电子供体,参与电子传递链上的 ATP 合成反应。

心力衰竭时,心肌细胞氧化应激和线粒体功能障碍的恶性循环为抗氧化治疗提供了理论依据。然而,多项采用抗氧化剂治疗充血性心力衰竭的临床实验并未获得成功。如一项纳入 405 名纽约心功能分级(NYHA)Ⅲ～Ⅳ级的充血性心力衰竭患者的研究报道,与安慰剂组相比,为期 24 周的黄嘌呤氧化酶抑制剂 Oxypurinol 治疗对晚期心衰患者无显著临床疗效[51]。维生素 E 是一种抗氧化剂,微生物 E 的摄入量与冠心病和动脉粥样硬化的发病风险呈负相关。然而,一项纳入具有糖尿病或心血管疾病的 2545 名女性和 6996 名男性的临床研究发现，与服用安慰剂相比，服用维生素 E(400 U/d)4.5 年对心血管疾病的预后无显著影响[52]。另一项纳入 8415 名心肌梗死患者的 GISSI-Prevenzione 试验报道，服用维生素 E(300 mg/d)3.5 年会增加心肌梗死患者发生充血性心力衰竭的风险[53]（表 13.7）。影响抗氧化剂临床疗效的因素目前尚不十分清楚，可能包括组织通透性差、线粒体靶向性差、药物剂量不足等。一些新型抗氧化剂，如 XJB-5-131、mitoTEMPO 和 EUK8/EUK134 等，在缺血性心脏病、肥厚性心脏病、扩张性心肌病等动物模型中显示出较好的心脏保护作用[27,69-71]，但这些药物能否克服通透性及靶向性等问题，仍需在临床试验中检测。

线粒体靶向性差是指抗氧化药物对 ROS 的作用无特异性，不能特异性地作用到线粒体，这些药物既清除了病理性的 ROS，也抑制了生理水平的 ROS。动物研究发现，特异性清除线粒体内的 ROS 具有更好的心脏保护作用。比如，过表达线粒体特异性抗氧化剂硫氧还蛋白过氧化物酶(peroxiredoxin-3)具有减轻小鼠心肌梗死后心脏重构和心功能不全的作用[72]，而过表达线粒体特异性过氧化氢酶(catalase)可减轻高血压引起的心肌肥大[73]。辅酶 Q10 存在于人体细胞线粒体内，既是参与能量转化若干酶系统的辅因子，也是具有清除线粒体 ROS 的抗氧化剂。Q-SYMBIO 试验显示，在标准的抗心力衰竭治疗基础上，辅酶 Q10 辅助治疗具有明显益处[49]（表 13.7）。虽然辅酶 Q10 对心力衰竭的作用仍需大规模临床试验验证，但该研究提示线粒体靶向抗氧化剂有望最终用于心力衰竭患者的治疗。因此，如何使抗氧化药物特异性作用到线粒体即线粒体靶向抗氧化治疗已成为研究热点。目前已发现多种具有特异性抑制线粒体氧化应激的药物，其中最有应用前景的是泛醌衍生物 MitoQ 和线粒体靶向肽 SS-31（图 13.3）。

三苯基泛醌(MitoQ)是泛醌的一种衍生物，由脂溶性三苯基阳离子基团与泛醌连接合成。醌类在线粒体呼吸链中承担着电子载体的作用，同时又可以减少线粒体中 ROS 的产生。因此，当线粒体发生损伤时，醌类一方面可以修复由线粒体损伤造成的电子传递障碍；另一方面可以通过其清除 ROS 的作用减轻线粒体的氧化损伤。而三苯基阳离子基团的亲酯性则使 MitoQ 在线粒体中大量聚集，加强抗氧化效果。MitoQ 口服易吸收，无毒性，且在心脏和肝脏中分布最多。MitoQ 不影响生理水平的 ROS，但可显著减少心肌缺血再灌注损伤等病理情况下心肌中的氧化应激。动物实验发现，MitoQ 具有改善多种原因所致心肌损伤和心功能不全的作用[74-75]。目前有关 MitoQ 的临床研究主要集中在以线粒体氧化损伤为主的疾病，比如阿尔茨海默病（PROTECT 试验）、慢性丙型肝炎（CLEAR 试验）等。尽管 PROTECT 试验表明 MitoQ 不能改善阿尔茨海默病的预后，但该研究证明长期(1年) MitoQ 治疗是安全的[76]。可喜的是，对于慢性丙型肝炎患者，40 mg 或 80 mg 剂量的 MitoQ 治疗 4 周可明显改善肝功能[77]。对于心血管疾病，一项初步研究 MitoQ 对 50~75 岁人群线粒体功能、左心室舒张功能和血管功能的临床研究目前正在进行。

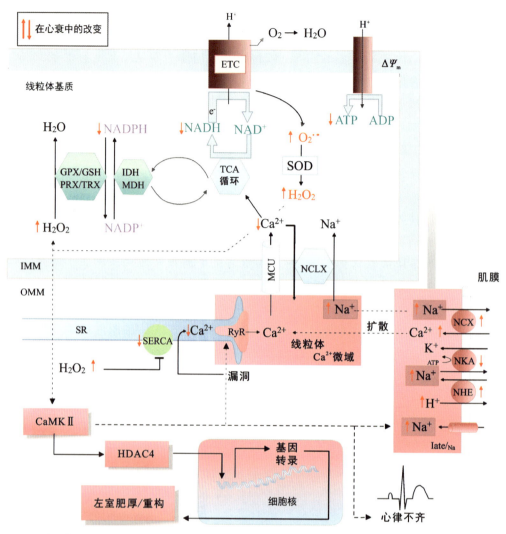

ETC—电子传递链;NADH—还原型烟酰胺腺嘌呤二核苷酸;NAD—烟酰胺腺嘌呤二核苷酸;NADPH—还原型烟酰胺腺嘌呤二核苷酸磷酸;NADP$^+$—氧化型烟酰胺腺嘌呤二核苷酸磷酸;GPX—谷胱甘肽过氧化物酶;GSH—谷胱甘肽;PRX—巯基特异性抗氧化酶;TRX—硫氧还蛋白;IDH—异柠檬酸脱氢酶;MDH—苹果酸脱氢酶;OMM—线粒体外膜;IMM—线粒体内膜;MCU—线粒体钙离子单向转运体;NCLX—线粒体钠钙交换蛋白;SR—肌质网;SERCA—肌质网/内质网钙ATP酶;RyR—雷诺丁受体;NCX—Na^+-Ca^{2+}交换体;NKA—钠钾ATP酶;NHE—钠氢交换蛋白;CaMKⅡ—钙/钙调素蛋白激酶Ⅱ;HDAC4—组蛋白去乙酰化酶4。

图 13.3 线粒体 ROS 的产生和清除的生理学、心衰时的变化和相关药物靶点

SS-31(elamipretide,bendavia 或 MTP-131)是一种短肽类,由芳香族氨基酸和碱性氨基酸交替组成,具有膜通透性强、靶向定位线粒体的特点,同时具有清除 ROS、保护线粒体的作用。SS-31 具有良好的药物动力学特性,可以通过静脉、腹膜下或皮下多种方式给药,且可迅速被机体运送至心、肾、肺、脑等高灌注器官中。SS-31 的稳定性好,在 37 ℃条件下其水溶液稳定时间长达 6 个月。SS-31 的安全性好,低治疗剂量的 SS-31 毒性作用十分微弱,而小鼠饲养 5 个月未发现 SS 肽有任何副作用。研究显示,在大鼠心肌缺血再灌注损伤模型中,心肌缺血前以及再灌注前使用 SS-31 均能减小心肌梗死面积、降低脂质过氧化指标、增加 ATP 生成。此外，多项临床前研究表明，SS-31 具有改善心力衰竭的作用。在血管紧张素Ⅱ诱导的小鼠心力衰竭模型中，SS-31 可发挥增强心脏功能、减轻心肌肥厚、恢复线粒体功能的作用[78]。进一步研究发现，SS-31 可显著减轻病理性心脏重构，恢复心脏功能，减轻 β 肾上腺素受体激活导致的 Ca^{2+} 超负荷，并增加线粒体蛋白表达。

此外，大动物研究也证实 SS-31 对心力衰竭的治疗作用（表 13.8）。一项采用猪血管性高血压模型的研究发现，在经皮腔内肾血管成形术治疗期间，采用 SS-31 辅助治疗 4 周可明显减轻心肌损伤，改善心脏舒张功能[79]。一项采用微栓塞诱导的犬心力衰竭模型的研究报道，SS-31〔0.5 mg/(kg·d)〕治疗 3 个月可明显改善犬左心室收缩功能，降低心力衰竭相关生化指标（pro-BNP、TNF-α 和 C 反应蛋白等）[80]。另一项采用猪血管性高血压模型的研究报道，低剂量、短期应用 SS-31，0.1 mg/(kg·d)，持续 4 周，也具有减轻心肌细胞和微血管重构、减轻心肌肥厚、改善左心室舒张功能的作用[81]。SS-31 治疗对左心室功能的改善可能与其增强线粒体复合物Ⅰ、Ⅳ、Ⅴ的表达和活性以及心磷脂的水平有关[81-82]。

表 13.8　SS-31 减轻心脏重构、改善心力衰竭的大动物实验证据

大动物疾病模型	SS-31 治疗方法	治疗效果
肾血管性高血压猪	辅助治疗，0.05 mg/(kg·d)，静脉注射，持续 4 周	左心室舒张功能改善
微栓塞诱导的心力衰竭犬	0.5 mg/(kg·d)，皮下注射，7 天/周，持续 3 个月	左心室收缩功能改善，心力衰竭相关生化指标下降
肾血管性高血压猪	0.1 mg/(kg·d)，皮下注射，5 天/周，持续 4 周	心肌肥厚减轻，左心室舒张功能改善，心肌细胞和微血管重构减轻

一项Ⅰ期临床试验报道，对于射血分数降低的心力衰竭患者，静脉应用 SS-31〔0.005 mg/(kg·h)、0.05 mg/(kg·h)、0.25 mg/(kg·h)，持续 4 小时〕均是安全的，且最高剂量组 SS-31〔0.25 mg/(kg·h)，持续 4 小时〕能显著降低左心室舒张末期和收缩末期容积[83]。然而，新近发表的 PROGRESS-HF Ⅱ 期临床试验发现，连续 28 天皮下注射 4 mg 或 40 mg SS-31 对 HFrEF 患者的心脏结构、功能、NT-pro-BNP 和 6 分钟步行试验距离均无显著改善[84]。此外，目前有两项旨在评估 SS-31 对心力衰竭患者治疗作用的Ⅱ期临床试验已经完成，分别是 IDDEA-HF 试验（NCT02914665）和 RESTORE-HF（NCT02814097）试验，研究结果将很快揭晓。

4. 线粒体 Fe^{3+} 稳态失衡

铁是生命所必需的元素。缺铁是心衰患者的常见并发症，约 40% 的慢性心力衰竭患者伴有缺铁；而在急性心力衰竭患者，这一比例高达 75% 左右[85]。缺铁被认为与线粒体中三羧酸循环和呼吸链相关酶活性降低有关[86]。Fe^{3+} 通过调控氧的存

储和转运、氧化磷酸化、抗氧化酶活性和细胞免疫应答等多种机制维持细胞活性和功能。由于心肌细胞含有丰富的线粒体，因此 Fe^{3+} 稳态对于维持心肌细胞的正常功能具有重要意义[87]。临床研究发现，无论是否存在贫血，缺铁与心力衰竭患者运动耐量降低、生活质量下降和高死亡率有关[88]。最新的研究发现，与正常人心肌组织相比，心力衰竭患者的心肌组织中铁调节蛋白（IRP）活性和铁含量明显下降[85]。进一步研究发现，IRP基因缺陷会损害小鼠线粒体功能和心肌能量代谢，导致小鼠心肌梗死后更易发生心力衰竭，而补充铁剂羟基麦芽糖铁复合物（ferric carboxymaltose）可逆转心肌细胞铁含量，增强线粒体功能，减轻心脏重构。

更为重要的是，多项临床研究证实了补铁对心力衰竭合并缺铁患者的有益作用。FAIR-HF试验是一项多中心、随机、双盲、安慰剂对照试验，旨在评估补铁对慢性心力衰竭合并缺铁患者预后的影响[89]。该研究纳入459名合并缺铁的射血分数降低的心力衰竭患者（HFrEF），发现补铁可提高运动耐量，改善生活质量，且该作用与是否贫血无关（表13.9）[90]。CONFIRM-HF试验的结果也支持补铁对心力衰竭合并缺铁患者的有益作用。该研究是一项纳入了来自9个欧洲国家的304名存在铁缺乏的HFrEF患者，证实与安慰剂组相比，静脉应用羟基麦芽糖铁复合物显著增加了6分钟步行试验距离，改善了患者整体评分、疲劳评分和生活质量评分。更为重要的是，补充铁剂的患者因心力衰竭恶化而住院的风险下降了61%[91]（表13.9）。上述两项研究成果促使欧洲心脏病学会（ESC）将评估是否缺铁作为Ⅱa类推荐写入2016年心力衰竭患者管理指南中，推荐对于伴有铁缺乏（血清铁蛋白<100 mg/L，或100 mg/L<血清铁蛋白<299 mg/L且转铁蛋白饱和度<20%）的射血分数降低的症状性心力衰竭患者，应该考虑将静脉补充羟基麦芽糖铁复合物作为改善心力衰竭症状、运动耐量和生活质量的辅助手段[92]。最新公布的EFFECT-HF临床试验结果进一步巩固并增加了静脉补铁可改善心力衰竭合并缺铁患者运动能力和症状的证据[93]。该研究纳入来自9个国家的174名患者，患者均为铁缺乏的稳定性慢性心力衰竭（NYHA Ⅱ~Ⅲ）患者，入选患者随机接受为期24周的静脉FCM治疗或标准治疗。该研究报道了静脉补铁可提高运动耐量、改善生活质量，并改善心肌最大耗氧量，但患者长期生存率、心力衰竭恶化状态等尚不明确（表13.9）。此外，更多评估补铁对心力衰竭作用的临床试验仍在进行中，如AFFIRM-AHF试验[94]、FAIR-HF2试验等。

表13.9 补铁治疗心力衰竭的临床试验

临床试验（例数）	纳入标准	药物及治疗方法	治疗效果
FAIR-HF试验（459）	NYHA Ⅱ~Ⅲ级，HFrEF，伴缺铁	羟基麦芽糖铁复合物，每次200 mg，治疗期1次/周；维持期1次/4周。静脉注射，持续24周	运动耐量提高，生活质量改善，死亡率和不良事件发生率无变化

续表

临床试验(例数)	纳入标准	药物及治疗方法	治疗效果
CONFIRM-HF 试验(304)	NYHA Ⅱ~Ⅲ级,HFrEF,伴缺铁	羟基麦芽糖铁复合物,治疗期每次 500~2000 mg,1 次/6 周;维持期每次 500 mg,1 次/12 周。静脉注射,持续 52 周	运动耐量提高,生活质量改善,心力衰竭住院率显著降低,死亡率和不良事件发生率无变化
EFFECT-HF 试验(174)	NYHA Ⅱ~Ⅲ级,HFrEF,伴缺铁	羟基麦芽糖铁复合物,中位剂量 1000 mg,分 1~3 次静脉注射,持续 24 周	运动耐量提高,生活质量改善,心肌最大耗氧量改善,长期生存率、心力衰竭恶化状态等尚不明确
AFFIRM-AHF 试验(1100)	急性 HF,伴缺铁	羟基麦芽糖铁复合物,静脉注射,剂量和时间未知	正在进行
FAIR-HF2 试验(1200)	慢性 HF,伴缺铁	羟基麦芽糖铁复合物,静脉注射,剂量和时间未知	正在进行

注:NYHA—纽约心功能分级;HFrEF—射血分数降低的心力衰竭;HFpEF—射血分数保留性心力衰竭。

5. 补充线粒体营养素

线粒体营养素是指具有改善/增强线粒体功能的微量营养素,这些营养素可能是某些天然化合物,如白藜芦醇、羟基酪醇、表儿茶素等,也可能是线粒体的组成成分或者代谢物,如 α-硫辛酸等。线粒体营养素主要有以下功能:①维持线粒体与细胞核、其他细胞器,如内质网、溶酶体等之间的正常信息交流;②促进线粒体动态变化,如功能线粒体的生成和损伤线粒体的吞噬降解;③通过提高酶底物以及辅酶的水平保护/刺激线粒体酶活性;④直接或者诱导/激活抗氧化酶系统,如血红素氧化酶 1、超氧化物歧化酶、还原型谷胱甘肽(GSH)等,清除自由基,减少线粒体结构的氧化;⑤修复损伤的线粒体结构。

目前,有关线粒体营养素的研究多处于临床前、Ⅰ期或Ⅱ期临床阶段。白藜芦醇是一种天然多酚类化合物,在葡萄皮中含量尤为丰富。白藜芦醇对糖尿病、肥胖、阿尔茨海默病、肿瘤等多种疾病有益。分子机制研究显示,白藜芦醇既可激活 AMPK/SIRT1,也可激活 eNOS,从而显著提高心肌线粒体生物合成[95]。一项针对 40 名心肌梗死患者的临床Ⅱ期研究发现,每天摄入 10 mg 白藜芦醇,持续 3 个月,可显著改善心脏功能[96](表 13.10)。然而,白藜芦醇因半衰期太短(8~14 分钟)而限制了其临床应用。另一种天然多羟基的酚类化合物羟基酪醇存在于橄榄油和橄榄叶中。已有的研究表明,羟基酪醇在预防心血管疾病和衰老相关退行性疾病等方面具有很好的效果。在分子机制上,羟基酪醇可激活 Keap1/Nrf2、AMPK/FOXO3a 等信号途径,促进抗氧化酶体系的活力,增强 AMPK/PGC1α 控制线粒体生物合成，从而预防心血管疾病。一项健康受试者的研究显示，为期 1 周的羟基酪醇(25 mg/d)治疗安全性好，但不能显著增加外周血单核细胞中抗氧化酶的表达[97]（表 13.10）。另两项旨在评估羟基酪醇对血压及炎症影响的临床研究尚未公布结果。表儿茶素是一种黄烷醇类化合物。动物研究显示表儿茶素可增加心肌线粒体生物合成，对心血管疾病有益[98]。一项小型临床研究发现，表儿茶素治疗 3 个月，有助于增加谷胱甘肽、SIRT3、SOD2、过氧化氢酶等分子的水平，减少蛋白质的硝基化和羰基化修饰[99]（表 13.10）。

表 13.10 补充线粒体营养素治疗心血管疾病的临床试验

临床试验（例数）	纳入标准	药物及治疗方法	治疗效果
白藜芦醇试验(40)	心肌梗死稳定期	白藜芦醇，10 mg/d，口服，持续 3 个月	安全性好，左心室射血分数有升高趋势，左心室舒张明显改善，内皮功能改善，低密度脂蛋白下降
羟基酪醇试验(22)	健康志愿者	羟基酪醇，5 mg/d 或 10 mg/d，口服，持续 1 周	安全性好，血清炎症因子水平及外周血单核细胞中抗氧化酶表达无明显改变
表儿茶素试验(5)	NYHA Ⅱ～Ⅲ级合并 2 型糖尿病	表儿茶素，100 mg/d，口服，持续 3 个月	安全性好，谷胱甘肽、SIRT3、SOD2、过氧化氢酶表达升高，蛋白质的硝基化和羰基化修饰下降
α-硫辛酸试验(48)	Tako-Tsubo 心肌病	α-硫辛酸，600 mg/d，口服，持续 12 个月	安全性好，心脏肾上腺素能神经功能改善

α-硫辛酸是一种存在于线粒体的辅酶，具有抗氧化性，能清除自由基。膳食补充 α-硫辛酸可通过 PGC1α 依赖途径促进线粒体生物合成，并可激活 Nrf2/Keap1 信号通路，诱导抗氧化物谷胱甘肽、血红素单加氧酶(HO-1)的生成，在心肌缺血再灌注和动脉硬化小鼠模型中起到保护作用。一项纳入 48 名 Tako-Tsubo 心肌病患者的临床研究报道，α-硫辛酸治疗 12 个月无不良反应，并可改善心脏肾上腺素能神经功能[100]（表 13.10）。另一项旨在评估 α-硫辛酸对冠心病合并 2 型糖尿病患者左心室肥厚影响的临床试验已完成，但结果尚未公布。

总之，线粒体的发现已有 100 多年的历史，但至今仍有很多未解之谜。线粒体的重要性得到越来越多的证据支持，线粒体不仅仅是氧化磷酸化的场所，其信号转导作用开始被人们广泛关注。来自基础和临床研究的结果表明，线粒体参与了很多心血管疾病的发生和发展。线粒体功能的各个方面，包括线粒体能量代谢、氧化还原平衡、动态和线粒体质量控制等，都成为人们开发防治心血管疾病的药物靶点。在这方面的尝试也从未间断，虽未取得突出进展，甚至大部分的临床试验均未取得阳性结果，但并不妨碍人们的信心。由于线粒体靶向、组织靶向和药物特异性等方面还存在一些问题，致使以线粒体为靶点的药物研发还有很长一段路要走。

（闫文俊　张　星）

参考文献

[1] GLEYZER N, VERCAUTEREN K, SCARPULLA R C. Control of mitochondrial transcription specificity factors (TFB1m and TFB2m) by nuclear respiratory factors (Nrf1 and Nrf2) and PGC1 family coactivators[J]. Mol Cell Biol, 2005, 25(4): 1354-1366.

[2] DOMINY J E, PUIGSERVER P. Mitochondrial biogenesis through activation of nuclear signaling proteins[J]. Cold Spring Harb Perspect Biol, 2013, 5(7).

[3] CUNNINGHAM J T, RODGERS J T, ARLOW D H, et al. Mtor controls mitochondrial oxidative function through a YY1-PGC1α transcriptional complex[J]. Nature, 2007, 450(7170): 736-740.

[4] RASBACH K A, GUPTA R K, RUAS J L, et al. PGC1α regulates a HIF2α-dependent switch in skeletal muscle fiber types[J]. Proc Natl Acad Sci USA, 2010, 107(50): 21866-21871.

[5] CANTO C, AUWERX J. PGC1α, SIRT1 and AMPK, an energy sensing network that controls energy expenditure[J]. Curr Opin Lipidol, 2009, 20(2): 98-105.

[6] GERHART-HINES Z, DOMINY J E, BLATTLER S M, et al. The CAMP/PKA pathway rapidly activates SIRT1 to promote fatty acid oxidation independently of changes in NAD^+[J]. Mol Cell, 2011, 44(6): 851-863.

[7] BLATTLER S M, CUNNINGHAM J T, VERDEGUER F, et al. Yin yang 1 deficiency in skeletal muscle protects against rapamycin-induced diabetic-like symptoms through activation of insulin/IGF signaling[J]. Cell Metab, 2012, 15(4): 505-517.

[8] DE TONI L, STRAPAZZON G, GIANESELLO L, et al. Effects of type 5-phosphodiesterase inhibition on energy metabolism and mitochondrial biogenesis in human adipose tissue ex vivo[J]. J Endocrinol Invest, 2011, 34(10): 738-741.

[9] YOULE R J, VAN DER BLIEK A M. Mitochondrial fission, fusion, and stress[J]. Science, 2012, 337(6098): 1062-1065.

[10] BENIGNI A, CASSIS P, CONTI S, et al. SIRT3 deficiency shortens life span and impairs cardiac mitochondrial function rescued by OPA1 gene transfer[J]. Antioxid Redox Signal, 2019, 31(17): 1255-1271.

[11] WAI T, GARCIA-PRIETO J, BAKER M J, et al. Imbalanced OPA1 processing and mitochondrial fragmentation cause heart failure in mice[J]. Science, 2015, 350(6265): 116.

[12] BINGOL B, SHENG M. Mechanisms of mitophagy: Pink1, parkin, USP30 and beyond[J]. Free Radic Biol Med, 2016(100): 210-222.

[13] LIU L, FENG D, CHEN G, et al. Mitochondrial outer-membrane protein fundc1 mediates hypoxia-induced mitophagy in mammalian cells[J]. Nat Cell Biol, 2012, 14(2): 177-185.

[14] CHEN M, CHEN Z H, WANG Y Y, et al. Mitophagy receptor fundc1 regulates mitochondrial dynamics and mitophagy[J]. Autophagy, 2016, 12(4): 689-702.

[15] YUAN Y, ZHENG Y R, ZHANG X N, et al. Bnip3l/nix-mediated mitophagy protects against ischemic brain injury independent of park2[J]. Autophagy, 2017, 13(10): 1754-1766.

[16] VENTURA-CLAPIER R, GARNIER A, VEKSLER V, et al. Bioenergetics of the failing heart[J]. Biochim Biophys Acta, 2011, 1813(7): 1360-1372.

[17] ZHANG R L, SHEN Y Y, ZHOU L, et al. Short-term administration of nicotinamide mononucleotide preserves cardiac mitochondrial homeostasis and prevents heart failure[J]. J Mol Cell Cardiol, 2017(112): 64-73.

[18] PILLAI V B, SAMANT S, SUNDARESAN N R, et al. Honokiol blocks and reverses cardiac hypertrophy in mice by activating mitochondrial SIRT3[J]. Nat Commun, 2015(6): 6656.

[19] XIE A, SONG Z, LIU H, et al. Mitochondrial Ca^{2+} influx contributes to arrhythmic risk in nonischemic cardiomyopathy[J]. J Am Heart Assoc, 2018, 7(8).

[20] JANG S, LEWIS T S, POWERS C, et al. Elucidating mitochondrial electron transport chain supercomplexes in the heart during ischemia reperfusion[J]. Antioxid Redox Signal, 2017, 27(1): 57-69.

[21] HASAN P, SAOTOME M, IKOMA T, et al. Mitochondrial fission protein, dynamin-related protein 1, contributes to the promotion of hypertensive cardiac hypertrophy and fibrosis in dahl-salt sensitive rats[J]. J Mol Cell Cardiol, 2018(121): 103-106.

[22] SUZUKI T, YAMAGUCHI H, KIKUSATO M, et al. Mitochonic acid 5 binds mitochondria and ameliorates renal tubular and cardiac myocyte damage[J]. J Am Soc Nephrol, 2016, 27(7): 1925-1932.

[23] WANG S W, LI R H, FETTERMANN A, et al. Maternally inherited essential hypertension is associated with the novel 4263a>g mutation in the mitochondrial *trnaile* gene in a large Han Chinese family[J]. Circ Res, 2011, 108(7): 862-870.

[24] XUE L, WANG M, LI H, et al. Mitochondrial tRNA mutations in 2070 Chinese Han subjects with hypertension[J]. Mitochondrion, 2016(30): 208-221.

[25] WATSON B, KHAN M A, DESMOND R A, et al. Mitochondrial DNA mutations in black Americans with hypertension-associated end-stage renal disease[J]. Am J Kidney Dis, 2001, 38(3): 529-536.

[26] JI Q, IKEGAMI H, FUJISAWA T, et al. A common polymorphism of uncoupling protein 2 gene is associated with hypertension[J]. J Hypertens, 2004, 22(1): 97-102.

[27] DIKALOVA A E, BIKINEYEVA A T, BUDZYN K, et al. Therapeutic targeting of mitochondrial superoxide in hypertension[J]. Circ Res, 2010, 107(1): 106-116.

[28] CHAN S H, WU K L, CHANG A Y, et al. Oxidative impairment of mitochondrial electron transport chain complexes in rostral ventrolateral medulla contributes to neurogenic hypertension[J]. Hypertension, 2009, 53(2): 217-227.

[29] EIRIN A, LERMAN A, LERMAN L O. Mitochondrial injury and dysfunction in hypertension-induced cardiac damage[J]. Eur Heart J, 2014, 35(46): 3258-3266.

[30] OKA T, HIKOSO S, YAMAGUCHI O, et al. Mitochondrial DNA that escapes from autophagy causes inflammation and heart failure[J]. Nature, 2012, 485(7397): 251-255.

[31] LESNEFSKY E J, CHEN Q, TANDLER B, et al. Mitochondrial dysfunction and myocardial ischemia reperfusion: implications for novel therapies[J]. Annu Rev Pharmacol Toxicol, 2017(57): 535-565.

[32] ZHANG M, BREWER A C, SCHRODER K, et al. Nadph oxidase-4 mediates protection against chronic load-induced stress in mouse hearts by enhancing angiogenesis[J]. Proc Natl Acad Sci USA, 2010, 107(42): 18121-18126.

[33] GIBSON C M, GIUGLIANO R P, KLONER R A, et al. Embrace stemi study: a phase 2a trial

to evaluate the safety, tolerability, and efficacy of intravenous MTP-131 on reperfusion injury in patients undergoing primary percutaneous coronary intervention[J]. Eur Heart J, 2016, 37(16): 1296-1303.

[34] PIOT C, CROISILLE P, STAAT P, et al. Effect of cyclosporine on reperfusion injury in acute myocardial infarction[J]. N Engl J Med, 2008, 359(5): 473-481.

[35] OTTANI F, LATINI R, STASZEWSKY L, et al. Cyclosporine a in reperfused myocardial infarction: the multicenter, controlled, open-label cycle trial[J]. J Am Coll Cardiol, 2016, 67(4): 365-374.

[36] ATAR D, ARHEDEN H, BERDEAUX A, et al. Effect of intravenous TRO40303 as an adjunct to primary percutaneous coronary intervention for acute ST-elevation myocardial infarction: mitocare study results[J]. Eur Heart J, 2015, 36(2): 112-119.

[37] LUONGO T S, LAMBERT J P, GROSS P, et al. The mitochondrial Na^+/Ca^{2+} exchanger is essential for Ca^{2+} homeostasis and viability[J]. Nature, 2017, 545(7652): 93-97.

[38] HAUSENLOY D J, YELLON D M. Myocardial ischemia reperfusion injury: a neglected therapeutic target[J]. J Clin Invest, 2013, 123(1): 92-100.

[39] LINZ W, WOHLFART P, BAADER M, et al. The peroxisome proliferator-activated receptor-alpha (ppar-alpha) agonist, AVE8134, attenuates the progression of heart failure and increases survival in rats[J]. Acta Pharmacol Sin, 2009, 30(7): 935-946.

[40] YUE T L, BAO W, JUCKER B M, et al. Activation of peroxisome proliferator-activated receptor-alpha protects the heart from ischemia reperfusion injury[J]. Circulation, 2003, 108(19): 2393-2399.

[41] LEMIEUX H, SEMSROTH S, ANTRETTER H, et al. Mitochondrial respiratory control and early defects of oxidative phosphorylation in the failing human heart[J]. Int J Biochem Cell Biol, 2011, 43(12): 1729-1738.

[42] KARAMANLIDIS G, BAUTISTA-HERNANDEZ V, FYNN-THOMPSON F, et al. Impaired mitochondrial biogenesis precedes heart failure in right ventricular hypertrophy in congenital heart disease[J]. Circ Heart Fail, 2011, 4(6): 707-713.

[43] WILCOX J E, FONAROW G C, ARDEHALI H, et al. "Targeting the heart" in heart failure: myocardial recovery in heart failure with reduced ejection fraction[J]. JACC Heart Fail, 2015, 3(9): 661-669.

[44] NEUBAUER S. The failing heart: an engine out of fuel[J]. N Engl J Med, 2007, 356(11): 1140-1151.

[45] LIAO R, JAIN M, CUI L, et al. Cardiac-specific overexpression of GLUT1 prevents the development of heart failure attributable to pressure overload in mice[J]. Circulation, 2002, 106(16): 2125-2131.

[46] STANLEY W C, RECCHIA F A, LOPASCHUK G D. Myocardial substrate metabolism in the normal and failing heart[J]. Physiol Rev, 2005, 85(3): 1093-1129.

[47] HEGGERMONT W A, PAPAGEORGIOU A P, HEYMANS S, et al. Metabolic support for the heart: complementary therapy for heart failure? [J]. Eur J Heart Fail, 2016, 18(12): 1420-1429.

[48] FRAGASSO G, PALLOSHI A, PUCCETTI P, et al. A randomized clinical trial of trimetazidine, a partial free fatty acid oxidation inhibitor, in patients with heart failure[J]. J Am Coll Car-

diol, 2006, 48(5): 992-998.

[49] MORTENSEN S A, ROSENFELDT F, KUMAR A, et al. The effect of coenzyme Q10 on morbidity and mortality in chronic heart failure: results from Q-symbio, a randomized double-blind trial[J]. JACC Heart Fail, 2014, 2(6): 641-649.

[50] ABOZGUIA K, ELLIOTT P, MCKENNA W, et al. Metabolic modulator perhexiline corrects energy deficiency and improves exercise capacity in symptomatic hypertrophic cardiomyopathy [J]. Circulation, 2010, 122(16): 1562-1569.

[51] HARE J M, MANGAL B, BROWN J, et al. Impact of oxypurinol in patients with symptomatic heart failure: results of the OPT-CHF study[J]. J Am Coll Cardiol, 2008, 51(24): 2301-2309.

[52] YUSUF S, DAGENAIS G, POGUE J, et al. Vitamin e supplementation and cardiovascular events in high-risk patients[J]. N Engl J Med, 2000, 342(3): 154-160.

[53] MARCHIOLI R, LEVANTESI G, MACCHIA A, et al. Vitamin e increases the risk of developing heart failure after myocardial infarction: results from the gissi-prevenzione trial[J]. J Cardiovasc Med, 2006, 7(5): 347-350.

[54] HOLUBARSCH C J, ROHRBACH M, KARRASCH M, et al. A double-blind randomized multicentre clinical trial to evaluate the efficacy and safety of two doses of etomoxir in comparison with placebo in patients with moderate congestive heart failure: the ERGO (etomoxir for the recovery of glucose oxidation) study[J]. Clin Sci, 2007, 113(4): 205-212.

[55] SUN C K, CHANG L T, SHEU J J, et al. Losartan preserves integrity of cardiac gap junctions and PGC1α gene expression and prevents cellular apoptosis in remote area of left ventricular myocardium following acute myocardial infarction[J]. Int Heart J, 2007, 48(4): 533-546.

[56] FENG X, LUO Z, MA L, et al. Angiotensin Ⅱ receptor blocker telmisartan enhances running endurance of skeletal muscle through activation of the PPAR-delta/AMPK pathway[J]. J Cell Mol Med, 2011, 15(7): 1572-1581.

[57] PRICE N L, GOMES A P, LING AJ, et al. SIRT1 is required for AMPK activation and the beneficial effects of resveratrol on mitochondrial function[J]. Cell Metab, 2012, 15(5): 675-690.

[58] IWABU M, YAMAUCHI T, OKADA-IWABU M, et al. Adiponectin and Adipor1 regulate PGC1α and mitochondria by Ca^{2+} and AMPK/SIRT1[J]. Nature, 2010, 464(7293): 1313-1319.

[59] GUNDEWAR S, CALVERT J W, JHA S, et al. Activation of Amp-activated protein kinase by metformin improves left ventricular function and survival in heart failure[J]. Circ Res, 2009, 104(3): 403-411.

[60] KUROKAWA H, SUGIYAMA S, NOZAKI T, et al. Telmisartan enhances mitochondrial activity and alters cellular functions in human coronary artery endothelial cells via Amp-activated protein kinase pathway[J]. Atherosclerosis, 2015, 239(2): 375-385.

[61] BUGYEI-TWUM A, FORD C, CIVITARESE R, et al. Sirtuin 1 activation attenuates cardiac fibrosis in a rodent pressure overload model by modifying SMAD2/3 transactivation[J]. Cardiovasc Res, 2018, 114(12): 1629-1641.

[62] BRAIDY N, BERG J, CLEMENT J, et al. Role of nicotinamide adenine dinucleotide and related precursors as therapeutic targets for age-related degenerative diseases: rationale, biochemistry, pharmacokinetics, and outcomes[J]. Antioxid Redox Signal, 2019, 30(2): 251-294.

[63] AIRHART S E, SHIREMAN L M, RISLER L J, et al. An open-label, non-randomized study of

[64] SCHWARTZ B G, LEVINE L A, COMSTOCK G, et al. Cardiac uses of phosphodiesterase-5 inhibitors[J]. J Am Coll Cardiol, 2012, 59(1): 9-15.

[65] MOENS A L, TAKIMOTO E, TOCCHETTI C G, et al. Reversal of cardiac hypertrophy and fibrosis from pressure overload by tetrahydrobiopterin: efficacy of recoupling nitric oxide synthase as a therapeutic strategy[J]. Circulation, 2008, 117(20): 2626-2636.

[66] AHUJA P, WANAGAT J, WANG Z, et al. Divergent mitochondrial biogenesis responses in human cardiomyopathy[J]. Circulation, 2013, 127(19): 1957-1967.

[67] BURGOYNE J R, MONGUE-DIN H, EATON P, et al. Redox signaling in cardiac physiology and pathology[J]. Circ Res, 2012, 111(8): 1091-1106.

[68] SIWIK D A, PAGANO P J, COLUCCI W S. Oxidative stress regulates collagen synthesis and matrix metalloproteinase activity in cardiac fibroblasts[J]. Am J Physiol Cell Physiol, 2001, 280(1): 53-60.

[69] ESCOBALES N, NUNEZ R E, JANG S, et al. Mitochondria-targeted ROS scavenger improves post-ischemic recovery of cardiac function and attenuates mitochondrial abnormalities in aged rats[J]. J Mol Cell Cardiol, 2014(77): 136-146.

[70] KOYAMA H, NOJIRI H, KAWAKAMI S, et al. Antioxidants improve the phenotypes of dilated cardiomyopathy and muscle fatigue in mitochondrial superoxide dismutase-deficient mice[J]. Molecules, 2013, 18(2): 1383-1393.

[71] VANEMPEL V P, BERTRAND A T, VAN OORT R J, et al. EUK-8, a superoxide dismutase and catalase mimetic, reduces cardiac oxidative stress and ameliorates pressure overload-induced heart failure in the harlequin mouse mutant[J]. J Am Coll Cardiol, 2006, 48(4): 824-832.

[72] MATSUSHIMA S, IDE T, YAMATO M, et al. Overexpression of mitochondrial peroxiredoxin-3 prevents left ventricular remodeling and failure after myocardial infarction in mice[J]. Circulation, 2006, 113(14): 1779-1786.

[73] DAI D F, JOHNSON S C, VILLARIN J J, et al. Mitochondrial oxidative stress mediates angiotensin ii-induced cardiac hypertrophy and galphaq overexpression-induced heart failure[J]. Circ Res, 2011, 108(7): 837-846.

[74] GOH K Y, HE L, SONG J, et al. Mitoquinone ameliorates pressure overload-induced cardiac fibrosis and left ventricular dysfunction in mice[J]. Redox Biol, 2019(21): 101100.

[75] SUPINSKI G S, MURPHY M P, CALLAHAN L A. MitoQ administration prevents endotoxin-induced cardiac dysfunction[J]. Am J Physiol Regul Integr Comp Physiol, 2009, 297(4): 1095-1102.

[76] SNOW B J, ROLFE F L, LOCKHART M M, et al. A double-blind, placebo-controlled study to assess the mitochondria-targeted antioxidant mitoQ as a disease-modifying therapy in Parkinson's disease[J]. Mov Disord, 2010, 25(11): 1670-1674.

[77] GANE E J, WEILERT F, ORR D W, et al. The mitochondria-targeted anti-oxidant mitoquinone decreases liver damage in a phase II study of hepatitis c patients[J]. Liver Int, 2010, 30(7): 1019-1026.

[78] DAI D F, CHEN T, SZETO H, et al. Mitochondrial targeted antioxidant peptide ameliorates hypertensive cardiomyopathy[J]. J Am Coll Cardiol, 2011, 58(1): 73-82.

[79] EIRIN A, WILLIAMS B J, EBRAHIMI B, et al. Mitochondrial targeted peptides attenuate residual myocardial damage after reversal of experimental renovascular hypertension[J]. J Hypertens, 2014, 32(1): 154-165.

[80] SABBAH H N, GUPTA R C, KOHLI S, et al. Chronic therapy with elamipretide (MTP-131), a novel mitochondria-targeting peptide, improves left ventricular and mitochondrial function in dogs with advanced heart failure[J]. Circ Heart Fail, 2016, 9(2): e002206.

[81] EIRIN A, EBRAHIMI B, KWON S H, et al. Restoration of mitochondrial cardiolipin attenuates cardiac damage in swine renovascular hypertension[J]. J Am Heart Assoc, 2016, 5(6).

[82] BROWN D A, PERRY J B, ALLEN M E, et al. Expert consensus document: mitochondrial function as a therapeutic target in heart failure[J]. Nat Rev Cardiol, 2017, 14(4): 238-250.

[83] DAUBERT M A, YOW E, DUNN G, et al. Novel mitochondria-targeting peptide in heart failure treatment: a randomized, placebo-controlled trial of elamipretide[J]. Circ Heart Fail, 2017, 10(12).

[84] BUTLER J, KHAN M S, ANKER S D, et al. Effects of elamipretide on left ventricular function in patients with heart failure with reduced ejection fraction: the progress-HF phase 2 trial[J]. J Card Fail, 2020, 26(5): 429-437.

[85] HADDAD S, WANG Y, GALY B, et al. Iron-regulatory proteins secure iron availability in cardiomyocytes to prevent heart failure[J]. Eur Heart J, 2017, 38(5): 362-372.

[86] VONHAEHLING S, JANKOWSKA E A, VAN VELDHUISEN D J, et al. Iron deficiency and cardiovascular disease[J]. Nat Rev Cardiol, 2015, 12(11): 659-669.

[87] GIGLI M, STOLFO D, MERLO M, et al. Insights into mildly dilated cardiomyopathy: temporal evolution and long-term prognosis[J]. Eur J Heart Fail, 2017, 19(4): 531-539.

[88] VAN VELDHUISEN D J, ANKER S D, PONIKOWSKI P, et al. Anemia and iron deficiency in heart failure: mechanisms and therapeutic approaches[J]. Nat Rev Cardiol, 2011, 8(9): 485-493.

[89] ANKER S D, COMIN COLET J, FILIPPATOS G, et al. Ferric carboxymaltose in patients with heart failure and iron deficiency[J]. N Engl J Med, 2009, 361(25): 2436-2448.

[90] FILIPPATOS G, FARMAKIS D, COLET J C, et al. Intravenous ferric carboxymaltose in iron-deficient chronic heart failure patients with and without anaemia: a subanalysis of the fair-HF trial[J]. Eur J Heart Fail, 2013, 15(11): 1267-1276.

[91] PONIKOWSKI P, VAN VELDHUISEN D J, COMIN-COLET J, et al. Beneficial effects of long-term intravenous iron therapy with ferric carboxymaltose in patients with symptomatic heart failure and iron deficiencydagger[J]. Eur Heart J, 2015, 36(11): 657-668.

[92] PONIKOWSKI P, VOORS A A, ANKER S D, et al. 2016 ESC guidelines for the diagnosis and treatment of acute and chronic heart failure: the task force for the diagnosis and treatment of acute and chronic heart failure of the European Society of Cardiology (ESC) developed with the special contribution of the heart failure association (HFA) of the ESC[J]. Eur Heart J, 2016, 37(27): 2129-2200.

[93] VAN VELDHUISEN D J, PONIKOWSKI P, VAN DER MEER P, et al. Effect of ferric carboxymaltose on exercise capacity in patients with chronic heart failure and iron deficiency[J]. Circulation, 2017, 136(15): 1374-1383.

[94] PONIKOWSKI P, KIRWAN B A, ANKER S D, et al. Rationale and design of the affirm-ahf

trial: a randomised, double-blind, placebo-controlled trial comparing the effect of intravenous ferric carboxymaltose on hospitalisations and mortality in iron-deficient patients admitted for acute heart failure[J]. Eur J Heart Fail, 2019, 21(12): 1651-1658.

[95] LAGOUGE M, ARGMANN C, GERHART-HINES Z, et al. Resveratrol improves mitochondrial function and protects against metabolic disease by activating SIRT1 and PGC1α[J]. Cell, 2006, 127(6): 1109-1122.

[96] MAGYAR K, HALMOSI R, PALFI A, et al. Cardioprotection by resveratrol: a human clinical trial in patients with stable coronary artery disease[J]. Clin Hemorheol Microcirc, 2012, 50(3): 179-187.

[97] CRESPO M C, TOME-CARNEIRO J, BURGOS-RAMOS E, et al. One-week administration of hydroxytyrosol to humans does not activate phase Ⅱ enzymes[J]. Pharmacol Res, 2015(95-96): 132-137.

[98] NOGUEIRA L, RAMIREZ-SANCHEZ I, PERKINS G A, et al. (-)-epicatechin enhances fatigue resistance and oxidative capacity in mouse muscle[J]. J Physiol, 2011, 589(18): 4615-4631.

[99] RAMIREZ-SANCHEZ I, TAUB P R, CIARALDI T P, et al. (-)-epicatechin rich cocoa mediated modulation of oxidative stress regulators in skeletal muscle of heart failure and type 2 diabetes patients[J]. Int J Cardiol, 2013, 168(4): 3982-3990.

[100] MARFELLA R, BARBIERI M, SARDU C, et al. Effects of alpha-lipoic acid therapy on sympathetic heart innervation in patients with previous experience of transient takotsubo cardiomyopathy[J]. J Cardiol, 2016, 67(2): 153-161.

展　望

从生命起源的理论上来看，线粒体是来源于"内共生"的古好氧细菌，它与原始真核细胞（即宿主细胞）间形成互利的共生关系，从而为真核生物的进化做出了独特的贡献。自线粒体被发现迄今一百多年来，虽然对其来源及作用机制仍有诸多问题尚未阐明，但线粒体活动涉及生命科学的几乎所有领域这一观点已成为当今生物医学界的共识。化学渗透学说、活性氧、细胞死亡等系列理论的提出一层层揭示了线粒体的工作机制及其在生命活动中的重要地位。尤其重要的是，目前研究发现几乎任何一个心血管生理和病理过程也都直接或间接受到线粒体的影响。因此，揭开线粒体在生命活动中神秘的面纱，阐明其在心血管疾病中的作用和机制并寻求靶向线粒体防治心血管疾病的措施，成为当今生命和医学科学工作者孜孜追求、不懈探索的一个重要领域。

随着人们对线粒体认识的不断深入，线粒体研究已经从起初重点关注的"能量工厂"向线粒体生物医学过渡，特别是随着20世纪90年代线粒体在细胞凋亡中的作用被揭示，线粒体的更多角色相继被发现，线粒体与细胞命运、线粒体动力学、线粒体自噬、线粒体应激、线粒体稳态、线粒体未折叠蛋白反应、mtDNA与炎症、线粒体与其他细胞器交互调控等一系列新概念及新的关注热点不断出现。线粒体已不再是我们以往想象的一种静态、孤立行使其功能的细胞器，而是高度动态变化的细胞器，通过不断地合成、降解、移动、分裂和融合维持其自身稳态，并不断与其他细胞器相互作用，行使多种功能，维持细胞稳态。线粒体为维持自身稳态，进化出其独有的自噬方式，将受损的线粒体及时清除；线粒体还是细胞内的一个信号中枢，通过细胞色素c、活性氧、代谢产物、Ca^{2+}和线粒体膜蛋白等分子广泛参与调控细胞的能量代谢、生存、死亡、炎症、基因表达、蛋白稳态、免疫反应等过程，影响机体的生理、病理活动。与其他细胞器遗传方式不同，线粒体不仅接受核基因组的遗传信息和调控，而且还有其自身独特的自我遗传方式，线粒体DNA突变会造成线粒体结构和功能紊乱，引发多种心血管疾病。

目前，线粒体与心血管疾病研究领域极其活跃，新的发现和进展日新月异，但同时新的问题也不断出现。比如，心脏和血管（平滑肌或内皮细胞）线粒体无论在含量、功能还是调控机制方面都不尽相同。心肌线粒体占细胞体积的40%左右，而血管线粒体仅占细胞体积的不到5%。以往的研究更多的是关注心肌细胞线粒体结构及其功能，而对血管线粒体的结构和功能研究相对较少，这方面的认识还很有限。

但新近发现,血管线粒体稳态在血管功能及血管衰老的发生和发展中均发挥重要的作用;其次,已明确线粒体失稳态参与诸多重大心血管疾病的发生和发展,但由于线粒体功能的多样性及其调控的极其复杂性,对于线粒体如何维持自身稳态、如何与细胞内其他细胞器相互作用并影响其他细胞器功能活动及其在生理、病理过程中的调控及意义等诸多问题仍未阐明;更重要的是,已明确线粒体在诸如心血管代谢健康和急性心肌梗死、心力衰竭等心血管疾病中的作用基础上,如何通过靶向线粒体实施更有效的心血管保护等重要临床转化问题,急需进一步研发并期待取得突破。此外,目前线粒体研究方法和技术相对复杂且对检测仪器及技术操作的要求较高,这在一定程度上限制了对线粒体在心血管疾病中的深入研究。在线粒体研究方法和技术方面的突破,特别是开发更简单、特异的线粒体检测方法以及现有技术在尺度和维度上的突破,比如超高分辨率的活体成像技术等,可望极大推动线粒体医学的研究进展。可喜的是,近年来随着各种组学及成像技术的不断进步,人们对线粒体的认识正在突飞猛进,如近期对线粒体呼吸链的研究取得了一系列成果,线粒体呼吸链复合物、超级复合物结构被一一解析,使我们对线粒体呼吸链的组成形式及分子作用机制有了更全面、深入的认识,并为揭示线粒体工作机制和药物研发等提供了新的信息。

线粒体是现代分子医学研究的重点,也是当今生命科学和心血管医学研究领域中最具活力的研究方向之一。虽然相关转化医学研究进展还相对缓慢,但是我们相信该领域的研究孕育着新的重大进展和机遇。近年来,我国在该领域的研究非常活跃,并取得了一系列具有重要国际影响的优秀成果。比如,北京大学程和平院士课题组发现了线粒体炫(mitoflash)并阐释了其在衰老、心脏能量代谢等生理、病理过程中的重要作用及意义;程和平及陈良怡教授团队研发出了新型微型双光子显微镜及超高分辨率成像方法,为研究活细胞线粒体的功能和形态动态特征变化提供了新的技术;清华大学杨茂君教授课题组解析了人源线粒体呼吸链超超级复合物$I_2III_2IV_2$的结构,为相关药物的研发提供了新的信息等。

目前,众多心血管保护方式,如运动、能量限制以及改善胰岛素抵抗和心肌供能等干预措施,均是主要靶向线粒体稳态和功能调控;以线粒体为靶点的药物设计也正成为心血管新药研发的重要策略。截至 2020 年 12 月,已有超过 1200 多个和线粒体有关的临床试验在国际权威官方网站上注册。其中,线粒体靶向药物成为心血管疾病防治药物研发的一个新方向。除线粒体靶向肽 SS-31 已进入临床试验阶段外,绝大多数线粒体相关药物尚处于临床前阶段。一些药物由于缺乏合适的药物靶向系统,致使药物进入体内后分布广泛,不能有效地富集于线粒体,导致治疗效果不理想,但是其前景已经得到了众多医学科学家和国际制药公司的认可,此方面的研究方兴未艾。

值得注意的是,线粒体功能多样且其间相互影响,从单一功能或单一靶点出发防治心血管疾病可能存在一定局限性。因此,如何通过饮食、运动等干预从整体上调动机体内源性机制影响线粒体功能、促进心血管健康和防治心血管疾病是一个大有希望并充满活力的新领域。以线粒体功能为切入点，结合分子生物学以及分子影像和多组学技术探讨心血管病理生理的研究策略，有望为揭示心血管疾病的发生和发展提供新的重要信息，这也是线粒体医学领域目前面临的一大挑战。

（张　星　高　峰）

索 引

(按汉语拼音排序)

AMP 活化的蛋白质激酶　AMP-activated protein kinase，AMPK　/290
BCKA 脱氢酶　BCKA dehydrogenase，BCKD　/99
B 细胞淋巴瘤-2　Bcl-2　/13
Ca^{2+}-钙调蛋白依赖性蛋白激酶　CaMK　/213
cAMP 应答原件结合蛋白　CREB　/355
Na^+非依赖型的 Ca^{2+} 释放　Na^+-independent calcium efflux，NICE　/193
TNFR1 相关死亡结构域蛋白　TNFR1-associated death domain protein，TRADD　/137
TP53 诱导的糖酵解和凋亡调节因子　TP53 induced glycolysis and apoptosis regulator，TIGAR　/245
β-羟基丁酸　β-hydroxybutyrate，β-OHB　/99

B

哺乳动物雷帕霉素靶蛋白　ammalian target of rapamycin，mTOR　/226

C

超氧化物歧化酶 2　SOD2　/21
充血性心力衰竭　congestive heart failure，CHF　/1

D

蛋白激酶 B　protein kinase B，Akt(PKB)　/277
低密度脂蛋白　low density lipoprotein，LDL　/82
电子传递链　electron transport chain，ETC　/33
凋亡诱导因子　apoptosis-inducing factor，AIF　/312
动力相关蛋白 1　dynamin-related protein 1，Drp1　/166

E

二氯乙酸盐　dichloroacetate，DCA　/106

二酰甘油　diacyl glycerol，DAG　/210

F

肺动脉高压　pulmonary arterial hypertension，PAH　/270

G

谷胱甘肽　GSH　/32
谷胱甘肽过氧化物酶　glutathione peroxidase，GSH-Px(GPX)　/75
过氧化氢酶　catalase，CAT　/76
过氧化物酶体增殖物激活受体　peroxisome proliferator-activated receptor，PPAR　/123
过氧化物酶增殖体激活受体 γ 辅激活因子 1α　peroxisome proliferator-activated receptor γ coactivator 1α，PGC1α　/290

H

环孢素 A　cyclosporine A，CsA　/80
还原型烟酰胺腺嘌呤二核苷酸　NADH　/6
还原型烟酰胺腺嘌呤二核苷酸磷酸　NADPH　/8
黄素单核苷酸　flavin mononucleotide，FMN　/67
活性氮物质　reactive nitrogen species，RNS　/321
活性氧　reactive oxygen species，ROS　/66

J

肌质网/内质网钙 ATP 酶　sarcoplasmic/endoplasmic reticulum calcium ATPase，SERCA　/324
解偶联蛋白　uncoupling protein，UCP　/82，156，292

N

内皮型一氧化氮合酶　endothelial nitric oxide synthase，eNOS　/82
脑利尿钠肽　brain natriuretic peptide，BNP　/111

P

葡萄糖转运体 1 和 4　glucose transporter 1 and 4，GLUT1 和 GLUT4　/95

Q

亲环蛋白 D　cyclophilin D，CypD　/80
缺血预处理　ischemic preconditioning，IPC　/82，211

缺氧诱导因子 1α hypoxia inducible factor 1α, HIF1α /264

R

肉碱棕榈酰转移酶 carnitine palmitoyl transferase, CPT /288

S

射血分数保留性心力衰竭 heart failure with preserved ejection fraction, HFpEF /111

射血分数降低的心力衰竭 heart failure with reduced ejection fraction, HFrEF /111

视神经萎缩蛋白 1 optic atrophy 1, OPA1 /165

衰老相关线粒体功能障碍 senescence-associated mitochondrial dysfunction, SAMD /186

丝裂原激活蛋白激酶 mitogen-activated protein kinase, MAPK /137

损伤相关分子模式 damage-associated molecular pattern, DAMP /81, 311

T

羰基氰化物间氯苯腙 carbonyl cyanide m-chlorophenylhydrazone, CCCP /229

糖基化终末产物 advanced glycation endproduct, AGE /285

糖原合酶激酶 3β glycogen synthase kinase 3β, GSK3β /270

W

微管相关蛋白轻链 3 LC3 /13

X

烯酰辅酶 A 水合酶 α 亚基 enoyl-CoA hydratase alpha subunit, ECHA /262

细胞色素 c Cyt c /68

细胞外信号调控的激酶 1/2 ERK1/2 /12

线粒体 Ca^{2+} 单向转运体 mitochondrial calcium uniporter, MCU /101

线粒体 Na^+-Ca^{2+} 交换体 mitochondrial Na^+-Ca^{2+} exchanger, mNCX /205

线粒体分裂蛋白 1 mitochondrial fission protein 1, Fis1 /166

线粒体钙离子摄取蛋白 1 MICU1 /199

线粒体雷诺丁受体 mitochondrial ryanodine receptor, mRyR /4, 193

线粒体融合蛋白 1 mitofusion 1, Mfn1 /165

线粒体通透性转换孔 mitochondrial permeability transition pore, MPTP /208

腺嘌呤核苷酸转位酶 adenine nucleotide translocase, ANT /77, 145

小干扰 RNA small interfering RNA, siRNA /200

心血管疾病　cardiovascular disease, CVD　/1, 257
信号转导和转录激活因子3　signal transducer and activator of transcription 3, STAT3　/270
血管紧张素Ⅱ　angiotensinⅡ, AngⅡ　/16

Y

烟酰胺腺嘌呤二核苷酸　NAD　/3
一氧化氮合酶　nitric oxide synthase, NOS　/156
胰岛素受体　insulin receptor, InsR　/277
乙酰辅酶A羧化酶　acetyl CoA carboxylase, ACC　/357
荧光共振能量转移　fluorescence resonance energy transfer, FRET　/74
永久性冠脉结扎　permanent coronary artery ligation, CAL　/108
游离脂肪酸　free fatty acid, FFA　/96

Z

载脂蛋白E　apolipoprotein E, ApoE　/183
支链氨基酸　branched-chain amino acids, BCAA　/99, 262
脂肪酸转位酶　fatty acid translocase, FAT/CD36　/97
主动脉缩窄　transverse aortic constriction, TAC　/108